国家卫生健康委员会"十三五"规划教材

 教育部生物医学工程专业教学指导委员会"十三五"规划教材

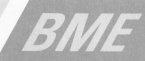

全国高等学校教材
供生物医学工程等专业用

# 生物医学工程
# 基础医学概论

主　编　闫剑群　李云庆
副主编　董为人　郑　敏

**编　者**（以姓氏笔画为序）

王　芳（华中科技大学同济医学院）

王琳琳（浙江大学医学院）

闫剑群（西安交通大学医学部）

李云庆（空军军医大学基础医学院）

杨　春（首都医科大学）

佟晓波（承德医学院）

沈　宜（重庆医科大学）

初国良（中山大学中山医学院）

张　平（天津医科大学）

周党侠（西安交通大学医学部）

郑　敏（湖北科技学院生物医学工程学院）

赵志伟（四川大学华西基础医学与法医学院）

夏　阳（电子科技大学医学院）

唐　深（广西医科大学）

梅文瀚（上海交通大学医学院）

曹　宇（中国医科大学）

巢　杰（东南大学医学院）

董为人（南方医科大学）

韩　莹（南京医科大学）

温海霞（哈尔滨医科大学）

**学术秘书**

王　渊（西安交通大学医学部）

孔　澍（西安交通大学医学部）

人民卫生出版社

图书在版编目（CIP）数据

生物医学工程基础医学概论/闫剑群,李云庆主编
. —北京:人民卫生出版社,2019
全国高等学校生物医学工程专业首轮"十三五"规划
教材
ISBN 978-7-117-28201-7

Ⅰ.①生…  Ⅱ.①闫…②李…  Ⅲ.①生物工程-医
学工程-基础医学-高等学校-教材  Ⅳ.①R318

中国版本图书馆 CIP 数据核字（2019）第 036369 号

| 人卫智网 | www.ipmph.com | 医学教育、学术、考试、健康，购书智慧智能综合服务平台 |
| 人卫官网 | www.pmph.com | 人卫官方资讯发布平台 |

生物医学工程  基础医学概论

主　　编:闫剑群　李云庆
出版发行:人民卫生出版社(中继线 010-59780011)
地　　址:北京市朝阳区潘家园南里 19 号
邮　　编:100021
E - mail: pmph @ pmph.com
购书热线:010-59787592　010-59787584　010-65264830
印　　刷:北京铭成印刷有限公司
经　　销:新华书店
开　　本:850×1168　1/16　　印张:26　　插页:2
字　　数:769 千字
版　　次:2019 年 8 月第 1 版　2023 年 5 月第 1 版第 3 次印刷
标准书号: ISBN 978-7-117-28201-7
定　　价:69.00 元

打击盗版举报电话:010-59787491　E-mail:WQ @ pmph.com
(凡属印装质量问题请与本社市场营销中心联系退换)

# 出版说明

生物医学工程(biomedical engineering,BME)是运用工程学的原理和方法解决生物医学问题,提高人类健康水平的综合性学科。它在生物学和医学领域融合数学、物理、化学、信息和计算机科学,运用工程学的原理和方法获取和产生新知识,促进生命科学和医疗卫生事业的发展,从分子、细胞、组织、器官、生命系统各层面丰富生命科学的知识宝库,推动生命科学的研究进程,深化人类对生命现象的认识,为疾病的预防、诊断、治疗和康复,创造新设备,研发新材料,提供新方法,实现提高人类健康水平、延长人类寿命的伟大使命。

1952 年,美国无线电工程学会(IRE)成立了由电子学工程师组成的医学电子学专业组(Professional Group on Medical Electronics,PGME)。这是 BME 领域标志性事件,这一年被认为是 BME 新纪元年。1963 年 IRE 和美国电气工程师学会(AIEE)合并组建了美国电气电子工程师学会(IEEE)。同时 PGME 和 AIEE 的生物学与医学电子技术委员会合并成立了 IEEE 医学和生物学工程学会(IEEE Engineering in Medicine and Biology Society,IEEE EMBS)。1968 年 2 月 1 日,包括 IEEE EMBS 在内的近 20 个学会成立了生物医学工程学会(Biomedical Engineering Society,BMES)。这标志着 BME 作为一个新型学科在发达国家建立起来。

1974 年南京军区总医院正式成立医学电子学研究室,后更名为医学工程科。这是我国第一个以 BME 为内涵的研究单位。1976 年,以美籍华人冯元祯教授在武汉、北京开设生物力学讲习班为标志,我国的 BME 学科建设开始起步。1977 年协和医科大学、浙江大学设置了我国第一批 BME 专业,1978 年 BME 专业学科组成立,西安交通大学、清华大学、上海交通大学相继设置 BME 专业,1980 年中国生物医学工程学会(CSBME)和中国电子学会生物医学电子学分会(CIEBMEB)成立。1998 年,全国设置 BME 专业的高校 17 所。2018 年,全国设置 BME 专业的高校约 160 所。

BME 类专业是工程领域涵盖面最宽的专业,涉及的领域十分广泛。多学科融合是

BME 类专业的特质。关键领域包括：生物医学电子学，生物医学仪器，医学成像，生物医学信息学，生物医学材料，生物力学，仿生学，细胞、组织和基因工程，临床工程，矫形工程，康复工程，神经工程，制药工程，系统生理学，生物医学纳米技术，监督和管理，培训和教育。

BME 在国家发展和经济建设中具有重要战略地位，是医疗卫生事业发展的重要基础和推动力量，其涉及的医学仪器、医学材料等是世界上发展迅速的支柱性产业。高端医学仪器和先进医学材料成为国家科技水平和核心竞争力的重要标志，是国家经济建设中优先发展的重要领域，需要大量专业人才。

我国 BME 类专业设置四十余年，涉及高校一百多所，却没有一部规划教材，大大落后于当前科学教育发展需要。为此教育部高等学校生物医学工程类教学指导委员会（下称"教指委"）与人民卫生出版社（下称"人卫社"）经过深入调研，精心设计，启动"十三五" BME 类规划教材建设项目。

规划教材调研于 2015 年 11 月启动，向全国一百余所高校发出调研函，历时一个月，结果显示开设 BME 类课程三十余门，其中（因被调研学校没有回函）缺材料类相关课程。若计及材料类课程，我国 BME 类专业开设的课程总数约 40 门。2015 年 12 月教指委和人卫社联合召开了首次"十三五" BME 类规划教材（下简称"规划教材"）论证会。提出了生物医学与生物医学仪器、生物医学光子学、生物力学与康复工程、生物医学材料四个专业方向第一轮规划教材的拟定目录。确定了主编、副主编及编者的申报与遴选条件。2016 年 12 月教指委和人卫社联合召开了第二次规划教材会议。会上对规划教材的编著人员的审查和教材内容的审定进行了研究和落实。2017 年 7 月召开了第三次规划教材会议，成立了规划教材评审委员会（见后表），进一步确定编写的规划教材目录（见后表）和进度安排。与会代表一致认为启动和完成"十三五"规划教材是我国 BME 类专业建设意义重大的工作。教材评审委员会对教材编写提出明确要求：

（1）教材编写要符合教指委研制的本专业教学质量国家标准。

（2）教材要体现 BME 类专业多学科融合的特质。

（3）教材读者对象要明确，教材深浅适度。

（4）内容紧扣主题，阐明原理，列举典型应用实例。

本套教材包括三类共 18 种，分别是导论类 3 种，专业课程类 13 种，实验类 2 种。详见后附整套教材目录。

本套教材主要用于 BME 类本科，以及在本科阶段未受 BME 专业系统教育的研究生教学使用，也可作为相关专业人员培训教材使用。

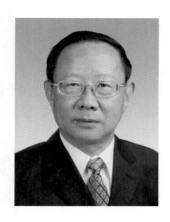

### 闫剑群

博士、二级教授、博士生导师,长期从事本科生、研究生教育教学工作;为西安交通大学生理学国家重点学科带头人、生理学国家精品课程负责人、生理学国家教学团队带头人、生理学国家精品资源共享课负责人;现任陕西省生理科学会副理事长、陕西省医学会副会长、陕西省医学会医学教育分会主任委员、*J Physiol Sciences*、*Frontiers of Medicine* 等 SCI 期刊编委;获陕西省教学名师奖,享受国务院特殊津贴;曾任教育部基础医学类教学指导委员会副主任委员、教育部临床医学专业认证工作委员会委员、环境与疾病相关基因教育部重点实验室主任、中国医学科学院学术委员会委员、卫生部"健康中国2020"战略研究专家、中国高等医学教育学会常务理事等;先后主持或参与国家级、部省级及国际合作科学研究项目或教学研究项目 36 项;主撰专著 1 部,参译专著 1 部,主编、副主编或参编中英文教材或教学参考用书 20 部(本),在国内外学术期刊及会议发表研究论文或教学研究论文近 200 篇;曾分享"全国科学大会奖"1 项、省科技成果一等奖 1 项;曾主持省教学成果一等奖 1 项、特等奖 2 项、国家教学成果二等奖 1 项。

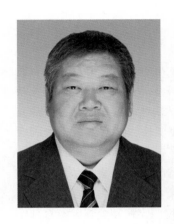

## 李云庆

空军军医大学（原第四军医大学）梁銶琚脑研究中心主任、教授、博士生导师。 曾任中国解剖学会理事长，现任国际解剖学工作者协会联盟（IFAA）副主席、国际形态学大会（ISMS）和亚太地区解剖学会（APICA）执委、中国解剖学会副理事长兼神经解剖学分会主任、《神经解剖学杂志》主编、中国神经科学学会常务理事、陕西省解剖学会理事长。

从事解剖教学工作 33 年。 主编（译）教材 8 部；主持的"人体解剖学"课程被评为国家精品课程和国家级教学团队；获陕西省教学成果特等奖、军队教学成果二等奖和军队育才金奖，被评为陕西省教学名师和"三秦人才"。 科研工作主要为"痛与镇痛机制的神经学基础研究"，是该研究领域国内外知名的学者。 发表 SCI 论文 188篇，他引近 3000 次。 获国家杰出青年科学基金资助并被聘为长江学者；被评为全国优秀科技工作者、首批军队科技领军人才；获军队杰出专业技术人才奖和何梁何利基金科学与技术进步奖。 以第一获奖者身份获国家科技进步一等奖 1 项和省（部）级科技进步一等奖 2项、二等奖 3 项。 获发明专利和实用新型专利 18 项。 培养博士后和研究生逾百名，毕业生获全国优秀博士论文和全军优秀博士论文各1 篇、陕西省优秀博士论文 6 篇。

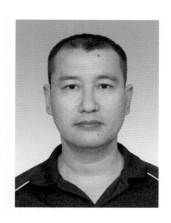

## 董为人

教授、博士生导师，现任南方医科大学实验教学管理中心主任，南方医科大学国家级医学基础实验教学示范中心和国家级医学形态学虚拟仿真实验教学中心主任；兼任教育部高等学校国家级实验教学示范中心联席会基础医学组组长；中国解剖学会虚拟现实分会主任委员。

从事教学工作29年，首创"理论-实践一体化"教学法、"混合式翻转课堂"、"混合式教导+学"等理念及教学法。研究方向为干细胞与再生医学。研制成功国内首部低能量氦氖激光血管内照射治疗仪，研发出两种血液吸收用吸附剂，研制成功鸡羽跟角蛋白人工神经并获国家发明专利；提出在体/原位组织工程、"逆克隆"、中枢神经系统退行性疾病的内源性干细胞诱导替代疗法等。主持各级科研课题多项，发表论文200余篇，（副）主编或参编教材20余部。

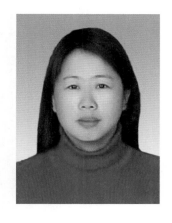

## 郑　敏

湖北科技学院生物医学工程学院院长、三级教授，约翰霍普金斯大学访问学者、博士后。湖北省生物物理学会副理事长、生物医学工程学会常务理事，中国研究型医院学会临床工程专业委员会常委，中国医疗保健国际交流促进会临床工程与健康产业分会常委，咸宁市医学工程分会主任委员，国家科学技术奖励评审专家。

从事基础医学教学26年。湖北科技学院生物医学工程国家特色专业、楚天学者设岗学科负责人。主持国家自然科学基金重大科研仪器研制项目子项目1项、省部级及厅级科研项目10项；科研成果获湖北省自然科学三等奖1项、市科技进步一、二、三等奖各1项。获湖北省教学成果三等奖1项、校教学成果一等奖2项。

# 前　言

鉴于国内生物医学工程专业尚无规划性教材,在广泛调研、反复论证和深入协商的基础上,人民卫生出版社和教育部生物医学工程类专业教学指导委员会决定联手编写一套符合国内生物医学工程专业本科人才培养目标、代表国内发展水平、教师好教、学生好学、具有权威性的生物医学工程专业系列教材。 2017年4月,人民卫生出版社和教育部生物医学工程教指委在大连召开了本套18本规划教材的主编人会议,深入讨论并明确了整套教材的编写思想与原则、适用对象、编委遴选、每本教材的内容和字数范围、部分内容交叉重复问题的解决及交稿时间。

我们有幸承担了本套教材3本专业基础教材之一的《生物医学工程 基础医学概论》的编写任务。 2017年7月,《生物医学工程 基础医学概论》编委会在西安召开。 会议期间,人民卫生出版社就本教材的内容、特色、字数、交稿时间及配套融合教材的内容、结构等提出了希望和要求;编委们认真讨论并确定了本教材的编写大纲、教材各部分内容的编者、篇幅及数字资源分配,统一了认识,明确了编写和内容互审的时间节点及定稿时间;经过编委会全体成员一年的认真工作,本教材定稿会于2018年7月在西安按期召开。

基础医学涵盖的学科多、知识范围广,本教材在编写过程中尽可能考虑了基础医学各个学科基本知识和主要内容的纳入,即充分照顾到知识面,以求能契合或满足国内不同类别、不同专业方向的生物医学工程专业的教学需求;充分考虑了教材内容的整体性、渐进性和连贯性,使之更符合学生的认知规律并充分体现"三基"(基本理论、基本知识、基本技能)、"五性"(思想性、科学性、启发性、先进性、适用性)和"三特定"(特定对象、特定要求、特定限制)的原则;从教材的适用对象和教学时数出发,教材内容表述尽可能简明扼要、突出重点、深入浅出;同时,由于本教材的主要使用对象是生物医学工程专业学生,所以教材内容尽可能地联系工程学在生物医学领域的应用,以帮助学生理解、掌握并提高学生的学习兴趣。 此外,本教材采用了以学科为主线和以器官-系统为基础相结合的编写方式,即在表述正常人体的形态、结构和功能时,以器官-系统为基础,淡化人体解剖学、组织胚胎学和生理学的学科界限,强调联系和整合;对于异常或疾病状态下人体形态、结构或功能、代谢的改变及其与干预因素的相互作用,则以学科为基础分别成章,以便于生物医学工程专业学生学习和理解。

为了帮助学生更好地使用《生物医学工程 基础医学概论》这一教材,更灵活、更牢固地掌握、熟悉教材内容的重点、要点,并有利于学生自学及解答在学习过程中可能遇到的各种知识问题,本教材除传统的纸质教材外,还增加了数字资源,形成"纸质教材+数字资源"的融合教材。教材使用者在阅读纸质教材的同时,可通过移动设备扫描教材内的二维码,便捷获取相关的数字资源。 数字资源包括与纸质教材配套的PPT和同步练习题。

本教材既可作为生物医学工程专业本科生学习基础医学知识的基本教材,也可作为本科为非生物医学工程专业或非医学专业的生物医学工程专业研究生的学习辅导教材,还可作为药学、生物技术、医学检验、护理学等专业学生、教师参考用书。 期望本教材的出版与使用,能使生物医学工程专业学生和相关专业的教师受益。

　　本教材编者来自全国 19 所高等医药院校的长期从事基础医学相关学科教学和科研工作的 20 位骨干教师，正是由于各位编委的辛勤工作和通力合作，才使本教材顺利完成，如期付梓。 在此，我们向各位编委表示由衷的谢意！ 此外，我们非常感谢本教材学术秘书孔澍和王渊所付出的辛劳和所作出的贡献。

　　限于编者自身水平、能力和经验，加之首次承担为生物医学工程专业编写教材的任务，故教材中的不足和疏漏之处在所难免，敬请广大同行和读者提出宝贵的批评与建议，以便本教材不断提高，更趋完善。

闫剑群　李云庆

2018 年 10 月

# 目 录

# 第一章　　绪　　论

　　基础医学(basic medical sciences;preclinical medicine)是以现代自然科学理论为基础,运用生物学及其他自然科学方法和技术研究医学问题的医学基础学科的总称,是现代医学的重要组成部分,是临床医学、口腔医学、预防医学、药学、护理学、医学技术、特种医学等学科的基础。按照医学的体系结构和医学教育的学科与课程设置,基础医学涵盖人体解剖学、组织学与胚胎学、细胞生物学、医学遗传学、生物化学与分子生物学、生理学、病理生理学、病理学、医学微生物学、人体寄生虫学、医学免疫学、药理学等课程或学科。基础医学各学科之间既有明显的区别,又有密切的联系和交叉。

## 第一节　概　　述

### 一、基础医学的主要研究内容和任务

　　基础医学的主要任务是从分子、细胞、组织、器官、系统及整体水平,揭示人体的结构基础、形态特征以及功能活动的规律,探索疾病状态下机体形态、结构和功能的变化及其机制,研究致病因素和药物在机体内的相互作用,为认识疾病发生发展及转归的规律,提供理论基础和研究依据。

　　人体解剖学主要研究人体各个器官、系统的形态、结构、位置、毗邻及其与生理功能的关系;组织学主要研究机体组织和细胞的微细结构及其与功能的关系,胚胎学主要研究胚胎在母体内发生、发育的机制;细胞生物学和分子生物学主要研究细胞、细胞器的结构和相关功能以及核酸、蛋白质等生物大分子的结构及其在细胞信息传递中的作用;生物化学主要研究生命物质的化学组成结构及生命过程中的主要化学变化;生理学主要研究机体及各组成部分的正常生命活动、相互作用及其机制;医学遗传学主要研究疾病和基因之间的关系;病理学和病理生理学主要研究疾病发生发展过程以及机体在疾病过程中形态结构、代谢和功能的改变及其规律;医学微生物学和寄生虫学主要研究病原微生物和寄生虫的生物学性状、致病机制与防治措施;医学免疫学主要研究机体免疫系统的组成、结构和功能;药理学主要研究药物作用的机制及药物与机体相互作用的规律。

### 二、基础医学与临床医学的关系

　　基础医学主要研究正常人体的结构、代谢、功能以及健康状态向疾病转化的规律和特征,临床医学则以疾病向健康的逆转和恢复过程为主要研究内容。基础医学是临床医学的科学基础和理论支撑,二者联系密切并相互作用。基础医学的发展史,也是一部现代医学科学建立和进步的历史。正是因为基础医学的产生和发展,才使得临床医学从对经验的归纳和总结演变成具有丰富科学内涵、基于理论支撑的综合性学科。基础医学的发展不断为临床医学提供理论支持和技术方法,推动临床医学的发展和进步;临床医学实践又不断为基础医学验证理论成果、提供新课题和新思路,促进基础医学的进步。例如,对心肌电生理的认识和基础研究,奠定了临床诊断和治疗心律失常的基础;再如,先是临床发现砷对特殊性粒细胞性白血病有治疗作用,而之后的基础研究则揭示了砷治疗白血病的作用

机制,为临床提供了理论指导并进一步提高了疗效。此外,20世纪后叶澳大利亚病理学家和内科医生合作,用病理学技术发现并证实幽门螺旋杆菌是引起胃和十二指肠溃疡的主要病因(获2005年诺贝尔医学或生理学奖),从而改写了消化性溃疡的病因、发病机制、诊断及防治原则,也拓展了对螺旋杆菌的认识,是基础医学和临床医学相互作用、密切联系和同频共振的典型事件。

### 三、基础医学与生物医学工程的关系

基础医学的发展,历来都与自然科学的发展和新技术的应用息息相关。基础医学的几乎每一次重大进展都有赖于自然科学的进步和重要技术与方法的应用。生物医学工程(biomedical engineering,BME)是生物医学与工程科学的交叉,是诞生于20世纪中叶的一个综合性学科,但生物医学工程学的萌芽,却可追溯到现代医学科学的缘起。

17世纪光学显微镜的问世,使医学从宏观步入到微观时代:发现了动静脉之间毛细血管的存在,证实了哈维对循环系统结构的推论,促进了循环系统解剖学和生理学的发展;使基础医学家观察、研究细胞的形态、结构及其变化成为可能,从而使形态学研究深入到细胞水平,推动了解剖学、医学微生物学、病理学等基础医学学科的发展,并催生了细胞学、组织学、细胞病理学等学科,奠定了现代医学的科学基础。

电现象是生命活动的基本现象之一。在自然科学对电现象一般规律和本质的认识基础上,生物电测量装置和技术的出现及其发展的历史,就是一部电生理学创立和不断进步的历史,也是一部生理学与工程技术相互作用并催生生物电子学的历史:从18世纪后叶加尔瓦尼发现"动物电"到伏特发明"伏特电池";从20世纪初艾因特霍芬用弦线电流计测量微弱的生物电流到20年代加瑟和埃夫兰格用阴极射线示波器记录神经干的动作电位;从40~50年代应用微电极技术记录、分析单个神经细胞的电活动,到同时期用电压钳(voltage clamp)技术测量细胞膜电位、膜电流和突触后电位,再到70年代分析单个离子通道电流及其调控的膜片钳(patch clamp)技术的发明等。这些发现、发明和工程技术平台,催生了多个诺贝尔奖,并极大地推动了生理学、细胞生物学及神经生物学的发展,奠定了心电图、脑电图、肌电图、视网膜电图以及多种人工器官和生物医学仪器临床应用的理论和技术基础。

现代科学发展的重要特征是多学科的交叉和渗透,而生物医学工程学正是在多学科交叉与渗透中产生的新学科的最突出的代表,是多种工程学科与医学和生物学相结合的学科领域。生物医学工程与医学发展相生相伴,是现代医学的驱动力和发展水平的标志。从工程学的角度,在多个层次研究人体不同状态下的结构、功能活动及其规律,是生物医学工程的主要学科内涵和科学任务之一,也是实现工程和应用的基础。例如,基于生物、医学和工程学知识的交融以及解剖学、发育生物学、生理学、病理学、神经科学、材料科学、声学、光学、电子学、临床医学等学科的合作攻关,才有了人工耳蜗、人工晶体研制的成功并应用于患者而造福于人类,同时促进了生物医学工程各相关学科的发展。再如,正是由于基础医学、临床医学、生物信息学及其他工程技术学科研究人员的通力合作和相关学科知识的交叉、渗透,才使得监测及诊断癌症、遗传性疾病等多种疾病的各种生物标志物不断问世。不仅为疾病诊断、新药开发开辟了一条具有革命性意义的新途径,加快了科学研究向工程和临床应用转变的产业化过程,而且有助于探索新的治疗方法并缩短了从实验到临床应用的时间。同时,大大缩短了生物、医学与工程技术之间的距离并促进了生物医学工程学的进步。

半个多世纪以来,生物医学工程学发展了医学的基本概念,创造了从分子到器官层次的知识,创立了生物力学、技术、材料、过程、植入体、器械设备和信息技术等诸多领域的新学科、新理论、新技术和新方法,不仅极大地推动了基础医学的进步,而且预示着医学变革的方向。

### 四、基础医学常用的研究方法

基础医学是实验科学,几乎所有的基础医学知识都来自实验性研究和临床调查。根据基础医学的学科内涵和主要任务,各学科常用研究方法大体可分为研究正常和异常状态下人体的组成、形态和

笔记

结构的形态学研究方法和研究正常和异常状态下人体功能和代谢的功能研究方法。

### （一）形态学研究方法

形态学方法是人体解剖学、组织学与胚胎学、细胞生物学、病理学、医学微生物学、寄生虫学等学科常用的研究方法，主要用于观察性研究。观察性研究主要分为大体形态研究和显微形态研究。

1. **大体形态研究**　大体形态研究主要是依赖肉眼对人体的形态、结构进行观察。人体解剖学通过尸体解剖展示人体的内部结构，客观描述各器官系统的形态、结构、位置、大小、毗邻及其血液供应和神经分布等；病理学通过尸体解剖对大体标本及其病变性状（外形、大小、重量、色泽、质地、病变特征等）进行细致的观察和检测。

2. **显微形态研究**　显微形态研究需借助普通光学显微镜、暗视野显微镜、荧光显微镜、相差显微镜、偏光显微镜、激光共聚焦扫描显微镜或电子显微镜以观察研究人体的微观结构，是组织学、细胞生物学、医学微生物学、病理学等学科的常用研究技术。例如，应用激光共聚焦扫描显微镜可对细胞进行三维结构图像分析、细胞内各种荧光标记物的微量分析和细胞内 $Ca^{2+}$ 浓度、pH、细胞的受体移动等的动态进行分析测定；再如，应用透射电镜或扫描电镜可观察细胞内部的超微结构或组织细胞表面的立体细微结构。

### （二）功能研究方法

功能研究方法是生理学、病理生理学和药理学常用的方法。功能研究方法主要是实验性研究方法，是在人为控制的条件下研究实验因素对机体功能的影响，揭示其作用机制。由于实验往往会给机体造成一定的损害，甚至危及生命，因此，实验基本限于动物实验。在符合医学伦理学原则的前提下，人体观察或实验才可以有限进行，如人体的无创性检测等。动物实验可分为急性实验与慢性实验两大类。

1. **急性实验**　一般指一天内可完成的实验，可分为在体实验与离体实验两种。在体（in vivo）实验指在清醒或麻醉的完整动物身上进行的实验。在体实验需手术暴露所要研究的部位，分析某种生理功能在人为干预条件下的变化。例如，将微电极插入脑内某些部位，记录和分析某类神经元的电活动，以了解这类神经元的生理功能。在体实验常用于研究细胞、组织、器官间的相互关系或分析某种细胞、组织或器官在整体条件下的活动。离体（in vitro）实验指从活体或刚处死的动物体内摘取研究所需的器官、组织或细胞，置于一个能保持其正常功能活动的适宜人工环境中，使其在短时间内保持生理功能，研究它们的功能活动及人为干预因素的影响。例如，为了观察心脏的生理特性和药物的影响，可取动物的离体心脏或部分心肌为研究材料。离体实验有利于排除无关因素的影响，在特定的条件下，观察离体器官、组织或细胞的基本生理特性；但因研究对象离开了整体条件，研究结果不能完全反映体内的真实情况。

2. **慢性实验**　指一段时间内在同一动物身上多次、反复进行的实验。慢性实验以完整、清醒动物为实验对象，尽可能保持动物所处环境接近于自然，以便能较长时间、反复研究某些功能的变化。例如，为了研究甲状腺的功能，常预先摘除动物的甲状腺，以分析甲状腺缺如时，机体生理功能的改变及人为补充甲状腺激素后机体生理功能的恢复情况，从而揭示甲状腺的生理功能。慢性实验方法的优点是便于观察某一组织或器官的正常生理功能及其与整体的关系，但干扰因素较多，实验条件不易控制。

需要指出的是，有些学科的研究既需要采用形态学研究方法，也需要采用功能研究方法；许多实验技术既可用于形态学研究，也可用于功能研究。

# 第二节　生命活动的基本特征

## 一、新陈代谢

新陈代谢（metabolism）是生物体同外界不断进行物质和能量交换，以实现自我更新的过程，包括物质代谢和能量代谢。物质代谢指机体与外界环境之间物质的交换和机体内物质的转变过程;能量代谢指机体与外界环境之间能量的交换和机体内能量的转变过程。在新陈代谢过程中,既有合成代谢,又有分解代谢。合成代谢是指机体从外界环境摄取各种营养物质,并在体内合成、转化为自身物质并储存能量的过程,也叫同化作用;分解代谢是指机体把自身物质进行分解,同时释放能量以供机体生命活动的需要,并把分解后的终产物排出体外的过程,亦称异化作用。新陈代谢是生命活动最基本的特征,新陈代谢的停止意味着生命的终止。

### 二、兴奋性

机体的组织、细胞具有对内、外环境变化产生反应的能力或特性,称为兴奋性(excitability)。能被机体所感受的内、外环境变化,则称为刺激(stimulus)。例如,皮肤能感受温度的刺激,眼睛能感受光的刺激,耳能感受声音的刺激等。机体的组织、细胞受到刺激时,功能活动由弱变强或由相对静止变为比较活跃,称为兴奋(excitation),而功能活动的减弱或消失则称为抑制(inhibition)。兴奋和抑制统称为反应(response)。刺激与反应是一对密切联系的概念,刺激是引起反应的条件,而反应是刺激引起的结果。

神经、肌肉及腺体细胞在兴奋时伴有动作电位(action potential,AP)的产生,是这些细胞兴奋的标志。因此,对这些细胞而言,兴奋性可由产生动作电位的能力反映。

### 三、适应性

机体能根据内、外环境的变化,调整体内各部分活动和相互关系以适应变化的能力,称为适应性(adaptability)。机体通过行为适应(behavior adaptation)和生理适应(physiological adaptation)两种方式适应环境的变化。行为适应指机体通过行为的改变以适应环境的改变,如机体处在低温环境中会出现趋热行为。这种适应在生物界普遍存在,属于本能性适应。在人类,由于大脑皮质高度发达,使行为适应更具有主动性。生理适应指机体通过改变体内的活动或功能状态,以适应环境的改变。如人从低海拔到高海拔低氧环境中生活时,血液中红细胞和血红蛋白增加,以增强运输氧的能力,使机体在低氧条件下仍能进行正常活动。

### 四、生殖

人类和其他生物一样,个体生长发育到一定阶段后,能够产生与自己相似的子代个体,这种能力称为生殖(reproduction),也称自我复制。由于人类及高等动物已经分化为雄性与雌性两种个体,分别发育雄性生殖细胞和雌性生殖细胞,这两种生殖细胞结合以后才能产生子代个体。生殖是机体繁衍后代、延续种系的基本能力。

## 第三节　机体的内环境稳态及机体功能的调控

### 一、机体的内环境和稳态

人体内的液体称为体液,正常成年人的体液约占体重的60%。体液的2/3分布于细胞内,称为细胞内液(intracellular fluid);其余1/3分布于细胞外,称细胞外液(extracellular fluid)。约3/4的细胞外液分布于细胞间隙内,称组织间液(interstitial fluid)或组织液;其余约1/4为循环系统内流动的血浆(plasma),是沟通体液各部并与外部环境进行物质交换的重要媒介与载体。此外,还有少量的淋巴液、脑脊液等。人体的细胞浸浴在细胞外液中,由细胞外液提供细胞所需的温度、酸碱度、离子浓度、渗透压,运送代谢所需的营养物质和氧气,移除细胞产生的代谢产物。因此,细胞外液被称为机体的内环境(internal environment),以区别于整体所处的外环境(external environment)。

内环境是机体细胞生存的直接环境,细胞与内环境之间、内环境与外界环境之间不断地进行着物质交换。细胞的代谢活动和外界环境的不断变化,必然会影响内环境的理化性质,如 pH、渗透压、温度等。机体的新陈代谢是由细胞内很多复杂的酶促反应实现的,酶促反应的正常进行需要适宜的理化条件,如温度、pH 等都必须保持在一定的范围内。实际上,正常生理状态下机体内环境的各种成分和理化性质保持相对恒定,只是在很小的范围内发生变动,这种内环境理化性质的相对恒定状态称稳态(homeostasis)。稳态是机体通过体内的调控机制,协调各种组织、细胞、各个器官、系统活动的结果,是正常生命活动的必要条件。

随着控制论和生物医学的发展,稳态的概念已不仅仅限于反映内环境的理化性质,也用来表述体内从分子、细胞、器官、系统水平到整体的各种生理功能活动在机体调控机制下保持相对稳定的状态。

## 二、机体功能的调控

人类在长期进化过程中,各种组织、细胞之间逐步建立了不同形式的功能联系,并在这些联系的基础上形成了一整套功能完善的调控机制,能对机体各种生理活动进行有效的调节和控制,以适应环境的变化并维持机体内环境的稳态和机体的正常功能。

### (一)机体功能的调节

1. **神经调节**　神经调节(neuroregulation)是通过反射活动实现的功能调节,是人体最主要的调节方式,其特点是迅速、精确、持续时间短。反射(reflex)指在中枢神经系统参与下,机体对刺激产生的规律性应答。反射的结构基础是反射弧(reflex arc)。反射弧由感受器、传入神经、神经中枢、传出神经和效应器五部分组成。感受器感受内、外环境的各种特定的变化,并将其转化为神经信号,经传入神经纤维到达相应的神经中枢,在中枢对信号进行分析和整合,产生应答指令,再经传出神经纤维将指令送达相应的效应器官,改变效应器官的活动,完成反射。反射弧的任何一个环节被破坏,都将使相应的反射消失。反射活动的种类很多,按其形成条件和过程,可分为非条件反射(unconditioned reflex)和条件反射(conditioned reflex)两种类型。非条件反射是遗传决定的、与生俱来的反射,如肢体受到痛刺激引起的回缩反射;条件反射是建立在非条件反射基础上,经后天学习和训练获得的反射,如历史上"望梅止渴"的故事。

2. **体液调节**　体液调节(humoral regulation)是体内一些特殊化学物质借助血液或其他体液途径传输到全身或特定的靶组织或靶细胞,对后者的功能和代谢发生调节作用。其特点是作用缓慢,范围广,持续时间较长。发挥体液调节作用的物质主要是激素,如胰岛素从胰岛 β 细胞分泌后进入血液,经血液运输至全身组织细胞,调节细胞对葡萄糖的摄取和利用,在维持血浆葡萄糖浓度中发挥重要作用;还有一些局部产生的生物活性物质或代谢产物,分泌后经组织液扩散至邻近的靶细胞而发挥作用;也有些化学物质分泌后又作用于分泌细胞本身。由于人体内许多内分泌腺都接受神经的支配,在这种情况下,体液调节便成为神经调节的传出和延伸,故将这种调节称为神经-体液调节(neurohumoral regulation)。

3. **自身调节**　自身调节(autoregulation)是指机体内、外环境变化时,体内的某些组织、细胞或器官不依赖于神经或体液调节,本身对刺激产生适应性反应。例如,在一定范围内动脉血压降低时,脑血管就会舒张,减小血流阻力,使脑血流量不致过少;反之,若动脉血压升高,脑血管会收缩,增加血流阻力,使脑血流量不致过多。自身调节的力度较小,也不够灵敏,但对于生理功能的调节仍有一定意义。

### (二)机体内的控制系统

人体功能的调节控制和工程控制相似。从控制论的角度来看,人体内存在许多控制系统,包括非自动控制系统、反馈控制系统和前馈控制系统,实现对机体功能的调控。非自动控制系统在机体功能调控中极为少见,如机体处于高度应激状态时,该系统会发挥调控作用。机体通常通过反馈控制系统和前馈控制系统实现对机体功能的控制。

1. **反馈控制系统**　反馈控制系统是一个闭环系统,系统中的控制部分和受控部分之间存在双向的信息联系,即控制部分发出控制指令到达受控部分,改变受控部分的活动状态;受控部分也不断有信息返回到控制部分,以纠正和调整控制部分对受控部分的影响,从而实现精确的调控。由受控部分发出的信息反过来影响控制部分的活动,称为反馈(feedback)(图1-1)。反馈有负反馈和正反馈两种形式。

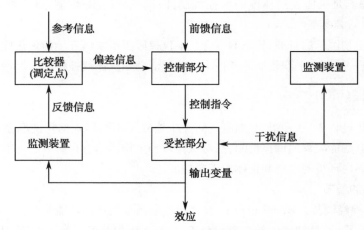

图1-1　生理功能的反馈控制系统和前馈控制系统示意图

（1）负反馈:受控部分发出的反馈信息调制控制部分的活动,使受控部分的活动向与它原先活动相反的方向改变,称为负反馈(negative feedback)。负反馈是机体内最为常见的控制机制,对于维持机体内环境稳态和多种功能活动的稳定具有十分重要且不可或缺的作用。例如,血压、体温、血糖、激素水平相对稳定的维持均是通过负反馈机制而实现的。

在负反馈控制机制中,由于控制部分与受控部分分别发出控制指令和反馈信息往来循环相互作用,使得系统输出始终呈现波动状态。两者的作用距离或传递信息的时间越长,信息效应的潜伏期也越长,波动的周期增大,出现滞后效应。对反馈信息的反应过于灵敏或强烈时,使波动的幅度增大。尽管输出效应始终处于波动中,但在一定的机能状态下总是围绕一个定值在狭小的范围内波动。这个定值通常是此种状态下系统输出的均值,即调定点(set point)。例如,当人的体温偏离其调定点37℃时,体内监测装置即可测到温度的偏差,并将此信息传送给控制部分处理,后者再通过改变受控部分的活动来调节体温,包括皮肤血管舒缩和汗腺活动改变等;当血压或血糖浓度偏离其调定点时,也通过类似的机制,最后使血压或血糖浓度回到正常水平。调定点并非永恒不变,而是在一定情况下可发生变动,称为重调定(resetting)。

（2）正反馈:受控部分发出的反馈信息促进或加强控制部分的活动,最终使受控部分的活动沿着与原先活动相同的方向改变,称为正反馈(positive feedback)。其意义在于促使某些生理活动在短时间内加速并达到预定所需水平或系统输出所能达到的最大值。例如,分娩、排尿等过程均是通过正反馈机制得以实现。体内的正反馈远不如负反馈多见,没有纠正偏差的功效,一般对稳态的维持不发挥作用;相反,正反馈通常是打破或偏移某些暂时已存在的稳态。但有的正反馈有益于机体更大程度的稳态维持。例如,发生凝血时,许多凝血因子被活化而产生级联反应,一个凝血因子的活化可引起许多凝血因子的活化,下一级凝血因子的活化又反过来加速活化上一级凝血因子,从而使效应不断放大和加速。显然,血液凝固有利于防止机体进一步失血,对维持循环血量的稳态具有重要作用,故可视为从一种状态的稳态向适应环境变化的新稳态的跃迁,是更大范围的稳态维持所必须。

**2. 前馈控制系统**　指机体控制部分发出指令使受控部分进行活动的同时,又通过另一快捷途径向受控部分发出前馈(feed-forward)或干扰信号(见图1-1),调控受控部分对控制指令的应答状态,使受控部分的活动具有预见性并更为精确,因此,更具有适应性。条件反射就属于前馈控制,例如,食物的外观、气味等信号在食物进入口腔之前就能引起唾液、胃液分泌等消化活动;再如,运动员在临近比赛时的循环和呼吸活动的改变。前馈控制有时会发生失误,如人或动物看到食物,会引起唾液和胃液的分泌,却可能因某种原因,最终并没有吃到食物,则唾液和胃液的分泌就成为一种失误。

## 本 章 小 结

基础医学是以现代自然科学理论为基础,运用自然科学方法和技术研究医学问题的医学基础学科的总称,是现代医学的重要组成部分,是临床医学的科学基础和理论支撑,是生物医学工程重要的支撑学科和实现工程应用的重要基础。基础医学的主要任务是从不同的水平揭示人体的结构基础、形态特征以及功能活动的规律,探索疾病状态下机体形态、结构和功能的变化及其机制,研究致病因素、药物与机体的相互作用,为认识和掌握疾病发生发展及转归的规律,提供理论基础和实验依据。

生命活动有四个基本特征:新陈代谢、兴奋性、适应性和生殖。细胞外液是机体细胞生存的直接环境,故称为机体的内环境。正常生理状态下机体内环境的理化性质保持相对恒定,称为内环境稳态,稳态是正常生命活动的必要条件;稳态也用来反映体内从分子、细胞、器官、系统水平到整体的各种功能活动在机体调控机制下保持相对稳定的状态。神经调节、体液调节和自身调节是各具特征的机体功能调节方式,三种方式通过负反馈、正反馈或前馈三种控制机制实现对机体内环境稳态和各种功能活动的调控。

## 思考题

1. 试述基础医学、临床医学、生物医学工程之间的关系。
2. 机体功能的调节方式有哪些?
3. 举例说明负反馈和正反馈在机体功能调控中的意义。

(闫剑群　李云庆)

## 参考文献

1. 国家自然科学基金委员会生命科学部. 未来十年中国学科发展战略. 生物医学工程学. 北京:科学出版社,2012
2. 俞小瑞. 基础医学导论. 北京:人民卫生出版社,2015

| 第二章 | 人体基本构成概述 |

　　细胞(cells)是组成人体结构最基本的单位,由细胞膜、细胞质和细胞核构成,各部分包含生物大分子如蛋白质、核酸、糖类、脂类等。细胞与细胞外基质构成四大基本组织,即上皮组织、结缔组织、肌组织和神经组织。这些组织以特有的方式组合形成器官。若干功能相关的器官构成一个系统,完成特定的功能。所有系统相互协同,构成完整的人体。

## 第一节　生物大分子

　　各种元素在生物体内以化合物形式存在,包括无机化合物和有机化合物两大类。核酸、蛋白质、糖类、脂类以及它们的复合体,称为生物大分子(biological macromolecule)。

### 一、蛋白质

#### (一)分子组成

　　蛋白质主要由 C、H、O、N、S 等基本元素组成,其中氮的含量相对恒定为 16% 左右,通过检测样品中的含氮量可推算出其含量,即凯氏定氮法。芳香族氨基酸(如色氨酸、酪氨酸)分子中含共轭双键,在波长 280nm 附近有最大吸收峰,可据此对氨基酸及蛋白质定量。

　　氨基酸(amino acid,AA)是蛋白质的构件分子,构成蛋白质的氨基酸有 20 种,其结构中均有一个不对称的 α-碳原子(甘氨酸除外),分别连接羧基、氨基、氢原子和侧链基团(R 基团),不同的氨基酸 R 基团不同。氨基酸 R 基团的大小、形状、带电与极性,对蛋白质分子空间结构的形成和功能有密切关系。甘氨酸的 R 基团为氢原子,因而其 α-碳原子对称。脯氨酸(proline)为亚氨基酸。

　　氨基酸在水溶液中可解离为碱性的 α 氨基和酸性的 α 羧基而成兼性离子,氨基酸的等电点是指其分子呈电中性时溶液的 pH。

　　一个氨基酸的 α-氨基与另一个氨基酸的 α-羧基,在特定条件下脱水缩合生成的酰胺键即肽键(peptide bond)(图 2-1),两个以上的氨基酸通过肽键连接构成肽(peptide)或肽链。肽链中的氨基酸称为氨基酸残基。一般来说,含 10 个以下氨基酸残基的肽链称为寡肽,含 10 个以上氨基酸残基的肽链为多肽。一条或多条肽链经盘曲折叠形成一定空间结构并具有特定功能,称为蛋白质(protein)。

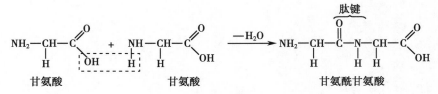

图 2-1　肽与肽键

### （二）分子结构

大部分蛋白质分子结构分为一、二、三、四级结构。一级结构指多肽链中从氨基末端（N-端）到羧基末端（C-端）的氨基酸残基的排列顺序，是其空间结构与功能的分子基础。二级结构指多肽链中局部形成的空间结构，主要包括α-螺旋、β-片层、β-转角和无规卷曲等（见二维码数字资源）。三级结构是指整条多肽链中所有氨基酸残基主链和侧链的相对空间位置。分子量较大的蛋白质可形成多个结构较为紧密且稳定，具有特定功能的区域，称为结构域，一般含100~200个氨基酸残基。有些蛋白质含多条肽链，每条肽链各具独立的三级结构（即亚基），所有亚基间形成的三维空间排布成为四级结构。

不同蛋白质的一级结构和空间结构不同，因此功能也不同。结构是功能的基础，功能是结构的表现，两者密切相关。

### （三）蛋白质的重要理化性质

1. **大分子亲水胶体性质**　蛋白质的分子量大，不能直接透过正常毛细血管壁等半透膜，具有亲水胶体性质。

2. **两性解离与等电点**　蛋白质是复杂的多价兼性离子，大多 PI 在 5.0 左右，在体液中成为阴离子。

3. **紫外吸收特征**　见本书"分子组成"。

4. **变性**　变性（denaturation）是指在一些物理或化学因素作用下，使蛋白质分子中非共价键断裂，空间结构被破坏，从而引起蛋白质理化性质改变，活性丧失。在合适的条件下，变性的蛋白质分子可恢复其空间结构和活性，称为复性（renaturation）。

## 二、核酸

核酸（nucleic acid）可分为脱氧核糖核酸（deoxyribonucleic acid，DNA）和核糖核酸（ribonucleic acid，RNA）两类。DNA 贮存细胞所有的遗传信息，是物种保持进化和世代繁衍的物质基础。三类 RNA 参与蛋白质的合成：转运 RNA（tRNA）、核糖体 RNA（rRNA）和信使 RNA（mRNA）。核酸的构件分子是核苷酸。

### （一）核苷酸

核苷酸（nucleotide）可分为核糖核苷酸（RNA 构件分子）和脱氧核糖核苷酸（DNA 构件分子）两类，由核苷（nucleoside）和磷酸组成。而核苷则由碱基（base）和戊糖构成。

碱基是含氮杂环化合物，有嘧啶和嘌呤两类。主要为腺嘌呤（A）、鸟嘌呤（G）、胞嘧啶（C）、胸腺嘧啶（T）和尿嘧啶（U）。DNA 和 RNA 中均含有 A、G 和 C，U 主要存在于 RNA 中，而 T 主要存在于 DNA 中。碱基均具有共轭双键，对波长为 260nm 左右的紫外光有较强吸收，可用于核（苷）酸分析。

核酸中有两种戊糖：DNA 中为 D-2-脱氧核糖，RNA 中则为 D-核糖。戊糖与碱基间以糖苷键相连形成核苷。核苷中的戊糖 5' 碳原子上的羟基被磷酸酯化形成核苷酸（图 2-2）。依其所含戊糖的不同，核苷酸分为核糖核苷酸和脱氧核糖核苷酸；依磷酸基团的多少（1~3），分别称为核苷一磷酸、核苷二磷酸、核苷三磷酸。

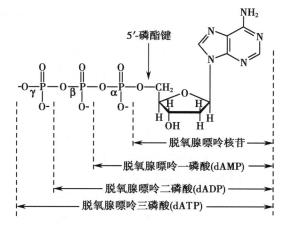

图 2-2　核苷酸的化学结构

### （二）核酸的分子结构

组成 DNA 的脱氧核糖核苷酸主要是 dAMP、dGMP、dCMP 和 dTMP，组成 RNA 的核糖核苷酸主要是 AMP、GMP、CMP 和 UMP。核酸中的核苷酸以 3'，5'磷酸二酯键（3'，5'-phosphodiester linkage)构成多聚核苷酸,核酸中的核苷酸被称为核苷酸残基。核酸也有一级结构和空间结构。

核酸的一级结构指核苷酸沿 5'→3' 方向核苷酸残基的排列顺序,也就是碱基序列。至于其空间结构,DNA 和 RNA 有较大差异。

1. DNA 的空间结构　DNA 的二级结构即双螺旋结构,特点如下:两条 DNA 互补链反向平行。即一条链为 5'→3' 方向,另一条为 3'→5' 方向,以一共同轴为中心相互缠绕成右手螺旋(图 2-3)。两条 DNA 链依靠碱基之间的氢键而结合在一起,嘌呤与嘧啶互补配对,即 A 与 T 相配对,形成 2 个氢键;G 与 C 相配对,形成 3 个氢键。

在双螺旋结构基础上,DNA 进一步扭曲盘旋形成超螺旋,即 DNA 的三级结构。真核生物基因组 DNA 通常与组蛋白结合,围绕组蛋白多层反复折叠,首先形成核小体,在此基础上进一步盘绕折叠,最后形成染色体。

2. RNA 的空间结构　RNA 分子通常为线状单链,但其某些区域可通过碱基配对形成局部双螺旋和空间结构,称为发夹结构(hairpin)。发夹结构是 RNA 中最普遍的二级结构形式。

tRNA 的二级结构为三叶草型(图 2-4):由 4 臂 4 环组成,配对碱基形成局部双螺旋而构成臂,不配对的单链部分则形成环。其中,反密码环由 7 个碱基组成,其中 3 个核苷酸组成反密码子,在蛋白质生物合成时,可与 mRNA 上相应的密码子配对。tRNA 的三级结构则呈倒 L 形。

原核生物 mRNA 通常含数个与功能相关的蛋白质编码序列,为多顺反子,转录后一般不需加工,直接进行蛋白质翻译;真核生物 mRNA 只包含一条多肽链的信息,为单顺反子,其 5' 端有 $m^7GpppN$ 的帽子结构,3' 端有 polyA 尾巴(图 2-4)。

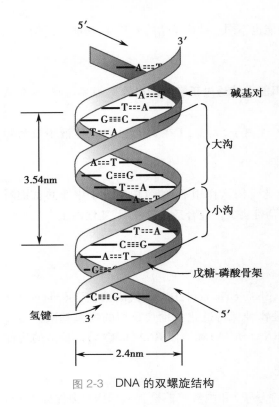

图 2-3　DNA 的双螺旋结构

rRNA 分子为单链,局部有双螺旋区域。原核生物 rRNA 主要有三种,即 5S、16S 和 23S rRNA。真核生物则有 4 种,即 5S、5.8S、18S 和 28S rRNA。rRNA 分子作为骨架与多种核糖体蛋白装配成核糖体。

**(三)核酸的理化性质**

常用测定 DNA 分子大小的方法有电泳法、离心法及测序法。在一定理化因素(加热、酸、碱、尿素和甲酰胺等)作用下,核酸双螺旋空间结构中碱基间的氢键断裂,变成单链,理化性质发生改变,该现象称为变性。此时,其 $A_{260}$ 值显著增加,称为增色效应。变性 DNA 在适当条件下,可重新形成双螺旋 DNA,称为复性。热变性的 DNA 经缓慢冷却后复性称为退火。具有互补序列的不同来源的单链核酸分子,按碱基配对原则结合在一起称为杂交。

## 三、酶

酶(enzyme)是由活细胞产生的一类具有催化作用的蛋白质,在物质代谢中发挥重要作用。核酸催化剂本质若为 RNA 者则称为核酶。

**(一)酶的分子结构与功能**

酶分为单纯酶(蛋白质)和结合酶(蛋白质+非蛋白质成分,如离子、铁卟啉或等)两大类。结合酶的蛋白质部分称为酶蛋白,非蛋白质部分统称为辅助因子,两者组成全酶。

酶的活性中心是酶分子中能与底物特异结合并催化底物转变为产物的具有特定三维空间结构的

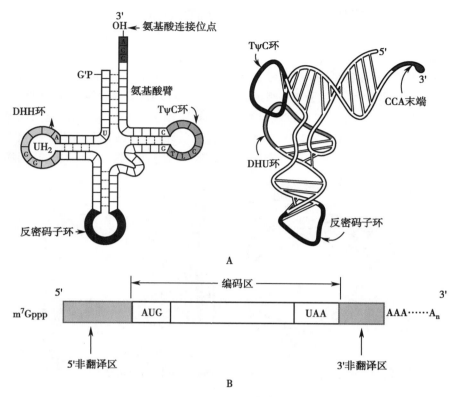

图 2-4 RNA 的空间结构示意图

A. tRNA 的二级结构和三级结构；B. 核生物成熟 mRNA 结构示意图

区域。辅助因子常参与活性中心的组成。

有些酶以无活性的前体形式合成、分泌并运输到特定的部位,这种酶的前体称为酶原。在一定条件下,酶原分子中特异肽键水解或部分肽段被去除,引起构象改变而转变成有活性的酶,该过程称为酶原的激活。酶原激活有重要的生理意义。

分子结构、理化性质和免疫原性各不相同但催化相同的化学反应的一组酶称为同工酶。如乳酸脱氢酶有五种同工酶,均催化乳酸与丙酮酸之间的氧化还原反应。临床常用血清同工酶谱分析来诊断疾病。

体内有些酶需在其他酶作用下,对酶分子结构进行修饰后才具催化活性,这类酶称为修饰酶,以酶的磷酸化与去磷酸化最为常见。

**（二）酶促反应的特点**

1. **高催化速率** 酶是高效生物催化剂,比一般催化剂的效率高 $10^7 \sim 10^{13}$ 倍。

2. **高度特异性** 根据酶催化特异性程度上的差别,分为绝对特异性（一种酶只催化一种底物进行反应）、相对特异性（一种酶能催化一类化合物或一类化学键进行反应）两类。

3. **可调节性** 有些酶的催化活性可受体内代谢物或激素等因素的影响,从而使机体适应内外环境的不断变化。凡能提高酶活性,加速酶促反应进行的物质都称为该酶的激活剂;能使酶活力降低而不引起酶蛋白变性的物质称为酶的抑制剂。

# 第二节 细 胞

## 一、细胞的结构

### （一）细胞膜

细胞膜(cell membrane)又称质膜,厚 7.5~10nm,在电镜下呈现三层结构:内、外表面的致密带和中间的透明带。该结构普遍存在于生物内膜,也称单位膜(unit membrane),主要由膜脂、膜蛋白和膜糖类等组成,参与多种细胞活动。

**(二)细胞质**

细胞质(cytoplasm)又称胞浆,由基质、细胞器(organelles)和内含物组成。基质为无定形胶状物,由水、可溶性分子或离子、非可溶性分子等组成。细胞器包括线粒体、内质网、高尔基复合体、溶酶体、过氧化物酶体等,具有特殊功能。这些细胞器的膜连同核膜和分泌泡在结构和功能上连为一体,构成内膜系统(endomembrane system)(图 2-5),将细胞的合成活动、分泌活动和内吞与胞吐作用互联成网,维持内膜系统的动态平衡。胞质内含物包括分泌颗粒、囊泡、结晶体、糖原颗粒、脂滴、色素等。

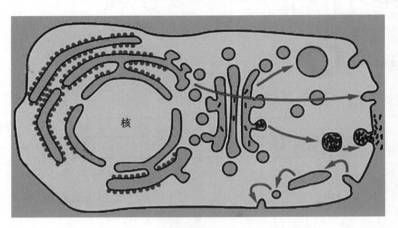

图 2-5　内膜系统在细胞内分布示意图

1. **线粒体(mitochondrion)**　普遍存在于真核细胞中,与能量转换有关。光镜下呈粒状、杆状或线状,直径 0.5~1.0μm。电镜下呈现为两层单位膜套叠围成的封闭性囊性结构。

2. **核糖体(ribosome)**　为细胞质内的致密小体,无单位膜包裹,由 rRNA 和蛋白质组成,可游离于细胞质中或结合在糙面内质网上,参与蛋白质合成。

3. **内质网(endoplasmic reticulum,ER)**　由一层单位膜形成,呈管、泡或扁囊状并相互吻合成网。依其表面有无核糖体附着分为糙面内质网和光面内质网(又称滑面内质网)两类。光面内质网(SER)表面光滑,无核糖体附着,呈分支小管或小泡状,是多种物质合成、分解、结合和转化等反应的重要场所。糙面内质网(RER)表面附有核糖体,多呈扁平囊、泡状,是多肽或蛋白质合成的场所。

4. **高尔基复合体(Golgi complex,GC)**　常位于核旁,由多层平行排列的扁平囊、小泡和大泡构成。RER 内合成的多肽或蛋白质在此经加工,以芽生方式脱落入胞质。

5. **溶酶体(lysosome)**　呈圆或卵圆形,源自 GC,内含 60 多种酸性水解酶。刚从 GC 形成的分泌小泡称为初级溶酶体,与吞噬体融合后形成次级溶酶体,含未能消化的底物残渣者为三级溶酶体或残余体。

6. **微体(microbody)**　又称过氧化物酶体,为膜被小体,内含微细颗粒,故名。

7. **中心粒(centriole)**　为成对存在的短圆柱状小体,互相垂直呈 L 形,构成中心体,是微管形成的场所。

8. **细胞骨架(cytoskeleton)**　包括微管、微丝和中间纤维,构成细胞内纤维网络结构。微管由微管蛋白组成,参与形成纤毛、鞭毛、纺锤体等,与细胞运动、细胞分裂等有关;微丝的基本成分是肌动蛋白,参与形成肌原纤维、微绒毛和静纤毛,维持细胞形态;中间纤维包括角蛋白丝、结蛋白丝、波形蛋白丝、神经原纤维等,参与细胞内信息传递。

**(三)细胞核**

细胞核(nucleus)是遗传信息的储存和控制中心,由核膜、核仁、核基质和染色质等构成,其大小、形态、数目、位置多样。

1. **核膜**  核膜（nuclear envelope）包在核外，由内核膜、外核膜和核周隙构成。核膜上的核孔介导核-胞质间大分子物质运输。核膜上有多种分子的受体，介导信号转导。

2. **染色质和染色体**  染色质（chromosome）呈长而弯曲的细丝状，见于细胞分裂间期。细胞分裂中期，染色质高度螺旋化形成染色体，呈大小不等、形态各异的短棒状结构。染色体末端的特化部分为端粒（telomere），由高度重复的 DNA 短序列（TTAGGG）串联而成。端粒随细胞分裂而变短，细胞随之衰老。

3. **核仁**  核仁（nucleolus）呈球形，含 rRNA、蛋白质及少量 DNA，合成核糖体。

4. **核基质**  为细胞核内的非水溶性纤维网络结构，又称核骨架，是基因转录加工的场所。

## 二、细胞的增殖、衰老与死亡

### （一）增殖

细胞以分裂的方式进行增殖，从上一次细胞分裂结束到下一次细胞分裂结束为一个细胞周期，包括间期和分裂期两个阶段（图 2-6）。细胞分裂分为有丝分裂、无丝分裂和减数分裂三种形式。本节主要叙述有丝分裂（mitosis）。

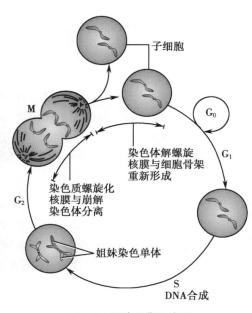

图 2-6  细胞周期示意图

1. **间期**  细胞进入分裂期之前的阶段，又分为 DNA 合成前期（$G_1$）、DNA 合成期（S）和 DNA 合成后期（$G_2$）三期。

2. **分裂期（M）**  染色质螺旋化为染色体，均分到两个子细胞并伴有胞质分裂。分为以下四期（图 2-7）。

前期  染色质螺旋化为染色体，中心粒复制成对，向细胞两极移动，纺锤体出现，核仁、核膜逐渐消失。

中期  染色体移至赤道平面，每条染色体纵裂为两条染色单体，两个中心粒分别移到细胞两极，纺锤丝与着丝点相连构成纺锤体。

后期  姐妹染色体与着丝点分离，形成两组数目相等的染色单体，分别移至细胞两极。

末期  染色体解螺旋为染色质，核仁、核膜重现。胞质分裂，形成两个子细胞。

### （二）细胞衰老

细胞衰老（cell aging）是指细胞在执行生命活动过程中，随时间推移，细胞结构和功能逐渐发生衰退的过程。表现为核膜凹陷、崩解，染色质结构变化，细胞膜脆性增加，脂褐素堆积，细胞器退行性变等，导致功能衰退与代谢低下。

导致细胞衰老的机制十分复杂，有遗传程序学说、DNA 损伤修复学说、自由基学说等。

### （三）细胞死亡

细胞死亡（cell death）是指细胞功能的停止，大致分为程序性死亡和非程序性死亡（即细胞坏死）。程序性细胞死亡是基因控制下主动的、按既定程序发生的死亡过程（自杀），以凋亡最常见，其主要形态学特征包括质膜完整、细胞皱缩、染色质凝集、断裂、形成凋亡小体等。

坏死（necrosis）时，细胞胀大，质膜损伤甚至破裂，细胞及细胞器水肿，局部有淋巴细胞浸润。

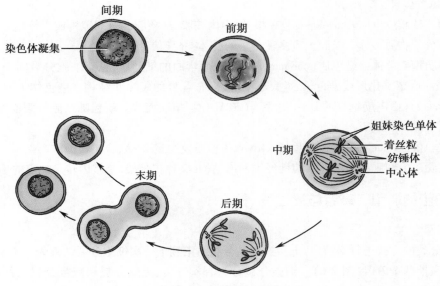

图 2-7　细胞有丝分裂

# 第三节　基本组织

组织学(histology)是借助显微镜研究机体微细结构及其相关功能的科学。苏木精-伊红(HE)染色的组织标本石蜡切片光镜术为最常用的组织学技术。数码显微镜可将组织切片中的信息扫描成数字图像;电镜技术包括透射电镜术和扫描电镜术,分别显示细胞内部的超微结构和表面立体构象;组织化学术主要显示细胞的分子结构和分布,除一般组织化学术(检测糖类、脂类、核酸或酶类)外,还包括免疫组织化学术(检测蛋白)、原位杂交术(检测核酸分子)等;图像分析术应用数学和统计学原理对组织切片提供的平面图像进行分析和重建。

## 一、上皮组织

上皮组织(epithelial tissue)主要由上皮细胞紧密排列组成,细胞外基质极少,上皮内大都无血管。主要分为被覆上皮、腺上皮及特殊上皮(感觉上皮和生殖上皮)三大类,具有保护、吸收、分泌和排泄等功能。被覆上皮的分类和结构特点见表 2-1 及图 2-8。

表 2-1　被覆上皮类型和结构特点一览表

| 上皮组织名称 | 分　布 | 结构特点 |
| --- | --- | --- |
| 单层扁平上皮 | 心血管和淋巴管腔面(内皮),肺、腹腔脏器和心脏外表面(间皮),肾小囊壁层等 | 表面观:细胞呈不规则形或多边形,边缘呈锯齿状相互嵌合,核椭圆形,大致居中;侧面观:细胞扁薄,胞质少,核扁平,居中 |
| 单层立方上皮 | 甲状腺、肾小管、某些外分泌腺导管 | 表面观:细胞呈六角形或多角形,核圆,居中;侧面观:细胞呈立方形,核圆,居中 |
| 单层柱状上皮 | 胃肠、胆囊、输卵管、子宫等 | 表面观:细胞呈六角形或多角形;侧面观:细胞呈圆柱状,核长圆形,与细胞长轴一致。肠上皮柱状细胞游离面有大量微绒毛,其间散在杯状细胞。输卵管上皮中的柱状细胞有纤毛 |
| 假复层柱状纤毛上皮 | 呼吸道黏膜、附睾管 | 柱状细胞最多,游离面有大量纤毛。尚含梭形细胞、锥形细胞和杯状细胞。这些细胞底部均附着于基膜,基膜明显 |

续表

| 上皮组织名称 | 分布 | 结构特点 |
|---|---|---|
| 复层扁平上皮 | 角化上皮:表皮;未角化上皮:食管、口腔、阴道、角膜 | 多层细胞;侧面观:细胞形态不一。底层细胞为干细胞,呈立方或矮柱状。中层为数层多边形细胞,表层细胞扁平或角化,部分脱落 |
| 复层柱状上皮 | 眼睑结膜、男性尿道等黏膜 | 多层细胞;深部为一层或数层多边形细胞,浅部为一层排列较整齐的柱状细胞 |
| 变移上皮（移行上皮） | 肾盏、肾盂、输尿管和膀胱等黏膜 | 多层细胞;上皮厚度和形态随器官功能状态的改变而变化;表层细胞为盖细胞 |

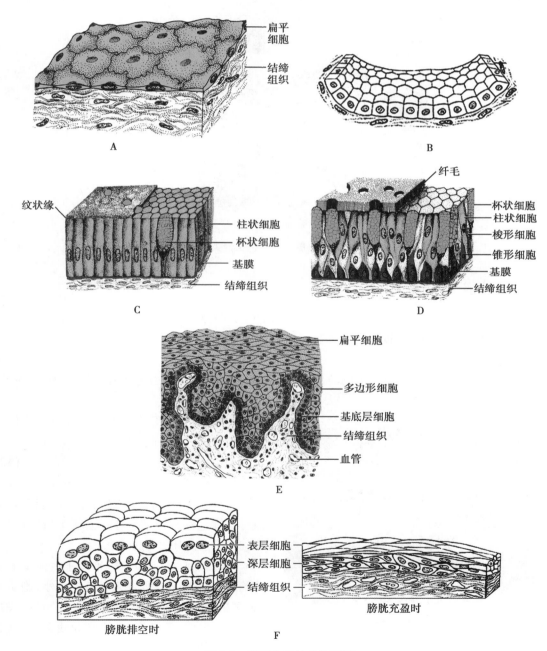

图 2-8　被覆上皮结构仿真图

A. 单层扁平上皮;B. 单层立方上皮;C. 单层柱状上皮;D. 假复层柱状纤毛上皮;E. 复层扁平上皮(未角化);F. 变移上皮

腺是由腺上皮(glandular epithelium)向其下方的组织内凹陷、反折而形成的具有分泌功能的结构。分泌物经导管排至腺外的器官称外分泌腺;无导管,分泌物(如激素)释入血液或周围组织的腺,称内分泌腺。外分泌腺的细胞一般可分为浆液性细胞和黏液性细胞两种,两者在结构上有显著差别(图2-9)。腺分泌细胞围成的结构为腺泡,根据细胞组成的不同分为浆液性腺泡、黏液性腺泡和混合性腺泡。同样,根据腺泡类型,部分外分泌腺可分为浆液性腺(腮腺)、黏液性腺(十二指肠腺)和混合性腺(下颌下腺和舌下腺)。

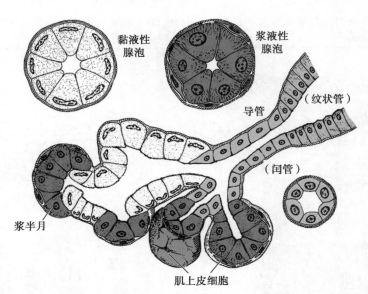

图2-9　外分泌腺腺泡结构及分类示意图

## 二、结缔组织

结缔组织(connective tissue)分布广泛,类型繁多,由细胞和细胞外基质构成,具有连接、支持、区室化、保护、贮存、营养、物质运输等多种功能。

### (一)疏松结缔组织

疏松结缔组织(loose connective tissue)广泛分布于器官之间和组织之间,细胞种类多而纤维少,富含血管及神经(末梢)(图2-10)。

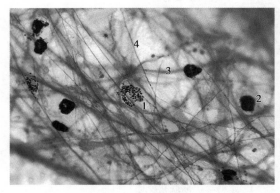

图2-10　疏松结缔组织(大鼠肠系膜铺片)光镜图
1. 巨噬细胞;2. 肥大细胞;3. 胶原纤维;4. 弹性纤维

1. **细胞**　成纤维细胞(fibroblast)数目最多,细胞较大,多突起;核大,卵圆形,着色浅,核仁明显;胞质丰富,呈弱嗜碱性,合成和分泌胶原蛋白、弹性蛋白和无定形基质,继而形成胶原(原)纤维、网状纤维和弹性纤维。功能静止的成纤维细胞称纤维细胞。在创伤等情况下,纤维细胞可逆向分化为成纤维细胞。

巨噬细胞(macrophage)来源于血液中的单核细胞,形态随功能状态而改变。核小,胞质丰富,多呈嗜酸性,可含有异物颗粒和(或)空泡,含大量溶酶体、吞噬体、吞饮泡和残余体,具有吞噬、抗原提呈等作用。

浆细胞(plasma cell)呈卵圆形或圆形,核圆或卵圆形,多偏于一侧,胞质内充满RER,核旁浅染区内有发达的GC(图2-11)。浆细胞合成并分泌免疫球蛋白,即抗体。

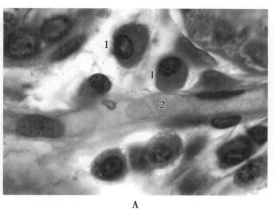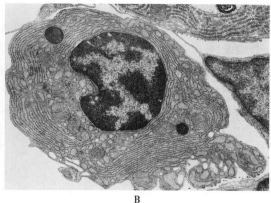

图 2-11 浆细胞光镜图(A)和电镜图(B)
1. 浆细胞;2. 毛细血管

肥大细胞(mast cell)较大,圆或卵圆形;核小而圆,居中;细胞质内充满粗大的嗜碱性颗粒。肥大细胞可释放多种活性物质,如组胺、白三烯、中性粒细胞趋化因子和嗜酸性粒细胞趋化因子等,启动并参与过敏反应。

脂肪细胞(adipocyte)胞体大,球形或多边形;胞质内含一大脂滴,核呈弯月形,偏侧。脂肪细胞合成、储存脂肪,参与脂类代谢。

其他细胞还包括未分化间充质细胞和游走到疏松结缔组织内的各类白细胞。前者是成体结缔组织内的干细胞,形似纤维细胞。

2. **纤维** 胶原纤维(collagenous fiber)数量最多,嗜酸性染色,粗细不等,呈波浪形,主要由 I 型胶原蛋白构成,分支交织成网(图 2-10)。胶原纤维的韧性大,抗拉力强;弹性纤维(elastic fiber)着淡红色,较细,末端常卷曲,分支交织成网。弹性纤维富有弹性;网状纤维(reticular fiber)主要分布于网状组织,分支交织成网,主要由 Ⅲ 型胶原蛋白构成,于镀银染色切片中呈黑色。

3. **基质** 基质(ground substance)是由生物大分子(主要为蛋白聚糖,如透明质酸和纤维黏连蛋白等)构成的无定形胶状物,无色透明,具有一定黏性,孔隙中充满组织液,填充于结缔组织细胞和纤维之间(图 2-12)。

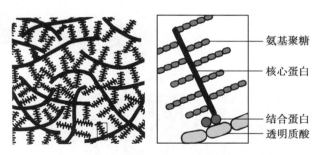

氨基聚糖
核心蛋白
结合蛋白
透明质酸

图 2-12 蛋白聚糖聚合体及分子筛结构示意图

**(二)致密结缔组织**

致密结缔组织(dense connective tissue)细胞少,纤维多而粗,排列致密。

1. **规则致密结缔组织** 主要构成肌腱、腱膜和大部分的韧带。其大量密集的胶原纤维聚集成束,顺着应力方向平行排列,纤维束间有腱细胞,胞体伸出多个薄翼状突。

2. **不规则致密结缔组织** 主要构成真皮、硬脑膜及多数器官的被膜,粗大的胶原纤维(束)交织成网,纤维(束)间含少量基质和(成)纤维细胞。

3. **弹性组织**构成黄韧带、项韧带、声带和阴茎悬韧带,粗大的弹性纤维平行排列,其间有少量的胶原纤维和(成)纤维细胞。

### （三）脂肪组织和网状组织

脂肪组织（adipose tissue）主要由大量群集的脂肪细胞构成，被疏松结缔组织分隔成脂肪小叶。网状组织（reticular tissue）由网状细胞和网状纤维构成。网状细胞呈星形，有突起，相邻细胞突起连接成网。核较大，圆或卵圆形，着色浅。网状纤维交织成网，构成造血组织和淋巴组织的支架（图2-13）。

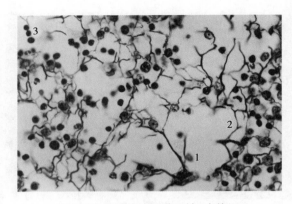

图2-13　网状组织（淋巴结）光镜图

## 三、肌组织

肌组织（muscle tissue）主要由具有收缩功能的肌细胞构成，又称肌纤维。肌组织分骨骼肌、心肌和平滑肌三种，前两种为横纹肌。骨骼肌属随意肌，心肌和平滑肌为不随意肌。

骨骼肌（skeletal muscle）一般借肌腱附于骨骼。致密结缔组织包裹在整块肌外形成肌外膜。肌外膜伸入肌组织内，将其分隔形成肌束，包裹肌束的结缔组织称肌束膜。包绕在每条肌纤维外的结缔组织称肌内膜（图2-14）。骨骼肌纤维呈长圆柱状，粗细、长度不等，有横纹；核扁椭圆形，多达数十甚至数百个；肌浆中充满与肌纤维长轴平行的肌原纤维。

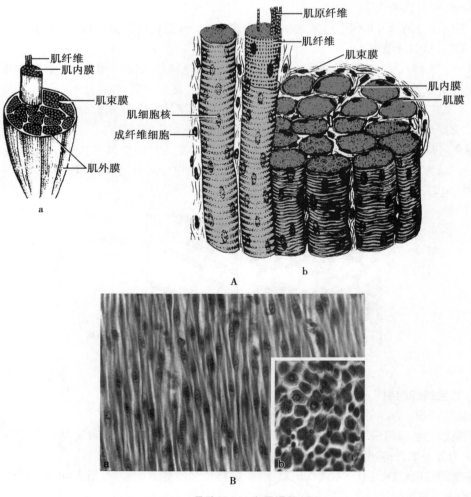

图2-14　骨骼肌（A）和平滑肌（B）
A：a. 肌外膜、肌束膜、肌内膜三者间关系；b. 肌束肌纤维、肌原纤维之间的关系
B：a. 纵切面；b. 横断面

平滑肌(smooth muscle)广泛分布于内脏性器官,肌纤维呈长梭形,核杆状或椭圆形,常呈扭曲状,居中,胞质少,嗜酸性(图2-14)。

心肌(cardiac muscle)纤维呈不规则的短圆柱状,有分支,互连成网(图2-15),肌纤维连接处染色较深,称闰盘(intercalated disk),为特殊的细胞连接复合体,除机械连接外,尚可使心肌收缩和舒张同步化。核呈卵圆形,1~2个,居中。

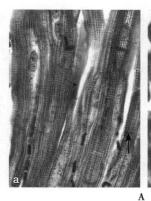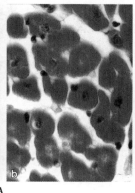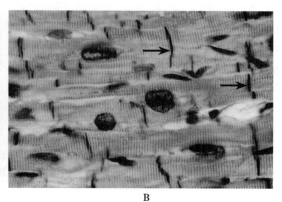

图2-15　心肌组织光镜图(A. HE染色;B. 特殊染色)
A:a. 纵切面;b. 横断面;B:→示闰盘

## 四、神经组织

神经组织(nervous tissue)主要由神经细胞和神经胶质细胞组成。神经细胞也称神经元(neuron),可接收刺激、整合信息、产生冲动并将冲动传导给效应细胞,产生效应。神经胶质细胞对神经元起支持、保护、营养和绝缘等作用。

### (一)神经元

1. 神经元的结构（图2-16）　神经元的胞体主要位于中枢神经系统的皮质和周围神经系统的神经节内,体积较大,形状多样,其突起称为树突(可有多条)和轴突(仅有一条)。树突主要接受刺激,轴突主要传导神经冲动。尼氏体和神经原纤维为胞质内的特征性结构。尼氏体是强嗜碱性斑块、颗粒或细粒状,由发达的RER和游离核糖体构成,是合成结构蛋白、神经递质及肽类神经调质的场所。核大而圆,居中,着色浅,核仁大而圆,核膜明显。

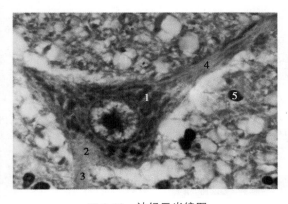

图2-16　神经元光镜图

2. 神经元的分类　根据树突数量分为多极神经元、双极神经元和假单极神经元;根据神经元的功能可分为感觉神经元、运动神经元和中间神经元;按神经递质和神经调质的化学性质分为胆碱能神经元、去甲肾上腺素能神经元、胺能神经元、氨基酸能神经元及肽能神经元。

### (二)突触

突触(synapse)是神经元与神经元之间,或神经元与效应细胞之间特殊的细胞间连接,以神经递质作为传递信息的媒介的突触为化学突触;以电流作为信息载体(即缝隙连接)的突触为电突触。化学突触由突触前成分(突触小体)、突触间隙和突触后成分三部分构成(图2-17)。突触前、后成分彼此相对的胞膜增厚,形成突触前膜和突触后膜。突触小体内含许多突触小泡,小泡内含神经递质或/和神经调质。

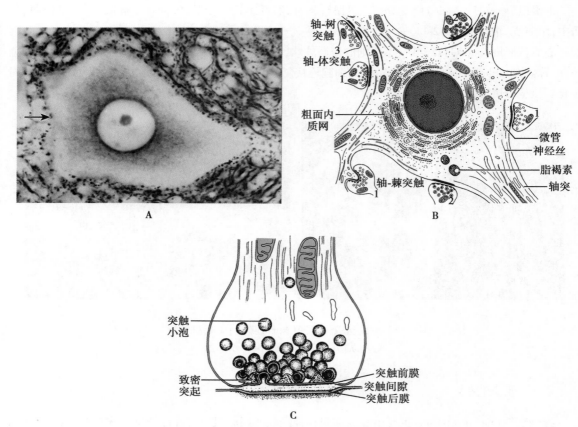

图 2-17　多极神经元及化学突触超微结构示意图

A：→示突触小体（突触前成分）；B：示多极神经元超微结构及突触方式；C：化学突触超微结构

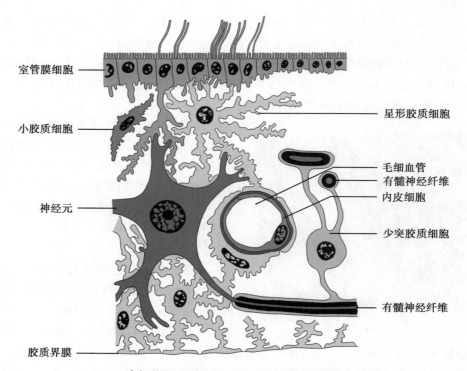

图 2-18　中枢神经系统神经胶质细胞与毛细血管关系示意图

### （三）神经胶质细胞

中枢神经系统的神经胶质细胞包括星形胶质细胞、少突胶质细胞、小胶质细胞和室管膜细胞。周围神经系统的胶质细胞有施万细胞和卫星细胞等（图2-18，表2-2）。

表2-2　神经胶质细胞结构和功能一览表

| 胶质细胞 | 结构特点 | 功能 |
|---|---|---|
| 星形胶质细胞 | 胞体大，呈星形；核圆或卵圆形、较大、染色较浅；胞质内含胶质丝。有些突起末端扩展形成脚板 | 营养、支持、连接等，构成血-脑屏障的神经胶质膜 |
| 少突胶质细胞 | 胞体较小，核卵圆形、染色质致密 | 形成中枢神经系统内神经纤维的髓鞘 |
| 小胶质细胞 | 源自血液单核细胞，胞体细长，核小、呈扁平或三角形，染色深。突起细长，有分支，表面多棘突 | 吞噬，抗原提呈 |
| 室管膜细胞 | 呈立方或柱形，游离面多微绒毛，少数细胞有纤毛；部分细胞基底面有细长突起伸向深部 | 形成室管膜；产生脑脊液 |
| 施万细胞 | 胞体大，卵圆形，核扁 | 形成周围神经系统为神经纤维的髓鞘 |
| 卫星细胞 | 扁平或立方形，核（卵）圆形，染色质较浓密 | 神经节内单层包裹神经元胞体 |

### （四）神经纤维和神经

神经纤维由神经元的长轴突及包绕它的神经胶质细胞构成。神经纤维集合形成束，一条或多条神经纤维束被结缔组织包绕构成神经。

**1. 神经纤维（nerve fiber）（图2-19）**　周围神经系统的有髓神经纤维呈节段状，每个节段由一个施万细胞反复同心圆样包绕一段轴突形成节间体，两个相邻节间体连接处缩窄，无神经胶质细胞包绕称为郎飞结；中枢神经系统有髓神经纤维的髓鞘由少突胶质细胞多条突起末端的扁平薄膜包卷多条轴突或一条轴突的不同部位，形成多个节间体。

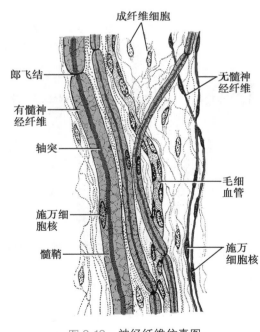

图 2-19　神经纤维仿真图

行走于施万细胞纵行凹沟内的周围神经系统的神经纤维为无髓神经纤维，而中枢神经系统的无髓神经纤维的轴突外无神经胶质细胞包裹。

神经冲动在有髓神经纤维上于节间体间呈跳跃式快速传导，而在无髓神经纤维，只能沿轴膜连续缓慢传导。

**2. 神经（nerve）**　包裹在神经表面的致密结缔组织称神经外膜，包裹在神经纤维束表面的结缔组织形成神经束膜，每条神经纤维表面的薄层结缔组织称神经内膜。

### （五）神经末梢（nerve endings）

周围神经纤维的终末部分称为神经末梢，遍布全身，形成各种末梢装置。一般分为感觉神经末梢和运动神经末梢两大类。

**1. 感觉神经末梢**　感觉神经末梢（sensory nerve ending）是感觉神经元（假单极神经元）周围突的末端，通常和周围的其他组织共同构成感受器，感受温度、应力和化学刺激（表2-3）。

**2. 运动神经末梢**　躯体运动神经末梢：分布于骨骼肌。脊髓前角或脑干的运动神经元胞体发出的长轴突，抵达骨骼肌细胞时失去髓鞘，其轴突反复分支，每一分支形成葡萄状终末，并与骨骼肌细胞建立突触连接，呈椭圆形板状隆起，称运动终板或神经-肌连接（图2-21A）。内脏运动神经末梢：分布于心肌、各种内脏及血管的平滑肌和腺体等处。其神经纤维较细，无髓鞘，分支末段呈串珠样膨体（图2-21B），贴附于平滑肌细胞表面或穿行于腺细胞之间，与效应细胞建立突触。

（图2-19标注）成纤维细胞　无髓神经纤维　郎飞结　有髓神经纤维　轴突　毛细血管　施万细胞核　髓鞘　施万细胞核

表 2-3 感觉神经末梢一览表

| 感觉神经末梢 | 分 布 | 结 构 特 点 | 功 能 |
|---|---|---|---|
| 游离神经末梢 | 表皮、角膜和毛囊的上皮细胞之间,各型结缔组织内 | 较细的神经纤维终末反复分支(脱髓鞘而裸露) | 感受温度、应力和某些化学刺激,参与产生冷、热、轻触和痛等感觉 |
| 触觉小体 | 真皮乳头处,以手指掌侧皮肤内最多 | 卵圆形,小体内有许多扁平细胞,外包结缔组织被囊。有髓神经纤维进入小体前脱髓鞘,盘绕在扁平细胞之间 | 感受应力刺激,参与产生触觉 |
| 环层小体 | 皮下组织、腹膜、肠系膜、胰腺、韧带和关节囊等处 | 体大,呈(卵)圆形,中央有一均质状圆柱体,周围有许多层同心圆排列的扁平细胞。有髓神经纤维进入小体时脱髓鞘,裸露的轴突进入圆柱体内 | 感受较强的应力,参与产生压觉和振动觉 |
| 肌梭 | 骨骼肌纤维内 | 梭形;表面有结缔组织被囊,内含若干条梭内肌纤维,核成串集中排列;感觉神经纤维进入肌梭前脱去髓鞘,分支包绕梭内肌纤维核集中部位 | 感知骨骼肌伸缩状态 |

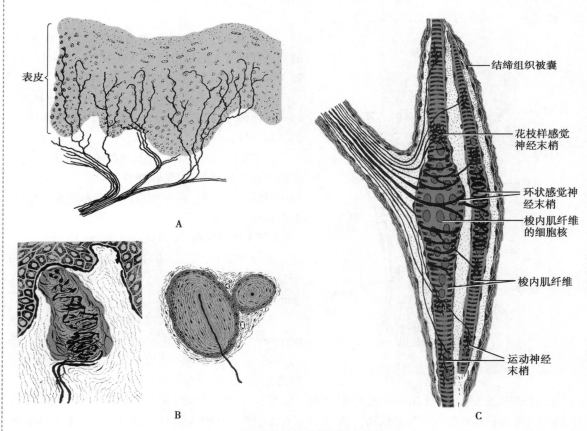

图 2-20 感觉神经末梢结构示意图
A. 游离神经末梢;B. 触觉小体和环层小体;C. 肌梭

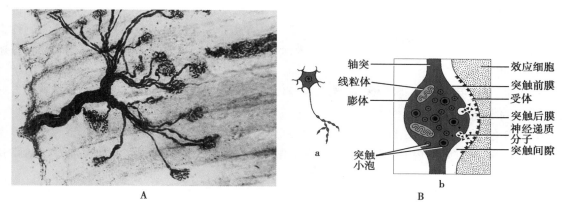

图 2-21 运动神经末梢
A. 运动终板光镜图；B. 内脏运动神经纤维及其末梢结构示意图

# 第四节 器官与系统

## 一、器官、系统与整体

已知，细胞是组成人体结构的最小和最基本的单位；细胞与细胞外基质构成四大基本组织；组织以不同的种类、数量和方式组合形成器官；若干功能相关的器官构成一个系统，完成特定的功能。器官系统是从宏观上认识人体构造和功能，为临床医生进行体格检查及制定手术方案等提供依据，有重要的临床意义。人体器官从宏观上分为九大系统，即运动系统、呼吸系统、消化系统、脉管系统（循环系统）、神经系统、内分泌系统、泌尿系统、生殖系统及感觉器官（系统）。亦有按功能为主线划分其他系统，如免疫系统和体被系统（上皮及其衍生物）等。最近认为，微生态系统也是人体的重要组成部分，影响各系统的功能。值得注意的是，一个器官可能参与多种系统的组成，比如胰腺（参与消化系统和内分泌系统）、睾丸（男性生殖系统和内分泌系统）、卵巢（女性生殖系统和内分泌系统）等。各系统相互作用，构成完整的、不可分割的人体。

人类为了具体地描述机体局部形态结构，准确定位病患发生的局部区域，解剖学家们对人体进行了区域划分：头部、颈部、躯干部和四肢，每个区域又可细分为数个小部分。

1. **头部** 颅部、面部；
2. **颈部** 颈部、项部；
3. **躯干部** 背部、胸部、腹部、盆会阴部；
4. **四肢** 上肢［左、右上肢带、自由上肢（臂、前臂、手）］、下肢［左、右下肢带、自由下肢（大腿、小腿、足）］。

## 二、解剖学姿势、方位术语及体表标志

为规范、正确、科学地描述与记录和保存资料，便于学术交流，避免误解及事故，国际解剖学会和医学教育组织制定了一套标准化术语。

### （一）人体解剖学姿势

人体解剖学姿势（anatomical position）也称标准姿势（standard posture of anatomy），是指人体直立并垂直于地平面，面部朝前、双眼平视正前方；双下肢并拢、足尖向前；双上肢自然下垂于身体两侧、手掌向前、拇指在外侧。在描述任何健康人、病人或大体及单个器官标本时，均要以该标准姿势为参照依据。

### （二）方位术语

以解剖学姿势为前提，进一步把人体局部或器官之间的空间位置关系，用方位上相反的成对专业

术语表述。

1. **"上"和"下"** 以颅顶和足底为参照，靠近头顶者称为"上"（superior），靠近足底者则称为"下"（inferior）。在四肢，也常将距肢体根部近者称为"近侧"，反之称为"远侧"。在胚胎和动物描述中常用"颅侧""尾侧"表述。

2. **"前"和"后"** 以"腹"和"背"为参照，靠近腹面者称为"前"（anterior，腹侧），靠近背面者称为"后"（posterior，背侧）。

3. **"内侧"和"外侧"** 以正中面（线）为参照，靠近正中面者称为"内侧"（medial），反之称为"外侧"（lateral）。前臂的内侧和外侧也称为"尺侧"和"桡侧"；小腿的内侧和外侧也称为"胫侧"和"腓侧"。

4. **"内"和"外"** 以人体腔壁为参照，在腔壁以里者为"内"（internal），反之则为"外"（external）。

5. **"浅"和"深"** 以体表皮肤作为参照，距皮肤近者为"浅"（superficial），反之则为"深"（profound）。

6. **常用"轴"和"面"** 以解剖学姿势为前提，可以通过人体的任何部位或器官做无数种的轴和面，但通常只使用标准的三维轴和面。

（1）轴（axis）：冠状轴（coronal axis）是呈左右方向的水平轴；矢状轴（sagittal axis）是呈前后方向的水平轴；垂直轴（vertical axis）呈上下方向并垂直于水平面（地平面）的轴。三种轴之间相互两两垂直并成直角关系。

（2）面（plane）：水平面（horizontal plane）是沿水平线将人体横切并分为上、下两部分所得到的面（也称横切面）；冠状面（coronal plane）是将人体纵切并分为前、后两部分所得到的切面，也称为额状面；矢状面（sagittal plane）是从前后方向将人体垂直地纵切，把人

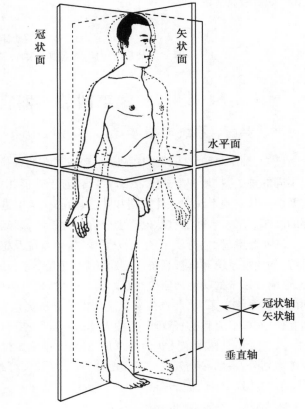

图 2-22　人体的轴与面

体分为左、右两部分所得到的切面；其中，经前、后正中线，将人体分为左右基本相等两部分者称为正中矢状面（median sagittal plane），简称正中面。三种面之间相互两两垂直并成直角关系。

另外，单个器官的切面，通常仅用两种，即沿器官长轴所做的切面称为纵切面，与长轴垂直的切面称为横切面（图 2-22）。

## 本 章 小 结

细胞内的大分子物质主要包括核酸、蛋白质（含酶类）、糖类、脂类以及它们的复合体，其分子质量巨大，结构复杂，功能多；细胞是人体结构的功能单位，由细胞膜、细胞质和细胞核三部分构成；细胞以分裂的方式进行增殖，随时间发生衰老乃至死亡；细胞和细胞外基质构成组织；不同的组织组合形成器官；若干功能相关的器官构成一个系统，各系统协同作用，构成完整的、不可分割的人体。人体区域大致划分为头部、颈部、躯干部和四肢。

**思考题**

1. 简述从 DNA 到蛋白质形成的全过程。
2. 试述生物膜的结构。举例说明内膜系统中单位膜相互转换的关系。
3. 神经元接收、处理和产生以及传导信息结构基础是什么？

（梅文瀚　董为人）

**参考文献**

1. David L. Nelson, Michael M. Cox. Lehninger Principles of Biochemistry, 7th ed. New York: W H Freeman & Co, 2017
2. 左伋, 刘艳平. 细胞生物学. 3 版. 北京: 人民卫生出版社, 2015
3. 邹仲之, 李继承. 组织学与胚胎学. 8 版. 北京: 人民卫生出版社, 2013

| 第三章 | 基因信息传递与表达调控 |

根据分子生物学的中心法则(central dogma)。DNA 携带的遗传信息可以通过复制(replication)真实地传给子代;通过转录(transcription),DNA 的碱基可以按互补配对的原则转变为 RNA 分子上相应的碱基序列;接着 RNA 通过翻译(translation),以三个碱基的序列作为一个氨基酸的遗传密码,从而决定蛋白质的一级结构。不同基因编码不同结构的蛋白质,表现出不同的功能,因而体现出多种多样的生命现象。

本章以中心法则为基本线索,着重讨论复制、转录和翻译的过程,同时也要讨论基因表达的调控,这部分内容也是现代分子生物学的基本内容。重组 DNA 技术也将作概念性的介绍。

# 第一节　DNA 的生物合成

## 一、DNA 的复制

DNA 复制是以 DNA 为模板的 DNA 合成。通过复制,可以合成两个完全相同的 DNA 拷贝,从而使 DNA 携带的遗传信息得以在传代中保留。

### (一)DNA 复制的基本原则

**1. 半保留复制** 亲代的 DNA 双链,每股链都可以作为模板,按碱基互补配对原则指导 DNA 新链的合成,这样合成的两个子代 DNA 分子,碱基序列与亲代分子完全一样,但一条链是来自亲代的 DNA 链,另一条链是新合成的链,此即为半保留复制(semiconservative replication)(图 3-1)。

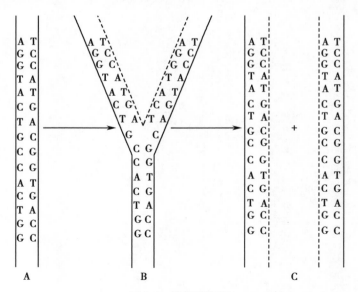

图 3-1　半保留复制

A. 母链 DNA;B. 复制过程打开的复制叉;C. 两个子代细胞的双链 DNA,实线链来自母链,虚线链是新合成的

**2. 半不连续复制** DNA双螺旋的两股链是反向平行的,新合成的两股子链,一股的方向为 5′→3′,另一股为 3′→5′。复制时,亲代 DNA 分子中 3′→5′方向的母链作为模板,指导新链以 5′→3′方向连续合成,此链称为前导链(leading strand)。在前导链延长 1000~2000 个核苷酸后,另一母链也作为模板指导新链同样沿 5′→3′方向合成 1000~2000 个核苷酸的小片段,称为冈崎片段(Okazaki fragment)。这一不连续的链称为后随链(lagging strand)。所以 DNA 为半不连续复制(semi-discontinuous replication)(图 3-2)。复制完成后,这些冈崎片段由 DNA 连接酶催化而连接成完整的新链。

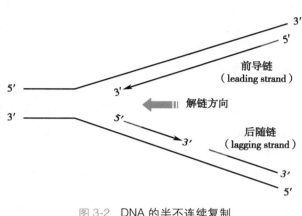

图 3-2 DNA 的半不连续复制

**3. RNA 引物** DNA 聚合酶不能催化两个游离的 dNTP 在 DNA 模板上进行聚合,需要一段引物(primer)提供聚合新核苷酸所需的 3′-OH。引物为十几个至几十个核苷酸长度的 RNA。RNA 引物在复制最后被 DNA 聚合酶 I 除去。RNA 引物的存在还可尽量减少 DNA 复制起始处的突变,提高 DNA 复制的真实性。

**(二)参与 DNA 复制的酶类和蛋白质**

**1. DNA 聚合酶** DNA 聚合酶(DNA polymerase,DNApol)的作用是按模板的序列将脱氧核苷酸连接成 DNA,所用底物是四种脱氧核苷三磷酸(dNTP),Mg$^{2+}$ 和 DNA 模板。具有 3′-OH 的 RNA 引物或 DNA 的 3′-OH 端与合成上去的 dNTP 分子 α-磷酸连接成 3′,5′磷酸二酯键,合成方向为 5′→3′。

(1)原核生物的 DNA 聚合酶:从大肠埃希菌纯化得到 3 种 DNA 聚合酶(I,II,III),均具有 5′→3′聚合活性以及 3′→5′核酸外切酶活性。

DNA 聚合酶 I 经蛋白酶轻度水解,可得一个 Klenow 大片段和一个小片段。Klenow 片段具有两种催化活性,一为 5′→3′的聚合功能,另一为 3′→5′外切酶的活性。3′→5′外切酶活性对保证 DNA 复制的真实性具有重要的意义。DNA 聚合酶在接上新的核苷酸前,它能对 3′末端的碱基进行识别,通过 3′→5′外切酶活性把配错的碱基切除,保证 DNA 复制的高度真实性,这种功能也称校读功能(proof reading)。小片段则具有 5′→3′核酸外切酶活性,可在除去冈崎片段 5′端的 RNA 引物和 DNA 损伤修复中起重要作用。DNApol I 的主要功能是对复制中的错误进行校对,切除 RNA 引物、填补空缺和 DNA 损伤的修复。

DNA 聚合酶 II 由一条多肽链构成。此酶具有聚合酶和 3′→5′外切酶活性。一般认为 DNApol II 参与 DNA 的损伤修复。

DNA 聚合酶 III 是一个由 10 种不同亚基组成的不对称的二聚体,围绕着 DNA 双螺旋,每个单体都具有催化活性,一个作用于前导链,另一个作用于后随链,使 DNA 两股链在同一位置同一时间进行合成。DNApol III 催化活性大、合成速度快,而且具有 3′→5′外切酶活性,是 DNA 复制必需的酶。DNA 聚合酶 III 聚合和校读功能分别存于 α 和 ε 亚基。θ、α 和 ε 亚基结合形成核心聚合酶。两个核心聚合酶与 6 个亚基组成的 γ-复合物(γ$_2$δδ′ψχτ)结合,最后加入 4 个 β 亚基后形成 DNApol III 全酶。β 亚基以配对形式结合上去,环绕 DNA,像夹钳样作用,可夹稳 DNA 模板链,使全酶沿着 DNA 模板滑动。

(2)真核细胞的 DNA 聚合酶:真核细胞的 DNA 聚合酶有 5 种,即 DNA 聚合酶 α、β、γ、δ 和 ε。DNApol α 具有引物酶的作用,DNApol β 可能是参与应急修复复制的酶,DNA pol γ 负责线粒体 DNA 的复制,DNA pol δ 是在真核生物 DNA 链延长中起主要作用的酶,负责前导链和后随链的合成,相当于原核生物的 DNApol III,还具有解旋酶的作用。DNApol ε 的功能为 DNA 的校对修复和填补引物去除后缺口。

**2. 解旋、解链酶类** 复制时 DNA 双螺旋要解开,才能在原来的母链上合成新链。复制在不断延伸,螺旋要不断解开,这样必然在复制前方产生很大的张力,使 DNA 缠结,这要靠 DNA 拓扑异构酶等来解决。

（1）参与 DNA 解链的酶和蛋白质:DNA 复制起始时的解链过程需要多种酶和辅助的蛋白质因子参与。

DnaA 能结合至 DNA 复制起始部位。DnaB 具有解链酶(DNA helicase)的作用。解链酶具有 ATP 酶的活性,在 ATP 的存在下,该酶能解开 DNA 双链,每解开 1 对碱基消耗 2 个 ATP。DnaC 辅助 DnaB 结合到复制起始点,使起始部位的双链解开。而引物酶(primase)以已解开起始部位的 DNA 单链为模板催化 NTP 聚合,合成一小片段的 RNA,作为 DNA 合成的引物。单链 DNA 结合蛋白(single strand binding protein,SSB)能与已被解链酶解开的单链 DNA 结合,以维持模板处于单链状态,又可保护其不被核酸酶水解。当 DNA 聚合酶在模板上前进,逐个接上脱氧核苷酸时,SSB 既不断脱离,又不断与新解开的链结合。

（2）DNA 拓扑异构酶:DNA 拓扑异构酶(topoisomerase)有两类。其中拓扑异构酶Ⅰ能切断 DNA 双链中的一股,使 DNA 解链旋转时不致缠结,解除张力后又把切口封闭。拓扑异构酶Ⅱ,又称旋转酶(gyrase),暂时切断 DNA 双链,使另一 DNA 双链经过此切口,随后又再封闭切口。

3. DNA 连接酶　DNA 连接酶(DNA ligase)催化两段 DNA 链之间磷酸二酯键的形成。要求 DNA 链 3′端有游离的羟基,而 5′端带有磷酸根,连接过程需要 ATP 供能。

DNA 连接酶不能连接两分子单链的 DNA,只能作用双链 DNA 分子中一股链上的缺口,或双链 DNA 分子双股的缺口。DNA 连接酶在连接冈崎片段之间的缺口以及 DNA 损伤修复中起重要作用,并且是一种重要的工具酶。

### （三）DNA 复制过程

#### 1. 原核生物的复制过程

（1）复制的起始:大肠埃希菌复制时有特定的起始部位称为 oriC,长度为 245bp。有 3 个串连排列的核苷酸序列,其序列基本相同为 GATCTNTTNTTTT。oriC 还有 4 个 DnaA 结合位点,是 4 个富含 AT 的 9bp 序列的反向重复,这些序列都高度保守。

DnaA 先结合至复制起始点,然后 DnaB 和 DnaC 亦参加进去,从而使双链解开。SSB 随后与单链 DNA 结合。解链过程还需要 DNA 拓扑异构酶的参与。

接着引物酶按碱基配对原则合成 RNA 引物,此引物的 3′-OH 可供 DNA 聚合酶Ⅲ将第一个 dNTP 加到 3′-OH 上而形成 3′,5′磷酸二酯键。此时的 DnaB、DnaC、引物酶与 DNA 的复制起始区域共同构成复合结构,称为引发体(primosome)。

复制从 oriC 开始,同时向两个方向进行的,称为双向复制(bi-directional replication)。原核生物基因组是环状的,只有一个复制起点。从一个 DNA 复制起点起始的 DNA 复制区域称为复制子(replicon)。复制中的模板 DNA 形成 2 个延伸方向相反的开链区,称为复制叉(replication fork)(图 3-3)。

（2）复制的延长:原核生物在 DNA 聚合酶Ⅲ的作用下,新合成的 DNA 链延 5′→3′方向不断延长。前导链合成 1000～2000 个核苷酸后,后随链便开始合成。在延长过程中,由于拓扑异构酶的作用,避免了在复制叉前方的 DNA 打结。

DNA 聚合酶Ⅲ同时催化前导链和后随链合成,而且聚合均为 5′→3′。因为如图 3-4 所示,合成后随链的模板绕成环状,使 DNA 聚合酶Ⅲ合成前导链及随从链的区域对齐并能够按同一方向前进,合成约 1000 个核苷酸后,再形成一循环,引物酶再合成一小段 RNA 后开始合成另一冈崎片段。

（3）复制的终止:由于复制的不连续性,后随链上合成许多冈崎片段。在复制的终止阶段,冈崎片段的 RNA 引物被 DNA 聚合酶Ⅰ切除。留下的空隙由 DNA 聚合酶Ⅰ进行填补。最后的缺口再由 DNA 连接酶连起来,即成完整的一条新链,DNA 的复制即告完成

#### 2. 真核生物 DNA 复制过程　真核生物的 DNA 合成基本机制与原核生物相似,但更为复杂。真核生物每个染色体有多个起始点,以复制子为单位进行复制,仅发生在细胞周期的 S 期,而且每个细

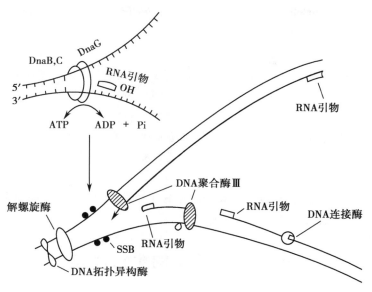

图 3-3　引发体和复制叉的生成

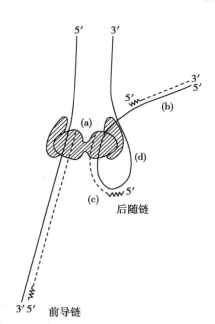

图 3-4　同一复制叉上前导链和后随链由相同的 DNA pol 催化延长
（a）DNA pol Ⅲ 的核心酶和 β 压机；（b），（c），（d）分别是后随链的先复制、正在复制和未复制的片段，实线是母链，虚线代表子链

胞周期只能复制一次。复制还具有时序性，一般常染色质的复制早于异染色质。真核生物复制起始包括复制基因的选择和复制起点的激活两步，分别出现于细胞周期的 $G_1$ 期和 S 期。在延长阶段，pol δ 在增殖细胞核抗原（proliferation cell nuclear antigen，PCNA）的协同作用下，复制合成前导链和后随链。真核生物 DNA 合成后立即和组蛋白组装成核小体。

由于真核生物染色体 DNA 的线性结构，DNA 复制新合成子链 5′端的最后那段 RNA 引物被切除后，必留下一个空缺。假如每次细胞分裂或 DNA 复制都是如此，DNA 将会不断缩短，最终导致关键基因的丧失。

真核生物线性染色体的两个末端称为端粒。端粒 DNA 的结构是由数百个串联重复的富含 TG 短序列，如人为（TnGn）x。在哺乳动物中，端粒末端形成大的环状结构与蛋白质结合，保护染色体 DNA 3′端的稳定。能防止端粒缩短的酶称为端粒酶（telomerase），该酶由蛋白质和 RNA 两部分组成，其中 RNA 作为合成端粒 DNA 的模板。端粒酶是目前所知唯一携带 RNA 模板的反转录酶，具有种属特异性。人体生殖细胞和快速分裂的体细胞，例如干细胞，含有端粒酶活性，端粒长度被维持。一旦干细胞分化成为体细胞，其端粒酶的活性便丧失，端粒长度随每一次细胞分裂而缩短，当缩短到一个临界长度时，细胞染色体便失去稳定性，最终导致细胞衰老及凋亡（apoptosis），

这属正常生理现象。可见，端粒、端粒酶和细胞的衰老有密切关系。恶性肿瘤细胞的端粒酶活性可重新出现，使之永不衰亡，形成恶性增殖。因此，端粒酶是肿瘤治疗的潜在靶点。

## 二、反转录作用

### （一）反转录病毒及反转录酶

RNA 病毒含有一种反转录酶（reverse transcriptase），可以 RNA 为模板，在有 4 种 dNTP 存在及合适条件下，按碱基互补配对的原则，合成互补 DNA（complementary DNA，cDNA），此过程称为反转录

（reverse transcription）。这种酶也称 RNA 依赖的 DNA 聚合酶（RNA-dependent DNA polymerase）。这一发现使生物中心法则内容更充实和完善。

### （二）反转录过程

反转录酶催化双链 DNA 合成的过程分为三步。首先反转录酶以 RNA 为模板，催化 dNTP 聚合从 5′→3′方向生成 cDNA 链，cDNA 链和模板 DNA 形成 RNA/DNA 杂化双链。第二步是杂化双链中的 RNA 链被反转录酶的 RNase 活性组分水解。最后，RNA 分解后的单链 cDNA 作为模板，由反转录酶催化合成第二条 DNA 互补链。因此，反转录酶是多功能酶，具有三种活性：RNA 指导的 DNA 聚合酶、DNA 指导的 DNA 聚合酶和核糖核酸酶活性。反转录酶没有 3′→5′核酸外切酶活性，因此没有校对作用。

对反转录酶的研究，拓宽了病毒致癌理论。在分子生物学研究中，反转录酶可被应用于建立 cDNA 文库，方便从中获取目的基因。

# 第二节　RNA 的生物合成

转录是以 DNA 单链为模板，NTP 为原料，在 DNA 依赖的 RNA 聚合酶催化下合成 RNA 链的过程。DNA 转录与复制相比，有很多相同或相似之处，如模板都是 DNA；聚合过程都是核苷酸之间生成磷酸二酯键；聚合方向都从 5′向 3′方向；都遵从碱基配对规律。但在模板、原料、酶、产物等方面均有其特点。

转录的模板是单链 DNA，只以基因组 DNA 中编码 RNA（mRNA、tRNA、rRNA 及小 RNA）的区段为模板。DNA 分子中能转录出 RNA 的区段，称为结构基因（structure gene）。在 DNA 分子双链中，一股链作为模板转录生成 RNA，另一股链则不转录，这种转录方式称为不对称转录（asymmetric transcription）。作为模板转录成 RNA 的那股 DNA 链，称为模板链（template strand）。与模板链相对应的互补链，其编码区的碱基序列与 mRNA 的密码序列相同（仅 T、U 互换），称为编码链（coding strand）。不同基因的模板链与编码链，在 DNA 分子上并不是固定在某一股链。模板链在相同双链的不同单股时，由于转录方向都从 5′→3′，表观上转录方向相反。

转录过程在原核生物和真核生物中所需的酶和相关因子有所不同，转录过程及转录后的加工修饰亦有差异。下面将分别叙述。

## 一、参与转录的模板和酶

转录酶（transcriptase）是依赖 DNA 的 RNA 聚合酶（DNA dependent RNA polymerase，DDRP），亦称为 DNA 指导的 RNA 聚合酶（DNA directed RNA polymerase），简称为 RNA 聚合酶（RNA pol）。它以 DNA 为模板催化 RNA 的合成。

原核生物和真核生物的转录酶，均能在模板链的转录起始部位，催化 2 个游离的 NTP 形成磷酸二酯键而引发转录的起始。因此，转录的起始不需引物，这也是转录与复制在起始阶段的一大区别。

### （一）原核生物的 RNA 聚合酶

研究得比较清楚的是大肠埃希菌的 RNA 聚合酶。大肠埃希菌 RNA 聚合酶由四种 5 个亚基（$\alpha_2\beta\beta'\sigma$）组成全酶，$\sigma$ 亚基与全酶疏松结合，在胞内、外均容易从全酶中解离，解离后的部分（$\alpha_2\beta\beta'$）称为核心酶（core enzyme）。其中，$\alpha$ 亚基可能参与全酶的组装及全酶识别启动子，从而决定哪些基因可转录；$\beta$ 亚基负责催化聚合反应；$\beta'$ 亚基与模板 DNA 结合，解链双螺旋；$\beta$ 和 $\beta'$ 亚基组成酶的活性中心。核心酶能独立催化模板指导的 RNA 合成，但没有固定的起始位点。$\sigma$ 亚基的功能是识别启动子，辨认转录起始点。加入 $\sigma$ 亚基的全酶才能在 DNA 的特定起始点上起始转录。在转录延长阶段，$\sigma$ 亚基与核心酶分离，仅由核心酶参与延长过程。

原核生物有多种 $\sigma$ 因子，为了便于区别，常标以其分子量进行命名，一般情况下起作用的 $\sigma$ 因子是分子量为 70kDa 的 $\sigma^{70}$。

基因启动子(promotor)是指在转录开始时,RNA 聚合酶与模板 DNA 分子结合的特定部位。每一个基因均有自己的特有启动子。原核生物的转录起始点上游 −35bp 和 −10bp(−35 区和 −10 区)的共有序列是 RNA 聚合酶识别的位点,A-T 配对集中,容易解链。−10 区称为 Pribnow 盒,其共同序列为 TATAAT。−35 区的共同序列是 TTGACA。

### (二)真核生物的 RNA 聚合酶

真核生物的 RNA 聚合酶已发现有三种,称为 RNA 聚合酶Ⅰ、Ⅱ和Ⅲ,分别负责转录不同的 RNA,它们对特异性抑制剂鹅膏蕈碱的敏感性亦有差异,如表 3-1 所示。RNApolⅡ是真核生物转录中最活跃、最重要的酶,负责合成核内不均一 RNA(heterogeneous nuclear RNA,hnRNA),然后加工成 mRNA,参与蛋白质合成。故本节叙述的真核生物转录主要以 RNApolⅡ所催化的转录反应为例。

表 3-1　真核生物的 RNA 聚合酶

|  | Ⅰ | Ⅱ | Ⅲ |
|---|---|---|---|
| 转录产物 | rRNA 的前体 45SrRNA | mRNA 前体 hnRNA,lncRNA,cRNA,piRNA,miRNA | tRNA,5S rRNA,snRNA |
| 对鹅膏蕈碱的反应 | 耐受 | 敏感 | 高浓度下敏感 |
| 细胞内定位 | 核仁 | 核内 | 核内 |

目前研究表明,各种真核生物的三种 RNA 聚合酶的同源性很高,三种酶都有 2 个不同大亚基和 12～15 个小亚基。所有亚基对维持正常功能都是重要的。

所有真核生物的 RNApolⅡ最大亚基的羧基端都有一段 Tyr-Ser-Pro-Thr-Ser-Pro-Ser 的 7 个氨基酸共有重复序列,称为羧基末端结构域(carboxyl-terminal domain,CTD)。不同真核生物的 CTD 的重复程度不同。CTD 的可逆磷酸化在真核生物转录起始和延长阶段发挥重要作用。去磷酸化的 CTD 在转录起始中发挥作用,而当 RNApolⅡ完成启动,离开启动子时,CTD 的许多 Ser 和 Tyr 残基必须被磷酸化。

## 二、转录过程

转录与复制相似,有起始、核苷酸链延长和链合成终止三个阶段。

### (一)转录的起始

转录的起始,就是形成转录起始复合物的过程。这一阶段反应所需的辅助因子,在原核生物与真核生物之间有较大的差异。

**1. 原核生物转录的起始**　转录的起始由 RNA 聚合酶与 DNA 模板的启动子结合。结合过程可分为三个步骤。首先由 σ 因子辨认启动子的 −35 区,全酶与该区结合,形成疏松的复合物,此时 DNA 双链未解开,因而称为闭合转录复合体(closed transcription complex)。继而 RNA 聚合酶移向 −10 区及转录起始点,在 −20 区处 DNA 发生局部解链,形成 17bp 左右的单链区,RNA 聚合酶与 DNA 结合更紧密,形成开放转录复合体(open transcription complex)。最后,以单链的模板链为模板,RNA 聚合酶上的起始位点和延伸位点被相应的 NTP 占据,聚合酶的 β 亚基催化第一个磷酸二酯键的生成,σ 亚基从全酶解离,RNA 合成进入延长阶段。

新合成的 RNA 分子的 5′端,总是 GTP 或 ATP,其中 GTP 更为常见。当 5′GTP 与第二位 NTP 聚合后,仍保留三磷酸状态,生成的聚合物是 5′-pppGpN-OH3′,此 5′端结构一直保留至转录完成。

**2. 真核生物转录的起始**　真核生物有三种 RNA 聚合酶,分别催化不同 RNA 的合成,每种酶都需要一些蛋白质辅助因子,称为转录因子(transcription factor,TF)或反式作用因子(trans-acting factors)。为方便讨论,转录因子的命名冠以聚合酶的名称。除个别的基本转录因子如 TFⅡD 是通用的外,大多数 TF 都是不同的 RNApol 所特有的。

RNA 聚合酶 II 结合的启动子的特点是,在-90bp 处有核心序列为 GGGCGG 的 GC 盒,-70bp 处有共有序列为 GGC(T)CAATCT 的 CAAT 盒,-30bp 处有共有序列为 TATAA(T)AAT 的 TATA 盒,又称 Hogness 盒。转录起始点与原核生物相似,大多数为 A 或 G。

转录起始时,首先 TF II D(由一分子 TBP(TATA binding protein)和 8 个以上 TAF(TBP-associated factor)组成)与启动子的 TATA 盒结合,继而与 TF II B 结合。TF II A 可稳定与 DNA 结合的 TF II B-TBP 复合物。聚合酶与 TF II F 先形成复合物后再结合到 TF II B-TBP 复合物,协助 RNApol II 靶向结合启动子。然后 TF II E 和 TF II H 参与,装配完成转录前起始复合物。TF II H 是最后加入的因子,有解旋酶活性,通过水解 ATP 获得的能量使起始部位 DNA 解链,闭合转录复合体成为开放转录复合体,启动转录。TF II H 还有蛋白激酶活性,使聚合酶 II 的 CTD 磷酸化。

### (二)转录的延长

转录延长阶段发生的反应,一是聚合酶如何向转录起始点下游移动,继续指导核苷酸之间磷酸二酯键的形成,二是转录区的模板如何形成局部单链区,便于转录。

原核生物 RNA 聚合酶催化核苷酸链中的第一个磷酸二酯键形成后,σ 因子从全酶中解离出来,核心酶就能沿 DNA 分子移动,真核生物 RNA 聚合酶不仅需要较多的转录因子来催化起始,而且转录起始后,酶的移动也靠多种转录因子的共同作用使酶的构象发生改变来实现,如在 TF II H 等作用下,聚合酶 II C 端丝氨酸残基的磷酸化是聚合酶向下游移动的重要因素。

在转录延长过程中,DNA 双链需解开约 17bp,形成 RNA 聚合酶-DNA 模板-转录产物 RNA 结合在一起形成的转录复合物,称为转录泡(transcription bubble)(图 3-5)。在聚合酶沿模板链的 3′→5′移动时,可按模板链碱基序列的指引,相应 NTP 上的 α-磷酸与延长新链的 3′-OH 相继形成磷酸二酯键,其 β、γ 磷酸基脱落生成焦磷酸后迅速水解,释放的能量进一步推动转录,使新合成的 RNA 链沿着 5′→3′方向逐步延长。转录产物 3′端有一段暂时与模板 DNA 保持结合状态,在转录泡内有约 8bp 的 RNA-DNA 杂化链。此 RNA∶DNA 杂化双链之间的引力比 DNA 双链的弱,延长中的 RNA 链的 5′-端会被重新形成的 DNA 双链挤出,使合成中的 RNA 的 5′-端伸展游离于转录复合物。

在原核生物,RNA 链的转录合成和蛋白质的合成是同步进行的。真核生物转录延长过程与原核生物大致相似,但因为有核膜相隔,转录结束后才会开始蛋白质翻译。

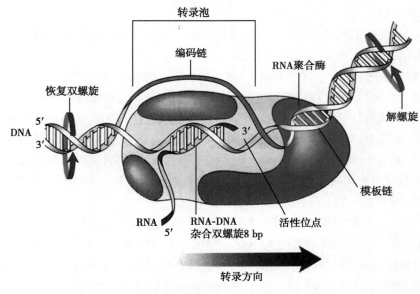

图 3-5　大肠埃希菌的转录泡局部结构示意

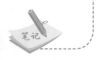

### （三）转录的终止

**1. 原核生物转录的终止** 原核生物转录的终止有两种主要机制。一种机制是需要蛋白质因子 ρ（Rho）的参与，称为依赖 ρ 因子的转录终止机制，另一种机制是在离体系统中观察到，纯化的 RNA 聚合酶不需要其他蛋白质因子参与，可使转录终止，称为不依赖 ρ 因子的转录终止机制。

（1）依赖 ρ 因子的转录终止：ρ 因子是一种分子量为 46kDa 的蛋白质，以六聚体为活性形式。依赖 ρ 因子的终止位点，会有较丰富而且有规律的 C 碱基。ρ 因子识别并结合产物 RNA 的这一终止信号，ρ 因子和 RNApol 都发生构象变化，RNApol 暂停聚合活性，ρ 因子的解旋酶活性使 RNA/DNA 杂化链解链，转录的 RNA 产物释放出来而终止转录。

（2）不依赖 ρ 因子的转录终止：在这种转录终止系统中，模板 DNA 在终止位点附近有特殊的连续 T 序列，在连续 T 之前有富含 GC 互补区及几个插入碱基。这种互补区的转录物可形成茎-环结构，影响 RNA 聚合酶的构象使转录暂停；同时，由于转录产物的(U)n 与模板的(dA)n 之间的 dA∶U 杂交区的双链是最不稳定的双链，使杂化链的稳定性下降，而转录泡模板区的两股 DNA 容易恢复双链，释出转录产物 RNA，使转录终止。

**2. 真核生物转录的终止** 真核生物转录终止是和转录后修饰密切相关的。例如 RNApol Ⅱ 催化合成的核内 RNA 的转录终止是与聚腺苷酸[poly(A)]尾的形成同时发生的。

## 三、转录后的加工

真核生物转录后生成的 RNA 产物均为初级 RNA 转录物，几乎所有的初级 RNA 转录物均需要进行加工，才能成为具有功能的成熟 RNA。下面主要阐述 mRNA 转录后的加工。

真核生物 mRNA 初始转录产物为 hnRNA，在转录过程中逐步与蛋白质结合形成不均一核糖核蛋白（hnRNP）颗粒，前 mRNA 加工的顺序是形成 5′帽子结构；形成 3′poly(A)尾；最后是剪接去除内含子转变为成熟的 mRNA。

### （一）5′帽的形成

hnRNA 5′端的第一个核苷酸通常为三磷酸鸟苷，在磷酸酶催化下去除 γ-磷酸基团，经鸟苷酸转移酶催化与另一个 GTP 作用生成 GpppGpN，在甲基转移酶作用下，以 S-腺苷甲硫氨酸为甲基来源，首先生成 m$^7$GpppGpN，再使 5′端原来的第一位或第二位核苷酸的 2′-OH 甲基化。5′帽结构与 mRNA 的稳定及翻译过程的起始有关。

### （二）形成 poly A 尾

除组蛋白的 mRNA 外，真核生物的所有 mRNA 都有 3′poly A 尾，约含 80~250 个腺苷酸。mRNA 的 poly(A)尾是转录后加工形成的。

### （三）mRNA 的剪接

真核生物编码 mRNA 的基因是断裂基因，有外显子和内含子共同转录于初始转录产物中，须将转录产物中的内含子去除，并把外显子连接为成熟的 mRNA 分子，这个过程称为 mRNA 剪接（mRNA splicing）。mRNA 前体的剪接发生在剪接体（spliceosome），是由 5 种核小 RNA（snRNA）与蛋白质组成的核小核糖核蛋白（small nuclear ribonuclear protein，snRNP）。

### （四）RNA 编辑

RNA 编辑（RNA editing）是指 RNA 前体除上述加帽、添尾、剪接、修饰等程序外，需对其序列进行改编，改编过程包括在 RNA 前体分子中插入、剔除、或置换一些核苷酸残基。RNA 编辑这种加工方式普遍存在，可以看作是对生物学中心法则的一个重要补充，极大地增加了 mRNA 的遗传信息容量。

## 第三节　蛋白质的生物合成

mRNA 生成后，遗传信息由 mRNA 传递给新合成的蛋白质，即由核苷酸序列转换为蛋白质的氨基酸序列。这一过程称为翻译。

mRNA 穿过核膜进入胞质后，多个核糖体附着其上，形成多聚核糖体（polyribosome）。作为原料的各种氨基酸在 tRNA 携带下，在多聚核糖体上以肽键相连，生成多肽链。有的多肽链合成后还需经一定加工后才能形成活性蛋白质。

## 一、参与蛋白质合成的物质

参与蛋白质合成的物质，除氨基酸外，还有 mRNA、tRNA、核糖体、有关的酶（氨基酰 tRNA 合成酶与某些蛋白质因子），以及 ATP、GTP 等供能物质与必要的无机离子等。

### （一）mRNA 与遗传密码

在 DNA 或 mRNA 分子内，每 3 个相邻核苷酸按其排列序列可编码一种氨基酸或蛋白质合成终止信号，统称为遗传密码（genetic code）。遗传密码共有 64 个，其中 61 个密码子编码不同的氨基酸，3 个密码子（UAA、UAG、UGA）不代表任何氨基酸，为肽链合成的终止密码子（terminal codon）。密码子 AUG 具有特殊性，不仅代表甲硫氨酸，如果位于 mRNA 起始部位，它还代表肽链合成的起始密码子（initiator codon）。密码子与各种氨基酸的对应关系如表 3-2。

表 3-2 遗传密码子表

| 第一个核苷酸（5′端） | 第二个核苷酸 | | | | 第三个核苷酸（3′端） |
|---|---|---|---|---|---|
| | U | C | A | G | |
| U | 苯丙氨酸 | 丝氨酸 | 酪氨酸 | 半胱氨酸 | U |
| | 苯丙氨酸 | 丝氨酸 | 酪氨酸 | 半胱氨酸 | C |
| | 亮氨酸 | 丝氨酸 | 终止信号 | 终止信号 | A |
| | 亮氨酸 | 丝氨酸 | 终止信号 | 色氨酸 | G |
| C | 亮氨酸 | 脯氨酸 | 组氨酸 | 精氨酸 | U |
| | 亮氨酸 | 脯氨酸 | 组氨酸 | 精氨酸 | C |
| | 亮氨酸 | 脯氨酸 | 谷氨酰胺 | 精氨酸 | A |
| | 亮氨酸 | 脯氨酸 | 谷氨酰胺 | 精氨酸 | G |
| A | 异亮氨酸 | 苏氨酸 | 天门冬酰胺 | 丝氨酸 | U |
| | 异亮氨酸 | 苏氨酸 | 天门冬酰胺 | 丝氨酸 | C |
| | 异亮氨酸 | 苏氨酸 | 赖氨酸 | 精氨酸 | A |
| | *甲硫氨酸 | 苏氨酸 | 赖氨酸 | 精氨酸 | G |
| G | 缬氨酸 | 丙氨酸 | 天门冬氨酸 | 甘氨酸 | U |
| | 缬氨酸 | 丙氨酸 | 天门冬氨酸 | 甘氨酸 | C |
| | 缬氨酸 | 丙氨酸 | 谷氨酸 | 甘氨酸 | A |
| | 缬氨酸 | 丙氨酸 | 谷氨酸 | 甘氨酸 | G |

* 位于 mRNA 起始部位的 AUG 为肽链合成的起始信号。作为起始信号的 AUG 具有特殊性，在原核生物中此种密码代表甲酰甲硫氨酸，在真核生物中代表甲硫氨酸

遗传密码具有几个重要特点。

1. **方向性** mRNA 的起始信号到终止信号的排列是有一定方向性的，从 5′端至 3′端的排列，决定了翻译过程肽链从 N 端向 C 端合成的方向性。

2. **连续性** mRNA 的密码子之间无间隔核苷酸隔开，如因突变插入一个碱基或缺失一个碱基，都会引起 mRNA 的阅读框移位，称为移码（frame shift），可导致其编码的蛋白质丧失功能，称为移码

突变。

**3. 简并性**　有的氨基酸有多个密码子,这种现象称为简并(degeneracy),如 UUU 和 UUC 都是苯丙氨酸的密码子。同一氨基酸的不同密码子称为同义密码子,或简并性密码子。一般密码子的前两位碱基相同,仅第三位碱基有差异,即密码子的特异性主要由前两位核苷酸决定。遗传密码的简并性可降低基因突变的生物学效应。

**4. 摆动性**　tRNA 的反密码子中的第 1 个核苷酸与 mRNA 的第 3 个核苷酸(由 5′端向 3′端方向计数)配对时,并不严格遵循 Watson-Crick 碱基配对原则,除 A—U、G—C 可以配对外,U-G,I-C,I-A 亦可相配,此种配对称为摆动配对(wobble base pair)或不稳定配对。摆动配对能使一种 tRNA 识别 mRNA 序列中的多种简并性密码子。

**5. 通用性**　从细菌到人,遗传密码可以通用。但遗传密码的通用性有个别例外。如哺乳动物线粒体的蛋白质合成体系中,UAG 不代表终止信号而代表色氨酸,由 AGA 与 AGG 代表终止信号,CUA、AUA 不代表亮氨酸,却分别代表苏氨酸和蛋氨酸等。

### (二)氨基酸的"搬运工具"—tRNA

体内的 20 种氨基酸都各有其特定的 tRNA,而且一种氨基酸常有数种 tRNA,在 ATP 和酶的存在下,它可与特定的氨基酸结合,但一种 tRNA 只能转运一种特定的氨基酸。每个 tRNA 都有 1 个反密码子,可以根据碱基配对的原则,与 mRNA 上对应的密码子相配合。因此,在翻译时,带着不同氨基酸的各个 tRNA 就能准确地在核糖体上与 mRNA 的密码子对号入座。

普通 tRNA 只在肽链延长阶段起作用,例如 tRNA$^{Met}$ 的上标表示它是可携带甲硫氨酸的 tRNA,识别 mRNA 非起始部位的 AUG。起始 tRNA$_i$ 下标"i"代表起始(initiation),识别 mRNA 起始部位 AUG 的 tRNA。此种 tRNA 在真核生物携带甲硫氨酸(tRNA$_i^{Met}$),在原核生物携带经过甲酰化的甲硫氨酸(tRNA$_i^{fMet}$)。

### (三)肽链合成的"装配机"—核糖体

核糖体相当于"装配机"能够促进 tRNA 所带的氨基酸缩合成肽。原核生物核糖体有 3 个功能部位分别称 A 位、P 位和 E 位。供携带氨基酸或新生肽链的 tRNA 附着。A 位结合氨基酰 tRNA,称氨基酰位(aminoacyl site)。P 位结合肽酰-tRNA,称肽酰位(peptidyl site);E 位是出口位(exit site),释放已经卸载了氨基酸的 tRNA。真核生物的核糖体上没有 E 位,空载的 tRNA 直接从 P 位脱落。

## 二、蛋白质合成过程

蛋白质生物合成的具体步骤包括:①氨基酸的活化与活化氨基酸的搬运;②活化氨基酸在核糖体上的缩合。前者是后者的准备阶段,后者是蛋白质合成的中心环节。

### (一)氨基酸的活化与转运

氨基酸的活化过程及其活化后与相应 tRNA 的结合过程,都是由氨基酰 tRNA 合成酶(aminoacyl-tRNA synthetase)所催化。

氨基酰 tRNA 合成酶催化的反应必须有 ATP 参加,反应步骤如下:首先,在酶促下 ATP 分解为焦磷酸与 AMP;AMP、酶及氨基酸三者结合成为一种中间复合体。在复合体中,氨基酸的羧基与磷酸腺苷的磷酸以酐键相联,变为活化的氨基酸。然后,活化氨基酸与 tRNA 的 3′-CCA-OH 以酯键结合,形成相应的氨基酰 tRNA(图 3-6)。

氨基酰 tRNA 合成酶对氨基酸的高度专一性保证了翻译的准确性。氨基酰 tRNA 合成酶既能识别特异的氨基酸,又能辨认该氨基酸的专一 tRNA 分子。氨基酰 tRNA 合成酶分子中有两个位点:一个位点能识别特异氨基酸并结合;另一位点为水解位点,起校对作用,将错误结合的氨基酸水解释放。

tRNA 所携带的氨基酸,在核糖体上缩合成肽,完成翻译过程。翻译过程人为地分为起始(initiation)、延长(elongation)和终止(termination)三个阶段,现以原核生物中蛋白质生物合成为例进行介绍。

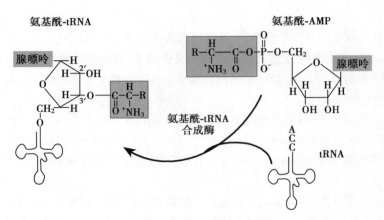

图 3-6 氨基酰-tRNA 的形成

## （二）肽链合成的起始

在蛋白质生物合成的起始阶段，核糖体的大、小亚基，mRNA 与甲酰甲硫氨酰 tRNA$_i^{fMet}$ 共同构成 70S 起始复合体（图 3-7）。这一过程需要一些称为起始因子（initiation factor, IF）（表 3-3）的蛋白质以及 GTP 与镁离子的参与。

表 3-3 参与原核生物核糖体循环的蛋白质因子

| 种类 | | 生物学功能 |
| --- | --- | --- |
| 起始因子 | IF-1 | 占据核糖体 A 位，防止 A 位结合其他 tRNA |
| | IF-2 | 促进 fMet-tRNAi$^{fMet}$ 与小亚基结合 |
| | IF-3 | 促进大、小亚基分离；提高 P 位对结合 fMet-tRNA$_i^{fMet}$ 的敏感性 |
| 延长因子 | EF-Tu | 促进氨基酰-tRNA 进入 A 位，结合并分解 GTP |
| | EF-Ts | EF-Tu 的调节亚基 |
| | EF-G | 有转位酶活性，促进 mRNA-肽酰-tRNA 由 A 位移到 P 位；促进 tRNA 卸载与释放 |
| 释放因子 | RF-1 | 特异识别终止密码子 UAA、UAG；诱导转肽酶转变为酯酶 |
| | RF-2 | 特异识别终止密码子 UAA、UGA；诱导转肽酶转变为酯酶 |
| | RF-3 | 具有 GTP 酶活性，介导 RF-1 及 RF-2 与核糖体的相互作用 |

起始阶段可分两步：先形成 30S 起始复合体，再形成 70S 起始复合体。

1. 30S 起始复合体的形成　原核生物 mRNA 的 5' 端与起始信号之间，相距约 8~13 个核苷酸，此处存在富含嘌呤区（如 AGGAGG），称为 Shine-Dalgarno（S-D）序列。核糖体 30S 亚基的 16S rRNA 有一相应的富含嘧啶区可与 SD 序列互补配对而识别。由此，30S 亚基在 IF-3 与 IF-1 的促进下，与 mRNA 的起始部位结合。

IF-2 在 GTP 参与下可特异与 fMet-tRNA$_i^{fMet}$ 结合，形成三元复合物，并使此三元复合物中 tRNA 的反密码子与对应于 30S 亚基 P 位的 mRNA 的起始密码子 AUG 互补结合，形成 30S 起始复合体。

所以，30S 起始复合体是由 30S 亚基、mRNA、fMet-tRNA$_i^{fMet}$ 及 IF1、IF2、IF3 与 GTP 共同构成。

2. 70S 起始复合体的形成　30S 起始复合体一旦形成，IF3 也就脱落，50S 亚基随即与其结合。此时复合体中的 GTP 水解释出 GDP 与无机磷酸，使 IF2 与 IF1 也都脱落，形成了 70S 起始复合体。70S 起始复合体的形成，表明蛋白质生物合成的起始阶段已经完成，可进入肽链延长阶段。

70S 起始复合体由大、小亚基，mRNA 与 fMet-tRNA$_i^{fMet}$ 共同构成。复合体中与起始密码子对应的 fMet-tRNA$_i^{fMet}$ 直接结合在 P 位，A 位空留且对应于 AUG 后的密码子，为新的氨基酰-tRNA 进入及肽链延长作准备。除起始 tRNA 与众不同外，所有氨基酰 tRNA 与核糖体结合时，都先进入 A 位，形成肽键后移到 P 位。

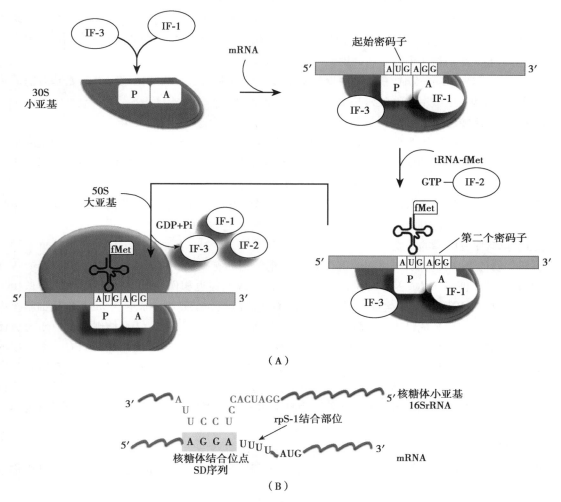

图 3-7 原核生物翻译起始复合物的装配

A. 起始复合物的装配过程；B. rRNA 识别 mRNA 的核糖体结合位点，保证翻译起始在起始密码子处

### （三）肽链延长

这一阶段是一个在核糖体上重复进行的进位、成肽和转位的循环过程，称为核糖体循环（ribosomal cycle）。同时，核糖体从 mRNA 的 5′端向 3′端不断移位以推进翻译过程。肽链延长阶段需要 3 种延长因子（elongation factors，EF）的蛋白质（表 3-3），GTP，$Mg^{2+}$ 与 $K^+$ 的参与。真核生物肽链延长过程与原核生物基本相似，只是反应体系和延长因子不同。这里主要介绍原核生物的肽链延长过程，具体步骤如下：

1. **进位** 与 70S 起始复合体 A 位上 mRNA 密码子相对应的氨基酰 tRNA 进入 A 位。此步需要肽链延长因子 EF-Tu 与 EF-Ts。EF-Tu 与氨基酰 tRNA 及 GTP 形成三元复合物（氨基酰-tRNA-EF-Tu-GTP），使氨基酰 tRNA 进入核糖体的 A 位。EFTu 有 GTP 酶活性，可使三元复合物中 GTP 水解。GTP 水解后，EF-Tu-GDP 即从核糖体脱落。EF-Ts 可替代 GDP 与 EF-Tu 结合。EF-Ts 又可被 GTP 替代，形成 EF-Tu-GTP。EF-Tu-GTP 即可与新的氨基酰 tRNA 形成新的三元复合物。

2. **成肽** 50S 亚基的 P 位有肽基转移酶（转肽酶）的存在，可催化肽键形成，此时在转肽酶的催化下，将 P 位上 tRNA 所携的甲酰甲硫氨酰（或肽酰）转移给 A 位上新进入的氨基酰 tRNA，与其所带的氨基酰的氨基结合，形成肽键。此步需要 $Mg^{2+}$ 与 $K^+$ 的存在。

**3. 转位**　核糖体向 mRNA 的 3′端挪动相当于一个密码子的距离,使下一个密码子准确定位在 A 位,同时带有肽链的 tRNA 由 A 位移至 P 位,此步需要肽链延长因子 EF-G、$Mg^{2+}$ 与 GTP。以后肽链上每增加一个氨基酸残基,就需要进位,成肽,转位,如此一遍一遍地重复,直到肽链增长到必要的长度。

在肽链延长阶段中,每生成一个肽键,都需要直接从 2 分子 GTP 获得能量,即消耗 2 个高能磷酸键化合物;由于生成氨基酰 tRNA 时,已消耗了 2 个高能磷酸键,所以在蛋白质合成过程中,每生成一个肽键,实际上共需消耗 4 个高能磷酸键。

当肽链合成到一定长度时,在肽链脱甲酰基酶和一种对甲硫氨酸残基比较特异的氨基肽酶的依次作用下,氨基端的甲酰甲硫氨酸残基即从肽链上水解脱落。

### (四)肽链合成的终止

当核糖体的 A 位对应到了 mRNA 的终止密码子,即转入终止阶段。终止阶段包括已合成完毕的肽链被水解释放,以及核糖体与 tRNA 从 mRNA 上脱落的过程。这一阶段需要 GTP 与一种起终止作用的蛋白质因子—释放因子(RF)的参与,见表 3-3。

多核糖体中的各个核糖体可在同一时间内与同一个 mRNA 相连,合成多条同样的多肽链。多聚核糖体可以高效率地合成肽链。

### (五)真核生物翻译的特点

真核生物的蛋白质合成,与原核生物有很多共同点,但亦有差别。相同点是:遗传密码相同;各种组分相似,亦有核糖体、tRNA 及各种蛋白质因子;总的合成途径也相像。但也有其特点:①真核生物的蛋白质合成与 mRNA 的转录生成不偶联,mRNA 合成后需经加工修饰才成熟为 mRNA,从细胞核内运往胞浆,投入蛋白质合成过程;而原核生物的转录与翻译几乎同时进行;②真核细胞蛋白质合成体系比原核生物复杂,mRNA 为单顺反子,只含一条多肽链的遗传信息,合成蛋白质时只有一个合成的起始点和终止点;无 S-D 区段;核糖体(80S)大于原核生物(70S),含更多核糖体蛋白质;起始氨基酰 tRNA 是未甲酰化的 Met-tRNAiMet;③真核生物的合成过程需要 ATP,起始因子多而延长因子和释放因子种类少;④真核生物蛋白质合成的调控更为复杂;⑤真核生物与原核生物的蛋白质合成可为不同的抑制剂所抑制。

### (六)翻译后加工

很多蛋白质在肽链合成后还需经过一定的加工或修饰才能成为完整的蛋白质分子,此过程称为翻译后加工(post-translation processing)。

某些蛋白质在其肽链合成结束后,需要分子伴侣(molecular chaperon)指导新生肽链折叠成正确空间构象的蛋白质,还需要进一步加工,修饰,正确折叠成特定的三维空间结构,才能转变为具有正常生理功能的蛋白质。这些加工、修饰包括形成二硫键、个别氨基酸残基发生磷酸化、乙酰化等化学修饰,切除不必要肽段、多蛋白的加工等。由一条以上肽链构成的蛋白质和带有辅基的结合蛋白质,肽链之间或多肽链与辅基之间需要聚合。结合蛋白质如糖蛋白、脂蛋白和色素蛋白等分别需加糖、加脂、加辅基等才成为活性蛋白质。

## 本章小结

DNA 复制是以 DNA 为模板的 DNA 合成,具有半保留性、半不连续性和双向性等特征。反转录酶是 RNA 依赖的 DNA 聚合酶。转录是在 DNA 依赖的 RNA 聚合酶催化下合成 RNA 链的过程。hnRNA 通过形成 5′帽子结构;形成 3′poly(A)尾;最后是剪接去除内含子等加工过程转变为成熟的 mRNA。蛋白质合成是以 mRNA 为模板合成多肽链的过程。遗传密码具有方向性、连续性、简并性、摆动性和通用性的特点。蛋白质合成后还需进行翻译后加工。

**思考题**

1. DNA 聚合酶的各种核酸外切酶活性在 DNA 复制中的作用是什么？
2. DNA 复制与 RNA 转录有什么不同？
3. 哪些核酸参与了蛋白质生物合成？它们分别起着什么作用？

（梅文瀚）

**参考文献**

1. 查锡良，药立波. 生物化学与分子生物学. 8 版. 北京：人民卫生出版社，2013
2. Robert Murray et al. Harper's Illustrated Biochemistry. 30th Edition. New York：McGraw-Hill Medical，2015
3. David L. Nelson，Michael M. Cox. Lehninger Principles of Biochemistry. 7th Edition. New York：WH Freeman & Co，2017

# 第四章　细胞的基本功能

细胞是人体的基本结构单位和功能单位。本章主要介绍各种细胞共有的基本功能,包括细胞膜的物质转运功能、细胞的信号转导功能、细胞膜的生物电现象和肌细胞的收缩功能。

## 第一节　细胞膜的物质转运功能

细胞膜的结构和组成,目前公认的是液态镶嵌模型,它的基本内容是:细胞膜以液态的脂质双分子层为基架,在脂质双分子层中及其表面镶嵌着许多具有不同结构和功能的蛋白质;有些脂质分子和膜蛋白结合着具有不同功能的糖链。

细胞膜的脂质主要由磷脂、糖脂和胆固醇组成,此外还有少量的鞘脂,它们以脂质双层的形式存在于细胞膜。细胞膜中的蛋白,根据功能不同,可分为酶蛋白、转运蛋白和受体蛋白等。根据它们在膜上的存在形式,又可分为表面蛋白(peripheral protein)和整合蛋白(integral protein)。表面蛋白附着于膜的内表面或外表面(主要是在内表面)。整合蛋白是以其肽链一次或反复多次穿越脂质双层为特征的。细胞膜中的糖类,存在于细胞膜的外侧,主要是一些寡糖和多糖链,它们以共价链的形式与膜蛋白或膜脂质结合形成糖蛋白(glycoprotein)或糖脂(glycolipid)。

各种物质进出细胞必须经过细胞膜。由于细胞膜的基架是脂质双分子层,脂溶性的物质可以通过细胞膜,而水溶性物质则不能直接通过细胞膜,它们必须借助细胞膜上某些物质的帮助才能通过,其中细胞膜结构中具有特殊功能的蛋白质起着关键性的作用。现将几种常见的跨膜物质转运形式分述如下。

### 一、被动转运

物质分子跨膜移动的动力是膜两侧存在的浓度差(或电位差)所含的势能,不需要细胞提供能量,称为被动转运(passive transport)。单纯扩散(simple diffusion)和易化扩散(facilitated diffusion)是被动转运的两种方式。

#### (一)单纯扩散

单纯扩散是指脂溶性物质通过细胞膜由高浓度侧向低浓度侧扩散的过程。这是一种物理现象,无需代谢耗能,也称简单扩散。经单纯扩散转运的物质都是脂溶性(非极性)物质或少数不带电荷的极性小分子,如 $O_2$、$CO_2$、$N_2$、类固醇激素和水等。

跨膜转运物质的多少以通量表示,主要取决于被转运物在膜两侧的浓度差和膜对该物质的通透性。浓度差愈大、通透性愈高,则单位时间内物质扩散的量就愈多。另外,物质所在溶液的温度愈高、膜有效面积愈大,转运速率也愈高。

#### (二)易化扩散

在膜蛋白的帮助(或介导)下,非脂溶性的小分子物质或带电离子顺浓度梯度和(或)电位梯度进行的跨膜转运,称为易化扩散。易化扩散可分为经通道易化扩散(facilitated diffusion via channel)和经载体易化扩散(facilitated diffusion via carrier)两种形式。

**1. 经通道易化扩散** 各种带电离子在通道蛋白的介导下,顺浓度梯度和(或)电位梯度的跨膜转运,称为经通道易化扩散。由于经通道转运的溶质几乎都是离子,因而这类通道也称离子通道(ion channel)。离子通道贯穿细胞膜脂质双层,中央有亲水性孔道。当通道处于关闭状态时没有离子通过;通道开放时离子可经孔道从膜的高浓度一侧向低浓度一侧扩散。离子通道具有以下两个重要的基本特征。

(1)离子选择性:是指每一种离子通道都对一种或几种离子有较大的通透性,而其他离子则不易或不能通过。根据通道对离子的选择性,可将通道分为钠通道、钙通道、钾通道、氯通道和非选择性阳离子通道等。

(2)门控特性:通道内具有"闸门"(gate)样的结构控制离子通道的开放(激活)或关闭(失活),这一过程称为门控(gating)。根据通道的门控机制,离子通道又可分为电压门控通道(voltage-gated ion channel)、化学门控通道(chemically-gated ion channel)和机械门控通道(mechanically-gated ion channel)(图 4-1)。电压门控通道,这类通道受膜电位调控。当膜两侧电位差发生改变,通常是在膜发生去极化时,通道蛋白分子内的一些带电化学基团(也称电位感受区)发生移动,进而引起分子构象改变和闸门开放。化学门控通道,也称配体门控通道(ligand-gated ion channel),如骨骼肌终板膜上的 $N_2$ 型乙酰胆碱受体,也称 $N_2$ 型乙酰胆碱受体阳离子通道。

(3)机械门控通道:这类通道受机械刺激调控,通常是质膜感受牵张刺激后引起其中的通道开放或关闭(图 4-1C),如耳蜗毛细胞膜中的机械门控钾通道、动脉血管平滑肌细胞膜中的机械门控钙通道等。

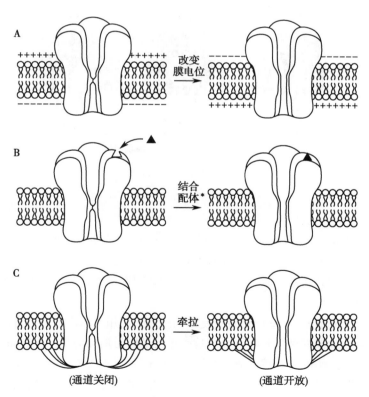

图 4-1 离子通道的门控特性示意图
A. 电压门控通道;B. 化学门控通道;C. 机械门控通道
* 配体指能与受体特异性结合的化学物质

细胞膜中除离子通道外,还存在水通道(water channel)。水分子可以单纯扩散的方式通过细胞膜,但膜脂质对水的通透性很低,扩散速度很慢。通过水通道,细胞对水的转运速率可达到惊人的程度。例如红细胞、肾小管、集合管、呼吸道以及肺泡等处的上皮细胞的水通道允许水分子以单列形式快速通过,其扩散速率可达每秒 $2\times10^9$ 个水分子。

**2. 经载体易化扩散** 经载体易化扩散是指水溶性小分子物质或离子在载体蛋白介导下顺浓度梯度进行的跨膜转运,属于载体介导的被动转运。载体(carrier)也称转运体(transporter),是一些贯穿脂质双层的整合蛋白,当它在溶质浓度高的一侧与溶质结合后,即引起膜蛋白质的构象变化,把物质转运到浓度低的另一侧,然后与物质分离。许多重要的营养物质如葡萄糖、氨基酸、核苷酸等都是以经载体易化扩散方式进行转运的(图 4-2)。经载体易化扩散具有以下特性:①结构特异性。即某种载体只选择性地与某种物质分子作特异性结合。以葡萄糖为例,右旋葡萄糖的跨膜通量超过左旋葡萄糖,木糖不能被运载。②饱和现象。即被转运物质在细胞膜两侧的浓度差超过一定限度时,扩散通量保持恒定。其原因是由于载体蛋白质分子的数目和(或)与物质结合的位点的数目固定,出现饱和。③竞争性抑制。如果一个载体可以同时运载 A 和 B 两种物质,而且物质通过细胞膜的总量又是一定的,那么当 A 物质扩散量增多时,B 物质的扩散量必然会减少,这是因为量多的 A 物质占据了更多的载体的缘故。

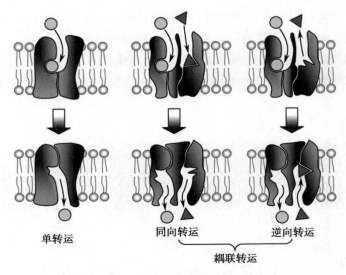

单转运　　　　同向转运　　逆向转运

耦联转运

图 4-2　经载体易化扩散示意图

## 二、主动转运

主动转运(active transport)指细胞通过本身的耗能过程,将物质分子或离子由膜的低浓度一侧移向高浓度一侧的过程。主动转运按其利用能量形式的不同,可分原发性主动转运(由 ATP 直接供能)和继发性主动转运(由 ATP 间接供能)。一般所说的主动转运是指原发性主动转运。

### (一)原发性主动转运

原发性主动转运(primary active transport)是指细胞直接利用代谢产生的能量,将物质分子或离子逆浓度梯度或电位梯度跨膜转运的过程。介导这一过程的膜蛋白称为离子泵(ion pump)。离子泵可将细胞内的 ATP 水解为 ADP,并利用高能磷酸键贮存的能量完成离子的跨膜转运。由于离子泵具有水解 ATP 的能力,所以也把它称作 ATP 酶(ATPase)。离子泵种类很多,常以它们转运的离子种类命名,如同时转运 $Na^+$ 和 $K^+$ 的钠-钾泵、转运 $Ca^{2+}$ 的钙泵、转运 $H^+$ 的质子泵等。

钠-钾泵　钠-钾泵(sodium-potassium pump)是哺乳动物细胞膜中普遍存在的离子泵,简称钠泵,也称 $Na^+$-$K^+$-ATP 酶($Na^+$-$K^+$-ATPase)。钠泵蛋白质是由 α 和 β 两种亚单位组成。α-亚单位有转运

Na⁺、K⁺和促使 ATP 分解的功能,β-亚单位为保持酶活性所必需(图 4-3)。

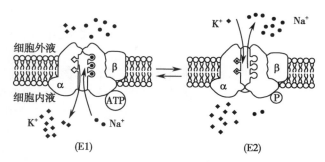

图 4-3 钠泵主动转运示意图

细胞内[Na⁺]升高或细胞外[K⁺]升高时都可激活钠泵。钠泵每分解 1 分子 ATP,可将 3 个 Na⁺ 移出胞外,同时将 2 个 K⁺ 移入胞内。由于钠泵的活动,使细胞内 K⁺ 浓度为细胞外液中的 30 倍,而细胞外 Na⁺ 的浓度为细胞内液中的 12 倍。同时,钠泵每次活动都会使 3 个 Na⁺ 移出胞外、2 个 K⁺ 移入胞内,产生一个正电荷的净外移,故钠泵具有生电效应。细胞能量代谢产生的 ATP,有 1/3 以上用于维持钠泵的活动。钠泵的活动具有重要的生理意义:①钠泵活动造成的细胞内高 K⁺,是胞浆内许多代谢反应所必需的;②钠泵活动能维持胞浆渗透压、细胞容积和 pH 等的相对稳定;③钠泵活动造成的膜内外 Na⁺ 和 K⁺ 的浓度差,是细胞生物电活动的前提条件;④Na⁺ 在膜内外的浓度差也是继发性主动转运的动力。

### (二)继发性主动转运

有些物质主动转运所需的驱动力并不直接来自 ATP 的分解,而是利用原发性主动转运所形成的某些离子的浓度梯度,在这些离子顺浓度梯度扩散的同时使其他物质逆浓度梯度和(或)电位梯度跨膜转运,这种间接利用 ATP 能量的主动转运过程称为继发性主动转运(secondary active transport)。继发性主动转运也称联合转运(cotransport),因为介导这种转运的载体同时要结合和转运两种或两种以上的分子或离子。根据物质的转运方向,联合转运可分为同向转运和反向转运两种形式。

## 三、囊泡运输

大分子和颗粒物质进出细胞并不直接穿过细胞膜,而是由膜包围形成囊泡,通过膜包裹、膜融合和膜离断等一系列过程完成转运,故称为囊泡运输(vesicular transport)。囊泡运输是一个主动的过程,需要消耗能量,需要蛋白质参与,同时还伴有细胞膜面积的改变。囊泡运输包括出胞和入胞两种形式。

### (一)出胞

出胞(exocytosis)是指胞质内的大分子物质以分泌囊泡的形式排出细胞的过程。例如,外分泌腺细胞排放酶原颗粒和黏液、内分泌腺细胞分泌激素以及神经纤维末梢释放神经递质等过程都属于出胞。由于在出胞过程中囊泡膜与质膜融合,因而会使细胞膜表面积有所增加。出胞有持续性出胞和调节性出胞两种形式。

### (二)入胞

入胞(endocytosis)是指细胞外大分子物质或物质团块如细菌、死亡细胞和细胞碎片等被细胞膜包裹后,以囊泡的形式进入细胞的过程,也称内化(internalization)。与出胞相反,入胞过程可使细胞膜面积有所减小。入胞也可分为两种形式。

**1. 吞噬** 被转运物质以固态形式进入细胞的过程称为吞噬(phagocytosis)。吞噬所转运的物质不是以分子而是以团块或颗粒形式出现,如细菌、死亡细胞或组织碎片等。

**2. 吞饮** 被转运物质以液态形式进入细胞的过程称为吞饮(pinocytosis)。发生吞饮时,细胞在接触转运物处的膜发生凹陷,并逐渐形成囊袋样结构包裹被转运物,再经膜的融合、离断、进入胞内,形成直径较小的囊泡(0.1~0.2μm)即吞饮泡。吞饮又可分为液相入胞(fluid-phase endocytosis)和受体介导入胞(receptor-mediated endocytosis)两种形式。许多大分子物质,如运铁蛋白、低密度脂蛋白等,都是通过受体介导入胞的方式入胞的。

# 第二节　细胞的跨膜信号转导

机体内各种细胞在时间和空间上有序的增殖、分化,协调它们的代谢、功能和行为,主要是通过细胞间信号物质实现的。这些信号物质包括激素、神经递质和细胞因子等。按它们作用方式的不同,大体可分为两类:一类是疏水性的类固醇激素、维生素 D 和甲状腺激素,它们可弥散透过细胞膜,与胞内受体结合而发挥作用;另一类是为数更多的信号物质,是亲水性分子,只能作用于细胞膜表面的受体或起受体样作用的蛋白质,再通过细胞内一系列以蛋白质构象和功能变化为基础的级联反应来产生生物学效应。根据细胞膜上感受信号物质的蛋白质分子的结构和功能的不同,跨膜信号转导(transmembrane signal transduction)的路径大致可分为离子通道受体介导的信号转导、G 蛋白耦联受体介导的信号转导和酶耦联受体介导的信号转导三类。

## 一、离子通道型受体介导的信号转导

在按门控特性区分的离子通道中,化学门控通道是一类兼有通道和受体功能的膜蛋白,其开放和关闭受某种化学物质(配体)的调控。这类离子通道实际上是由配体结合部位和离子通道两部分所组成,故也可称为离子通道型受体(ion channel receptor),又称促离子型受体(ionotropic receptor),而调控这类通道的化学物质则是一些信号分子。

离子通道型受体因其本身就是离子通道,当配体(激动剂)与受体结合时,离子通道开放,细胞膜对特定离子的通透选择性增加,从而引起细胞膜电位改变,表现出路径简单和速度快的特点。如骨骼肌终板膜中的乙酰胆碱(ACh)受体阳离子通道,由运动神经末梢 ACh 释放的激活,产生 $Na^+$ 和 $K^+$ 的跨膜移动且以 $Na^+$ 内流为主,导致膜电位改变,最终引起肌细胞兴奋。

## 二、G 蛋白耦联受体介导的信号转导

G 蛋白耦联受体介导的信号转导是通过膜受体、G 蛋白、G 蛋白效应器和第二信使等一系列存在于细胞膜和胞质中的信号分子的活动实现的。

### (一)参与 G 蛋白耦联受体介导的信号转导的信号分子

1. **G 蛋白耦联受体**　G 蛋白耦联受体(G protein-linked receptor)的种类繁多,它们在分子结构上属于同一超家族,每种受体都是由一条 7 次穿膜的肽链构成,因而也称为 7 次跨膜受体。这类受体分子的胞外侧和跨膜螺旋内部有配体的结合部位,并在其胞内侧有结合 G 蛋白的部位,当受体与配体结合后,通过构象变化结合并激活 G 蛋白。

2. **G 蛋白**　鸟苷酸结合蛋白(guanine nucleotide-binding protein)简称 G 蛋白(G protein)。G 蛋白的种类很多,依 α 亚单位的不同可将其分为 4 类,即 $G_s$、$G_i$、$G_q$ 和 $G_{12}$,每一类又分为若干亚型。G 蛋白通常由 α、β、γ 三个亚单位组成。当 G 蛋白与激活了的受体相遇时,α 亚单位与 GDP 分离,并与三磷酸鸟苷(GTP)结合,同时 α 亚单位与 β、γ 亚单位分离。α 亚单位-GTP 和 β-γ 亚单位均可进一步激活膜的效应器蛋白,把信号向细胞内转导。

3. **G 蛋白效应器**　G 蛋白效应器(G protein effector)主要指催化生成或分解第二信使的酶。G 蛋白调控的效应器酶主要有腺苷酸环化酶(adenylyl cyclase,AC),磷脂酶 C(phospholipase C,PLC),磷脂酶 $A_2$(phospholipase $A_2$,$PLA_2$),鸟苷酸环化酶(guanylyl cyclase,GC)和磷酸二脂酶(phosphodiesterase,PDE)。这些效应器酶都是通过生成(或分解)第二信使完成细胞外信号向细胞内转导的。

4. **第二信使**　第二信使(second messenger)是指激素、递质和细胞因子等信号分子即第一信使作用于细胞膜后产生的细胞内信号分子,它们可把细胞外信号分子所携带的信息转入细胞内。重要的第二信使有环-磷酸腺苷(cyclic adenosine monophosphate,cAMP),三磷酸肌醇(inositol triphosphate,$IP_3$),二酰甘油(diacylglycerol,DG),环-磷酸鸟苷(cyclic guanosine monophosphate,cGMP)和钙离子等。

第二信使调节的靶蛋白主要是各种蛋白激酶和离子通道,产生以靶蛋白构象改变为基础的级联反应和细胞功能的改变。

5. **蛋白激酶** 蛋白激酶(protein kinase)是一类将 ATP 分子上的磷酸基团转移到底物蛋白而产生蛋白磷酸化(protein phosphorylation)的酶类。被磷酸化的蛋白质底物一方面可发生带电特性改变,另一方面可发生构象改变,导致其生物学特性发生变化。若底物蛋白也是一种蛋白激酶,便可触发瀑布样依次磷酸化反应,称为磷酸化级联反应(phosphorylation cascade)。蛋白激酶引起的磷酸化作用,可通过胞内存在的蛋白磷酸酶(protein phosphatase)使底物蛋白去磷酸化而终止。由第二信使激活的蛋白激酶常称为第二信使依赖性蛋白激酶,如 cAMP 依赖性蛋白激酶即蛋白激酶 A(protein kinase A,PKA)、$Ca^{2+}$依赖性蛋白激酶即蛋白激酶 C(protein kinase C,PKC)等。

### (二)G 蛋白耦联受体介导的信号转导的主要途径

G 蛋白耦联受体目前已发现 1000 多种,而能与之发生特异性结合的配体也已发现 100 多种,但是众多的配体与受体结合后,通过为数不多的几条信号转导途径把信息转导至胞内,并引发生物效应。G 蛋白耦联受体介导的信号转导有:受体-G 蛋白-AC 途径,受体-G 蛋白-PLC-$IP_3$-$Ca^{2+}$和 DG-PKC 通路,以及 $Ca^{2+}$信号通路外,还有 PLA2、PDE 以及调节离子通道等通路。

## 三、酶耦联型受体介导的信号转导

酶耦联受体分子的胞质一侧自身具有酶的活性,或者可直接结合并激活胞质中的酶,并由此实现细胞外信号对细胞功能的调节。其中较重要的有以下两类受体。

### (一)酪氨酸激酶受体

酪氨酸激酶受体(tyrosine kinase receptor,TKR)一旦被激活,由于分子构象发生改变,可引起胞质侧酶活性部位的活化,或导致对胞质酪氨酸激酶的结合和激活。大部分生长因子、胰岛素和一部分肽类激素都是通过酪氨酸激酶受体将信号转导至细胞内,从而实现细胞外信号对细胞功能的调节。

### (二)鸟苷酸环化酶受体

鸟苷酸环化酶受体(guanylyl cyclase receptor)的分子只有一个跨膜 α 螺旋,分子的 N 端位于膜外侧,具有配体的结合位点,C 端位于膜内侧,有鸟苷酸环化酶(GC)结构域。一旦配体与受体结合将激活 GC。例如由心房肌合成并释放的心房钠尿肽,可激活鸟苷酸环化酶受体上的 GC,刺激肾脏排钠利尿,并使血管平滑肌松弛。

# 第三节　细胞的生物电现象

细胞在进行生命活动时都伴有电现象,称为细胞生物电(bioelectricity)。生物电是一切活细胞都具有的基本生命现象。细胞生物电是由一些带电离子(如 $Na^+$、$K^+$、$Cl^-$、$Ca^{2+}$等)跨细胞膜流动而产生的,表现为一定的跨膜电位(trans membrane potential),简称膜电位(membrane potential)。细胞的膜电位主要有两种表现形式,即安静状态下相对平稳的静息电位和受刺激时迅速发生、并向远处传播的动作电位。机体所有的细胞都具有静息电位,而动作电位则仅见于神经细胞、肌细胞和部分腺细胞。生物电已被广泛应用于医学的实验研究和临床。例如,临床上常用的心电图、肌电图、脑电图就是用特殊仪器将心肌细胞、骨骼肌细胞、大脑神经细胞产生的电位变化,进行检测和处理后记录的图形,它们对相关疾病的诊断有重要的参考价值。

## 一、静息电位

### (一)静息电位

静息电位(resting potential,RP)是指细胞未受刺激时存在于细胞膜内外两侧的电位差。静息电位表现为膜内电位较膜外为负,如果规定膜外电位为 0mV,则膜内电位都在 $-10\sim-100$mV 之间。例如,高等哺乳动物的神经和骨骼肌细胞为 $-70\sim-90mV$,平滑肌为 $-50\sim-60mV$,红细胞为 $-10mV$。

人们通常把静息电位存在时细胞膜内外两侧所保持的外正内负状态,称为膜的极化(polarization)。静息电位的增大称为超极化(hyperpolarization);静息电位的减小称为去极化(depolarization);细胞膜去极化后再向静息电位方向的恢复,称为复极化(repolarization)。静息电位与极化是一个现象的两种表达方式,它们都是细胞处于静息状态的标志。

### (二)静息电位产生的机制

静息电位的产生与细胞膜内外离子的不均衡分布和细胞膜对各种离子选择性通透有关。正常时细胞内 $K^+$ 浓度高于细胞外,细胞外 $Na^+$ 浓度高于细胞内。如果细胞膜在安静时只对 $K^+$ 有通透性,当 $K^+$ 外流时,膜内带负电荷的蛋白质($A^-$)因为不能通过细胞膜而留在细胞内,流出膜外的 $K^+$ 所产生的外正内负的电场力,将阻碍 $K^+$ 的继续外流,随着 $K^+$ 外流的增加,这种阻止 $K^+$ 外流的力量(膜两侧的电位差)也不断加大。当促使 $K^+$ 外流的浓度差与阻止 $K^+$ 外移的电位差的两种力量达到平衡时,膜内外不再有 $K^+$ 的净移动,此时膜的电位差称为 $K^+$ 的平衡电位($K^+$ equilibrium potential,$E_k$)。$K^+$ 的平衡电位的数值决定于膜两侧初始存在的 $K^+$ 浓度差的大小,它的精确数值可根据 Nernst 公式算出(37℃条件下):

$$E_k = 60 \cdot \log \frac{[K^+]_o}{[K^+]_i} (mV)$$

式中 $E_k$ 表示 $K^+$ 的平衡电位,$[K^+]_o$ 和 $[K^+]_i$ 分别表示 $K^+$ 膜外和膜内的浓度。

计算的 $K^+$ 平衡电位数值与实际测得的静息电位数值非常接近,这提示静息电位主要是 $K^+$ 由膜内向膜外扩散所造成的。为了证明此点,在实验中人工地改变细胞外液中 $K^+$ 的浓度,也就改变了 $[K^+]_o/[K^+]_i$ 的值,结果发现,细胞静息电位的值也随着 $K^+$ 的改变而改变,而且改变的情况基本上与根据 Nernst 公式计算所得的预期值相一致。但是实测的静息电位值比理论计算值略小,这是因为细胞膜除了对 $K^+$ 通透性较大外,对其他离子如 $Na^+$ 也有一定的通透性。此外,细胞膜钠-钾泵的活动也会影响静息电位。钠-钾泵每分解 1 分子 ATP,可将 3 个 $Na^+$ 移出胞外,同时将 2 个 $K^+$ 移入胞内,结果使膜外净增加了一个正电荷,造成膜的超极化。

影响静息电位水平的因素主要有三个:①膜外 $K^+$ 浓度,它与膜内 $K^+$ 的浓度差决定 $K^+$ 的平衡电位,因而膜外 $K^+$ 浓度的改变会显著影响静息电位;②膜对 $K^+$ 和 $Na^+$ 的相对通透性,如对 $K^+$ 通透性增大,静息电位也增大,反之,如对 $Na^+$ 的通透性增大,静息电位将减小;③钠-钾泵活动的水平。

## 二、动作电位

### (一)动作电位

在静息电位的基础上,如果细胞受到一个适当的刺激,膜电位会发生迅速的一过性的波动,这种波动称为动作电位。不同细胞受到刺激后产生的动作电位具有不同的形态。例如,枪乌贼大神经轴突动作电位时程仅 1 毫秒,而心室肌细胞动作电位时程可达几百毫秒,图 4-4 是细胞内电极记录的神经纤维动作电位。神经纤维在安静情况下受到一次足够强度的刺激时,膜内的负电位迅速减小,原有的极化状态去除(即去极化),并变成正电位,即膜内电位在短时间内可由原来的 $-70\sim-90mV$ 变为 $+50mV$,原来的内负外正变为内正外负。这样整个膜内电位变化的幅度约为 $90\sim130mV$。动作电位变化曲线的上升支,称为去极相。动作电位上升支中零电位以上

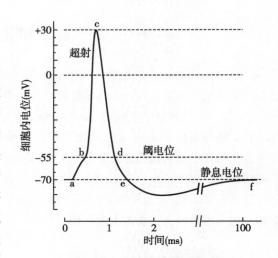

图 4-4　神经纤维动作电位模式图
ab:膜电位逐步去极化到达阈电位水平;bc:动作电位快速去极相;cd:动作电位快速复极相;bcd:锋电位;de:负后电位;ef:正后电位

的部分,称为超射值。但是,由刺激所引起的这种膜内电位的倒转只是暂时的,很快就出现膜内电位下降并恢复到刺激前原有的负电位或极化状态(即复极化),构成了动作电位的下降支,称为复极相。由此可见,动作电位是细胞膜受到刺激后在原有的静息电位基础上发生的一次膜两侧的快速而可逆的倒转和复原。在神经纤维,它一般在0.5~2.0毫秒间完成,因此动作电位的曲线呈尖锋状,称为锋电位。

动作电位的特点:①"全或无"(all-or-none)现象。动作电位的产生需要一定的刺激强度,刺激达不到阈值,动作电位不出现,达到阈值后,动作电位的幅度就达到最大值,而继续增大刺激强度,动作电位的幅度不再因刺激强度的增大而继续增大,这一特征称为动作电位的"全或无"现象。②不衰减性传导。动作电位一旦在细胞膜的某一部位产生,它就会立即向整个细胞膜传布,而且它的幅度不会因为传布距离的增加而衰减。

### (二)动作电位的离子机制

在细胞静息时,细胞膜外$Na^+$浓度大于膜内,$Na^+$有向膜内扩散的趋势,而且静息时膜内外的电场力也吸引$Na^+$向膜内移动;但是,由于静息时膜上的$Na^+$通道多数处于关闭状态,膜对$Na^+$相对不通透,因此$Na^+$不可能大量内流。当细胞受到一个阈刺激(或阈上刺激)时,膜上的钠通道被激活,有少量的$Na^+$内流,引起细胞膜轻度去极化。当膜电位去极化至某一临界电位时,电压门控式$Na^+$通道开放,此时膜对$Na^+$的通透性突然增大,$Na^+$迅速大量内流,使膜发生更强的去极化。较强的去极化又会使更多的钠通道开放和形成更强的$Na^+$内流,如此便形成钠通道激活对膜去极化的正反馈(又称$Na^+$的再生性循环),使膜迅速去极化,直到膜内正电位增大到足以阻止由浓度差所引起的$Na^+$内流时,膜对$Na^+$的净移动为零,从而形成了动作电位的上升支,此时膜两侧的电位差称为$Na^+$的平衡电位。根据Nernst公式计算出$Na^+$平衡电位的数值(+50~+70mV),与实际测得的动作电位的超射值(+40~+50mV)非常接近。

然而,膜内电位并不停留在正电位状态,而是很快出现动作电位的复极相,这是因为$Na^+$通道开放的时间很短,它很快就进入失活状态,从而使膜对$Na^+$通透性变小。与此同时,电压门控式$K^+$通道开放,膜内$K^+$在浓度差和电位差的推动下又向膜外扩散,膜内电位由正值向负值发展,直至恢复到静息电位水平。

复极期末,膜电位的数值虽然已经恢复到静息电位水平,但细胞内外离子的浓度差已发生变化。细胞每兴奋一次或每产生一次动作电位,细胞内$Na^+$浓度的增加及细胞外$K^+$浓度的增加都是十分微小的变化,但是足以激活细胞膜上的钠泵,使钠泵加速运转,逆着浓度差将细胞内多余的$Na^+$主动转运至细胞外,将细胞外多余的$K^+$主动转运入细胞内,从而使细胞内外的$Na^+$、$K^+$离子分布恢复到原先的静息水平。

### (三)阈电位

当静息电位减小到某一临界值时,引起细胞膜上大量钠通道的开放,触发动作电位的产生。这种能触发动作电位的临界膜电位的数值称为阈电位(threshold potential)。从静息电位去极化达到阈电位是产生动作电位的必要条件。阈电位的数值约比静息电位的绝对值小10~20mV。

兴奋性可表述为细胞产生动作电位的能力。一般说来,细胞兴奋性的高低与细胞的静息电位和阈电位的差值呈反变关系,即差值愈大,细胞愈不容易产生动作电位,兴奋性愈低;差值愈小,细胞愈容易产生动作电位,兴奋性愈高。阈强度,是作用于细胞使膜的静息电位去极化到阈电位的刺激强度。刺激引起膜去极化,使膜电位从静息电位达到阈电位水平,而动作电位的爆发则是膜电位达到阈电位后其本身进一步去极化的结果,与施加给细胞刺激的强度没有关系。

### (四)动作电位的传导

动作电位一旦在细胞膜的某一点产生,就会迅速沿着细胞膜向周围传播,一直到整个细胞膜都产生动作电位。这种在同一细胞上动作电位的传播称为传导(conduction)。如果发生在神经纤维上,传导的动作电位又称为神经冲动。

无髓神经纤维在膜的 a 点产生动作电位,细胞膜出现内正外负的反极化状态。这时兴奋的 a 点膜外侧为负,它相邻部位没有兴奋仍然为正;而膜内侧则相反,兴奋的 a 点为正,它的相邻部位为负。这样必然会产生由正到负的电流流动。其流动的方向是,在膜外侧,电流由未兴奋点流向兴奋点 a;在膜内侧,电流则由兴奋点 a 流向未兴奋点,这种在兴奋区域周围局部流动的电流称为局部电流(local current)。局部电流流动的结果,造成与 a 点相邻的未兴奋点膜内侧电位上升,膜外侧电位下降,即产生去极化,这种去极化如达到阈电位水平,即触发相邻未兴奋点爆发动作电位,使它转变为新的兴奋点。就这样兴奋膜与相邻未兴奋膜之间产生的局部电流不断地向前移动,就会使产生在 a 点的动作电位迅速地传播开去,一直到整个细胞膜都发生动作电位为止。可见,动作电位的传导是局部电流作用的结果。由于动作电位的传导其实是沿着细胞膜不断产生新的动作电位,因而它的幅度和形状在长距离传导过程中保持不变(图 4-5A)。

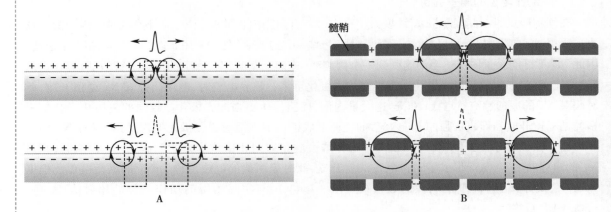

图 4-5 动作电位在神经纤维上的双向传导示意图

A. 动作电位在无髓神经纤维上依次传导;B. 动作电位在有髓神经纤维上跳跃式传导;虚线代表兴奋区

有髓神经纤维外面包裹着一层既不导电又不允许离子通过的髓鞘。动作电位传导时,出现在某一郎飞结的动作电位与它相邻的郎飞结之间产生局部电流,使相邻的郎飞结兴奋,表现为跨越一段有髓鞘的神经纤维而呈跳跃式传导(图 4-5B)。

### (五)细胞兴奋后兴奋性的变化

可兴奋细胞在发生一次兴奋后,其兴奋性将出现一系列周期性变化(图 4-6)。

1. **绝对不应期** 在兴奋发生后的最初一段时间内,无论施加多强的刺激也不能使细胞再次兴奋,这段时间称为绝对不应期(absolute refractory period)。细胞于此期的阈值无限大,兴奋性为零,其原因是大部分钠(或钙)通道已进入失活状态,不可能再次接受刺激而激活。在神经细胞或骨骼肌细胞,由于绝对不应期的长短正好对应于锋电位发生的时期,所以锋电位不会发生融合。同时,锋电位的最高频率也受限于绝对不应期的长短。例如,神经细胞的绝对不应期约 2 毫秒,故理论上其锋电位的最大频率可达每秒 500 次。心室肌细胞的绝对不应期约 200 毫秒,理论上其动作电位的最大频率不超过每秒 5 次。

2. **相对不应期** 在绝对不应期之后,兴奋性逐渐恢复,受刺激后可发生兴奋,但刺激强度必须大于原来的阈值,这一时期称为相对不应期(relative refractory period)。相对不应期是细胞兴奋性从零逐渐恢复到接近正常的时期。此期兴奋性较低的原因是失活的电压门控钠(或钙)通道虽已开始复活,但复活的通道数量较少(部分尚处于复活过程中),因此必须给予阈上刺激才能引发动作电位。

3. **超常期** 相对不应期过后,有的细胞可出现兴奋性轻度增高的时期,此期称为超常期(supranormal period)。在神经纤维,超常期相当于动作电位负后电位的后半时段。此时电压门控钠(或钙)通道已基本复活,膜电位却尚未完全回到静息电位,由于距离阈电位水平较近,因而只需阈下刺激就能使膜去极化达到阈电位而再次兴奋。

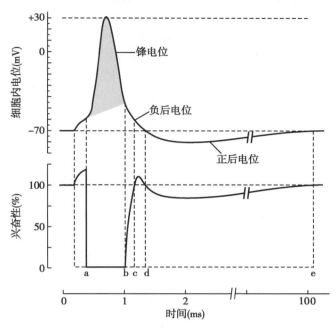

图 4-6　兴奋性变化与动作电位的时间关系示意图
ab:绝对不应期;bc:相对不应期;cd:超常期;de:低常期

**4. 低常期**　超常期后,有的细胞还会出现兴奋性轻度降低的时期,此期称为低常期(subnormal period)。低常期相当于动作电位的正后电位时段。这个时期电压门控钠(或钙)通道虽已完全复活,但膜电位处于轻度的超极化状态,与阈电位水平的距离加大,因此需要阈上刺激才能引起细胞再次兴奋。

### 三、电紧张电位和局部电位

#### (一)电紧张电位

如果在神经轴突的某一点向轴浆内注入电流(细胞外为零电位),在不引起膜对离子通透性发生改变的情况下,该电流将沿轴浆向两端流动形成轴向电流,同时该电流可以沿途流过细胞膜形成跨膜电流。由于轴向电阻的存在及不断有电流经原本开放的离子通道(如漏通道)跨膜流出,轴向电流和跨膜电流都将随离开电流注入点距离的增加而逐渐衰减,所产生的膜电位也逐渐衰减,形成一个规律的膜电位分布,即注入电流处的膜电位最大,其周围一定距离处的膜电位将作为距离的指数函数而衰减。同时,由于膜电容的存在,跨膜电流对其充、放电需要一定时间,这使电紧张电位在任何一处膜上的生成或下降都不能在瞬间达到稳定值。这种由膜的被动电学特性决定其空间分布和时间变化的膜电位称为电紧张电位(electrotonic potential)。

**1. 电紧张电位的扩布范围和生成速度**　描述电紧张电位空间分布(即扩布范围)特征的参数是空间常数(space constant),常用 $\lambda$ 表示,它是指膜电位衰减至最大值的37%($e^{-1}$)时所扩布的空间距离。显然,$\lambda$ 越大,电紧张电位扩布的范围就越大,对邻旁细胞膜的影响范围就越大。$\lambda$ 主要受膜电阻和轴向电阻的影响,增大膜电阻(如有髓纤维或髓鞘在一定范围内增厚)或减小轴向电阻(如加大直径),可使 $\lambda$ 加大。一般来说,细胞的 $\lambda$ 较小,介于 0.1~1mm 之间。描述电紧张电位时间变化　(即生成速度)特征的参数是时间常数(time constant),常用 $\tau$ 表示,它是指膜电位上升或下降到稳定值的63%($1-e^{-1}$)时的所需时间。显然,$\tau$ 越小,电紧张电位的生成速度就越快。影响 $\tau$ 的因素包括膜电阻和膜电容,主要是膜电容,减小膜电容(如髓鞘包裹轴突)可缩短电紧张电位达到稳定值的时间。一般来说,细胞的 $\tau$ 介于 1~20 毫秒之间。电紧张电位的扩布范围和生成速度可影响动作电位的产生及传导速度。动作电位在有髓神经纤维上传导较快,就是因为轴突被髓鞘包裹后,膜电阻加大、膜电容减小,从而使电紧张电位的空间常数加大、时间常数减小的缘故。

**2. 电紧张电位的极性**　电紧张电位可因细胞内注射电流的性质不同而表现为去极化电紧张电位和超极化电紧张电位。如果用正、负两个电极从膜外侧施加电刺激(与向细胞内注入电流等效),可在两个刺激电极下方同时产生极性不同的电紧张电位。其中,只有负电极下方的细胞膜可产生去极化电紧张电位,因为胞质内的正电荷会流向负电极的下方,相当于经插入胞内的电极注入正电荷;而正电极下方的细胞膜可产生超极化电紧张电位,因为胞内的负电荷会流向正电极下方,相当于在细胞膜接触正电极的部位向膜内注入负电荷。这样,当用细胞外电极刺激组织时,只有在出现去极化电紧张电位的负电极下方才可能产生动作电位。

**3. 电紧张电位的特征**　电紧张电位完全由质膜和胞质固有的被动电学特性所决定,其产生没有离子通道的激活和膜电导的改变。与动作电位相比,电紧张电位具有以下特征:①等级性电位,电紧张电位的幅度可随刺激强度的增大而增大;②衰减性传导,电紧张电位的幅度随传播距离的增加呈指数函数下降;③电位可融合,由于电紧张电位无不应期,故多个电紧张电位可融合在一起,当去极化电紧张电位的幅度达到一定程度时,可引起膜中少量电压门控钠(或钙)通道开放,形成局部电位。

### (二)局部电位

刺激强度低于阈强度的阈下刺激虽不能触发动作电位,但它也会引起少量的 $Na^+$ 内流,从而产生较小的去极化,只不过这种去极化的幅度不足以使膜电位达到阈电位的水平,而且只限受刺激的局部。这种产生于膜的局部、低于阈电位值的去极化反应称为局部电位(local potential)或局部反应。

局部电位具有电紧张电位的电学特征:①等级性电位,即其幅度与刺激强度相关,而不具有"全或无"特点;②衰减性传导,局部电位以电紧张的方式向周围扩布,扩布范围一般不超过 1mm 半径;③没有不应期,反应可以叠加总和,其中相距较近的多个局部反应同时产生的叠加称为空间总和(spatial summation),多个局部反应先后产生的叠加称为时间总和(temporal summation)。较大的局部反应或小的局部反应经总和后可使细胞膜去极化达到阈电位,从而引发动作电位。

生物体内的局部反应包括骨骼肌膜上的终板电位、突触后膜上的兴奋性突触后电位和感觉神经末梢上的去极化感受器电位等。

## 第四节　骨骼肌细胞的兴奋和收缩

人体各种形式的运动,主要是靠肌细胞的收缩活动来完成的。根据形态学特点,可将肌肉分为横纹肌和平滑肌;根据肌肉的功能特性又可将肌肉分为骨骼肌细胞、平滑肌细胞和心肌细胞三种。肌细胞共同的基本功能是收缩。骨骼肌是体内最多的组织,约占体重的 40%。本节将对骨骼肌细胞的兴奋和收缩作较详细的阐述。

### 一、神经-肌接头处的兴奋传递

神经-肌接头(neuromuscular junction)是由运动神经末梢和与它接触的骨骼肌细胞膜形成的。如图 4-7 所示,神经-肌接头处是由接头前膜(prejunctional membrane)、接头后膜(postjunctional membrane)和它们之间的接头间隙(junctional cleft)三部分组成。运动神经纤维到达骨骼肌细胞时,其末梢失去髓鞘,嵌入肌细胞膜,因此,接头前膜就是神经轴突的细胞膜。在轴突末梢的轴浆内含有很多囊泡,囊泡的直径约为 50nm,内含乙酰胆碱。接头后膜又称为终板膜(endplate membrane),是与接头前膜相对应的肌细胞膜(肌膜),它有规则地向细胞内陷入,形成许多皱褶。接头前膜与接头后膜并不接触,它们之间形成一个充满细胞外液的间隙,即接头间隙。

当动作电位到达神经末梢时,突触前膜的电压门控 $Ca^{2+}$ 通道开放,可引起大量 $Ca^{2+}$ 由胞外进入。一次动作电位引起的 $Ca^{2+}$ 内流,可导致 200~300 个囊泡几乎同步地在突触前膜以胞吐形式将其中的乙酰胆碱分子释放到突触间隙。每一个乙酰胆碱囊泡中的乙酰胆碱分子数约为 5000~10 000 个。这

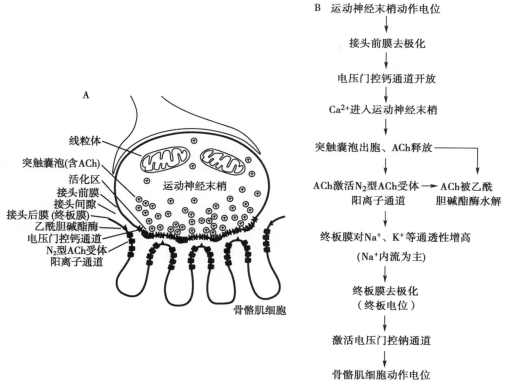

图 4-7 神经-肌接头的结构（A）和兴奋传递过程（B）示意图

种以囊泡为单位的"倾囊"释放被称为量子释放。

乙酰胆碱通过接头间隙到达接头后膜(终板膜)时,立即与接头后膜上 $N_2$-乙酰胆碱门控通道受体的 2 个 $\alpha$-亚单位结合,由此引起蛋白质内部构象发生变化,导致通道开放,结果引起终板膜对 $Na^+$、$K^+$ 的通透性增加,但 $Na^+$ 的内流远大于 $K^+$ 的外流,因而引起终板膜的去极化,这一电位变化称为终板电位(endplate potential)。终板电位以电紧张的形式扩布,由于一次终板电位一般都大于相邻肌膜阈电位的 3~4 倍,所以它很容易引起邻近肌细胞膜爆发动作电位,也就是引起骨骼肌细胞的兴奋。

终板电位不是动作电位,属于局部反应,不表现"全或无",没有不应期,具有总和效应。它的大小与接头前膜释放的乙酰胆碱的多少呈正变关系。接头前膜释放到接头间隙中的乙酰胆碱很快被存在于接头间隙中和接头后膜上的胆碱酯酶分解而失效,这样就保证了一次神经冲动仅引起一次肌细胞兴奋,表现为一对一的关系。

神经-肌接头的传递有以下特点:①单向传递。在神经-肌接头处兴奋的传递是单向的,兴奋只能由运动神经末梢传向肌细胞,这是由神经-肌接头的结构所决定的。②时间延搁。在神经-肌接头处,由于递质的释放、扩散及其与受体结合而发挥作用,均需要时间,兴奋通过一个神经-肌接头至少需要 0.5~1.0 毫秒。③易受药物和其他环境因素的影响。细胞外液的酸碱度、温度的改变和药物或其他体液性物质的作用都可以影响神经-肌接头处的兴奋传递。例如,当细胞外液中 $Ca^{2+}$ 浓度降低或 $Mg^{2+}$ 的浓度增高时,可减少 ACh 的释放量,从而影响神经-肌接头处兴奋的传递;美洲箭毒和 $\alpha$-银环蛇毒可以与 ACh 竞争终板膜上的 $N_2$-型 ACh 受体 $\alpha$-亚单位,从而阻断神经-肌接头处 ACh 的信号传递而使肌肉失去收缩能力。具有类似作用的药物称为肌肉松弛剂,如三碘季胺酚;有机磷农药和新斯的明等胆碱酯酶抑制剂能灭活胆碱酯酶的活性,造成 ACh 在接头处和其他部位的大量积聚,而使肌细胞处于持续兴奋状态,出现肌肉痉挛等一系列中毒症状。

## 二、骨骼肌的收缩、舒张及其力学特征

人体各种形式的运动,主要是靠肌细胞的收缩活动来完成的。本节将对骨骼肌细胞的收缩功能

作较详细的阐述。

### （一）骨骼肌细胞的微细结构

　　骨骼肌细胞中含有大量的肌原纤维和高度发达的肌管系统,它们有规律地排列,这是骨骼肌进行机械活动、耗能作功的基础。

　　**1. 肌原纤维和肌节**　如图4-8所示,每个肌细胞或肌纤维都包含大量直径为$1\sim2\mu m$的纤维状结构,称为肌原纤维。它们平行排列,纵贯肌细胞全长。在显微镜下观察,肌原纤维呈明暗相间的节段,分别称为明带和暗带。明带中央有一条与肌原纤维垂直的横线称为Z线。暗带中央也有一条横线称为M线。M线两侧有相对透明的H区域。两条相邻Z线间的节段就是一个肌节(sarcomere),它是肌细胞收缩的基本功能单位。一个肌节包括一个位于中间部位的暗带和其两侧各1/2的明带。肌细胞的收缩或舒张,实际上就是肌节的缩短或延长。肌节的明带和暗带是由不同的肌丝成分组成。暗带的长度固定,组成暗带的肌丝主要是粗肌丝,其中H区只有粗肌丝,在H区的两侧各有一个粗、细肌丝重叠区。而明带的长度是可变的,它只由细肌丝组成。由于明带的长度可变,肌节的长度在不同情况下可变动于$1.5\sim3.5\mu m$之间,通常在体骨骼肌安静时肌节的长度约为$2.0\sim2.2\mu m$。M线是把许多粗肌丝联结在一起的结构,Z线是联结许多细肌丝的结构。由于细肌丝的一部分伸入到相邻的粗肌丝之间,所以粗、细肌丝有一部分重叠。

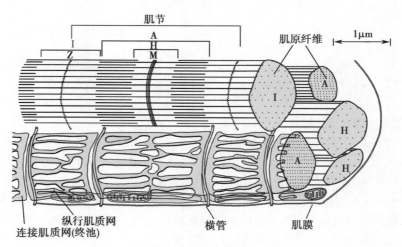

图 4-8　骨骼肌的肌原纤维和肌管系统
A. 暗带;H. 暗带中的 H 带;I. 明带

　　**2. 肌管系统**　横纹肌细胞中有横管和纵管两种肌管系统。横管又称T管(T tubule),是与肌原纤维走行方向垂直的膜性管道,由细胞膜内陷并向深部延伸而成。纵管也称L管(L tubule),是与肌原纤维走行方向平行的膜性管道,即肌质网(sarcoplasmic reticulum,SR),其中包绕在肌原纤维周围并交织成网的部分称为纵行肌质网(longitudinal SR,LSR),其膜中有钙泵,可逆浓度梯度将胞质中$Ca^{2+}$转运至SR内;SR与T管膜或肌膜(见于心肌)相接触的末端膨大或呈扁平状,称为连接肌质网(junctional SR,JSR)或终池(terminal cisterna)。JSR内储有高浓度的$Ca^{2+}$,其浓度比胞质中$Ca^{2+}$浓度高近万倍。JSR膜中嵌有钙释放通道(calcium release channel),也称ryanodine受体(ryanodine receptor,RYR),它们在JSR膜中的分布与T管膜或肌膜中的L型钙通道(L-type calcium channel)相对应。在骨骼肌,T管与其两侧的终池形成三联管(triad)结构,而在心肌,T管与单侧的终池相接触形成二联管(diad)结构,这些结构是兴奋-收缩耦联的关键部位。

### （二）骨骼肌收缩的分子机制

　　骨骼肌细胞是如何收缩的? 目前用肌节中粗、细肌丝的相对滑行来说明肌肉收缩的机制。这一被称为滑行学说(sliding theory)的主要内容是:肌肉的缩短是由于肌节中细肌丝在粗肌丝之间的滑行,而肌肉的长度和结构不变,即当肌肉收缩时,由 Z 线发出的细肌丝在某种力量的作用下主动向暗带中央滑动,结果相邻的各 Z 线互相靠近,肌节的长度变短,从而导致肌原纤维以至整条肌纤维和整块肌肉的缩短。这一理论最直接的证据是,肌肉收缩时暗带长度不变,只有明带缩短,同时可见 H 带相应变窄。

1. **肌丝的分子组成** 粗肌丝(thick filament)主要由肌球蛋白(myosin)所组成,一个肌球蛋白分子包括头部和杆部两部分。在粗肌丝内肌球蛋白分子的杆部朝向 M 线,呈束状排列,而它的头部则规律地分布在粗肌丝表面,形成横桥(图 4-9)。横桥的主要特性有二:一是横桥在一定条件下可以和细肌丝上的肌动蛋白分子呈可逆性的结合,同时出现横桥向 M 线方向的扭动;二是横桥具有 ATP 酶的作用,可以分解 ATP 而获得能量,作为横桥扭动和作功的能量来源。所以横桥在细肌丝滑行过程中有重要作用,是拉动细肌丝滑行的直接发动者。

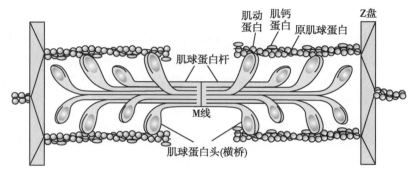

图 4-9 肌丝分子结构示意图
粗肌丝由肌球蛋白组成,包括杆部和头部(横桥)。细肌丝由肌动蛋白、原肌球
蛋白和肌钙蛋白(3 个亚单位的聚合体)组成

细肌丝由三种蛋白质分子组成,即肌动蛋白(actin)、原肌球蛋白(tropomyosin)和肌钙蛋白(troponin)(图 4-9)。肌动蛋白是球形分子,它在细肌丝中聚合成两条链并相互缠绕形成螺旋,构成细肌丝的主干。原肌球蛋白是长杆状分子,也由两条肽链形成的双螺旋分子,走行于肌动蛋白双螺旋的浅沟附近,阻止了肌动蛋白分子与横桥头部的结合。每个原肌球蛋白分子上还结合有另一个蛋白,即肌钙蛋白,它是由 3 个亚单位组成的球形分子。三个亚单位分别是肌钙蛋白 T(troponin T,TnT)、肌钙蛋白 I(troponin I,TnI)和肌钙蛋白 C(troponin C,TnC)。其中 TnT 是与原肌球蛋白结合的亚单位,TnI 是与肌动蛋白结合的亚单位,TnC 是结合 $Ca^{2+}$ 的亚单位,每个 TnC 可结合 4 个 $Ca^{2+}$,并在结合 $Ca^{2+}$ 后启动收缩过程。肌动蛋白和肌球蛋白与肌丝滑行有直接的关系,故被称为收缩蛋白。而原肌球蛋白和肌钙蛋白虽然不直接参加肌细胞收缩,但是它们对收缩过程起着重要的调控作用,故合称调节蛋白。

2. **收缩过程** 主要过程包括以下几个步骤:①横桥头部具有 ATP 酶活性,在舒张状态时,横桥结合的 ATP 被分解,分解产物 ADP 和无机磷酸仍留在头部,此时的横桥处于高热能状态,其方位与细肌丝成 90°,并对细肌丝上的肌动蛋白具有高度亲和力,但并不能与肌动蛋白结合,因为肌钙蛋白与原肌球蛋白的复合物覆盖了肌动蛋白的活化位点。②当胞浆内 $Ca^{2+}$ 浓度升高时,肌钙蛋白与 $Ca^{2+}$ 结合并发生变构,导致 TnI 与肌动蛋白的结合减弱,使原肌球蛋白向肌动蛋白双螺旋沟槽的深部移动,从而暴露出肌动蛋白的活化位点,使肌球蛋白头部与肌动蛋白结合。③肌动蛋白与横桥头部的结合造成横桥头部构象发生改变,使头部向 M 线方向摆动 45°,并拖动细肌丝向 M 线方向滑动,从而将横桥头部贮存的能量(来自 ATP 的分解)转变为克服负荷的张力和肌节的缩短。在横桥头部发生变构和摆动的同时,它结合 ADP 和无机磷酸便与之分离。④在 ADP 解离的位点,横桥头部马上又结合一个 ATP 分子,结合后,横桥头部对肌动蛋白的亲和力明显下降,遂使它与肌动蛋白解离。

横桥头部与肌动蛋白解离后,马上又将与它结合的 ATP 分解为 ADP 和无机磷酸,并恢复垂直于细肌丝的高势能状态和对肌动蛋白的高亲和力。此时,如果胞浆内的 $Ca^{2+}$ 浓度较高,便又可与下一个新的肌动蛋白活化位点结合,重复上述收缩过程。如果胞浆内的 $Ca^{2+}$ 浓度降低到静息水平,则 TnC 与 $Ca^{2+}$ 解离,肌钙蛋白与原肌球蛋白复合物恢复原来的构象,竖起的横桥头部便不能与肌动蛋白上新的位点结合,肌肉进入舒张状态。上述横桥与肌动蛋白结合、摆动、复位、再结合的过程,称为横桥周期(cross-bridge cycling)。

### (三)骨骼肌细胞的兴奋-收缩耦联

肌纤维的收缩总是在动作电位发生后数毫秒才开始出现。肌膜上的动作电位即兴奋过程通过某种中介环节引起以肌丝滑行为基础的肌肉收缩。以肌膜的电变化为特征的兴奋过程和以肌丝滑行为基础的收缩过程之间的中介过程称为兴奋-收缩耦联(excitation-contraction coupling)。$Ca^{2+}$ 在耦联过程中起了关键性作用。一般认为,兴奋-收缩耦联的基本过程包括:①肌膜上的动作电位沿 T 管膜扩布至三联管,同时激活 T 管膜和肌膜上的 L 型 $Ca^{2+}$ 通道;②L 型 $Ca^{2+}$ 通道的激活通过变构作用激活与之对应的三联管膜上的 RYR,RYR 是一种 $Ca^{2+}$ 释放通道,它的激活使终池中的 $Ca^{2+}$ 释放入胞浆,使胞浆内的 $Ca^{2+}$ 浓度由静息时的 $0.1\mu mol/L$ 升高至 $1\sim10\mu mol/L$;③胞浆内 $Ca^{2+}$ 浓度的升高促使 TnC 与 $Ca^{2+}$ 结合并引发肌肉收缩;④胞浆内 $Ca^{2+}$ 浓度升高同时激活肌浆网膜上的钙泵,钙泵将胞浆中的 $Ca^{2+}$ 回收至肌浆网,遂使胞浆 $Ca^{2+}$ 浓度降低,肌肉舒张。胞浆内 $Ca^{2+}$ 浓度的下降主要依赖于肌浆网膜上的钙泵,它每分解 1 分子 ATP 可将 2 个 $Ca^{2+}$ 由胞浆转运至肌浆网,使胞浆 $Ca^{2+}$ 浓度下降和肌肉舒张。因此,肌肉舒张过程也是一个主动过程,需要耗能。

### (四)影响骨骼肌收缩效能的因素

肌肉收缩效能(performance of contraction)表现为收缩时产生的张力(force)和(或)缩短程度(shortening),以及产生张力或缩短的速度。如果收缩时肌肉长度保持不变而只有张力的增加,则这种收缩形式称为等长收缩(isometric contraction);收缩时只发生肌肉的缩短而张力保持不变,称为等张收缩(isotonic contraction)。骨骼肌的收缩效能是由收缩时承受的负荷、自身的收缩能力和总和效应等因素决定的。对骨骼肌而言,收缩的总和是调节其收缩效能最主要的因素。

**1. 前负荷** 前负荷(preload)是指肌肉收缩前所承受的负荷。前负荷决定了肌肉在收缩前的长度,亦即肌肉的初长度(initial length)(图 4-10)。

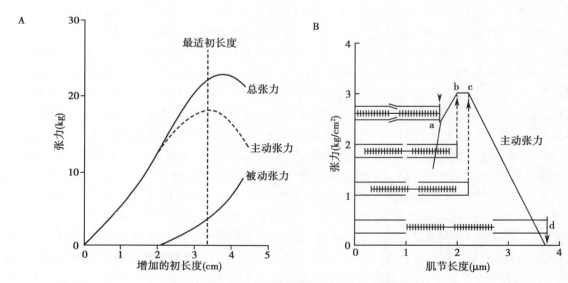

图 4-10 肌肉等长收缩时的关系

A. 肌肉的长度-张力关系曲线,主动张力是由总张力和被动张力之差得到的;B. 肌节的长度-张力关系示意图

当指肌肉伸展到一定长度时,由于肌肉中结缔组织的回弹,会产生一定的被动张力,施加刺激后,又可记录到一个收缩后的张力,此张力为被动张力与肌肉主动收缩产生的张力之和,即总张力。将肌肉固定于不同的初长度进行测量,可得到被动张力和总张力与肌肉长度的关系曲线,两条曲线相减,

即为主动张力与肌肉长度的关系曲线(图 4-10B)。该关系曲线表明,当前负荷逐渐增大时,它每次收缩产生的主动张力也相应地增大,但在超过某一限度后,再增加前负荷反而使主动张力起来越小,以致最后下降至零。这种肌肉收缩时产生最大张力的前负荷或初长度,称为最适前负荷或最适初长度(optimal initial length)。图 4-10B 是肌节长度与主动张力关系曲线。在曲线的 a 点,肌节长度为 1.6μm,细肌丝穿过 M 线,造成两侧细肌丝相互重叠而发生卷曲,影响了部分横桥与细肌丝的接触,收缩张力较小。在曲线 b 点和 c 点,肌节的初长度分别为 2.0μm 和 2.2μm,粗、细肌丝处于最适重叠状态,即所有的横桥都处于能与细肌丝重叠而有可能相互作用的位置(M 线两侧各 0.1μm 范围内无横桥),肌肉等长收缩时产生的主动张力可达最大值;在曲线的 d 点肌节的初长度最大,粗、细肌丝完全不重叠,肌肉收缩时产生的主动张力为零。以上结果表明,肌肉收缩产生的张力是与能和细肌丝接触的横桥数目成比例的,因此,最适肌节长度应是 2.0~2.2μm。由于整个肌肉的初长度决定了收缩前肌肉中每个肌节的长度和肌丝间的相互关系,因此能维持最适肌节长度的肌肉初长度,就是肌肉的最适初长度,也即最适前负荷。处于最适初长度时,肌肉收缩可以产生最大的主动张力。骨骼肌在体内的自然长度大致相当于它们的最适初长度。

2. **后负荷** 后负荷(afterload)是指肌肉开始收缩时才遇到的负荷或阻力。在等张收缩的条件下,测定在不同后负荷情况下肌肉收缩产生的张力和缩短速度,可得到图 4-11 所示的张力-速度曲线。该曲线表明,随着后负荷的增加,收缩张力增加而肌肉缩短速度减小。当后负荷增加到使肌肉不能缩短时,肌肉可产生最大等长收缩张力($P_0$);当后负荷为零时,肌肉缩短可达最大缩短速度($V_{max}$)。

3. **肌肉的收缩能力** 肌肉收缩能力(contractility)是指与负荷无关的、决定肌肉收缩效能的内在特性。肌肉这种内在的收缩特性主要取决于兴奋-收缩耦联期间胞浆内 $Ca^{2+}$ 的水平和肌球蛋白 ATP 酶的活性。

运动神经元发放的冲动频率同样会影响骨骼肌的收缩形式和收缩强度(图 4-12)。当骨骼肌受到一次短促的刺激时,可发生一次动作电位,随后出现一次收缩和舒张,这种形式的收缩称为单收缩(twitch)。在一次单收缩中,

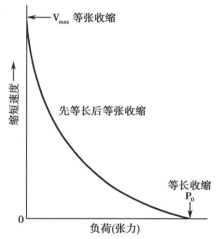

图 4-11 肌肉收缩时的张力-速度关系
$V_{max}$:负荷为零时肌肉缩短的最大速度;
$P_0$:肌肉收缩的最大张力

动作电位时程(相当于绝对不应期)仅 1~2 毫秒,而收缩过程可达几十甚至几百毫秒,因而有可能在机械收缩过程中接受新的刺激并发生兴奋和收缩,于是新的收缩便与上次尚未结束的收缩发生总和。当骨骼肌受到频率较高的连续刺激时,可出现以这种总和过程为基础的强直收缩(tetanus)。如果刺激频率相对较低,总和过程发生于舒张期,就会出现不完全强直收缩(incomplete tetanus);提高刺激频率,使总和过程发生于收缩期,就出现完全强直收缩(complete tetanus)。在生理条件下,支配骨骼肌的传出神经总是发生连续的冲动,所以骨骼肌的收缩都是强直收缩。

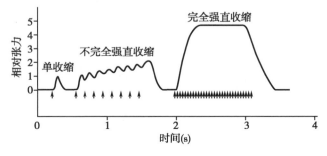

图 4-12 刺激频率对骨骼肌收缩的影响

## 本 章 小 结

　　物质的跨膜转运主要方式包括:单纯扩散、易化扩散、主动转运、出胞与入胞。跨膜信号转导的路径可分为三类:离子通道受体介导的信号转导、G蛋白耦联受体介导的信号转导和酶耦联受体介导的信号转导。生物电现象包括:静息电位和动作电位。在同一细胞上动作电位的传播称为传导。机体通过神经-肌接头处的兴奋传递引起肌肉收缩。以肌膜的电变化为特征的兴奋过程和以肌丝滑行为基础的收缩过程之间的中介过程称为兴奋-收缩耦联。

### 思考题

1. 何谓钠泵? 其运转机制以及生理意义是什么?
2. 何谓动作电位? 其形成原理是什么?
3. 试述神经-肌接头处的兴奋传递过程。

（王琳琳）

### 参考文献

1. 姚泰.生理学.3 版.北京:人民卫生出版社,2015
2. 柏树令.系统解剖学.8 版.北京:人民卫生出版社,2013
3. 邹仲之.组织学与胚胎学.8 版.北京:人民卫生出版社,2013

| 第五章 | 运 动 系 统 |

骨(bone)是一种器官,由骨组织构成。

# 第一节　骨　的　分　类

成人骨共 206 块,依其存在部位可分为颅骨、躯干骨和四肢骨。骨按其形态可分为:长骨、短骨、扁骨、不规则骨。

## 一、中轴骨

### (一)躯干骨

包括 24 块椎骨、1 块骶骨、1 块尾骨、1 块胸骨和 12 对肋。它们分别参与脊柱、骨性胸廓和骨盆的构成。

1. **椎骨** 分为颈椎 7 块,胸椎 12 块,腰椎 5 块,骶椎 5 块,尾椎 3~4 块。成年后 5 块骶椎融合成 1 块骶骨,3~4 块尾椎融合成 1 块尾骨。

椎骨的一般形态　椎骨(vertebrae)由前方短圆柱形的椎体和后方板状的椎弓组成。椎体(vertebral body)是椎骨负重的主要部分,内部充满松质,表面的密质较薄,上下面皆粗糙,借椎间盘与邻近椎骨相接。椎体后面微凹陷,与椎弓共同围成椎孔(vertebral foramen)。各椎孔相通,构成容纳脊髓的椎管(vertebral canal)(图 5-1)。

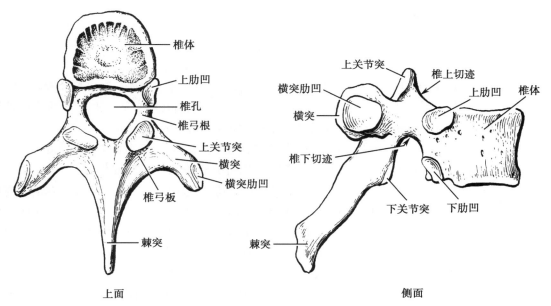

图 5-1　胸椎

椎弓(vertebral arch)是弓形骨板,紧连椎体的缩窄部分,称椎弓根(pedicle of vertebral arch)。根的上、下线各有一切迹称为椎上切迹和椎下切迹。相邻椎骨的上、下切迹共同围成椎间孔(intervertebral foramina),有脊神经和血管通过。两侧椎弓根向后内扩展变宽,称椎弓板(lamina of vertebral arch)在中线会合。由椎弓发出7个突起:棘突(spinous process)1个,伸向后方或后下方。横突(transverse process)1对,伸向两侧。关节突(articular process)2对。在椎弓根与椎弓板结合处分别向上、下方突起,即上关节突和下关节突。相邻关节突构成关节突关节(图5-1)。

(1)颈椎:颈椎(cervical vertebrae)共7个,一般颈椎的椎体较小;上、下关节突的关节面几乎呈水平位;椎孔大,呈三角形。横突根部有横突孔(transverse foramen),是颈椎最显著的特点。横突孔内有椎动脉和静脉穿行。第2~6颈椎棘突短而分叉。

第1颈椎又称寰椎(atlas),第2颈椎又称枢椎(axis)。第7颈椎棘突末端不分叉,容易扪到,故又名隆椎(vertebra prominens),是临床上计数椎骨序数的标志。

(2)胸椎:胸椎(thoracic vertebrae)共12个。从上向下椎体逐渐增大,横截面近三角形。椎体的后外侧上下缘处有与肋骨头相接的半关节面叫肋凹,分为上肋凹和下肋凹。横突的前面也有横突肋凹,与肋结节形成关节。棘突长,伸向后下方,邻位椎骨的棘突呈瓦楞状排列。关节突明显,其关节面位于冠状方向(图5-1)。

(3)腰椎:腰椎(lumbar vertebrae)共5个。椎体粗壮,横断面呈肾形,椎孔大而呈三角形,关节突关节面几呈矢状位,棘突宽而短,呈板状,几乎水平地伸向后(图5-2)。

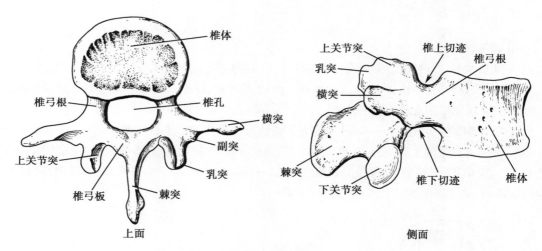

图5-2 腰椎

(4)骶骨:骶骨(sacrum)由5块骶椎融合而成,呈三角形。骶骨底前缘向前突出称骶岬。骶骨前面有4对骶前孔。骶骨后面的骶正中嵴两旁有4对骶后孔。骶前、后孔均与骶管相通,分别有骶神经的前支和后支通过。骶管为椎管的下段,其下端的裂孔称骶管裂孔(sacral hiatus)。

(5)尾骨:尾骨(coccyx)由3~4块退化的尾椎融合而成。上接骶骨,下端游离为尾骨尖。

2. **胸骨** 胸骨(sternum)位于胸前壁正中,前凸后凹,可分柄、体和剑突三部分。

胸骨柄(manubrium sternum)上宽下窄,上部中份为颈静脉切迹(jugular notch),两侧有锁切迹与锁骨相连结。柄外侧上份接第1肋。柄与体连接处微向前突,称胸骨角(sternal angle),可在体表扪到,两侧平对第2肋,是计数肋的重要标志。胸骨体(body of sternum)呈长方形,外侧缘接第2~7肋软骨。剑突(xiphoid process)扁而薄,形状变化较大,下端游离。

3. **肋** 肋(ribs)由肋骨与肋软骨组成,共12对。第1~7对肋前端与胸骨连接,称真肋。第8~10对肋前端借助软骨与上位肋软骨连接,形成肋弓(costal arch),称假肋。第11~12对肋前端游离于腹壁肌层中,称浮肋。

（1）肋骨（costal bone）：属扁骨，分为体和前、后两端。后端膨大，称肋头（costal head），有关节面与胸椎肋凹相关节。外侧稍细，称肋颈（costal neck）。颈外侧的粗糙突起，称肋结节（costal tubercle），有关节面与相应胸椎的横突肋凹相关节。肋体（shaft of rib）长而扁，分内、外两面和上、下两缘。内面近下缘处有肋沟（costal groove），有肋间神经、血管经过。体的后份急转处称肋角。前端与肋软骨相接。

（2）软肋骨（costal cartilage）：位于各肋骨的前端，由透明软骨构成，终生不骨化。

**（二）颅骨**

颅（skull）位于脊柱上方，由23块扁骨和不规则骨组成（中耳的3对听小骨未计入）。除下颌骨和舌骨以外，彼此借缝或软骨牢固连结。依次分为上部的脑颅和下部的面颅，二者以眶上缘和外耳门上缘的连线为其分界线。

**1. 脑颅骨** 脑颅骨由8块组成。其中不成对的有额骨、筛骨、蝶骨和枕骨，成对的有颞骨和顶骨。它们围成颅腔。

（1）额骨（frontal bone）：位于颅的前上份，分额部、眶部和鼻部。额鳞呈贝壳形，与鼻部、眶部之间的空腔称额窦；眶部为后伸的平位薄骨板，构成眶上壁；鼻部位于两侧眶部之间。

（2）筛骨（ethmoid bone）：位于两眶之间，蝶骨体的前方，构成鼻腔上部和外侧壁。筛骨在冠状面上呈巾字形，分筛板、垂直板和筛骨迷路。

（3）蝶骨（sphenoid bone）：位于颅底中央，形似蝴蝶，分蝶骨体、大翼、小翼和翼突4部。蝶骨体为中间部的立方形骨块，内含蝶窦，窦被分隔为左、右两半，向前开口于蝶筛隐窝。

（4）颞骨（temporal bone）：以外耳门为中心分为鳞部、鼓部和岩部。

**2. 面颅骨** 面颅有15块骨。成对的有上颌骨、腭骨、颧骨、鼻骨、泪骨及下鼻甲，不成对的有犁骨，下颌骨和舌骨。面颅骨围成眶腔、鼻腔和口腔。

（1）上颌骨（maxilla）：左右各一块，位于面部中央，分为体部和4个突。上颌骨内的含气的腔即上颌窦（maxillary sinus）。

（2）下颌骨（mandible）：分一体两支。下颌体为弓状板，有上、下两缘及内、外两面。下颌支（ramus of mandible）是由体后方上耸的方形骨板，末端有两个突起，前方的称冠突，后方的称髁突，两突之间的凹陷为下颌切迹。髁突上端的膨大为下颌头（head of mandible），与下颌窝相关节，头下方较细处是下颌颈（neck of mandible）。

**（三）颅的整体观**

**1. 颅顶面观** 额骨与两侧顶骨连接构成冠状缝（coronal suture）。两侧顶骨连接为矢状缝（sagittal suture），两侧顶骨与枕骨连接成人字缝（lambdoid suture）。

**2. 颅内面观** 颅底面高低不平，呈阶梯状的窝，分别称前、中后窝。

（1）颅前窝（anterior cranial fossa）：由额骨眼部、筛骨筛板和蝶骨小翼构成。

（2）颅中窝（middle cranial fossa）：由蝶骨体及大翼、颞骨岩部等构成。

（3）颅后窝（posterior cranial fossa）：主要由枕骨和颞骨岩部后面构成。

**3. 颅侧面观** 颧弓将颅侧面分为上方的颞窝和下方的颞下窝。颞窝前下部较薄，在额、顶、颞、蝶骨会合处最为薄弱，此处常构成H形的缝，称翼点（pterion）。其内面有脑膜中动脉前支通过。颞下窝（infratemporal fossa）：是上颌骨体和颧骨后方的不规则间隙（图5-3）。

**4. 颅前面观** 分为额区、眶、骨性鼻腔和骨性口腔（图5-4）。

额区由额鳞（frontal squama）组成。眶（orbit）为一对四面锥体形深腔，底朝前外，尖向后内，容纳眼球及附属结构。骨性鼻腔（bony nasal cavity）位于面颅中央，介于两眶和上颌骨之间，由犁骨和筛骨垂直板构成的骨性鼻中隔，将其分为左右两半。骨性口腔（oral cavity）骨性口腔由上颌骨、腭骨及下颌骨围成。

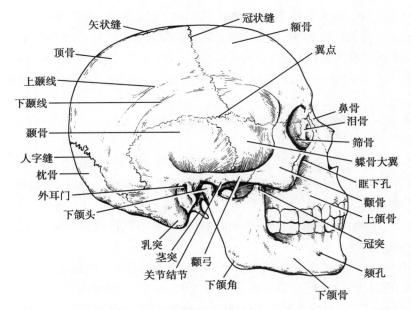

图 5-3 颅的侧面观

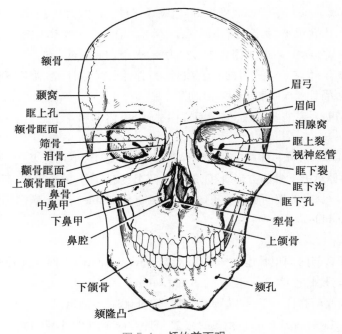

图 5-4 颅的前面观

## 二、附肢骨

附肢骨包括上肢骨和下肢骨。上、下肢骨分别由肢带骨和自由肢骨组成。上、下肢骨的数目和排列方式基本相同。上肢骨纤细轻巧,下肢骨粗大坚固。

### (一)上肢带骨

1. **锁骨** 锁骨(clavicle)呈~形弯曲,内端粗大,为胸骨端,全长可在体表扪到。锁骨骨折多在中、内 1/3 交界处。

2. **肩胛骨** 肩胛骨(scapula)为三角形扁骨,贴于胸廓后外面,介于第 2 到第 7 肋骨之间。可分二面、三缘和三个角。腹侧面或肋面与胸廓相对,称肩胛窝(subscapular fossa)。背侧面有一横嵴,称肩胛冈(spine of scapula)。肩胛冈向外侧延伸的扁平突起,称肩峰(acromion)。上缘短而薄,外侧份有肩胛切迹,外侧的指状突起称喙突(coracoid process)。外侧角的浅窝,称关节盂(glenoid cavity),与肱骨头相关节(图 5-5)。

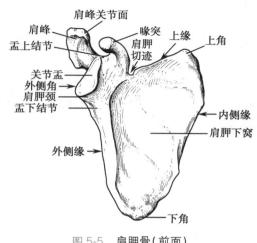

图 5-5　肩胛骨(前面)

### (二)自由上肢骨

1. **肱骨**　肱骨(humerus)分一体及上、下两端。上端有朝向上后内方呈半球形的肱骨头(head of humerus),与肩胛骨的关节盂相关节。头周围的环状浅沟,称解剖颈(anatomical neck)。上端与体交界处稍细,称外科颈(surgical neck)。后面中部,有一自内上斜向外下的浅沟,称桡神经沟(sulcus for radial nerve),桡神经和肱深动脉沿此沟经过。下端较扁,外侧部前面有半球状的肱骨小头(capitulum of humerus);内侧部有滑车状的肱骨滑车(trochlea of humerus)。滑车前面上方有一窝,称冠突窝;肱骨小头前面上方有一窝,称桡窝;滑车后面上方有一窝,称鹰嘴窝,伸肘时容纳尺骨鹰嘴。

2. **桡骨**　桡骨(radius)位于臂外侧,分一体两端。上端膨大称桡骨头(head of radius);头下方略细,称桡骨颈(neck of radius)。颈的内下侧有突起的桡骨粗隆(radial tuberosity)。下端外侧向下突出,称茎突(styloid Process)。下端内面有关节面,称尺切迹,与尺骨头相关节,下面有腕关节面与腕骨相关节。

3. **尺骨**　尺骨(ulna)居前臂内侧,分一体两端。上端粗大,前面有一半圆形深凹,称滑车切迹(trochlear notch)。切迹后上方的突起称鹰嘴(olecranon),前下方的突起称冠突(coronoid process)。下端为尺骨头(head of ulna),其前、外、后有环状关节面与桡骨的尺切迹相关节,下面光滑借三角形的关节盘与腕骨隔开。头后内侧的锥状突起,称尺骨茎突(styloid process)(图 5-6)。

4. **手骨**　包括腕骨、掌骨和指骨

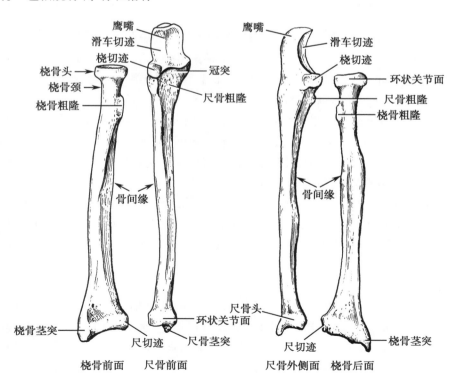

桡骨前面　尺骨前面　　尺骨外侧面　桡骨后面

图 5-6　桡骨和尺骨

（1）腕骨（carpal bones）：8块排成近远二列。近侧列由桡侧向尺侧为：手舟骨（scaphoid bone）、月骨（innate bone）三角骨（triquetral bone）和豌豆骨（pisiform bone）。远侧列为：大多角骨（trapezium bone）、小多角骨（trapezoid bone）、头状骨（capitate bone）和钩骨（hamate bone）。

（2）掌骨（metacarpal bones）：5块。由桡侧向尺侧，为第1~5掌骨。

（3）指骨（Phalanges of fingers）：属长骨，共14块。拇指有2节，其余各指为3节，为近节指骨、中节指骨和远节指骨。

### （三）下肢带骨

髋骨（hip bone）是不规则骨，上部扁阔，中部窄厚，有朝向下外的深窝，称髋臼；下部有一大孔，称闭孔。左右髋骨与骶、尾骨组成骨盆。髋骨由髂骨、耻骨和坐骨组成，三骨会合于髋臼，16岁左右完全融合（图5-7、5-8）。

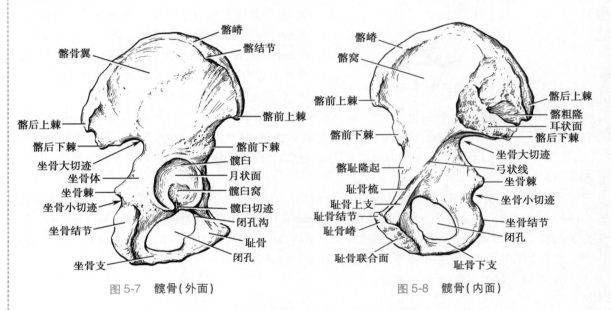

图5-7 髋骨（外面）　　　　图5-8 髋骨（内面）

**1. 髂骨**　髂骨（ilium）构成髋骨上部，分为肥厚的髂骨体和扁阔的髂骨翼。体构成髋臼的上2/5，翼上缘肥厚，形成弓形的髂嵴（iliac crest）。髂嵴前端为髂前上棘（anterior superior lilac spine），后端为髂后上棘（posterior superior lilac spine）。在髂前、后上棘的下方各有一薄锐突起，分别称髂前下棘和髂后下棘。髂后下棘下方有深陷的坐骨大切迹（greater sciatic notch）。

**2. 坐骨**　坐骨（ischium）构成髋骨下部，分坐骨体和坐骨支。体组成髋臼的后下2/5，后下有坐骨棘（ischial spine），棘下方有坐骨小切迹（lesser sciatic notch）。坐骨棘与髂后下棘之间为坐骨大切迹。坐骨体下后部向前、上、内延伸为较细的坐骨支，其末端与耻骨下支结合。坐骨体与坐骨支移行处的后部粗糙隆起，为坐骨结节（ischial tuberosity）。

**3. 耻骨**　耻骨（pubis）构成髋骨前下部，分体和上、下二支。体组成髋臼前下1/5。向前内伸出耻骨上支，其末端急转向下，成为耻骨下支。耻骨上、下支相互移行处内侧面，称耻骨联合面（symphysial surface），两侧联合面借软骨相接，构成耻骨联合。耻骨与坐骨共同围成闭孔（obturator foramen）。

### （四）自由下肢骨

**1. 股骨**　股骨（femur）分一体两端。上端有朝向内上的股骨头（femoral head）。头下外侧的狭细部称股骨颈（neck of femur）。颈与体连接处上外侧的方形隆起，称大转子（greater trochanter）；内下方的隆起，称小转子（lesser trochanter）。下端有两个向后突出的膨大，为内侧髁（medial condyle）和外侧髁（lateral condyle）。内、外侧髁的前面、下面和后面都是光滑的关节面。两髁前方的关节面彼此相连，形成髌面。两髁后份之间的深窝称髁间窝（intercondylar fossa）。两髁侧面上方的突起处，分别为内上髁（medial epicondyle）和外上髁（lateral epicondyle）。

**2. 髌骨** 髌骨（patella）是人体最大的籽骨，位于股骨下端前面，在股四头肌腱内，上宽下尖，前面粗糙，后面为关节面，与股骨髌面相关节。

**3. 胫骨** 胫骨（tibia）位于小腿内侧，分一体两端。上端膨大，形成内侧髁和外侧髁。二髁上面各有上关节面，与股骨髁相关节。两上关节面之间的隆起，称髁间隆起（intercondylar eminence）。上端前面的隆起称胫骨粗隆（tibial tuberosity）。下端内下有一突起，称内踝（medial malleolus）（图5-9）。

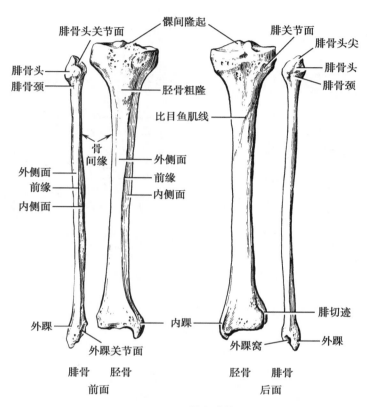

图 5-9 胫骨和腓骨

**4. 腓骨** 腓骨（fibula）细长，位于胫骨外后方，分一体两端。上端稍膨大，称腓骨头（fibular head）。头下方缩窄，称腓骨颈（neck of fibula）。下端膨大，形成外踝（lateral malleolus）（图5-9）。

**5. 足骨** 包括跗骨、跖骨和趾骨

（1）跗骨（tarsal bones）：7块，属短骨。分前、中、后三列。后列包括上方的距骨 talus 和下方的跟骨 calcaneus；中列为位于距骨前方的足舟骨（navicular bone）；前列为内侧楔骨（medial cuneiform bone）、中间楔骨（intermediate cuneiform bone）、外侧楔骨（lateral cuneiform bone），及跟骨前方的骰骨（cuboid bone）。

（2）跖骨（metatarsal bones）：5块，为第1~5跖骨。每一跖骨近端为底，与跗骨相接，中间为体，远端称头，与近节趾骨相接。

（3）趾骨（phalanges of toes）：共14块。跟趾为2节，其余各趾为3节。

# 第二节  骨  连  接

骨与骨之间借纤维组织、软骨或骨相连，称为关节或骨连结（joint，articulation）。按骨连结的方式，可分为直接骨连结和间接骨连结。直接骨连结包括纤维连结、软骨连结和骨性结合。间接骨连结即滑膜关节。

### 一、中轴骨连接

躯干骨的连结24块椎骨、1块骶骨和1块尾骨借骨连结形成脊柱（vertebral column），构成人体的中轴，上承托颅，下接下肢带骨。12块胸椎、12对肋、胸骨和它们之间的骨连结，共同形成胸廓（thoracic cage）。

#### （一）脊柱

1. **椎骨间的连结** 各椎骨之间，借韧带、软骨和滑膜关节相连，可分为椎体间连结和椎弓间连结（图5-10）。

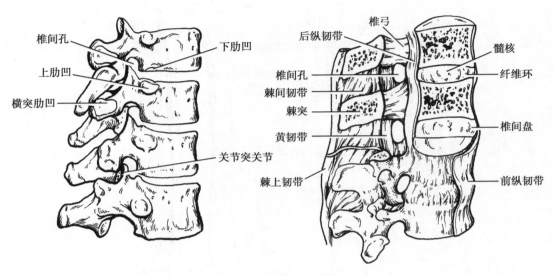

图 5-10 椎骨间的连结

（1）椎体间的连结：相邻各椎体之间借椎间盘、前纵韧带和后纵韧带相连。

1）椎间盘（intervertebral discs）：是连结相邻两个椎体的纤维软骨盘，由两部分构成，中央部为髓核（nucleus pulposus），是柔软而富有弹性的胶状物质。周围部为纤维环（anulus fibrosus），由多层纤维软骨环按同心圆排列组成，富于坚韧性，牢固连结各椎体上、下面，保护髓核并限制髓核向周围膨出。

2）前纵韧带（anterior longitudinal ligament）：位于椎体前面，上至枕骨大孔，下达第1或第2骶椎，其纤维与椎体及椎间盘牢固连结，有防止脊柱过度后伸和椎间盘向前脱出的作用。

3）后纵韧带（posterior longitudinal ligament）：位于椎体后面，起自枢椎，向下达骶管，与椎间盘纤维环及椎体上下缘紧密连结，与椎体结合较为疏松，有限制脊柱过度前屈的作用。

（2）椎弓间的连结：包括椎弓板之间和各突起之间的连结。

1）黄韧带（ligamenta flava）：连结相邻两椎弓板间的韧带，由弹力纤维构成。协助围成椎管，并有限制脊柱过度前屈的作用。

2）棘间韧带（interspinal ligaments）：位于相邻各棘突之间。

3）棘上韧带（supraspinal ligaments）：连结胸、腰、骶椎各棘突尖之间的纵形韧带。在颈部，从颈椎棘突尖向后扩展成项韧带（ligamentum nuchae），向上附着于枕外隆凸及枕外嵴，向下达第7颈椎棘突并续于棘上韧带。

4）横突间韧带（intertransverse ligaments）：连结相邻椎骨的横突之间的韧带。

5）关节突关节（zygapophysial joints）：由相邻椎骨的上、下关节突的关节面构成，只能作轻微滑动，但各椎骨之间的运动总和却很大。

2. **脊柱的整体观及其运动**

（1）脊柱前面观：可见椎体自上而下逐渐加宽，到第2骶椎为最宽，这与椎体的负重逐渐增加有关,自骶骨耳状面以下,体积逐渐缩小。

（2）脊柱后面观：可见所有椎骨棘突连贯形成纵嵴,位于背部正中线上。

（3）脊柱侧面观：从侧面观察脊柱,可见成人脊柱有颈、胸、腰、骶4个生理性弯曲。其中,颈曲和腰曲凸向前,胸曲和骶曲凸向后。脊柱的这些弯曲增大了脊柱的弹性,对维持人体的重心稳定和减轻震荡有重要意义,从而对脑和胸腹腔脏器具有保护作用。

（4）脊柱的运动：脊柱除支持身体、保护脊髓、脊神经和内脏外,还有很大的运动性,虽然相邻两椎骨之间的活动有限,但整个脊柱的活动范围较大,可作屈、伸、侧屈、旋转和环转运动。

**（二）胸廓**

胸廓由12块胸椎、12对肋、1块胸骨和它们之间的连结共同构成。构成胸廓的主要关节有肋椎关节和胸肋关节。

1. **肋椎关节（costovertebral joints）**    为肋后端与胸椎之间构成的关节,包括肋头关节和肋横突关节。

2. **胸肋关节（sternocostal joints）**    由第2~7肋软骨与胸骨相应的肋切迹构成,属微动关节。第1肋与胸骨柄之间为软骨结合,第8~10肋软骨的前端不直接与胸骨相连,而依次与上位肋软骨形成软骨间关节,在两侧各形成一个肋弓,第11和12肋的前端游离于腹壁肌肉之中。

3. **胸廓的整体观及其运动**    成人胸廓近似圆锥形,前后径小于横径,上窄下宽,容纳胸腔脏器。胸廓有上、下两口和前、后、外侧壁。胸廓上口较小,由胸骨上缘、第1肋和第1胸椎体围成,是胸腔与颈部的通道。胸廓下口由第12胸椎、第12、11对肋、肋弓和剑突围成。两侧肋弓在中线构成向下开放的胸骨下角。相邻两肋之间的间隙称肋间隙(图5-11)。

胸廓除保护、支持功能外,主要参与呼吸运动。

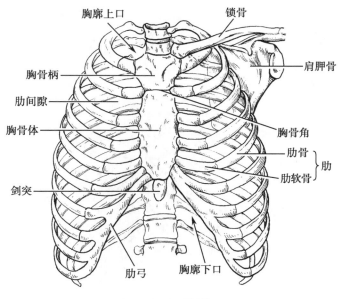

图 5-11    胸廓

**（三）颅骨的连结**

颅骨的连结可分为纤维连结、软骨连结和滑膜关节三种。

1. 颅盖骨之间留有薄层结缔组织膜,构成缝。有冠状缝、矢状缝、人字缝等。

2. **颞下颌关节（temporomandibular joint）**    又称下颌关节,由下颌骨的下颌头与颞骨的下颌窝和关节结节构成。关节囊松弛,囊外有韧带予以加强。囊内有关节盘,盘的周缘与关节囊相接,将关节腔分成上、下两部。两侧颞下颌关节属于联合关节。下颌骨可作上提和下降、前进和后退以及侧方运动。

## 二、附肢骨连接

附肢骨连接包括上肢骨的连结和下肢骨的连结。

### （一）上肢骨的连结

上肢骨的连结包括上肢带的连结和自由上肢骨的连结。

上肢带连结主要包括胸锁关节（sternoclavicular joint）、肩锁关节（acromioclavicular joint）、喙肩韧带（coracoacromial ligament）。

### （二）自由上肢连结

1. **肩关节** 肩关节（shoulder joint）是典型的球窝关节，由肱骨头与肩胛骨关节盂构成。关节盂浅而小，关节盂周缘有纤维软骨构成的盂唇。肩关节的运动幅度较大。关节囊薄而松弛。肱二头肌长头行于关节囊内。关节囊的上壁有喙肱韧带（coracohumeral ligament），部分纤维编织于关节囊的纤维层；囊的前壁和后壁，也有纤维编入关节囊的纤维层，以增加关节的稳固性。囊的下壁没有肌腱和韧带加强，最为薄弱，故肩关节脱位时，肱骨头常从下壁脱出，发生前下方脱位（图5-12）。

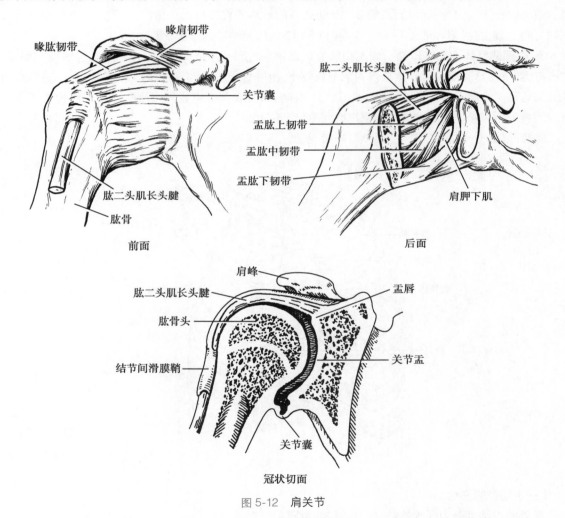

图 5-12 肩关节

肩关节为全身最灵活的关节，属球窝关节，可作三轴性运动：即冠状轴上的屈、伸，矢状轴上的收、展，垂直轴上的旋内；旋外及环转运动。

2. **肘关节** 肘关节（elbow joint）是由肱骨下端与尺、桡骨上端构成的复关节，包括三个关节：肱尺关节（humeroulnar joint）、肱桡关节（humeroradial joint）、桡尺近侧关节（proximal radioulnar joint）。3个关节包在一个关节囊内。肘关节囊前、后壁薄而松弛，两侧壁厚而紧张，并有韧带加强。囊的后壁最薄弱,故常见桡、尺二骨向后脱位。

肘关节的韧带有:①桡侧副韧带(radial collateral ligament),位于囊的桡侧,由肱骨外上髁向下扩展,止于桡骨环状韧带;②尺侧副韧带(ulnar collateral ligament),位于囊的尺侧,由肱骨内上髁向下呈扇形扩展,止于尺骨滑车切迹内侧线;③桡骨环状韧带(annular ligament of radius),位于桡骨环状关节面的周围,两端附着于尺骨桡切迹的前、后缘,与尺骨桡切迹共同构成一个上口大下口小的骨纤维环,容纳桡骨头,防止桡骨头脱出(图 5-13)。

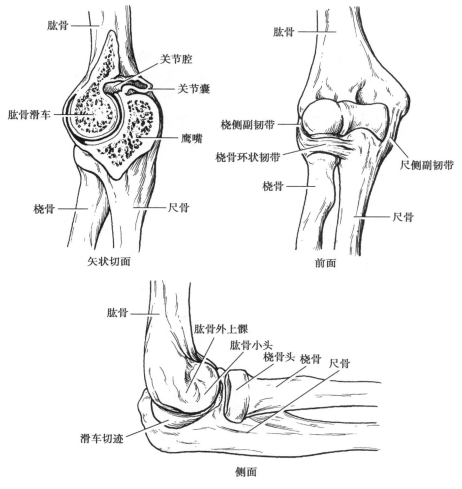

图 5-13　肘关节

肘关节的运动以肱尺关节为主,肱尺关节属滑车关节,主要行冠状轴上的屈、伸运动,屈伸范围可达 140 度。肱桡关节虽属球窝关节,但因受肱尺关节的限制,只能作屈、伸和旋前、旋后运动。桡尺近侧关节属车轴关节,与桡尺远侧关节联合,使前臂旋前和旋后。

**3. 桡尺连结**　桡、尺骨借桡尺近侧关节、桡尺远侧关节和前臂骨间膜相连。

**4. 手关节**　手关节(joints of hand)包括桡腕关节、腕骨间关节、腕掌关节、掌骨间关节、掌指关节和手指间关节。

### (三)下肢骨的连结

包括下肢带的连结和自由下肢骨的连结。

**下肢带连结**

(1)骶髂关节(sacroiliac joint):由骶骨和髂骨的耳状面构成。

(2)髋骨与脊柱间的韧带连结髋骨与脊柱之间借下列韧带加固:髂腰韧带(iliolumbar ligament)、

骶结节韧带(sacrotuberous ligament)、骶棘韧带(sacrospinous ligament)。

(3)耻骨联合(Pubic symphysis):由两侧耻骨联合面借纤维软骨构成的耻骨间盘连结构成。

(4)闭孔膜(obturator membrane):封闭闭孔并供盆内外肌肉附着。膜上部与闭孔沟围成闭膜管(obturator canal),有神经、血管通过。

(5)骨盆(pelvis):由左右髋骨和骶、尾骨以及其间的骨连结构成。骨盆以界线为界,分为上方的大骨盆和下方的小骨盆。界线是由骶骨的岬向两侧弓状线、耻骨梳、耻骨结节至耻骨联合上缘构成的环形线,为大、小骨盆的分界。小骨盆分为骨盆上口、骨盆下口和骨盆腔。两侧坐骨支与耻骨下支连成耻骨弓,它们之间的夹角称为耻骨下角,男性为70~75度,女性为90~100度。

**(四)自由下肢连结**

1. **髋关节** 髋关节(hip joint)由髋臼与股骨头构成,是典型的杵臼关节。髋臼的周缘附有纤维软骨构成的髋臼唇(acetabular labrum),以增加髋臼的深度。髂股韧带起自髂前下棘,向下呈人字形,经关节囊前方止于转子间线。关节囊后下部较薄弱,脱位时,股骨头易向下方脱位。关节囊内有股骨头韧带(ligament of head of femur),连结于股骨头凹和髋臼横韧带之间(图5-14)。

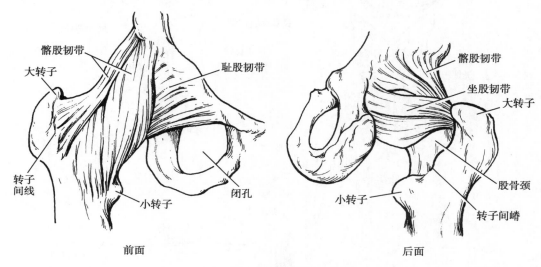

图 5-14 髋关节

髋关节可作三轴性运动,在额状轴上的前屈、后伸,矢状轴上的内收、外展,垂直轴上的旋内、旋外以及环转运动。

2. **膝关节** 膝关节(knee joint)是人体最大最复杂的关节,由股骨下端、胫骨上端和髌骨构成。膝关节的关节囊薄而松弛。囊的前壁有股四头肌腱和髌骨。囊的外侧有腓侧副韧带(fibular collateral ligament)。囊的内侧有胫侧副韧带(tibial collateral ligament)。囊的后壁有腘斜韧带(oblique popliteal ligament)。

关节内还有膝交叉韧带(cruciate ligament of knee)。膝交叉韧带有前后两条,前交叉韧带(anterior cruciate ligament)和后交叉韧带(posterior cruciate ligament)。

在股骨内、外侧髁与胫骨内、外侧髁的关节面之间,垫有两块由纤维软骨构成的半月板,分别称内侧半月板和外侧半月板。半月板使关节面适合,既增大了关节窝的深度,使膝关节稳固,又可同股骨髁一起对胫骨作旋转运动;可以缓冲压力,吸收震荡,起弹性垫作用。由于半月板随着膝关节的运动而移动,因此,在强力骤然动作时,易造成损伤或撕裂(图5-15)。

膝关节主要作屈、伸运动,屈可达130度,伸不超过10度。膝在半屈位时,小腿尚可作旋转运动。

3. **胫腓连结** 胫、腓二骨的连结紧密,上端由胫骨外侧髁的腓关节面与腓骨头构成微动的胫腓关节,两骨干间有小腿骨间膜连结;下端借胫腓前、后韧带构成韧带连结。

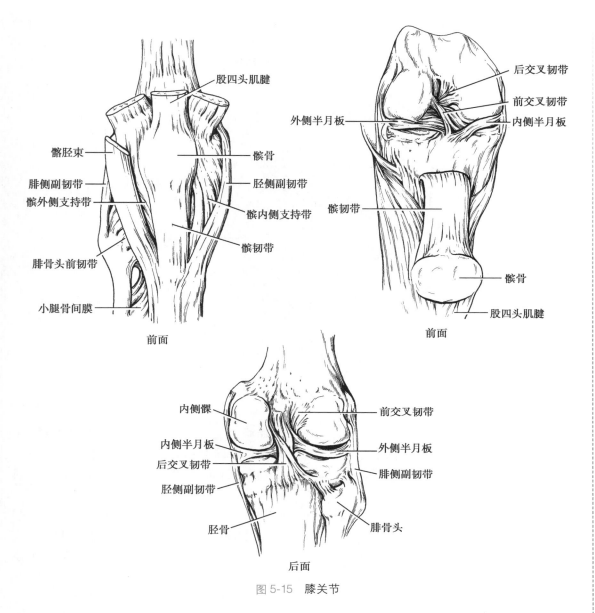

图 5-15　膝关节

4. 足关节　足关节(joints of foot)包括距小腿关节、跗骨间关节、跗跖关节、跖骨间关节、跖趾关节和趾骨间关节。

# 第三节　骨　骼　肌

运动系统中叙述的肌(muscle)均属横纹肌,一般附着于骨骼,可随人的意志而收缩,所以又称骨骼肌或随意肌。但有少数骨骼肌附着于皮肤,称为皮肌。骨骼肌在人体内分布极为广泛,约占体重的40%。每块肌都具有一定的形态、结构、位置和辅助装置,执行一定的功能,且有丰富的血管和淋巴管分布,并接受神经的支配,所以每块肌都可看成一个器官。

## 一、头肌和颈肌

### (一)头肌
可分为面肌和咀嚼肌两部分。

1. 面肌(facial muscle)　为扁薄的皮肌,位置浅表,大多起自颅骨的不同部位,止于面部皮肤,主要分布于面部孔裂周围,如眼裂、口裂和鼻孔周围,可分为环形肌和辐射肌两种,有闭合或开大上述孔裂的作用,同时牵动面部皮肤显示喜怒哀乐等各种表情(图5-16)。

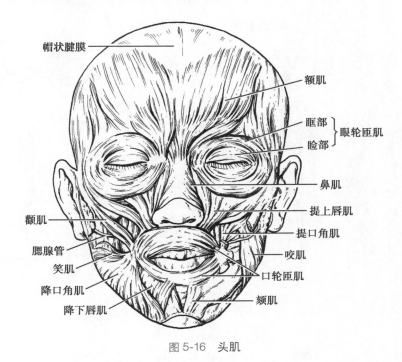

图 5-16 头肌

（1）颅顶肌(epicranius):阔而薄,左右各有一块枕额肌,它由两个肌腹和中间的帽状腱膜(galea aponeurotica)构成。前方的肌腹位于额部皮下称额腹(frontal belly),后方的肌腹位于枕部皮下称枕腹(occipital belly)。作用:枕腹可向后牵拉帽状腱膜,额腹收缩时可提眉并使额部皮肤出现皱纹。

（2）眼轮匝肌(orbicularis oculi):位于眼裂周围,呈扁椭圆形。作用:使眼裂闭合。

（3）口周围肌:口周围肌位于口裂周围,包括辐射状肌和环形肌。辐射状肌分别位于口唇的上、下方,能上提上唇,降下唇或拉口角向上、向下或向外。颊肌(buccinator),此肌紧贴口腔侧壁,可使唇、颊紧贴牙齿,帮助咀嚼和吸吮。

（4）鼻肌:鼻肌不发达,为几块扁薄小肌,分布在鼻孔周围,有开大或缩小鼻孔的作用。

2. 咀嚼肌 包括咬肌、颞肌、翼外肌和翼内肌,它们均配布于下颌关节周围,参加咀嚼运动。

（1）咬肌(masseter):起自颧弓的下缘和内面,向后下止于下颌支和下颌角的外面。

（2）颞肌(temporalis):起自颞窝,肌束呈扇形向下会聚,通过颧弓的深方,止于下颌骨的冠突。

（3）翼内肌(medial pterygoid):起自翼窝,向下外方止于下颌角的内面。

（4）翼外肌(lateral Pterygoid):在颞下窝内,起自蝶骨大翼的下面和翼突的外侧,向外方止于下颌颈。

（二）颈肌

可依其所在位置分为颈浅肌群、舌骨上、下肌群和颈深肌群三组。

1. 颈浅肌群

（1）颈阔肌(platysma):位于颈部浅筋膜中,为一皮肌,薄而宽阔,起自胸大肌和三角肌表面的筋膜,向上止于口角。作用:拉口角向下,并使颈部皮肤出现皱褶。

（2）胸锁乳突肌(sternocleidomastoid):斜位于颈部两侧,大部分为颈阔肌所覆盖,是一对强有力的肌。起自胸骨柄前面和锁骨的胸骨端,肌束斜向后上方,止于颞骨的乳突。作用:一侧肌收缩使头向同侧倾斜,脸转向对侧;两侧收缩可使头后仰。

**2. 舌骨上、下肌群（图 5-17）**

（1）舌骨上肌群（suprahyoid muscles）：每侧由 4 块肌组成。

1）二腹肌（digastric）：在下颌骨的下方，有前、后二腹。前腹起自下颌骨二腹肌窝，斜向后下方；后腹起自乳突内侧，斜向前下；两个肌腹以中间腱相连，中间腱借筋膜形成滑车系于舌骨。

2）下颌舌骨肌（mylohyoid）：在二腹肌前腹的深部，起自下颌骨，止于舌骨，并与对侧肌汇合于正中线，组成口腔底。

3）茎突舌骨肌（stylohyoid）：起自茎突，止于舌骨。

4）颏舌骨肌（geniohyoid）：在下颌舌骨肌深面，起自颏棘，止于舌骨。

舌骨上肌的作用：上提舌骨，并可使舌升高，因而能协助推进食团入咽。当舌骨固定时，下颌舌骨肌、颏舌骨肌和二腹肌前腹均能拉下颌骨向下而张口。

（2）舌骨下肌群（infrahyoid muscles）：每侧也有 4 块肌，分浅深两层排列，各肌均依起止点命名。分别为：胸骨舌骨肌（sternohyoid）、肩胛舌骨肌（omohyoid）、胸骨甲状肌（sternothyroid）、甲状舌骨肌（thyrohyoid）。

舌骨下肌的作用：下降舌骨和喉。甲状舌骨肌在吞咽时可提喉使其靠近舌骨。

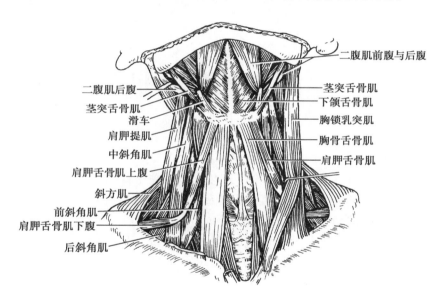

图 5-17　颈肌

**3. 颈深肌群**可分成内、外侧两群肌。

（1）外侧群：包括有前斜角肌（scalenus antenor）、中斜角肌（scalenus medius）和后斜角肌（scalenus posterior）。

（2）内侧群：在脊柱颈段的前方，有头长肌和颈长肌等，合称椎前肌。作用：椎前肌能使头前俯、颈前屈。

## 二、躯干肌

躯干肌可分为背肌、颈肌、胸肌、膈、腹肌和会阴肌。

### （一）背肌

位于躯干后面的肌群（图 5-18）。

**1. 斜方肌**　斜方肌（trapezius）位于项部和背上部的浅层，为三角形的阔肌，左右两侧合在一起呈斜方形，起自上项线、枕外隆凸、项韧带、第 7 颈椎和全部胸椎的棘突，上部的肌束斜向外下方，中部的平行向外，下部的斜向外上方，止于锁骨的外侧 1/3 部分、肩峰和肩胛冈。作用：使肩胛骨向脊柱靠

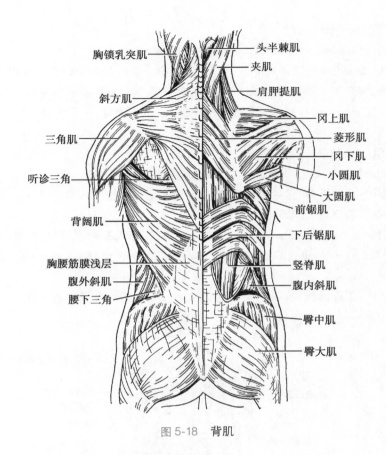

图 5-18 背肌

拢;上部肌束可上提肩胛骨;下部肌束使肩胛骨下降。

2. **背阔肌** 背阔肌(latissimus dorsi)为全身最大的扁肌,位于背的下半部及胸的后外侧,以腹膜起自下 6 个胸椎的棘突、全部腰椎的棘突、骶正中嵴及髂嵴后部等处,肌束向外上方集中,以扁腱止于肱骨结节间沟底。作用:使肱骨内收、旋内和后伸。

3. **竖脊肌(骶棘肌)** 竖脊肌(骶棘肌)(erector spinae)为背肌中最长、最大的肌,纵列于躯干的背面,脊柱两侧的沟内。起自骶骨背面和髂嵴的后部,向上分出三群肌束,沿途止于椎骨和肋骨,并到达颞骨乳突。作用:使脊柱后伸和仰头。

**(二)胸肌**

胸肌可分为胸上肢肌和胸固有肌。

1. **胸上肢肌** 胸上肢肌均起自胸廓外面,止于上肢带骨或肱骨。

(1)胸大肌(pectoralis major):位置表浅,覆盖胸廓前壁的大部,呈扇形,宽而厚。起自锁骨的内侧半、胸骨和第 1~6 肋软骨等处。各部肌束聚会向外,以扁腱止于肱骨大结节嵴。作用:使肱骨内收、旋内和前屈。

(2)胸小肌(pectoralis minor):位于胸大肌深面,呈三角形,起自第 3~5 肋骨,往上止于肩胛骨的喙突。作用:拉肩胛骨向前下方。

(3)前锯肌(serratus antedor):位于胸廓侧壁,以数个肌齿起自上 8 个或 9 个肋骨,肌束斜向上内方,经肩胛骨的前方,止于肩胛骨内侧缘和下角。作用:拉肩胛骨向前和紧贴胸廓。

2. **胸固有肌** 胸固有肌参与构成胸壁,如位于 11 个肋间隙内的肋间内、外肌。

(1)胸间外肌(intercostales external):位于各肋间隙的浅层,起自肋骨下缘,肌束斜向前下,止于下一肋骨的上缘。

(2)胸间内肌(intercostales internal):位于肋间外肌的深面,肌束方向与肋间外肌相反,前部肌束达胸骨外侧缘。

作用:肋间外肌能提肋助吸气,肋间内肌可降肋助呼气。

3. **膈** 膈(diaphragm)为向上呈穹窿形的扁薄阔肌,位于胸腹腔之间,成为胸腔的底和腹腔的顶。膈的肌束起点可分为三部:胸骨部起自剑突后面;肋部起自下6对肋骨和肋软骨;腰部以左、右两个膈脚起自上2~3个腰椎。各部肌束均止于中央的中心腱(central tendon),所以膈的外周是肌性部,而中央部分是腱膜。

膈上有三个裂孔:在第12胸椎前方,左右两个膈脚与脊柱之间有主动脉裂孔(aortic hiatus),有主动脉和胸导管通过;主动脉裂孔的左前上方,约在第10胸椎水平,有食管裂孔(esophageal hiatus),有食管和迷走神经通过;在食管裂孔的右前上方的中心腱内有腔静脉孔(vena caval foramen),它约在第8胸椎水平,内通过了腔静脉。

作用:膈为主要的呼吸肌,收缩时,膈穹窿下降,胸腔容积扩大,以助吸气;松弛时,膈穹窿上升恢复原位,胸腔容积减小,以助呼气。

### (三)腹肌

腹前壁、侧壁和后壁的大部均为腹肌构成;腹肌上附着于胸廓,下附着于骨盆。腹前壁有一对纵行的直肌,两侧是三层宽阔的扁肌,这三层肌的肌束方向彼此交叉,并在腹前壁处形成广阔的腱膜。

腹肌可分为前外侧群和后群。

1. **前外侧群** 前外侧群形成腹腔的前外侧壁;包括腹外斜肌、腹内斜肌、腹横肌和腹直肌等(图5-19)。

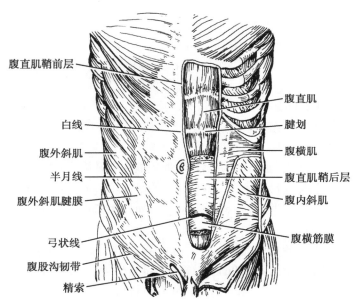

图 5-19 腹前外侧壁肌

(1)腹外斜肌(obliquus externus abdominis):为宽阔扁肌,位于腹前外侧部的浅层。腹外斜肌腱膜的下缘卷曲增厚连于髂前上棘与耻骨结节之间,称为腹股沟韧带(inguinal ligament)。在耻骨结节外上方,腱膜形成近乎三角形的裂孔,为腹股沟管浅(皮下)环(superficial inguinal ring)。

(2)腹内斜肌(obliquus internus abdominis):在腹外斜肌深面。腹内斜肌的最下部发出一些细散的肌束,向下包绕精索和睾丸,称为提睾肌(cremaster),收缩时可上提睾丸。

(3)腹横肌(transversus abdominis):在腹内斜肌深面,较薄弱。腹横肌最下部分分别参与提睾肌和腹股沟腱的构成。

(4)腹直肌(rectus abdominis):位于腹前壁正中线的两旁。肌的全长被3~4条横行的腱划(tendinous intersection)分成多个肌腹。

腹前外侧群肌的作用:共同保护腹腔脏器及维持腹内压,保持腹腔脏器位置的固定。当腹肌收缩时,可增加腹压以协助排便、分娩、呕吐和咳嗽等功能,还可降肋助呼气并能使脊柱前屈、侧屈与旋转。

2. **后群** 后群有腰大肌和腰方肌,腰大肌将在下肢中叙述。

### 三、四肢肌

#### (一)上肢肌

可按不同的部位分为上肢带肌、臂肌、前臂肌和手肌。

1. **上肢带肌** 上肢带肌配布于肩关节周围,均起自上肢带骨,能运动肩关节,又能增强关节的稳固性。

(1)三角肌(deltoid):位于肩部,呈三角形。肌束从前、外、后包裹肩关节,逐渐向外下方集中,止于肱骨体外侧的三角肌粗隆。作用:使上臂外展。三角肌的前部肌束可以使上臂屈和旋内,而后部肌束能使上臂伸和旋外。

(2)还包含以下肌:冈上肌、冈下肌、小圆肌、大圆肌、肩胛下肌。

2. **臂肌** 分为前、后两群,前群主要为屈肌,后群为伸肌。

(1)前群

1)肱二头肌(biceps brachii):有两个头,长头以长腱起自肩胛骨盂上结节,通过肩关节囊,经结节间沟下降;短头在内侧,起自肩胛骨喙突。两头在臂的下部合并成一个肌腹,并以一个腱止于尺骨粗隆。作用:屈肘关节;当前臂处于旋前位时,能使其旋后。

2)喙肱肌(coracobrachialis):比较弱小,在肱二头肌短头的后内方,并与短头共同起自肩胛骨喙突,止于肱骨中部的内侧。作用:协助上臂前屈和内收。

3)肱肌(brachialis):位于肱二头肌下半部的深面,起自肱骨下半的前面,止于尺骨粗隆。作用:屈肘关节。

4)肱三头肌(triceps brachii):有三个头,长头以长腱起自肩胛骨盂下结节;外侧头起自尺神经沟外上方的骨面;内侧头起自桡神经沟以下的骨面。三个头向下会合,以一个坚韧的腱止于尺骨鹰嘴。作用:伸肘关节。

(2)后群:后群位于前臂的后面,为伸腕、伸指、腕收展和前臂旋后的肌,也分为浅、深两层。

1)浅层有5块肌,自桡侧向尺侧依次为桡侧腕长伸肌(extensor carpi radians longus)、桡侧腕短伸肌(extensor carpi radialis brevis)、指伸肌(extensor digitorum)、小指伸肌(extensor digiti minimi)和尺侧腕伸肌(extensor carpi ulnaris)。

2)深层也有5块肌:包括旋后肌(supinator)、拇长展肌(abductor pollicis longus)、拇短伸肌(extensor pollicis brevis)、拇长伸肌(extensor pollicis longus)和示指伸肌(extensor indicts)。

3. **手肌** 手肌全部集中在手的掌侧,可分为外侧、中间和内侧三群。

(1)外侧群:较为发达,在手掌拇指侧形成一隆起,称鱼际(thenar),包括拇短展肌(abductor pollicis brevis)、拇短屈肌(flexor pollicis brevis)、拇对掌肌(opponens pollicis)、拇收肌(adductor pollicis)。

(2)内侧群:在手掌小指侧,也形成一隆起,称小鱼际(hypothenar),包括小指展肌(abductor digiti minimi)、小指短屈肌(flexor digiti minimi brevis)、小指对掌肌(opponens digiti minimi)。

(3)中间群:位于掌心,包括4块蚓状肌和7块骨间肌。

1)蚓状肌(lumbricales):作用为屈掌指关节,伸指间关节。

2)骨间肌位于掌骨间隙内,可分为骨间掌侧肌(palmar interossei)3块;骨间背侧肌(dorsal interossei)4块。

#### (二)下肢肌

1. **髋肌** 髋肌主要起自骨盆的内面和外面,跨过髋关节,止于股骨上部,按其所在的部位和作用,可分为前、后两群。

（1）前群：前群有髂腰肌和阔筋膜张肌（图 5-20）。

1）髂腰肌（iliopsoas）：由腰大肌和髂肌组成。腰大肌（psoas major）起自腰椎体侧面和横突。髂肌（iliacus）呈扇形，位于腰大肌的外侧，起自髂窝。两肌向下相互结合，经腹股沟韧带深面和髋关节的前内侧，止于股骨小转子。作用：使大腿前屈和旋外。

2）阔筋膜张肌（tensor fasciae latae）：位于大腿上部前外侧，起自髂前上棘，肌腹在阔筋膜两层之间，向下移行于髂胫束，后者止于胫骨外侧髁。作用：使阔筋膜紧张并屈大腿。

（2）后群：后群肌主要位于臀部，故又称臀肌，包括臀大、中、小肌和经过髋关节囊后面的其他小肌。

1）臀大肌（gluteus maximus）：位于臀部浅层、大而肥厚，形成特有的臀部隆起，覆盖臀中肌下半部及其他小肌。起自髂骨翼外面和骶骨背面，肌束斜向下，止于髂胫束和股骨的臀肌粗隆。作用：使大腿后伸和外旋。

2）臀中肌（gluteus medius）：位于臀大肌的深面。

3）臀小肌（gluteus minimus）：位于臀中肌的深面。

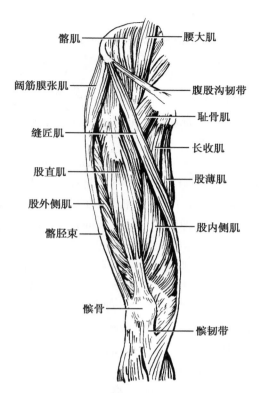

图 5-20　髋肌和大腿肌前群

臀中、小肌都呈扇形，皆起自髂骨翼外面，肌束向下集中形成短腱，止于股骨大转子。作用：两肌共同使大腿外展，两肌的前部肌束能使大腿旋内，而后部肌束则使大腿旋外。

4）梨状肌（piriformis）：起自盆内骶骨前面骶前孔的外侧，外出坐骨大孔达臀部，止于股骨大转子。作用：使大腿旋外。

**2. 大腿肌**　位于股骨周围，可分为前群、后群和内侧群（图 5-20）。

（1）前群：前群有缝匠肌和股四头肌。

1）缝匠肌（sartorius）：是全身中最长的肌，呈扁带状，起于髂前上棘，经大腿的前面，转向内侧，止于胫骨上端的内侧面。作用：屈大腿和屈膝关节。

2）股四头肌（quadriceps femoris）：是全身中体积最大的肌，有四个头，即：股直肌、股内侧肌、股外侧肌和股中间肌。股直肌位于大腿前面，起自髂前下棘；股内侧肌和股外侧肌分别起自股骨粗线内、外侧唇；股中间肌位于股直肌的深面，在股内、外侧肌之间，起自股骨体的前面。四个头向下形成一个腱，包绕髌骨的前面和两侧，继而下延为髌韧带，止于胫骨粗隆。作用：是膝关节强有力的伸肌，股直肌还有屈大腿的作用。

（2）内侧群：内侧群共有 5 块肌，位于大腿的内侧，分层排列。浅层自外侧向内侧有耻骨肌（pectineus）、长收肌（adductor longus）和股薄肌（gracilis）。在耻骨肌和长收肌的深面，为短收肌（adductor brevis）。在上述肌的深面有大收肌（adductor magnus）。内侧群肌均起自闭孔周围的耻骨支、坐骨支和坐骨结节等骨面，除股薄肌止于胫骨上端的内侧以外，其他各肌都止于股骨粗线，大收肌还有一个腱止于股骨内上髁上方的收肌结节，此腱与股骨之间有一裂孔，称为收肌腱裂孔，有大血管通过。作用：主要使大腿内收。

（3）后群：后群位于大腿后面，共有 3 块肌。

1）股二头肌（biceps femoris）：位于股后的外侧，有长、短两个头。长头起自坐骨结节，短头起自股骨粗线，两头合并后，以长腱止于腓骨头。

2）半腱肌（semitendinosus）：起自坐骨结节，止于胫骨上端的内侧。

3）半膜肌（semimembranosus）：在半腱肌的深面，起自坐骨结节，下端止于内侧髁的后面。作用：后群三块肌可以屈膝关节，伸大腿。

**3. 小腿肌** 小腿肌可分为三群：前群在骨间膜的前面，后群在骨间膜的后面，外侧群在腓骨的外侧面。

（1）前群：前群由内侧向外排列，有三块。

1）胫骨前肌（tibialis anterior）：起自胫骨外侧面，肌腱向下经踝关节前方，止于内侧楔骨和第一跖骨的足底面。

2）趾长伸肌（extensor digitorum longus）：起自胫骨内侧面的上 2/3 和小腿骨间膜，向下至足骨分为四条腱，分别止于第 2~5 趾背移行为趾背腱膜，止于中节和远节趾骨底。由此肌另外分出一个腱，经足背外侧止于第 5 路骨底，称为第三腓骨肌。

3）踇长伸肌（extensor hallucis longus）：位于前二肌之间，起自腓骨内侧面的中份和骨间膜，肌腱经足背，止于踇趾远节趾骨底。

作用：前群各肌均伸踝关节（背屈）。此外，胫骨前肌可使足内翻，踇长伸肌能伸踇趾，趾长伸肌能伸第 2~5 趾，而第三腓骨肌可使足外翻。

（2）外侧群：外侧群为腓骨长肌（peroneus longus）和腓骨短肌（peroneus brevis）。短肌在长肌的深面。两肌皆起自腓骨的外侧面，腓骨长肌起点较高，并覆盖腓骨短肌。两肌的腱经外踝的后面转向前，在跟骨外侧面分开，短肌腱向前止于第 5 跖骨粗隆，长肌腱绕至足底，斜行至足的内侧缘，止于内侧楔骨和第 1 跖骨底。

作用：使足外翻和屈踝关节（跖屈）。

（3）后群分浅、深两层。

1）浅层：有强大的小腿三头肌（triceps surae），它的两个头浅表，称腓肠肌（gastrocnemius），另一个头位置较深，为比目鱼肌（soleus）。腓肠肌的内、外侧二头起自股骨内、外侧髁的后面，二头相合，约在小腿中点移行为腱。比目鱼肌起自腓骨后面的上部和胫骨的比目鱼肌线。三个头会合，在小腿的上部形成膨隆的小腿肚，向下续为跟腱（tendo calcaneus），止于跟骨。

作用：屈踝关节（跖屈）和屈膝关节。

2）深层：有 4 块肌，腘肌在上方，另 3 块在下方。

腘肌（popliteus）：斜位于腘窝底，起自股骨外侧髁的外侧部分，止于胫骨的比目鱼肌线以上的骨面。作用：屈膝关节并使小腿旋内。

趾长屈肌（flexor digitorum longus）：位于胫侧，起自胫骨后面，它的长腱经内踝后方至足底，在足底分为 4 条肌腱，止于第 2~5 趾的远节趾骨底。作用：屈踝关节（跖屈）和屈第 2~5 趾。

踇长屈肌（flexor hallucis longus）：起自腓骨后面，长腱经内踝之后至足底，止于踇趾远节趾骨底。作用：屈踝关节（跖屈）和屈踇趾。

胫骨后肌（tibialis posterior）：位于趾长屈肌和踇长屈肌之间，起自胫骨、腓骨和小腿骨间膜的后面，长腱经内踝之后，到足底内侧，止于舟骨粗隆和内侧、中间及外侧楔骨。作用：屈踝关节（跖屈）和使足内翻。

**4. 足肌** 足肌可分为足背肌和足底肌。足背肌较弱小，为踇趾和第 2~4 趾的小肌。足底肌的配布情况和作用与手掌肌相似。

## 本 章 小 结

运动系统由骨、骨连结和骨骼肌三种器官组成。约占成人体重的 60%~70%，执行运动、支持和保护的功能。骨以不同形式连结在一起，构成骨骼，支持体重，保护内脏，维持姿势，形成了人体的基本形态，并为肌肉提供附着。肌肉是运动系统的动力装置，跨过一个或多个关节，在神经支配下，肌肉收缩，牵拉其所附着的骨，以可动的骨连结为枢纽，产生杠杆运动。由骨、骨连结和骨骼肌形成了多个体腔,如颅腔、胸腔、腹腔和盆腔,保护脏器。

 **思考题**

1. 膝关节的构成如何？膝关节囊内有哪些主要结构？

2. 膈上有哪些裂孔？各有什么结构通过？各自的对应水平高度在哪里？

3. 肩关节的构成,主要结构特点如何？内收、外展肩关节的肌肉各有哪些？

（张　平）

**参考文献**

1. 柏树令. 系统解剖学. 8 版. 北京：人民卫生出版社，2013

# 第六章　神经系统

神经系统（nervous system）由神经细胞（nerve cell）和神经胶质细胞（neuroglial cell）构成，神经系统内大量的神经细胞聚集在一起构成错综复杂的神经网络或神经回路，保证神经系统活动的准确和完善。神经系统的主要功能是接收、传递、整合机体内外环境的信息，并对体内各种功能不断进行迅速的调整，使人体适应体内外环境的变化，并使机体与复杂的外环境保持平衡。

## 第一节　概　述

### 一、神经系统的组成和区分

神经系统在形态和功能上是一个整体，为了叙述方便，可将其分为中枢神经系统（central nervous system，CNS）和周围神经系统（peripheral nervous system，PNS）两部分。前者是神经反射活动的中心部位，包括颅腔内的脑和椎管内的脊髓，二者在枕骨大孔处相连。后者包括脑神经、脊神经以及自主神经系统（图6-1）。

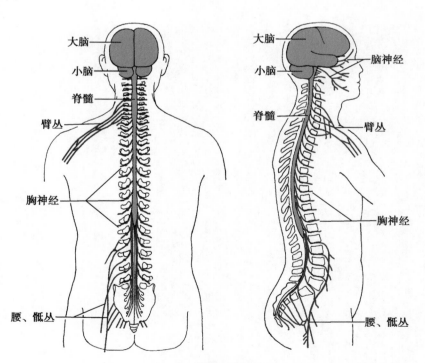

图 6-1　神经系统的区分

周围神经的主要成分是神经纤维。通过传入神经纤维将来自外界或体内的各种刺激转变为神经信号向中枢内传递,由这类纤维所构成的神经称为传入神经或感觉神经。向周围的靶组织传递中枢冲动的神经纤维称为传出神经纤维,由这类神经纤维所构成的神经称为传出神经或运动神经。

按其所支配的器官的性质,周围神经系统可分为躯体神经和内脏神经。躯体神经分布于体表的皮肤、黏膜、骨、关节以及骨骼肌。内脏神经主要分布于内脏、心血管和腺体,具有调节心跳、呼吸和消化活动等功能。

## 二、神经系统的常用术语

在神经系统中,神经元的胞体和突起因聚集部位和排列方式不同有不同的术语。

1. 灰质(gray matter) 是指中枢神经系统内神经元的胞体连同其树突集中的部位,因色泽灰暗被称为灰质,位于大脑和小脑表层的灰质称为皮质(cortex)。

2. 白质(white matter) 是指中枢神经系统内神经元轴突集中的部位,因多数轴突具有髓鞘呈白色被称为白质,位于大脑和小脑深部的白质称为髓质(medulla)。

3. 神经核(nucleus) 是指包埋在中枢神经系统白质内的灰质团块,内有形态和功能相同的神经元胞体。

4. 神经节(ganglion) 是外周神经系统内神经元胞体聚集的部位。根据节内神经元的功能又可分为感觉性神经节和内脏运动神经节(又称植物性神经节)。感觉性神经节为感觉神经元胞体的聚集地,植物性神经节由交感或副交感神经的节后神经元胞体集中所形成。

5. 纤维束(fasciculus) 在中枢神经系统白质内,起止、行程和功能相同的神经纤维集聚成束,又称为神经束或传导束。

6. 神经 在周围神经系统中,神经纤维集合成的大小、粗细不等的神经束,不同数目的神经束再集合形成神经。神经纤维、神经束及神经的周围包有结缔组织被膜,分别称神经内膜、神经束膜和神经外膜。

## 三、神经系统的功能与活动方式

神经系统在机体生理功能调节过程中,对内外环境的刺激做出适宜反应,这种调节方式称为反射。反射活动的结构基础是反射弧,包括感受器、传入神经、神经中枢、传出神经和效应器5个部分。神经系统在机体生理活动中起主导作用,其基本功能包括:①协调机体内部各器官系统的功能活动,保证其活动的完整统一;②对外界环境刺激做出响应,使之与外界环境变化相适应;③人脑是神经系统高度进化和发展的产物,具有复杂的思维、意识等高级认知功能。

# 第二节 神经系统的形态和结构

## 一、脊髓和脊神经

### (一)脊髓

脊髓(spinal cord)起源于胚胎时期神经管的后部,是中枢神经系统的低级部位。脊髓通过脊神经前、后根和脊髓灰质完成本身的低级反射活动。同时,来自四肢和躯干的各种感觉冲动,通过脊髓的上行纤维束传导深、浅感觉;脑的活动通过脊髓的下行纤维束传导随意运动的信息,并调整肌张力、协调肌肉活动、维持姿势和习惯性动作。

1. 脊髓的位置和外形 脊髓位于椎管内,呈背腹略扁的圆柱状,其上端在枕骨大孔处与脑相连。成人脊髓下端呈圆锥形,平第1腰椎下缘水平,称为脊髓圆锥。脊髓全长约45cm,占据椎管的上2/3。脊髓全长粗细不等,形成两个膨大部,自颈椎第4节到胸椎第1节称颈膨大,自胸椎第9节至第12节称腰膨大(图6-2)。

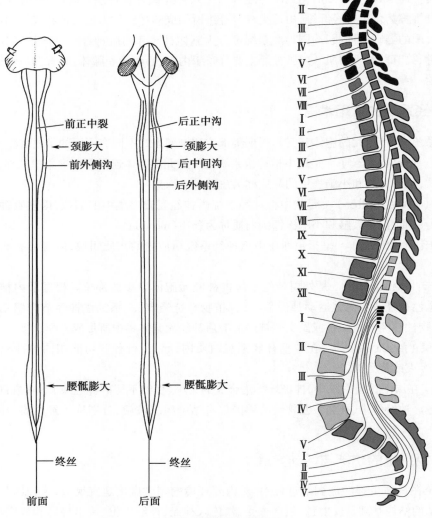

图 6-2　脊髓外形示意图

　　脊髓表面有 6 条纵沟,前面正中的沟较深称前正中裂,后面正中的沟较浅称为后正中沟。前后正中两条纵沟把脊髓分为对称的两半。在前正中裂和后正中沟的两侧,分别有成对的前外侧沟和后外侧沟。

　　脊髓在前、后外侧沟内有成排的脊神经根丝出入,脊髓以每对脊神经根根丝的出入范围为准划分为 31 个节段,即颈段 8 节($C_{1\sim8}$)、胸段 12 节($T_{1\sim12}$)、腰段 5 节($L_{1\sim5}$)、骶段($S_{1\sim5}$)、尾段 1 节(Co)。胚胎 3 个月前,脊髓与脊柱等长。从胚胎第 3 个月开始,脊髓的生长速度低于脊柱,因而脊髓在椎管内的位置相对上升。由于脊髓短而椎管长,故各节段的脊神经根在椎管内走行的方向和长短不同。腰、骶、尾部的神经根较长,在椎管内下行一段距离才能到达各自的椎间孔,这些在脊髓末端下行的神经根形成马尾(cauda equina)结构(图 6-3)。临床上常选择第 3、4 或 4、5 腰椎棘突之间进行蛛网膜下隙穿刺或麻醉术,以免损伤脊髓。

　　**2. 脊髓的内部结构**　脊髓的横切面上,可见其中心有纵行的中央管,中央管的周围是灰质,白质位于脊髓的周围部。

　　(1)灰质:呈蝴蝶形或 H 状,纵贯脊髓全长,由大小不等的多极神经元构成。左右的灰质分别由前端膨大的前角和后端窄长的后角组成,在脊髓胸段和上腰段,前后角之间形成向外突出的侧角。中央管前后、连接左右两侧的灰质横条称灰质连合。脊髓前角发达,含大量运动神经元胞体,其轴突贯穿白质,经脊髓的前外侧沟离开脊髓形成前根,发出纤维支配骨骼肌运动。后角主要为与感觉传导有关的联络神经元,接受由后根传入的躯体和内脏感觉信息。侧角为交感神经节前神经元的胞体所在位置,其轴突加入脊神经前根,支配平滑肌、心肌和腺体。

（2）白质:位于灰质周围,每侧的白质可分为前索、侧索、后索,主要含纵向排列的上行和下行传导纤维束。前索位于前外侧沟的内侧,两侧前索以白质前连合相连,主要含下行纤维束,如皮质脊髓(锥体)前束、顶盖脊髓束(视听反射)、前庭脊髓束(参与身体平衡反射)和红核脊髓束(姿势调节)等。侧索位于前外侧沟和后外侧沟之间,上行传导束主要为传导痛觉、温度觉和粗触觉纤维的脊髓丘脑束。后索位于后外侧沟的内侧,主要为传导深感觉和精细触觉的薄束和楔束等上行传导束(图6-4)。

**（二）脊神经**

脊神经(spinal nerves)是躯干、四肢与脊髓相连的神经。与脊髓节段对应,脊神经共有31对,包括颈神经8对、胸神经12对、腰神经5对、骶神经5对,尾神经1对,主要支配身体和四肢的感觉、运动和反射。每对脊神经由与脊髓相连的前根(ventral root)和后根(dorsal root)在椎管内行至相应的椎间孔汇合而成,并由相应的椎间孔穿出,在后根上有膨大的脊神经节(spinal ganglia)(图6-5)。在椎间孔内,脊神经有重要的毗邻关系,其前方是椎间盘和椎体,后方是椎间关节及黄韧带。因此,脊柱的病变,如椎间盘脱出和椎骨骨折等常可累及脊神经,出现感觉和运动障碍。

脊神经前根为运动性,除含躯体运动纤维外,在 $T_1 \sim L_3$ 以及 $S_{2\sim4}$ 前根内,还含有交感神经纤维和副交感神经纤维。后根为感觉性,除含躯体感觉纤维外,在胸和腰上部以及 $S_{2\sim4}$ 后根内,还含有内脏感觉纤维。因此,脊神经为混合性质的,

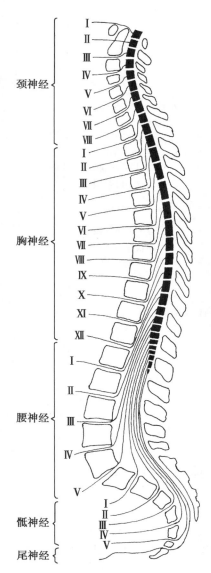

图6-3 脊髓位置及与椎骨的对应关系

含有4种纤维成分:

（1）躯体感觉纤维:分布在皮肤、骨骼肌和关节等处,将皮肤的浅感觉冲动和运动系统的深感觉冲动传入中枢。

（2）内脏感觉纤维:分布在心血管、内脏器官和腺体,传导来自上述部位的感觉冲动。

（3）躯体运动纤维:分布在全身骨骼肌,支配其运动。

（4）内脏运动纤维:支配平滑肌和心肌的运动,控制腺体的分泌。

## 二、脑和脑神经

### （一）脑

脑(brain)是中枢神经系统头端的膨大部分,位于颅腔内,可分为端脑、间脑、中脑、脑桥、小脑和延髓六个部分(图6-6)。人脑的平均重量约为1400g,男性重于女性。人脑在长期的进化过程中高度发展,它不仅是人类各种机能活动的高级中枢,也是人类思维和意识活动的物质基础。

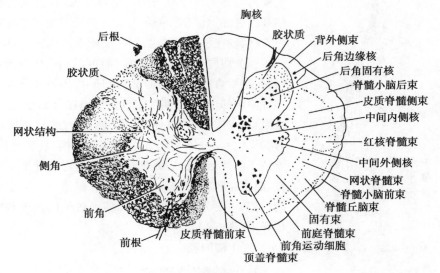

图 6-4 脊髓的内部结构

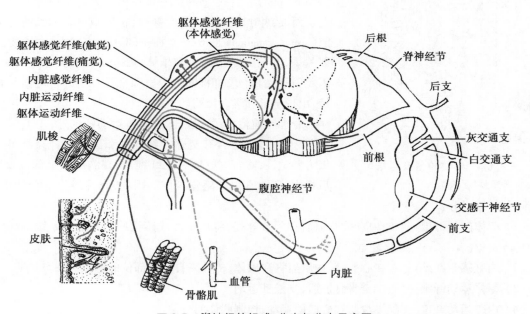

图 6-5 脊神经的组成、分支与分布示意图

笔记

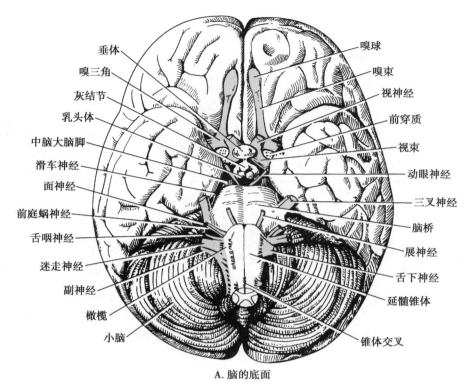

A. 脑的底面

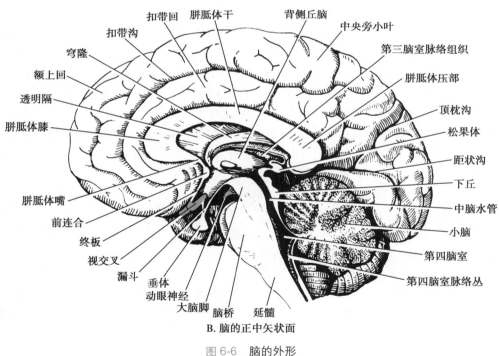

B. 脑的正中矢状面

图6-6 脑的外形

**1. 脑干** 脑干(brain stem)位于颅底内面的斜坡上,自下而上由延髓、脑桥和中脑组成(图6-7)。中脑上方为间脑,延髓向下经枕骨大孔连接脊髓。延髓和脑桥的背面为小脑,三者之间的空腔为第四脑室,第四脑室上方通中脑水管,下方通脊髓中央管。

(1)脑干外形:延髓(medulla oblongata)腹侧正中裂两侧有纵行隆起的延髓锥体,为大脑皮层运动区的下行纤维束形成。在延髓下方,左右锥体的纤维束交叉形成锥体交叉。在延髓腹侧和外侧,分别有舌下神经、舌咽神经、迷走神经和副神经的根丝附着。延髓背侧上份中央管敞开形成第四脑室底

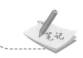

的下部。脊髓后索中的薄束和楔束延续至延髓下部,形成膨大的薄束结节和楔束结节,深面为薄束核和楔束核。

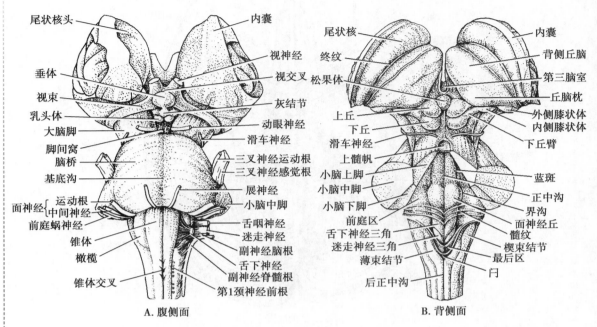

图 6-7　脑干的外形

脑桥(pons)腹侧面膨隆宽阔,与延髓以界沟为界,沟内由中线向外依次有展神经、面神经和前庭蜗神经的根丝附着。腹侧面中线上有基底动脉经过,形成基底沟。脑桥向两侧逐渐变细形成小脑脚,腹侧与小脑交界处有三叉神经根附着。脑桥的背侧面形成第四脑室底的上部。第四脑室底部呈菱形,称为菱形窝。菱形窝的上外侧为小脑下脚,由小脑通向中脑的纤维束构成。菱形窝的下外侧界由薄束结节、楔束结节及小脑下脚构成。

中脑(midbrain)腹侧形成左右纵行的纤维束,称为大脑脚,脚间有动眼神经。中脑的背侧面形成上下两对圆形隆起称为四叠体。上方一对为上丘,是视觉的皮层下中枢。下方一对为下丘,为听觉的皮层下中枢。下丘的下方有滑车神经根附着。

(2)脑干的内部结构:脑干的内部结构与脊髓相似,由灰质和白质组成,但较脊髓复杂。与脊髓相比,主要的变化表现为:

1)由于有上下行的纤维束经过,灰质结构由连续的细胞柱变为间断的神经核团分散在白质中。脑神经核按其功能可分为躯体感觉核、躯体运动核、内脏感觉核和内脏运动核,分别与第 3~12 对脑神经发生联系。除了脑神经核之外,脑干内还分散有与上下行纤维束相连的联络核团,称为非脑神经核。

2)脑神经的纤维成分复杂,共含有 7 种不同性质的纤维,与脑干内部相应的 7 种脑神经核团相连(图 6-8),下行的运动纤维和部分上行的感觉纤维在脑干交叉。延髓中央管向后方敞开变为菱形窝,导致脊髓前角和后角的背腹关系变为内外侧关系,内侧为运动核团,外侧为感觉核团。

3)除了上述脑神经核、非脑神经核和上下行纤维束外,在脑干中央部分有许多纵横交错的神经纤维和散在的神经细胞共同形成网状结构,与中枢神经系统形成广泛联系,参与非特异性感觉传导。

2. 小脑　小脑(cerebellum)位于颅后窝,在脑桥和延髓的后方。小脑上面平坦,下面中间部分凹陷,容纳延髓。中间缩窄的部分称为小脑蚓。小脑表面有许多平行的沟将小脑分为许多小脑叶片,每个叶片由表面的皮质和深面的髓质构成。小脑半球下方前内侧部形成膨出的小脑扁桃体,靠近枕骨大孔。当颅内高压时,小脑扁桃体可嵌入枕骨大孔形成小脑扁桃体疝,压迫延髓,危及生命。小脑的功能是维持身体平衡,调节肌张力和协调肌肉运动。

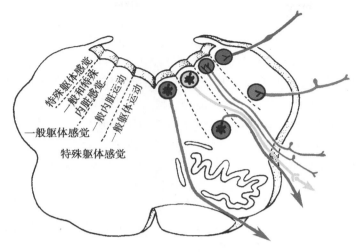

图 6-8　脑神经核基本排列规律模式图（延髓橄榄中部水平切面）

（1）小脑的分叶：从功能和纤维联系及进化的角度，可将小脑分为三叶：

绒球小结叶（flocculonodular lobe）位于小脑下面的最前部，是进化过程中最古老的部分，又称为古小脑。其纤维主要与脑干前庭核和前庭神经相连，故又称为前庭小脑。其功能是调节身体平衡和维持体位。

小脑前叶（anterior lobe of cerebellum）主要包括原裂前方的部分，在进化上属于旧小脑。主要接受来自脊髓的信息，又称为脊髓小脑，与肌张力调节和姿势维持有关。

小脑后叶（posterior lobe of cerebellum）是原裂以后的部分，占据小脑的大部，是进化中最新的部分，故称为新小脑。因其接受大脑皮质广泛的纤维投射，又称为大脑小脑。在感知觉、协调性和运动控制中扮演重要角色。

（2）小脑皮质：为神经元集中的部位，由浅入深分为分子层、浦肯野细胞层和颗粒层（图 6-9）。

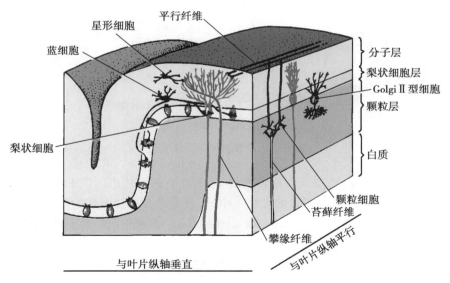

图 6-9　小脑皮质细胞构筑示意图

分子层（molecular layer）主要由含抑制性神经递质的星状细胞和篮状细胞构成，其轴突走向与小脑叶片的长轴相垂直，与颗粒细胞的平行纤维和浦肯野细胞形成连接。

梨状细胞层（piriform cell layer）由浦肯野细胞（Purkinje cell）构成，其树突呈扇形分枝伸展至小脑皮质的分子层,与颗粒细胞的平行纤维形成兴奋性突触连接。浦肯野细胞为 GABA 能抑制性神经元,每个浦肯野细胞可接受 20 万根以上的平行纤维的输入,其轴突构成小脑皮质的唯一输出,向下穿出小脑皮质与小脑深部核团的神经元形成抑制性突触,经深部核团换元后再离开小脑。

颗粒层(granular layer)主要由颗粒细胞构成,是小脑皮质中唯一分泌谷氨酸神经递质的兴奋性神经元,细胞发出的轴突进入分子层,形成 T 形分支,因与小脑叶片平行称为平行纤维。

(3)小脑髓质:由大量神经纤维束组成,与大脑、脑干和脊髓之间有丰富的传入和传出联系。小脑的传入主要来自于苔藓纤维(mossy fiber)和攀缘纤维(climbing fiber)。传导身体各处的本体感受器、脑干、小脑深部核团和大脑皮质的传入纤维共同组成了苔藓纤维传入系统。传导大脑皮质、脑干网状核群、中脑红核以及小脑深部核团的冲动的传入纤维构成攀缘纤维传入系统。

3. 间脑 间脑(diencephalon)位于中脑上方、两侧大脑半球之间,大部分被大脑半球覆盖。两侧间脑之间形成第三脑室,第三脑室下方与中脑水管相通,上方借室间孔与大脑半球内的侧脑室相通。间脑可分为背侧丘脑、后丘脑、上丘脑、下丘脑和底丘脑五个部分,是除嗅觉以外的感觉信息从外周感受器运输到大脑皮质感觉加工部位的主要联系。

(1)背侧丘脑(thalamus):位于间脑背侧,长约 4cm,为一对卵圆形的灰质团块,左、右背侧丘脑借灰质相连。背侧丘脑被一个"Y"形的白质纤维板(内髓板)分隔为前核群、内侧核群和外侧核群(图 6-10)。前核群位于内髓板分叉处的前方,是边缘系统的重要中继站,参与内脏活动的调节。内侧核群位于内髓板的内侧份,参与躯体和内脏活动的整合。外侧核群位于内髓板的外侧,主要参与躯体感觉信息的传导。背侧丘脑是皮质下高级感觉中枢,来自全身躯干的浅、深感觉首先传导至背侧丘脑中继后,再到达大脑皮质。

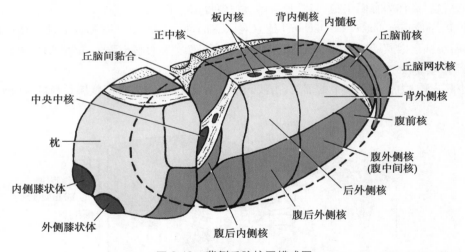

图 6-10　背侧丘脑核团模式图

(2)后丘脑(metathalamus):位于背侧丘脑后方,为左右两对核团。位于内侧的内侧膝状体核(medial geniculate nucleus,MGN)是听觉的皮质下中枢,接受来自中脑下丘的传入纤维,投射至听皮质。位于外侧的外侧膝状体核(lateral geniculate nucleus,LGN)是视觉的皮质下中枢,接受来自同侧颞侧和对侧鼻侧视网膜的传入纤维,投射至视皮质。

(3)上丘脑(epithalamus):位于背丘脑的后上方、第三脑室顶部周围,主要结构是松果体(pineal body),参与昼夜节律的调节。

(4)底丘脑(subthalamus):位于背侧丘脑的腹侧,为间脑和中脑被盖的过渡区,与黑质、红核、苍白球有密切联系。人类一侧底丘脑核受损,可产生对侧肢体尤其是上肢较为显著的、不自主的舞蹈样动作。

(5)下丘脑(hypothalamus):位于大脑腹面,是内脏活动和内分泌活动的高级调节中枢,参与睡眠-觉醒周期、饮食行为的调节。

**4. 大脑半球** 大脑半球（cerebral hemisphere）是哺乳动物中枢神经系统的最高级部位，左右半球由横向的胼胝体（corpus callosum）纤维相互连接。大脑半球的皮质从种系发生上依次分为原皮质、旧皮质和新皮质。原皮质和旧皮质与嗅觉和内脏活动有关，新皮质高度发达，占大脑半球皮质的 90% 以上，成为机体生理功能的最高调节中枢。

（1）大脑半球的外形和分叶：大脑半球分为隆凸的上外侧面、平直的内侧面和凹凸不平的下面。半球表面形成局部的凹陷，称为脑沟（sulcus），沟与沟之间的隆起称为脑回（gyrus），脑沟、脑回的皱褶增加了皮质的表面积，成人大脑皮质表面积约 2200cm$^2$，其中，约 1/3 在脑回表面，2/3 在沟、裂之中。

每侧的大脑半球有三条主要的沟：中央沟起于半球上缘中点稍后，向前下斜行于半球的上外侧面；外侧沟位于半球上外侧面，由前下行向后上方；顶枕沟位于半球内侧面的后部，由前下走向后上。以三条沟为界，将大脑半球分成五个叶（图 6-11）。

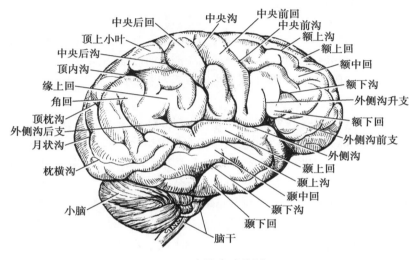

图 6-11　大脑半球外侧面

1）额叶（frontal lobe）：位于中央沟以前，外侧沟的上方，占据大脑半球表面的前 1/3，在人类和高等灵长类高度发达。

2）颞叶（temporal lobe）：位于大脑外侧沟下方、顶枕沟和枕前切迹连线的前方。

3）顶叶（parietal lobe）：位于中央沟之后、大脑外侧沟的上方。

4）枕叶（occipital lobe）：位于大脑后部，在内侧面为顶枕沟以后的部分。

5）脑岛（insula）：位于外侧沟深面，由大脑皮质向内凹陷的部分组成（图 6-12）。脑岛前部参与嗅觉和味觉的信息加工，以及情感、负性情绪和厌恶刺激的加工，脑岛的后部可能与语言功能相关。

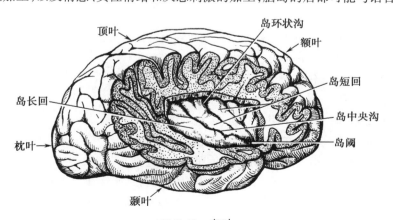

图 6-12　岛叶

（2）大脑半球皮质的细胞分层：大脑皮质由大量的锥体神经元、神经胶质细胞组成。典型的新皮层从浅至深依次分为6层结构：

1）分子层：位于皮质的表面，较薄。主要含水平细胞、小颗粒细胞。

2）外颗粒层（external granular layer）：主要由小颗粒细胞和少量小锥体细胞组成。

3）外锥体层（external pyramidal layer）：较厚，以锥体细胞为主。

4）内颗粒层（internal granular layer）：主要由小颗粒细胞组成，进一步可分为Ⅳa、Ⅳb、Ⅳcα、Ⅳcβ不同的亚型。该层的颗粒细胞主要接受来自丘脑特异性核团的传入，并向Ⅱ、Ⅲ层发出纤维形成突触连接。

5）内锥体层（internal pyramidal layer）：由大、中、小锥体细胞密集构成。

6）多形层（polymorphic layer）：含梭形细胞，与深面的髓质混合在一起。第Ⅴ和Ⅵ层属于运动性皮质，接受来自皮质浅层的信息，向皮质下发出输出信息。

（3）大脑半球的髓质结构：髓质位于皮质深面，主要由神经纤维和包埋在深面的神经核团构成。根据神经纤维的行程和联系的不同，将大脑的髓质分为联络纤维、连合纤维和投射纤维三种类型。

连合纤维（commissural fibers）是联系左右半球相应部位的纤维，主要包括胼胝体、穹窿连合、前连合和视上交叉。其中，胼胝体是联系两侧半球的主要横行纤维，在脑的正中矢状切面上，为一宽而厚的弓形纤维板。

联络纤维（association fibers）是联系同一半球内叶与叶或回与回的纤维。

投射纤维（projection fibers）是联系大脑皮质与皮质下中枢的纤维，包括传导感觉信息的上行纤维和传导运动信息的下行纤维。这些纤维共同组成一个尖朝下的扇形纤维束板，通过基底核与背侧丘脑之间，构成内囊。

在髓质深面神经元聚集形成基底神经核（basal nuclei），包括尾状核、豆状核、屏状核。尾状核呈马蹄形，全长与侧脑室的前角、体部和下角伴行。豆状核位于岛叶的深方，分为外侧的壳核和内侧的苍白球。尾状核和豆状核合称纹状体，在调节躯体运动中起重要作用，与精细运动的控制有关。

（4）大脑半球的功能分区：大脑皮质神经元之间形成复杂的神经回路，使皮质具有高度复杂的功能。目前，普遍使用的大脑皮质分区是上世纪初由德国神经科医生科比尼安·布洛德曼提出的将每个半球分成52个区域（Brodmann分区）。

**（二）脑神经**

脑神经（cranial nerves）共有12对，主要分布于头面部，支配头面部器官的感觉和运动。其中第Ⅹ对脑神经还分布于胸、腹腔脏器。12对脑神经中只有第Ⅰ和第Ⅱ对脑神经从大脑发出，其余均从脑干发出（图6-13）。

脑神经的纤维成分较脊神经复杂，其中，运动纤维由脑干内的脑神经运动核发出的轴突构成。感觉纤维由脑神经节内感觉神经元的周围突构成，中枢突与脑干内脑神经感觉核相连。脑神经内共含有7种纤维成分：

1. **一般躯体感觉纤维**　分布于皮肤、肌、肌腱和眶内、口、鼻大部分黏膜。

2. **特殊躯体感觉纤维**　分布于眼、耳和前庭器官。

3. **一般内脏感觉纤维**　分布于头、颈、胸、腹脏器。

4. **特殊内脏感觉纤维**　分布于味蕾、嗅器。

5. **一般躯体运动纤维**　分布于眼球外肌、舌肌等横纹肌。

6. **一般内脏运动纤维**　分布于平滑肌、心肌和腺体。

7. **特殊内脏运动纤维**　分布于咀嚼肌、表情肌和咽喉肌。

虽然脑神经含有7种纤维成分，但对于每一对脑神经而言，所含纤维成分种类不同。脑神经与脊神经不同，并非均为混合性的，有的仅含感觉纤维、有的仅含运动纤维，有的感觉、运动纤维都有。表6-1为12对脑神经的分布及主要功能。

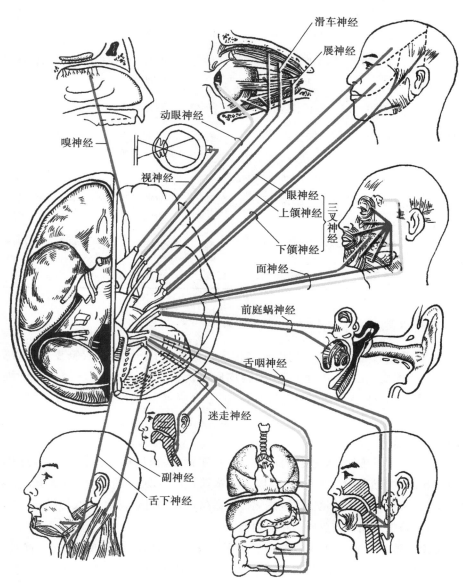

图 6-13　脑神经概况

表 6-1　12 对脑神经的分布与主要功能

| 名称 | 性质 | 脑神经核的位置 | 连接部位 | 主要分布与功能 |
| --- | --- | --- | --- | --- |
| 嗅神经（Ⅰ） | 感觉性 | 大脑半球 | 端脑 | 鼻腔黏膜上皮，嗅觉 |
| 视神经（Ⅱ） | 感觉性 | 间脑 | 间脑 | 视网膜，视觉 |
| 动眼神经（Ⅲ） | 运动性 | 中脑上丘 | 中脑 | 眼上/下/内直肌，协同眼球运，瞳孔括约肌缩小瞳孔 |
| 滑车神经（Ⅳ） | 运动性 | 中脑下丘 | 中脑 | 上斜肌，使眼球转向下外方 |
| 三叉神经（Ⅴ） | 混合性 | 脑桥中部 | 脑桥 | 咀嚼肌运动，面部感觉，舌前 2/3 感觉 |

续表

| 名称 | 性质 | 脑神经核的位置 | 连接部位 | 主要分布与功能 |
| --- | --- | --- | --- | --- |
| 外展神经（Ⅵ） | 运动性 | 脑桥中下部 | 脑桥 | 外直肌，使眼球外转 |
| 面神经（Ⅶ） | 混合性 | 脑桥中下部 | 脑桥 | 面部表情肌运动；舌前 2/3 味觉；泪腺、唾液腺分泌 |
| 前庭蜗神经（Ⅷ） | 感觉性 | 脑桥、延髓 | 脑桥、延髓 | 螺旋器，听觉；前庭，位置觉 |
| 舌咽神经（Ⅸ） | 混合性 | 延髓 | 延髓 | 咽部肌肉运动；咽部感觉；舌后 1/3 味觉及一般感觉；颈动脉压力感受和化学感受器 |
| 迷走神经（Ⅹ） | 混合性 | 延髓 | 延髓 | 咽喉部肌肉运动；咽喉部感觉；心肌运动；消化道平滑肌运动及腺体分泌 |
| 副神经（Ⅺ） | 运动性 | 延髓 | 延髓 | 胸锁乳突肌，使头转向对侧；斜方肌，提肩 |
| 舌下神经（Ⅻ） | 运动性 | 延髓 | 延髓 | 舌肌运动 |

### 三、脑和脊髓的传导通路

起于内、外感受器的神经冲动经周围神经传入神经中枢，最后到达大脑皮质，从感受器到达脑的神经通路称为感觉（上行）传导通路；大脑皮质分析信息后，发出冲动经下行纤维至脑干或脊髓中继后，再经周围神经到达效应器，从脑到达效应器的神经通路称为运动（下行）传导通路。

**（一）感觉传导通路**

感觉传导通路包括浅感觉、深感觉、视听觉、嗅觉、平衡觉、味觉和内脏感觉的传导通路。浅感觉是指痛、温觉和粗触觉，感受器位于皮肤、黏膜。深感觉是指运动觉、震动觉、位置觉，感受器位于肌肉、肌腱和关节处，又称为本体感觉。这些感觉传导通路具有共同的规律：三级神经元传导、二级交叉并且都经过内囊后肢投射到大脑皮质的相应功能区。

1. **深感觉传导通路** 第 1 级神经元为脊神经节细胞，其周围突分布于肌肉、腱肌、关节等处的本体觉感受器和皮肤的精细触觉感受器，中枢突经脊神经后根的内侧部进入脊髓后索。来自第 4 胸节以下的纤维行于后索的内侧部，形成薄束；来自第 4 胸节以上的纤维行于后索的外侧部，形成楔束，分别止于延髓的薄束核和楔束核。第 2 级神经元的胞体在薄束核和楔束核内，发出的纤维向前绕过中央灰质的腹侧，在中线上与对侧交叉，称内侧丘系交叉，交叉后的纤维在中线两侧上行，称为内侧丘系，止于背侧丘脑。第 3 级神经元的胞体在丘脑的腹后外侧核，发出纤维经内囊后肢，主要投射至中央后回的中、上部和中央旁小叶后部，部分纤维投射至中央前回（图 6-14）。

2. **浅感觉传导通路**

（1）躯干、四肢的痛、温觉和粗触觉传导通路：第 1 级神经元为背根神经节细胞，其周围突分布于躯干、四肢皮肤内的感受器，中枢突经后根进入脊髓，在脊髓上升 1~2 个节段，终止于脊髓后角神经元。第 2 级神经元胞体位于脊髓后角，发出纤维经白质前连合交叉到对侧，组成脊髓丘脑侧束（传导痛、温觉）和脊髓丘脑前束（传导粗触觉）。脊髓丘脑束上行终止于背侧丘脑。第 3 级神经元的胞体在背侧丘脑，轴突组成丘脑上辐射，经内囊后肢投射到中央后回中、上部和中央旁小叶后部（图 6-15）。

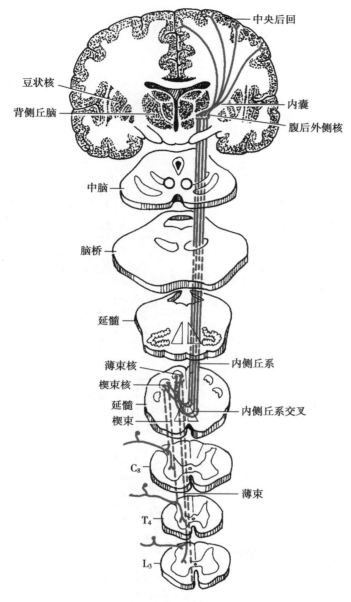

图 6-14 躯干和四肢深感觉传导通路

（2）头面部的痛、温觉和触觉传导通路：第 1 级神经元为三叉神经节细胞，其周围突经三叉神经分布于头面部皮肤及黏膜的感受器；中枢突经三叉神经根入脑桥，传导痛、温觉的纤维组成三叉神经脊束，止于三叉神经脊束核；传导触觉的纤维终止于三叉神经脑桥核。第 2 级神经元的胞体在三叉神经脊束核和脑桥核内，发出纤维交叉到对侧组成三叉丘系，止于背侧丘脑。第 3 级神经元的胞体在背侧丘脑，发出纤维经内囊后肢，投射到中央后回下部（图 6-15）。

3. 视觉传导通路 视觉的感受器是视网膜上的视锥细胞和视杆细胞。第 1 级神经元为双极细胞。第 2 级神经元为节细胞，其轴突在视神经盘处集合成视神经。视神经经视神经管入颅腔，形成视交叉后组成视束。在视交叉中，来自两眼视网膜鼻侧的纤维交叉，交叉后加入对侧视束；来自视网膜颞侧的纤维不交叉，进入同侧视束。视束绕大脑脚向后，终止于外侧膝状体核（第 3 级神经元）。由外侧膝状体核发出纤维组成视辐射，经内囊后肢投射到视区，产生视觉（图 6-16）。

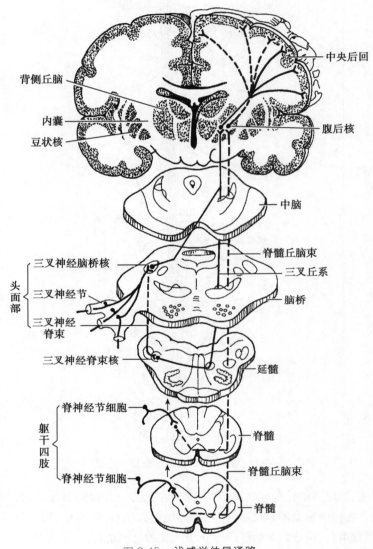

图 6-15　浅感觉传导通路

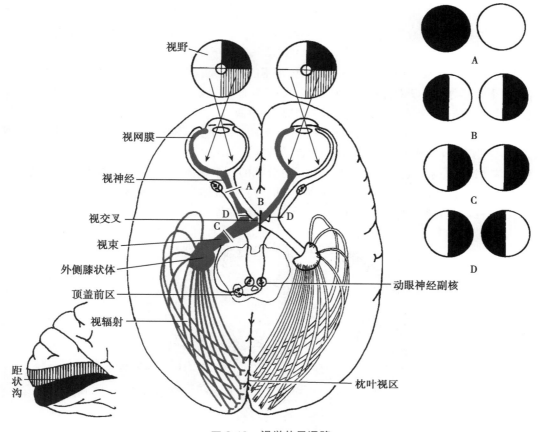

图 6-16　视觉传导通路

当视觉传导通路在不同部位受损时,可引起不同的视野缺损:①一侧视神经损伤可致该侧视野全盲;②视交叉中交叉纤维损伤可致双眼视野颞侧半偏盲;③一侧视交叉外侧部的不交叉纤维损伤,可致患侧视野的鼻侧半偏盲;④一侧视束以后的部位(视辐射,视区皮质)受损,可致双眼对侧视野同向性偏盲(如右侧受损则右眼视野鼻侧半和左眼视野颞侧半偏盲)。

**4. 听觉传导通路**　听觉的感受器是内耳上的螺旋器。第 1 级神经元为蜗螺旋神经节的双极细胞,其周围突分布于内耳的螺旋器,中枢突组成蜗神经,与前庭神经一起在延髓与脑桥交界处进入脑干,止于蜗神经腹侧核和背侧核。第 2 级神经元位于蜗神经腹侧核和背侧核,发出的纤维在脑桥背、腹两部之间横行至对侧形成外侧丘系,向上止于中脑下丘,下丘发出纤维到内侧膝状体的第 3 级神经元,内侧膝状体神经元发出纤维组成听辐射,经内囊后肢投射到大脑皮质的听区(图 6-17)。

**(二)运动传导通路**

运动传导通路管理骨骼肌的运动,包括锥体系和锥体外系。

**1. 锥体系**　主要管理骨骼肌的随意运动,由上、下两级运动神经元组成。上运动神经元为中央前回和中央旁小叶前部的锥体细胞,其轴突共同组成锥体束。其中,下行至脊髓的纤维束称皮质脊髓束,止于脑干脑神经运动核的纤维束称皮质核束。下运动神经元为脑神经运动核和脊髓前角运动细胞,其轴突组成脑神经或脊神经,支配头面部和躯干四肢骨骼肌的运动(图 6-18)。

(1)皮质脊髓束:由中央前回上、中部和中央旁小叶前半部处的锥体细胞的轴突集中而成,下行经内囊后肢的前部、大脑脚底外侧部和脑桥基底部至延髓锥体,在锥体下端约 75%~90% 的纤维交叉至对侧形成锥体交叉,交叉后的纤维在对侧脊髓侧索内下行,称皮质脊髓侧束,逐节终止于脊髓前角细胞,支配四肢肌的运动。小部分未交叉的纤维在同侧脊髓前索内下行,称皮质脊髓前束,仅达胸节,并经白质前连合逐节交叉至对侧,终止于脊髓前角细胞,支配躯干和四肢骨骼肌的运动。皮质脊髓前束中有一部分纤维始终不交叉而止于同侧脊髓前角细胞,支配躯干肌。

（2）皮质核束:主要由中央前回下部的锥体细胞的轴突集合而成,下行经内囊膝部至大脑脚底的内侧部,向下大部分终止于双侧脑神经运动核,支配面上部表情肌。小部分纤维完全交叉到对侧,止于面神经运动核和舌下神经核,支配面下部表情肌和舌肌。

2. **锥体外系**　锥体系以外影响和控制躯体运动的传导通路,其结构十分复杂,主要功能是调节肌张力、协调肌肉活动、维持体态姿势和习惯性动作等。

锥体系和锥体外系在运动功能上是互相不可分割的一个整体,只有在锥体外系使肌张力保持稳定协调的前提下,锥体系才能完成精确的随意运动。同时,锥体外系对锥体系也有一定的依赖性。例如,有些习惯性动作开始是由锥体系发起,然后才处于锥体外系的管理之下。

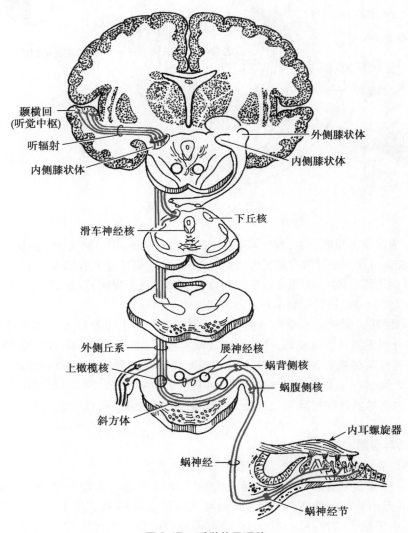

图 6-17　听觉传导通路

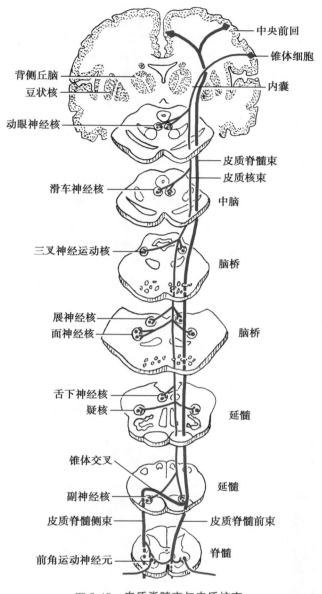

中央前回
锥体细胞
背侧丘脑
豆状核
内囊
动眼神经核
皮质脊髓束
皮质核束
滑车神经核
中脑
三叉神经运动核
脑桥
展神经核
面神经核
脑桥
舌下神经核
疑核
延髓
锥体交叉
副神经核
延髓
皮质脊髓侧束
皮质脊髓前束
前角运动神经元
脊髓

图 6-18　皮质脊髓束与皮质核束

## 四、脑和脊髓的被膜、血管及脑脊液循环

### （一）脑和脊髓的被膜

　　脑和脊髓的表面包有硬膜、蛛网膜和软膜三层结缔组织被膜，三层膜互相连续，具有支持、保护脑和脊髓的作用。脊髓的被膜由内向外依次为软脊膜、蛛网膜、硬脊膜。脑的被膜由内向外依次为软脑膜、蛛网膜和硬脑膜。颅骨或椎骨与硬膜之间形成硬膜外隙，硬膜和蛛网膜之间形成硬膜下隙，蛛网膜和软膜之间形成蛛网膜下隙。

　　硬膜是致密的结缔组织，厚而坚韧；蛛网膜为不含血管的薄层结缔组织；软膜是薄而富含血管的组织，紧贴脑或脊髓表面，不易分离。在脑室的一些部位，软脑膜、血管以及脑室管膜上皮共同凸向脑室形成脉络膜，产生脑脊液。

### （二）脑和脊髓的血管

　　**1. 脊髓的血管**　脊髓的动脉有两个来源：一是椎动脉发出的脊髓前动脉和脊髓后动脉，二是由颈升动脉、肋间后动脉、腰动脉发出的脊髓支。

**2. 脑的血管** 人脑功能复杂,新陈代谢旺盛,脑血管分布丰富。脑的平均重量仅占全身体重的 2%,但血流量和耗氧量约占全身血流量和耗氧量的 20%。脑的动脉包括颈内动脉系和椎-基底动脉系。颈内动脉系主要负责大脑半球的前 2/3 和部分间脑的血供。椎-基底动脉系提供大脑半球后 1/3 及部分间脑、脑干和小脑的血供。颈内动脉和椎-基底动脉的分支在大脑底部形成大脑动脉环(Wills 环),起到重新分配血液的作用,对维持脑的营养供应和机能活动具有重要的意义。

**(三)脑脊液循环与脑屏障**

**1. 脑脊液循环** 脑脊液(cerebral spinal fluid)是充满脑室系统、蛛网膜下隙和脊髓中央管内的无色透明液体,主要由侧脑室脉络丛产生,经室间孔流至第三脑室,与第三脑室脉络丛产生的脑脊液一起,经中脑水管流入第四脑室,再汇合第四脑室脉络丛产生的脑脊液一起经第四脑室正中孔和两个外侧孔流入蛛网膜下隙,经蛛网膜粒渗透到硬脑膜窦内,回流入血液中。

脑脊液总量在成人平均约 150ml,含无机离子、葡萄糖、微量蛋白和少量淋巴细胞,pH 约为 7.4,具有保护脑和脊髓免受外界振荡损伤、调节颅内压、参与脑和脊髓的代谢和维持正常 pH 的作用。

**2. 脑屏障** 脑组织与毛细血管、脑脊液之间存在对物质交换的屏障结构,能选择性通过物质,从而保护脑和脊髓免受内、外环境中各种物理化学因素的影响,维持脑活动的稳定状态。脑屏障包括三种类型(图 6-19):

(1)血-脑屏障:位于血液与脑组织的神经细胞之间(a)。

(2)血-脑脊液屏障:位于血液与脑脊液之间(b)。

(3)脑脊液-脑屏障:位于脑室与脑组织的神经细胞之间(c)。

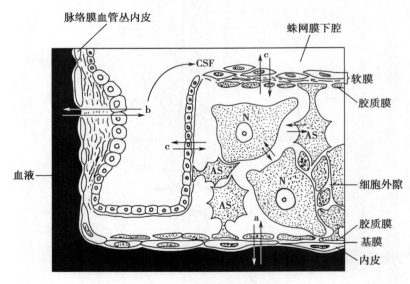

图 6-19 脑屏障的示意图

## 五、内脏神经系统

内脏神经是指机体控制内脏活动的神经系统,不受人的意志控制,又称为自主神经系统(autonomic nervous system)。主要分布在内脏器官的平滑肌、心脏和腺体,在中枢神经系统的控制下,调节内脏器官的活动。内脏神经系统根据功能不同可分为交感神经和副交感神经系统。

**(一)交感神经系统**

交感神经的低级中枢位于脊髓第 1~12 胸节和第 1~3 腰节灰质侧角内,侧角内神经元(节前神经元)发出节前纤维与交感干神经节(椎旁神经节)和椎前神经元(节后神经元)相连。

**（二）副交感神经系统**

副交感神经中枢位于脑干的内脏运动核和脊髓第 2~4 骶副交感核（节前神经元），包括器官旁神经节（睫状神经节和下颌下神经节）以及散在分布的器官壁内神经节。

在形态结构上，交感神经与副交感神经的主要特点如下：

1. 交感神经干神经元离效应器官较远，其节前纤维短，节后纤维长；副交感神经节多位于所支配器官附近或器官壁内，其节前纤维长，节后纤维短。

2. 一根交感神经节前纤维常常与多个交感干神经节内的数十个神经元发生连接，故一根交感节前纤维兴奋时可引起广泛的节后纤维兴奋；而一根副交感神经节前纤维通常只与一个副交感神经节的神经元发生连接，所以一根副交感节前纤维兴奋时只引起局限的节后纤维兴奋。内脏器官一般均接受交感和副交感神经的双重支配，仅少数器官只接受交感神经支配。在接受双重支配的器官中，交感、副交感的功能通常为拮抗性的。

内脏神经按照神经纤维的性质，也可分为感觉和运动两种纤维。内脏运动神经调节内脏、心血管的运动和腺体的分泌。内脏感觉神经的初级感觉神经元位于脑神经节和脊神经节内，周围支分布于内脏和心血管等处的内感觉器，把感受到的刺激传递到各级中枢，内脏感觉神经传来的信息经中枢整合后，通过内脏运动神经调节这些器官的活动，从而维持机体内、外环境的动态平衡，保持机体正常生命活动中。

# 第三节　神经系统功能活动的一般规律

## 一、中枢神经元的联系方式

哺乳动物中枢神经系统内约有 $10^{12}$ 个神经元，传入神经元约为传出神经元的 1~3 倍，而中间神经元的数目最大，神经元与神经元又通过突触建立联系，于是便构成了极为复杂的信息传递和加工的神经回路。从整体上看，中枢神经系统是由大回路（macrocircuit）和微回路（microcircuit）组成的网络系统。上行和下行的传导纤维束组成大回路，参与随意运动的控制等。微回路是脑内某一区域内相对独立的信息处理回路，又称局部回路。中枢神经系统内神经回路的构造并非固定不变，人和高等动物为了适应外界环境的变化，需要不断学习和修正其行为活动，相关神经系统也会发生相应变化，导致结构和功能的可塑性。

神经系统内最简单的神经回路是反射弧。一定的刺激作用于感受器，使感受器产生兴奋，兴奋以神经冲动的方式经传入神经传向中枢，经过中枢处理加工后，又沿着传出神经到达效应器，并支配效应器做出反应。

神经元的连接方式除了一对一的连接之外，还有发散式、聚合式、环式等连接方式，使得神经冲动能够以各种方式传导（图 6-20）。

**（一）辐散**

一个神经元的轴突可以通过分支与许多神经元建立突触联系称为辐散。例如在脊髓，传入神经元的纤维进入中枢后，除通过分支与本节段脊髓的中间神经元及传出神经元发生突触联系外，还有上升和下降分支与相邻节段脊髓的中间神经元发生突触联系。这种联系方式可使一个神经元的兴奋引起许多神经元同时兴奋或抑制，形成兴奋或抑制的扩散。

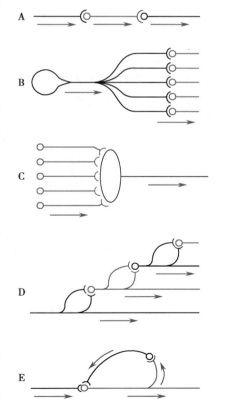

图 6-20　中枢神经元之间的连接方式示意图
A. 一对一联系；B. 辐散；C. 聚合；
D. 连锁式；E. 环状

### （二）聚合

一个神经元的胞体和树突表面可接受许多来自不同神经元的突触联系,称为聚合。这种联系方式可使许多神经元的兴奋作用聚合在一个神经元上,引起后者的兴奋;也可使来自许多不同神经元的兴奋和抑制作用在同一神经元上而发生拮抗。神经元最终表现为兴奋还是抑制,以及兴奋或抑制的程度有多大,则取决于不同来源的兴奋和抑制作用相互拮抗的结果。

### （三）链锁状与环状联系

中间神经元之间的联系复杂,有的形成链锁状,有的呈环状。兴奋通过链锁状联系,在空间上扩大其作用范围。兴奋通过环状联系时,由于环路中神经元的性质不同而表现出不同的效应。如果环路中各种神经元的生理效应相同,则兴奋由于反复在环路中传导,导致兴奋活动时间延长。如果环路中存在抑制性中间神经元,则兴奋经过环状联系将使原来的神经元活动减弱或及时终止。

## 二、中枢兴奋传播的特征

### （一）单向传播

由于突触小泡存在于突触前膜内,递质只能由前膜释放作用于突触后膜上,所以兴奋只能从突触前神经元向突触后神经元传播,而不能逆向传播。

### （二）中枢延搁

兴奋通过突触时要耗费比较长的时间,包括突触前膜释放递质、递质在突触间隙的弥散并作用于突触后膜产生突触后电位等。兴奋通过一个突触所需要的时间约为 0.3～0.5 毫秒。反射活动的途径中,突触数愈多,则中枢延搁的时间愈长。

### （三）兴奋的总和

一次冲动往往只能引起突触后膜产生较小的兴奋性突触后电位。如果同时或不同的空间有较多的传入纤维兴奋,则各自产生的兴奋性突触后电位就能总和起来,使兴奋性突触后电位加大达到阈电位水平,从而诱发轴丘处爆发兴奋。总和包括时间总和和空间总和。

### （四）兴奋节律的改变

在反射活动中,传入神经与传出神经的冲动频率不相同。这是由于传出神经元的兴奋节律不但取决于传入冲动的节律,还与其本身的功能状态有关。在多突触反射中,传入神经元与传出神经元之间要经过中间神经元的传递,因此中间神经元的功能状态与联系方式对传出神经元的活动也有影响。

### （五）后发放

后发放可发生在环式联系的反射通路中。此外,在各种神经反馈活动中,如随意运动时中枢发出的冲动到达骨骼肌引起肌肉收缩后,骨骼肌内的肌梭不断发出传入冲动,将肌肉的运动状态和被牵拉的信息传入中枢,这些反馈信息用于纠正和维持原先的反射活动。

### （六）对内环境变化敏感和易发生疲劳

内环境理化因素的变化,如缺氧、$CO_2$ 过多、麻醉剂以及某些药物等均可影响突触传递。连续高频电脉冲刺激突触前神经元,突触后神经元的放电频率会逐渐降低;而同样的刺激施加于神经纤维,神经纤维的放电频率在较长时间内不会降低,说明突触传递相对容易发生疲劳,其原因可能与神经递质的耗竭有关。

## 三、中枢抑制与易化

抑制和易化是指神经元的兴奋性降低或升高的现象。

### （一）中枢抑制

**1. 突触前抑制** 通过减少突触前递质释放,使突触后神经元兴奋性降低而实现抑制。多见于传入通路中,多见于轴突-胞体和轴突-轴突式突触。一个神经末梢的兴奋引起邻近神经末梢的去极化,从而导致传到该神经末梢的动作电位的幅度降低,进入该神经末梢的钙离子的量减少,从而该神经末梢释放的神经递质减少,运动神经元的兴奋性突触后电位降低。

2. 突触后抑制

(1)传入侧支性抑制:一个传入纤维进入中枢后,一方面直接兴奋某一中枢的神经元,另一方面发出侧支兴奋另一抑制性中间神经元,通过抑制性神经元释放抑制性神经递质,抑制另一中枢的神经元,从而协调不同中枢之间的活动。

(2)回返性抑制:中枢神经元兴奋时,传出冲动沿轴突外传,同时经轴突侧支兴奋另一抑制性中间神经元。抑制性神经元轴突末梢释放抑制性递质,反过来作用于同一中枢神经元,抑制原发动兴奋的神经元及其他神经元,使神经元的活动及时终止,保持其活动的协调。

(二)中枢易化

1. 突触前易化　通过增加突触前递质释放,使突触后神经元兴奋性增高。当神经末梢兴奋时,引起神经末梢内的 cAMP 增多,钾通道因磷酸化而关闭,使传导到该神经末梢的动作电位的复极化延缓,钙离子内流增多,该神经末梢的递质释放增多,突触后神经元的兴奋性突触后电位增强。

2. 突触后易化　兴奋性突触后电位增高,达到阈电位的可能性增大,进而可能产生动作电位。

# 第四节　神经系统的感觉分析功能

来自机体内、外环境的各种刺激作用于感受器后,产生的传入冲动在中枢神经系统进行整合,最终上传到大脑皮质形成感觉。躯体感觉(somatic sensation)包括浅感觉和深感觉两大类,浅感觉又包括触-压觉、温度觉和痛觉;深感觉即为本体感觉,主要包括位置觉和运动觉。内脏感觉(visceral sensation)主要是痛觉,因为内脏中除含痛觉感受器外,温度觉和触-压觉感受器很少分布,本体感受器则不存在。

## 一、脊髓和脑干的感觉传导功能

躯体感觉的传入通路一般由三级神经元组成。躯体感觉的传导通路一般分为两大类:浅感觉传导通路和深感觉传导通路。由于传导浅感觉(痛觉、温度觉和粗略触-压觉)的纤维先交叉后上行,而传导深感觉(本体感觉和精细触-压觉)的纤维则先上行后交叉,所以在脊髓半离断的情况下,离断水平以下的浅感觉障碍发生在健侧(离断的对侧),而深感觉障碍发生在病侧(离断的同侧)。

## 二、丘脑及其感觉投射系统

丘脑是躯体感觉传导的总换元站,各种躯体感觉通路(嗅觉除外)都要在此处换神经元,然后再向大脑皮质投射。同时也能对感觉信号进行初步的分析与综合。丘脑的核团或细胞群可分为三类:

1. 特异感觉接替核(specific sensory relay nucleus)　是感觉传导通路的换元站;接受第二级感觉投射纤维,换元后投射到大脑皮质感觉区。在这类核团中,后腹核是躯体感觉的中继站。内侧膝状体和外侧膝状体也归入此类核团,分别是听觉和视觉传导通路的换元站,发出的纤维分别向听皮质和视皮质投射。

2. 联络核(associated nucleus)　接受来自特异感觉接替核和其他皮质下中枢的纤维,换元后投射到大脑皮质的特定区域,其功能与各种感觉在丘脑到大脑皮质间的联系协调有关。在这类核团中,丘脑前核参与内脏活动的调节;丘脑外侧核参与运动调节;丘脑枕核参与各种感觉的联系功能。

3. 非特异投射核(nonspecific projection nucleus)　是指靠近丘脑中线的髓板内各种结构,主要是髓板内核群,包括中央中核、束旁核、中央外侧核等。这些细胞群通过多突触换元后弥散地投射到整个大脑皮质,具有维持和改变大脑皮质兴奋状态的作用。此外,束旁核可能与痛觉传导有关。

根据丘脑各部分向大脑皮质投射特征的不同,可把感觉投射系统(sensory projection system)分为以下两个不同系统。

**1. 特异投射系统（specific projection system）** 是指丘脑特异感觉接替核及其投射至大脑皮质的神经通路，与大脑皮质具有点对点的投射关系。投射纤维主要终止于皮质的第四层。

**2. 非特异投射系统（nonspecific projection system）** 是指丘脑非特异投射核及其投射至大脑皮质的神经通路。该系统一方面经多次换元并弥散性投射到大脑皮质的广泛区域，与皮质不具有点对点的投射关系；另一方面通过脑干网状结构，间接接受来自感觉传导到第二级神经元侧支的纤维投射，不能引起各种特定感觉，起维持和改变大脑皮质兴奋状态的作用。

以上两种投射系统之间相互依存、相互作用。非特异投射系统的传入冲动来自特异感觉传导通路的上传冲动，而特异投射系统特定感觉的产生依赖于非特异投射系统引起的皮质兴奋性的普遍提高。

### 三、大脑皮质的感觉分析与整合功能

大脑皮质是机体感觉分析的最高级中枢。外周的各种感觉传入信息通过丘脑的特异投射系统投射至大脑皮质的不同区域，通过大脑皮质对这些传入信息的整合产生不同的感觉。因此，大脑皮质有着不同的感觉功能定位，即大脑皮质存在着不同的感觉功能代表区。

#### （一）体表感觉代表区

**1. 第一感觉区（somatic sensory area Ⅰ）** 是最主要的感觉代表区，位于中央后回。该区产生的感觉定位明确、定性清楚，其感觉投射规律为：①躯体四肢部分的感觉为交叉性投射，即躯体一侧的传入冲动向对侧皮质投射，但头面部感觉投射是双侧性的；②投射区域的大小与感觉分辨精细程度有关，分辨愈精细的部位，代表区愈大，如拇指和示指在中央后回的投射面积比躯干投射面积要大得多；③倒置性分布，即下肢感觉区在中央后回的顶部，上肢感觉区在中央后回的中间，头面部感觉区则在中央后回的底部，但头面部感觉区内部的安排是正立的（图 6-21 左）。

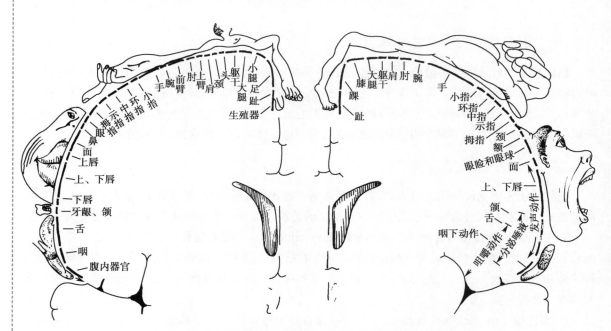

图 6-21 大脑皮层的躯体感觉区（左）和运动区（右）的定位图

各类感觉传入的投射也有一定的规律。中央后回从前到后依次接受来自肌肉牵张感觉、慢适应感觉、快适应感觉以及关节、骨膜、筋膜等感觉的投射。

中央后回皮质的细胞呈纵向柱状排列，从而构成感觉皮质最基本的功能单位，称为感觉柱（sensory column）。同一个柱内的神经元对同一感受野的同一类感觉刺激起反应，是一个传入-传

出信息整合处理单位。一个细胞柱兴奋时,其相邻细胞柱受抑制,形成兴奋和抑制镶嵌模型。

感觉皮质具有可塑性,表现为感觉区神经元之间的广泛联系可发生较快的改变,表明大脑具有较好的适应能力。

2. 第二感觉区(somatic sensory area Ⅱ) 位于大脑外侧沟的上壁,由中央后回底部延伸到脑岛的区域,面积较第一感觉区小。身体各部分的定位不如中央后回那么完善和具体。切除人脑第二感觉区并不产生显著的感觉障碍。

### (二)本体感觉代表区

中央前回既是运动区,也是本体感觉代表区。刺激人脑中央前回,可引起受试者试图发动肢体运动的主观感觉。此区接受来自肌肉、肌腱和关节等处的本体感觉传入信息,以感知身体在空间的位置、姿势以及身体各部分在运动中的状态;还接受从小脑、基底神经节传来的反馈信息,这些信息可能与随意运动的生成有关。

### (三)内脏感觉代表区

内脏感觉代表区主要混杂在体表第一感觉区中。此外,第二体表感觉区、运动辅助区(supplementary motor area)和边缘系统也与内脏感觉有关。内脏感觉投射区不仅面积小,而且分布不集中,这可能是内脏感觉定位不够准确的原因。

### (四)视觉代表区

视觉代表区位于大脑半球内侧面枕叶皮质的距状裂的上下缘。一侧皮质接受同侧眼颞侧、对侧眼鼻侧视网膜传入纤维的投射。另外,视网膜的上半部传入纤维投射到距状裂的上缘,下半部传入纤维投射到它的下缘,视网膜中央的黄斑区投射到距状裂的后部,视网膜周边区投射到距状裂的前部。当一侧枕叶损伤时,引起两眼对侧偏盲;只有双侧枕叶损伤时,才会引起全盲。

### (五)听觉代表区

听觉代表区位于颞叶的颞横回和颞上回。听觉的投射是双侧性的,即一侧皮质代表区接受双侧耳蜗感觉传入的投射。因此,一侧颞叶受损,不致引起全聋。

### (六)嗅觉代表区和味觉代表区

嗅觉代表区位于边缘叶的前底部,包括梨状区皮质的前部和杏仁核的一部分。味觉代表区位于中央后回头面部感觉代表区的下方。

# 第五节 神经系统对姿势和躯体运动的调节

运动可以分为反射运动(reflex movement)、随意运动(voluntary movement)和节律性运动(rhythmic movement)。这些运动都需要神经系统对肢体和躯干各肌群精巧的调控和完美的操纵来实现,一旦骨骼肌失去神经系统的调控,就会出现相应的运动障碍。

## 一、脊髓对运动的调节

脊髓是躯体运动调控的初级中枢,脊髓前角存在大量的运动神经元,其中 α 运动神经元被认为是躯体运动反射的最后环节。脊髓在很大程度上受高位中枢的控制。

### (一)运动反射的最后公路

1. 脊髓运动神经元 脊髓灰质前角有 α、β 和 γ 三类运动神经元。α 运动神经元胞体较大,纤维较粗,支配骨骼肌的梭外肌纤维收缩,是躯体运动反射的最后公路(final common path),会聚到 α 运动神经元的各种运动信息具有引发随意运动、调节姿势和协调不同肌群活动等方面的作用,通过 α 运动神经元对这些信息的整合,使躯体运动得以平稳和精确地进行,因而具有重要意义。

γ 运动神经元胞体小,传出纤维较细,支配骨骼肌的梭内肌纤维。γ 运动神经元兴奋性较高,常以较高频率持续放电,其作用是调节肌梭对牵张刺激的敏感性。β 运动神经元发出的纤维对梭内肌和梭外肌纤维都有支配,但其功能尚不清楚。

**2. 运动单位** 由一个 α 运动神经元及其所支配的全部肌纤维组成的功能单位称为运动单位(motor unit),其大小取决于 α 运动神经元轴突末梢分支的多少。由于一个运动单位的肌纤维与其他运动单位的肌纤维交叉分布,所以,即使只有少数运动神经元兴奋,肌肉收缩产生的张力也是均匀的。

### (二)脊髓休克

脊髓与高位中枢离断后,反射活动能力暂时丧失而进入无反应状态的现象称为脊髓休克(spinal shock),简称脊休克。主要表现为横断面以下的脊髓所支配的躯体与内脏反射均减退以致消失,如骨骼肌的紧张性降低甚至消失,外周血管扩张导致血压下降,发汗反射消失,粪、尿潴留。脊休克是暂时现象,经过一定时间其反射活动可逐渐在不同程度上恢复,由无反应状态恢复自身的调节功能。离断面水平以下的知觉和随意运动能力将永久丧失。

### (三)脊髓对姿势反射的调节

姿势(posture)是指人和动物身体各部分之间以及身体与四周空间之间的相对位置关系。中枢神经系统通过反射改变骨骼肌紧张或产生相应的动作,以保持或改变身体的姿势以免发生倾倒,称为姿势反射(postural reflex)。对侧伸肌反射、牵张反射和节间反射是可在脊髓水平完成的姿势反射。

**1. 屈肌反射和对侧伸肌反射** 当一侧肢体的皮肤受到伤害性刺激时,可反射性引起受刺激侧肢体关节的屈肌收缩而伸肌舒张,使肢体屈曲,这一反射称为屈肌反射(flexor reflex),具有躲避伤害的保护意义,但不属于姿势反射。随着刺激的加大,除引起同侧肢体屈曲外,还可引起对侧肢体的伸展,称为对侧伸肌反射(crossed extensor reflex),这是一种姿势反射,在保持身体平衡中具有重要意义。

**2. 牵张反射** 有完整神经支配的骨骼肌在受外力牵拉伸长时,引起的被牵拉的同一肌肉发生收缩的反射,称为牵张反射(stretch reflex)。

(1)牵张反射的感受器:该感受器是肌梭(muscle spindle),位于一般肌纤维之间,呈梭状,外层被结缔组织囊包裹,囊内有 6~12 根肌纤维,称为梭内肌纤维(intrafusal fiber)。梭内肌纤维的收缩成分在两端,中间部分是感受装置,无收缩功能,它们呈串联关系。肌梭是一种长度感受器,是中枢神经系统了解肢体或体段相对位置的结构。γ 传出的作用是调节肌梭对牵张反射的敏感性。

(2)牵张反射的类型:包括腱反射和肌紧张两种类型。

1)腱反射(tendon reflex):是指快速牵拉肌腱时发生的牵张反射,如叩击股四头肌肌腱引起股四头肌收缩的膝反射、叩击跟腱引起小腿腓肠肌收缩的跟腱反射等。腱反射的效应器主要是收缩较快的快肌纤维。完成一次腱反射的时间很短,约 0.7 毫秒,是单突触反射。

2)肌紧张(muscle tonus):是指缓慢持续牵拉肌腱时发生的牵张反射,表现为受牵拉的肌肉处于持续、轻度的收缩状态,但不表现为明显的动作。肌紧张属于多突触反射,是维持身体姿势最基本的反射活动,也是随意运动的基础。肌紧张的效应器主要是收缩较慢的慢肌纤维。肌紧张常表现为同一肌肉的不同运动单位交替进行收缩,故能持久进行而不易疲劳。

伸肌和屈肌都有牵张反射。人类的牵张反射主要发生在伸肌,因为伸肌是人类的抗重力肌。临床上常通过检查腱反射和肌紧张(肌张力)来了解神经系统的功能状态。腱反射和肌紧张减弱或消失提示反射弧损害或中断;亢进则提示高位中枢有病变。

(3)腱器官及反牵张反射:除肌梭外,骨骼肌中还有一种能感受肌肉张力的感受器,称为腱器官(tendon organ)。它分布于肌腱胶原纤维之间,与梭外肌纤维呈串联关系,传入神经是 I$_b$ 类纤维,其传入冲动对支配同一肌肉的 α 运动神经元起抑制作用。肌肉受牵拉时,肌梭首先兴奋引发牵张反射,使被牵拉的肌肉收缩;若牵拉力量进一步加大,则可兴奋腱器官而抑制牵张反射,从而避免过度牵拉而拉伤肌肉,具有保护意义。这种由腱器官兴奋引起的牵张反射抑制,称为反牵张反射(inverse stretch reflex)。

**3. 节间反射** 由于脊髓相邻节段的神经元间存在突触联系,故在与高位中枢失去联系后,脊髓通过上下节段间神经元的协同活动所发生的反射活动,称为节间反射(intersegmental reflex)。如脊动物恢复后期刺激背部皮肤可引起后肢搔爬刺激部位的搔爬反射（scratching reflex）。

## 二、脑干对肌紧张和姿势的调节

在运动调控系统中，脑干居于高级中枢和脊髓之间的中间层次，运动传出通路和各种感觉反馈通路均在此经过，因而在功能上起"上下沟通"的作用。脑干内存在抑制和加强肌紧张的区域，在肌紧张调节中起重要作用。脑干通过对肌紧张的调节可完成复杂的姿势反射，如状态反射、翻正反射等。

### （一）脑干对肌紧张的调控

1. 脑干网状结构抑制区和易化区　电刺激脑干网状结构的不同区域，可观察到网状结构中存在抑制或加强肌紧张和肌肉运动的区域，分别称为抑制区（inhibitory area）和易化区（facilitatory area）。抑制区较小，位于延髓网状结构的腹内侧部分。它主要通过网状脊髓束下行作用于脊髓前角的 γ 运动神经元，使肌梭敏感性降低，从而降低肌紧张。易化区较大，分布于广大的脑干中央区域，包括延髓网状结构的背外侧部分、脑桥被盖、中脑中央灰质及被盖、以及脑干以外的下丘脑和丘脑中线核群等部位（图 6-22）。易化区的活动较强，在肌紧张的平衡调节中略占优势，刺激这些部位主要加强伸肌的肌紧张和肌运动。此外，脑其他结构中也存在调节肌紧张的区域或核团，这些区域或核团对肌紧张的影响可能通过脑干网状结构内的抑制区和易化区来完成。

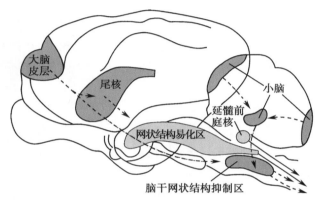

图 6-22　猫脑内与肌紧张调节有关的脑区及其下行路径示意图

2. 去大脑僵直　在中脑上、下丘之间横断脑干后，动物出现四肢伸直、坚硬如柱、头尾昂起、脊柱挺硬，呈角弓反张状态，这一现象称为去大脑僵直（decerebrate rigidity），是抗重力肌（伸肌）紧张增强的表现，其发生是因为在中脑上、下丘之间横断脑干后，中断了大脑皮质、纹状体等部位与脑干网状结构间的功能联系，造成抑制区和易化区之间的活动失衡，使抑制区的活动大为减弱，而易化区的活动明显占优势的结果。

从去大脑僵直产生的机制分析，有 γ 僵直和 α 僵直两种类型。

（1）γ 僵直：高位中枢的下行性作用通常首先提高 γ 运动神经元的活动，使肌梭的敏感性提高，传入冲动增多，转而增强 α 运动神经元的活动，导致肌紧张增强而出现僵直，故这种僵直成为 γ 僵直（γ-rigidity），主要通过网状脊髓束实现。经典的去大脑僵直主要属于 γ 僵直。

（2）α 僵直：高位中枢的下行性直接或间接通过脊髓中间神经元提高 α 运动神经元的活动，引起肌紧张加强而出现僵直，这种僵直称为 α 僵直（α-rigidity），主要通过前庭脊髓束实现的。

### （二）脑干对姿势的调控

1. 状态反射　头部在空间的位置发生改变以及头部与躯干的相对位置发生改变，都可反射性地改变躯体肌肉的紧张性，这一反射称为状态反射（attitudinal reflex）。包括迷路紧张反射（tonic labyrinthine reflex）和颈紧张反射（tonic neck reflex）。迷路紧张反射是内耳迷路的椭圆囊和球囊的传入冲动对躯体伸肌紧张的反射性调节，反射中枢是前庭核。颈紧张反射是颈部扭曲时颈部脊椎关节韧带和肌肉本体感受器的传入冲动对四肢肌肉紧张的反射性调节，反射中枢位于颈部脊髓。

2. 翻正反射　正常动物可保持站立姿势，如将其推倒或将其四足朝天从空中抛下，动物能迅速翻正过来，这种反射称为翻正反射（righting reflex）。这一过程包括一系列的反射活动，最初是由于头部空间位置的不正常，刺激视觉与平衡觉感受器，从而引起头部的位置翻正；头部翻正后，头与躯干之间的相对位置不正常，刺激颈部的本体感受器，从而使躯干的位置也翻正。

### 三、大脑皮质对运动的调节

大脑皮质是调节躯体运动的最高级和最复杂的中枢部位。它接受感觉信息的传入,并根据机体对环境变化的反应和意愿,策划和发动随意运动。

**（一）大脑皮质运动区**

1. **主要运动区**　包括中央前回和运动前区,是控制躯体运动的最重要的区域。它们接受本体感觉冲动,感受躯体的姿势和躯体各部分在空间的位置及运动状态,并根据机体的需要和意愿调整和控制全身的运动。主要运动区有以下功能特征:①对躯体运动的调节为交叉性支配,即一侧皮质支配对侧躯体的肌肉。但在头面部,除下部面肌和舌肌主要受对侧支配外,其余部分均为双侧性支配,因此一侧内囊损伤会产生对侧下部面肌及舌肌麻痹,但头面部多数肌肉活动仍基本正常。②皮质代表区的大小与躯体运动的精细和复杂程度有关。运动愈精细愈复杂,其相应肌肉的代表区愈大。如拇指的代表区面积可为躯干代表区的数倍。③运动代表区功能定位总体安排是倒置的,即下肢的代表区在皮质顶部,膝关节以下肌肉的代表区在半球内侧面,上肢肌肉的代表区在中间部,而头面部肌肉的代表区在底部,但头面部代表区的内部安排是正立的(图6-21右)。从运动区前后的安排来看,躯干和近端肢体的代表区在前部;远端肢体的代表区在后部;手指、足趾、唇和舌等肌肉的代表区在中央沟前缘。

2. **其他运动区**

（1）运动辅助区:位于两半球内侧面,扣带回沟以上,4区之前的区域。电刺激该区引起的肢体运动一般为双侧性的。破坏该区可使双手协调性动作难以完成,复杂动作变得笨拙。

（2）运动柱:大脑皮质运动区可见到类似感觉区的纵向柱状排列,从而组成运动皮质的基本功能单位,称为运动柱(motor column)。一个运动柱可控制同一关节几块肌肉的活动,而一块肌肉可接受几个运动柱的控制。

**（二）运动传出通路**

运动传导通路损伤后,临床上常出现柔软性麻痹(flaccid paralysis,软瘫)和痉挛性麻痹(spastic paralysis,硬瘫)两种表现(详见第六章第二节,脑和脊髓的传导通路)。两者虽然都有随意运动的丧失,但软瘫表现为牵张反射(包括腱反射和肌紧张)减弱或消失、肌肉松弛,并逐渐出现肌肉萎缩,巴宾斯基征阴性,见于脊髓运动神经元损伤,如脊髓灰质炎。硬瘫则表现为牵张反射亢进,肌肉萎缩不明显,巴宾斯基征阳性,常见于中枢性损伤,如内囊出血引起的卒中。

### 四、基底神经节和小脑对运动的调节

**（一）基底神经节对运动的调控**

基底神经节(basal ganglia)是大脑皮质下的一些神经核群,包括尾核、壳核、苍白球、丘脑底核、中脑黑质等。基底神经节是皮质下与皮质构成神经回路的重要脑区之一,参与运动的策划和运动程序的编制,其功能失调将引起运动障碍性疾病。

1. **基底神经节的纤维联系**

（1）基底神经节与大脑皮质间的神经回路:在此神经回路中从新纹状体到苍白球内侧部的投射有两条通路。即直接通路(direct pathway)和间接通路(indirect pathway)。前者是指新纹状体直接向苍白球内侧部的投射路径;后者则为新纹状体先后经过苍白球外侧部和丘脑底核两次中继后间接到达苍白球内侧部的投射路径(图6-23)。正常情况下,两条通路相互拮抗,但平时以直接通路的活动为主,并保持平衡状态。

大脑皮质对新纹状体的作用是兴奋性的,释放的递质是谷氨酸;而从新纹状体投射到苍白球内侧部以及从苍白球内侧部再到丘脑前腹核和外侧腹核的纤维投射都是抑制性的,递质是 γ-氨基丁酸

（GABA）。因此,当大脑皮质发放的神经冲动激活新纹状体-苍白球内侧部的直接通路时,苍白球内侧部的活动被抑制,使后者对丘脑前腹核和外侧腹核的抑制作用减弱,丘脑的活动增加,这种现象称为去抑制（disinhibition）。

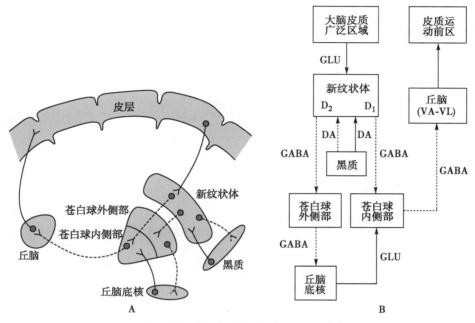

图 6-23  基底神经节与大脑皮质之间神经回路的模式图

（2）黑质-纹状体投射系统:新纹状体内细胞密集,主要有投射神经元和中间神经元两类细胞。中型多棘神经元（medium spiny neuron,MSN）属于投射神经元,是新纹状体内主要的信息整合神经元,释放的递质主要是 GABA。MSN 除接受大脑皮质发出的谷氨酸能纤维投射外,还接受来自中脑黑质致密部的多巴胺能纤维投射,构成黑质-纹状体投射系统。此外,也接受新纹状体内 GABA 能和胆碱能抑制性中间神经元的纤维投射。MSN 有两种类型,它们的细胞膜中分别有 $D_1$ 和 $D_2$ 受体,其纤维分别投射到苍白球内侧部和外侧部,从而分别组成新纹状体-苍白球内侧部之间的直接通路和间接通路,最终都使丘脑-皮质投射活动加强,易化大脑皮质的活动,使运动增多。

**2. 与基底神经节损伤有关的疾病**  基底神经节病变可产生两类运动障碍性疾病,一类是肌紧张过强而运动过少性疾病,如帕金森病。另一类是肌紧张不全而运动过多性疾病,如亨廷顿病。

**（二）小脑对运动的调控**

小脑是大脑皮质下与皮质构成回路的又一个重要脑区,不仅与皮质形成神经回路,还与脑干及脊髓有大量的纤维联系。根据其传入、传出纤维联系,可将小脑分为前庭小脑、脊髓小脑和皮质小脑三个主要功能部分（图 6-24）。

**1. 前庭小脑**  前庭小脑（vestibulocerebellum）参与身体姿势平衡功能的调节。如果受到损伤将会出现身体平衡失调,但其随意运动的协调不受影响。也可通过脑桥核接受视觉传入信息,调节眼外肌的活动,从而协调头部运动时眼的凝视运动。受损后可出现位置性眼震颤（positional nystagmus）,即当其头部固定于某一特定位置时出现的眼震颤。

**2. 脊髓小脑**  脊髓小脑（spinocerebellum）与脊髓及脑干有大量的纤维联系,主要功能是调节进行过程中的运动,协助大脑皮质对随意运动进行适时地控制。脊髓小脑受损后,表现为随意运动的力量、方向及限度发生紊乱。例如,患者不能完成精巧动作,肌肉在动作进行过程中抖动而把握不住方向,尤其在精细动作的终末出现震颤,称为意向性震颤（intention tremor）。这些动作协调障碍统称为小脑性共济失调（cerebellar ataxia）。

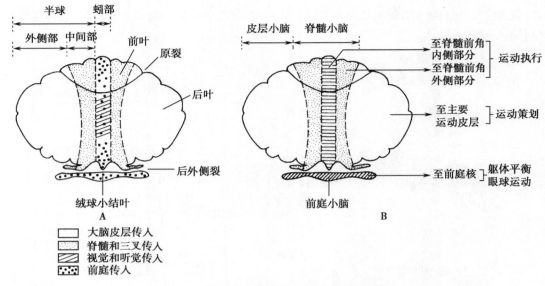

图 6-24　小脑的分区与传入、传出纤维联系示意图

此外,脊髓小脑具有调节肌紧张的功能,它对肌紧张的调节有易化和抑制双重作用,空间安排分布均是倒置的。小脑对肌紧张调节的双重作用可分别通过脑干网状结构抑制区和易化区来实现,抑制肌紧张的作用较弱,易化作用较强。故脊髓小脑受损后主要表现为肌张力减退和四肢乏力等症状。

**3. 皮质小脑**　皮质小脑(corticocerebellum)不接受外周感觉的传入,主要接受大脑皮质广大区域的投射,它与大脑皮质运动区、感觉区、联络区之间的联合活动与运动的策划和运动程序的编制有关,使运动变得协调、精巧和快速。

综上所述,小脑与基底神经节都参与运动的策划和程序的编制、运动的协调、肌紧张的调节,以及本体感觉传入冲动信息的处理等活动。但基底神经节主要在运动的准备和发动阶段起作用,参与运动的策划。而小脑主要在运动进行过程中发挥作用,参与运动的策划和执行。

# 第六节　神经系统对内脏活动、情绪和行为的调节

## 一、神经系统对内脏活动的调节

神经系统对内脏活动的调节是通过对心肌、平滑肌和腺体的控制实现的,其目的是维持机体内环境的稳定,这种调节作用通过自主神经系统来完成。自主神经系统也称为内脏神经系统,主要功能就是调节内脏活动。自主神经系统包括交感神经(sympathetic nerve)和副交感神经(parasympathetic nerve),每种神经都包括传入和传出神经两部分,但通常讲的自主神经是指其传出部分。

在中枢神经系统的各级水平都存在调节内脏活动的核团,较简单的内脏反射通过脊髓即可完成,而较复杂的内脏反射则需要延髓以上的中枢参与。

### (一)脊髓对内脏活动的调节

脊髓是内脏反射活动的初级中枢,基本的血管张力反射、发汗反射、排尿反射、排便反射、阴茎勃起反射等可在脊髓水平完成。但脊髓对内脏活动的调节受高位中枢的控制,如果仅依靠脊髓本身的反射活动,则不足以很好地适应生理功能的需要。例如,脊髓离断的患者在脊休克过去后,由平卧位转成直立位时时常感到头晕,这是因为此时体位性血压反射的调节能力很差,外周血管阻力不能及时发生适应性改变。此外,患者虽有一定的反射性排尿能力,但排尿不受意识控制,且排尿不完全。

### （二）低位脑干对内脏活动的调节

脑干具有许多重要的内脏活动中枢,其中延髓是最基本的生命中枢,因为人的循环中枢、呼吸中枢,以及吞咽反射和呕吐反射中枢都位于延髓。呼吸调整中枢和角膜反射中枢位于脑桥,瞳孔对光反射中枢位于中脑。延髓发出的自主神经传出纤维支配头面部的所有腺体、心、支气管、喉、食管、胃、胰腺、肝和小肠等。

### （三）下丘脑对内脏活动的调节

下丘脑是较高级的内脏活动调节中枢,刺激下丘脑能产生自主神经反应,参与较复杂的生理过程,包括体温调节、水平衡调节、本能行为(摄食、饮水和性行为)和情绪调节、内分泌活动调节以及生物节律控制等。

1. **体温调节** 视前区-下丘脑前部是体温调节中枢的重要部分,此处存在温度敏感神经元,可感受所在部位的温度变化,也能对传入的温度信息进行整合处理,并发出指令调节散热和产热活动,使体温保持相对稳定。

2. **水平衡调节** 下丘脑能调节水的摄入和排出,从而维持机体的水平衡。下丘脑对肾排水的调节是通过控制视上核和室旁核合成和释放血管升压素来实现的。

3. **腺垂体和神经垂体激素分泌调节** 下丘脑内的神经分泌小细胞能合成调节腺垂体激素分泌的肽类物质,称为下丘脑调节肽(hypothalamic regulatory peptides,HRP),可促进或抑制各种腺垂体激素的分泌。下丘脑还存在监察细胞,感受血液中某些激素浓度的变化,反馈调节下丘脑调节肽的分泌。此外,下丘脑视上核和室旁核的神经内分泌大细胞能合成血管升压素和缩宫素。

4. **生物节律控制** 机体内许多功能活动都按一定的时间顺序发生周期性变化,称为生物节律(biorhythm),按其频率的高低,可分为高频(周期短于一天,如心动周期、呼吸周期等)、中频(日周期)和低频(周期长于一天,如月经周期)三种节律。其中,日周期节律(circadian rhythm)是最重要的生物节律,下丘脑视交叉上核(suprachiasmatic nucleus)可能是日周期的控制中心,褪黑素可能对体内器官活动起生物钟作用。

5. **其他功能** 下丘脑能产生某些行为的欲望,如食欲、渴觉和性欲等,并能调节相应的摄食、饮水和性行为等本能行为,参与睡眠、情绪及情绪生理反应等活动的调节。

### （四）大脑皮质对内脏活动的调节

1. **边缘叶和边缘系统** 大脑半球内侧面皮质与脑干连接部和胼胝体旁的环周结构,被称为边缘叶(limbic lobe)。边缘叶和大脑皮质的岛叶、颞极、眶回,以及皮质下的杏仁核、隔区、下丘脑前核等皮质下结构,统称为边缘系统(limbic system)。该系统对内脏活动的调节作用复杂而多变。

2. **新皮质** 是指哺乳动物大脑皮质中除古皮质(海马、穹窿等)和旧皮质(扣带回、海马回等)外的广大区域,约占皮质的96%。电刺激新皮质可引起躯体运动和内脏活动的改变。

## 二、神经系统对本能行为和情绪的调节

本能行为(instinctual behavior)是指动物在进化过程中形成并经遗传固定下来的对个体生存和种属生存具有重要意义的行为,如摄食、饮水和性行为等。情绪(emotion)是指人类和动物对客观环境刺激所表达的一种特殊心理体验和某种固定形式的躯体行为的表现。本能行为和情绪主要受下丘脑和边缘系统的调节,常伴发自主神经系统和内分泌系统功能活动的改变,受后天学习和社会因素的影响巨大。

### （一）本能行为

1. **摄食行为** 是动物维持个体生存的基本活动。下丘脑外侧区存在摄食中枢(feeding center),下丘脑腹内侧核存在饱中枢(satiety center),两者间存在交互抑制的关系。杏仁核基底外侧核群易化下丘脑饱中枢并抑制摄食中枢的活动。大脑皮质通过对摄食中枢的控制影响摄食行为。

2. **饮水行为** 是通过渴觉而引起的。引起渴觉的主要因素是血浆晶体渗透压升高和细胞外液

量明显减少。前者通过刺激下丘脑前部的渗透压感受器而起作用,后者主要肾素-血管紧张素系统所介导。在人类,饮水常为习惯性行为,不一定都由渴觉引起。

3. **性行为**　是动物维持种系生存的基本活动。交媾本身是由一系列反射在脊髓和低位脑干中进行整合,但伴随它的行为成分、交媾的欲望、发生在雌性和雄性动物一系列协调的顺序性调节是在边缘系统和下丘脑进行的。大脑皮质对性行为具有很强的控制作用,在各种性刺激信号的作用下,大脑皮质兴奋,并将信息传递到皮质下中枢,引起一系列兴奋反应。

### （二）情绪

1. **恐惧和发怒**　动物在恐惧(fear)时表现为出汗、瞳孔扩大、蜷缩、左右探头企图寻机逃跑等。而在发怒(rage)时则常表现出攻击行为,如竖毛、张牙舞爪、发出咆哮声等,是一种本能的防御反应(defense reaction),亦可称为格斗-逃跑反应(fight-flight reaction)。

下丘脑内存在防御反应区,主要位于近中线的腹内侧区,电刺激该区可引起防御性行为,电刺激下丘脑外侧区可引起攻击行为,电刺激下丘脑背侧区则出现逃避行为。此外,与情绪调节有关的脑区还包括边缘系统和中脑等部位。

2. **愉快和痛苦**　愉快(pleasure)是一种积极的情绪,通常由那些能够满足机体需要的刺激所引起,如在饥饿时得到食物。痛苦(agony)是一种消极的情绪,一般由躯体和精神受伤害的刺激或因渴望得到的需求不能满足而产生,如严重创伤、饥饿和寒冷等。

刺激某些脑区(包括中脑被盖腹侧区、内侧前脑束、伏隔核和额叶皮质等结构)能引起动物的自我满足和愉快,这些脑区称为奖赏系统(reward system)或趋向系统(approach system)。从中脑腹侧被盖区到伏隔核的多巴胺能通路与之有关。刺激某些脑区(如下丘脑后部的外侧部、中脑背侧和内嗅皮质等)可使动物感到嫌恶和痛苦,这些脑区称为惩罚系统(punishment system)或回避系统(avoidance system)。据统计,大鼠脑内奖赏系统脑区约为全脑的35%,惩罚系统脑区约占5%,其余60%既非奖赏系统又非惩罚系统区。

### （三）情绪生理反应

情绪生理反应(emotional physiological reaction)是指在情绪活动中伴随发生的一系列生理变化,主要包括自主神经系统和内分泌系统功能活动的改变。

1. **自主神经系统功能活动的改变**　在多数情况下,情绪生理反应表现为交感神经系统活动的相对亢进,例如,在动物发动防御反应时,可出现瞳孔扩大、出汗、心率加快、血压升高、骨骼肌血管舒张、皮肤和内脏血管收缩等交感活动的改变,可使各器官血流量重新分配,使骨骼肌在格斗或逃跑时获得充足的血供。在某些情况下也可表现为副交感神经系统活动的相对亢进。如食物刺激可增强消化液分泌和消化道运动等。

2. **内分泌系统功能活动的改变**　情绪生理反应常引起多种激素分泌改变。例如,在创伤、疼痛等原因引起应激而出现痛苦、恐惧和焦虑等的情绪反应中,血液中促肾上腺皮质激素和肾上腺皮质激素浓度明显升高,肾上腺素、去甲肾上腺素、甲状腺激素、生长激素和催乳素等血浓度升高。

### （四）动机和成瘾

1. **动机**　动机(motivation)是指激发人们产生某种行为的意念。本能行为也都是在一定的欲望驱使下产生的,如摄食、饮水、性行为分别由食欲、渴觉和性欲所驱使。几乎所有的行为都在某种程度上与奖赏或惩罚有一定的关系。一定的行为通常是通过减弱或阻止不愉快的情绪,并且通过奖赏的作用而激励的。

2. **成瘾**　成瘾(addiction)是泛指不能自制并不顾其消极后果地反复将某种物品摄入体内,如吗啡、海洛因、可卡因等。这些物品对脑的影响途径都与奖赏系统的激活有关,都能增强脑内多巴胺对伏隔核 $D_3$ 受体的作用。长期成瘾者对这些物品将产生耐受性和依赖性,即需要加大剂量才能达到初期使用效果,一旦停止使用便会产生戒断症状。成瘾者在接受治疗后有明显的复发倾向,可能与前内侧皮质、海马和杏仁核至伏隔核的谷氨酸能兴奋性纤维投射有关。

# 第七节 脑电活动与觉醒、睡眠机制

## 一、自发脑电活动

脑电活动是由大脑皮层神经元产生的持续的、节律性的、缓慢的电位变化。在头皮或皮层用双极或单极电极记录的自发脑电活动称为脑电图（electroencephalogram，EEG）或皮层电图（electrocorticogram，ECoG）。

用微电极记录皮层神经元胞内的电位变化，发现当皮层表面出现类似于α节律的电位变化时，细胞内记录到的突触后电位出现一致的节律变化。因此，通常认为脑电信号是由大脑皮层浅层大量整齐排列的锥体细胞（其顶树突相互平行并垂直于皮层表面）同步突触后电位总和而形成的。目前知道，这种同步活动与丘脑的功能有关，是大脑皮层与丘脑非特异投射核之间的交互作用所致。

在头皮不同部位记录的EEG，其波形、幅度和频率基本相似。在清醒、激动、困倦和睡眠等不同条件下，EEG的波形有明显差异。EEG波形的基本特征包括频率、振幅、相位。这些自发而有节律的神经电活动受外界刺激、年龄、精神活动、意识状态、脑部疾病、药物等因素的影响。因此，EEG的频率、振幅等信息可在一定程度上反映大脑的功能状态。

按频率范围通常可将EEG划分为δ、θ、α、β等频段（图6-25）。

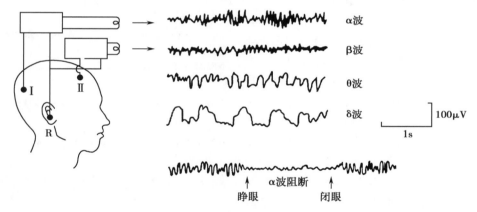

图6-25　脑电图的记录方法与正常脑电图波形

δ波的频率为0.5~3Hz，幅度为20~200μV。常见于婴儿时期，正常成人在极度疲劳、入睡或麻醉等状态下也会出现，以颞叶和枕叶较显著。

θ波的频率为4~7Hz，幅度为20~150μV，为青少年（10~17岁）脑电的主要成分，成年人在困倦、抑郁或年老等情况下也较为常见，以额叶、顶叶较多。

α波的频率为8~13Hz，幅度20~100μV，在清醒安静闭眼时最为明显，主要分布于枕叶、颞叶和顶叶的后部，其频率、振幅和空域分布与大脑机能状态相关。当睁眼或接受其他刺激时，α波立即消失并转为快波，称为"α波阻断"。因此，α波被认为是正常人大脑皮质处于安静状态时脑电活动的主要表现。

β波的频率为14~30Hz，幅度为5~20μV，在睁眼、精神紧张、激动或进行思维活动时出现，以额叶和顶叶较显著，与性别、心理、年龄等有关。一般认为，β波是大脑皮质处于紧张活动状态时脑电活动的主要表现。

## 二、皮层诱发电位

诱发电位（evoked potentials，EP）是对神经系统某一特定部位（从感受器到大脑皮层）给予相应的刺激，或使大脑对刺激（正性或负性）的信息进行加工，在脑的相应部位产生可以检出与刺激有相对固定时间间隔(锁时关系)的局部电位反应。诱发脑电是研究人类感觉功能、神经系统疾病、行为、认知和心理活动的常用手段。

诱发电位的波幅为 $2\sim10\mu V$,远小于自发脑电。因此,诱发电位常常被淹没在自发脑电中,构成小信号与大噪声的关系。诱发脑电与自发脑电相比,具有明确的空间、时间和相位特性,只能在特定的空间范围内检测到,具有特定的波形和强度分布,刺激和反应之间存在锁时(time-locked)关系。为了从自发脑电中提取诱发电位,需多次施加重复刺激,将各次刺激对应的诱发电位的脑电信号进行叠加与平均,才能提取出诱发电位成分。

### 三、睡眠与觉醒

睡眠-觉醒节律是独立于自然界的昼夜交替而存在的一种内在的自主昼夜节律。对生物机体而言,睡眠是生命中非常重要的一部分。在早期的睡眠研究中,损伤和刺激是最常用来鉴定神经系统中产生和维持睡眠-觉醒区域的基本方法。神经生理学通过记录脑内神经元的电活动,明确了一些睡眠-觉醒产生的细胞机制。20 世纪 60 年代开始,更多的研究聚焦于神经递质在睡眠和觉醒过程中的作用,进一步促进了人类对睡眠和觉醒机制的理解。

#### (一)睡眠时相

睡眠和觉醒是一种周期性变化过程,通常根据脑电图和肌电图可将睡眠分为快速眼动睡眠和非快速眼动睡眠两种时相,不同的睡眠时相有着不同的神经活动以及行为表现(图 6-26)。

1. **快速眼动睡眠** 快速眼动睡眠(rapid eye movement sleep,REM)是指在睡眠时伴有快速眼球运动,同时脑电图呈现不规则 β 波,类似觉醒,因此又称为快波睡眠(fast wave sleep,FWS);但海马电图显示 $4\sim10Hz$ 的高度同步化θ波,并与全身肌张力进一步降低偶联。在快波睡眠期间,机体各种感觉功能降低,四肢抗重力肌作用几乎消失,交感活动占主导,心率、呼吸加速且不规则,下丘脑体温调节功能明显下降或丧失;脑的耗氧量增加,脑内可出现生动、详细的梦境。这一阶段似乎睡眠进一步加深,但与脑电变化不一致,故也称异相睡眠(paradoxical sleep)。

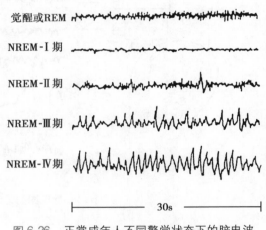

图 6-26 正常成年人不同警觉状态下的脑电波

2. **非快速眼动睡眠** 非快速眼动睡眠(non-rapid eye movement sleep,NREM)期间,不出现眼球运动。脑电呈现同步化慢波,因此又称为慢波睡眠(slow wave sleep,SWS)。脑电频率逐渐减慢、幅度逐渐增高、δ波所占比例逐渐增多。循环、呼吸、交感神经等系统活动随睡眠加深而降低;体温和能量消耗降低,肌张力明显下降但保持一定肌紧张,平均 20min 调整睡眠姿势一次。脑内一般不生成复杂的梦。

NREM 可进一步分为四期。Ⅰ期(过渡性睡眠):从觉醒进入睡眠的过渡期,持续几分钟,易于唤醒,α 波节律不规律,逐渐消失,眼球缓慢转动;Ⅱ期(浅睡期):睡眠稍深,持续 5~15 分钟,可出现 8~14Hz 的睡眠梭形波及大幅度 K 复合波(δ 节律和睡眠梭形波的复合波),眼动停止;Ⅲ期(中度睡眠期):眼、躯体停止运动,出现大幅、慢节律的 δ 波;Ⅳ期(深度睡眠期):睡眠最深,出现<2Hz 高电压 δ 节律,20~40 分钟后睡眠开始变浅,回复到Ⅲ、Ⅱ期。然后进入 REM 睡眠。

睡眠过程中,睡眠的两个时相互交替,每个周期约 90 分钟。正常成年人睡眠总时间中,75%为慢波睡眠,25%为快波睡眠,反映了脑反复循环于不同的活动状态。觉醒状态只能进入 NREM,NREM 或 REM 均可直接觉醒,但 REM 自动觉醒可能性更大。随着睡眠过程,NREM 睡眠时间逐渐缩短,而 REM 睡眠时间延长,可持续 30~50 分钟。一夜中睡眠周期循环 4~5 次。

## （二）睡眠的生物学意义

睡眠与觉醒是个体的两种不同功能状态。觉醒状态与环境有主动感觉运动联系,产生复杂适应行为。睡眠状态与环境联系减弱或消失,伴有躯体和自主神经系统的功能变化。

睡眠不仅能够维持机体生理和心理活动的正常运行,研究发现在慢波睡眠期间,生长激素分泌明显增加,转入快波睡眠或进入觉醒后,生长激素分泌减少,提示慢波睡眠可能有利于体力恢复和促进早期个体发生。快波睡眠期间,脑内蛋白质合成加快,存在学习记忆相关的突触巩固,提示快波睡眠可能有利于精力恢复和促进记忆功能。

## （三）睡眠的神经机制

早期认为睡眠是一种被动过程,只要消除感觉输入,脑就会进入睡眠。后来的研究发现,阻断感觉输入,动物仍有睡眠-觉醒周期。因此,睡眠是一个主动过程,要求多个脑区同时参与。

行为觉醒状态,即行为与脑电均表现为觉醒,其维持可能是中脑黑质多巴胺递质系统的功能。脑电觉醒状态,脑电表现为去同步化快波,但行为不一定呈现觉醒,其维持与脑干网状结构上行激动系统(胆碱能系统)及脑干蓝斑核上部的去甲肾上腺素递质系统作用有关。

目前认为睡眠和觉醒是在神经系统和神经递质共同作用下完成的,其本身受昼夜节律、生物钟和周围环境的影响和调节。脑干去甲肾上腺素能和5-羟色胺能神经元在觉醒时放电,胆碱能神经元维持快速眼动睡眠。研究发现,大脑存在睡眠诱导区,位于脑桥中央与延髓尾侧之间,包括中缝核、孤束核、蓝斑及网状结构背内侧。中缝头部形成慢波睡眠,它们共同组成上行抑制系统,一方面调制网状结构的唤醒物质引发睡眠,另一方面对网状激活系统有负反馈作用,从而诱发睡眠。从睡眠剥夺山羊的脑脊液中鉴定出一种能易化 NREM 睡眠的物质,由细菌的细胞壁生成,称为胞壁酰二肽,有致热效应,可激活血液中的免疫细胞。有研究发现白介素-1 也参与睡眠调节,被统称为促睡因子。

# 第八节　脑的高级功能

脑除了在感觉分析,调节躯体运动、内脏活动及情绪反应等活动中发挥重要作用外,还涉及许多更为复杂的高级功能活动,如学习、记忆、思维、语言等。

## 一、学习和记忆

学习(learning)和记忆(memory)是两个有着密切联系的神经活动过程。学习指人和动物从外界环境获取新信息的过程,是一切认知活动的基础。

### （一）学习的形式

学习有两种形式,即非联合型学习(nonassociative learning)和联合型学习(associative learning),前者比较简单,后者相对复杂。

1. 非联合型学习　也称简单学习,是指在学习过程中引起反应的刺激是单一的,该刺激不需要在两种刺激或刺激与反应之间建立联系。习惯化和敏感化即属于这种类型的学习。习惯化是指非伤害性刺激重复作用于机体引起的反射性效应逐渐减弱的过程。通过习惯化使人们能避免对许多无意义信息的应答。相反,在较强的伤害性刺激后,机体对原先弱刺激引起的反应明显增强的过程,即出现敏感化。通过敏感化有助于人们注意避开伤害性刺激。

2. 联合型学习　是指在学习过程中需要两种刺激或一种行为与一种刺激间在时间上很接近地重复发生,最后在脑内逐渐形成联系的过程。人类的学习方式多数是联合型学习,如条件反射的建立和消退。条件反射是在非条件反射的基础上,在大脑皮质参与下建立起来的高级反射活动。

（1）经典条件反射(classical conditioning):也称巴甫洛夫反射。在实验中,给狗喂食引起唾液分泌属于非条件反射,食物就是非条件刺激(unconditioned stimulus, US)。通常情况下,铃声不能使狗分泌唾液,是无关刺激。但如果每次给狗喂食前,先给予铃声,然后再立即给予食物,多次将铃声和食物相结合后,当铃声一出现,即使不给食物,狗也会分泌唾液,这样就建立了条件反射。此时,铃声由无关刺激转化为能够引起唾液分泌的条件刺激(conditioned stimulus,CS)。由条件刺激引起的反射即称为条件反射。因此,条件反射的形成是条件刺激与非条件刺激在时间上反复多次结合,经过后天的学习而建立起来的。这种无关刺激和非条件刺激在时间上反复结合的过程,称为强化(reinforcement)。经典条件反射的建立使动物习得了两个刺激间的联系,即条件刺激的出现预示着非条件刺激即将到来。条件反射的建立需要非条件刺激激活奖赏系统或惩罚系统引起愉快或痛苦的情绪活动。上述经典条件反射建立后如不反复强化,形成的条件反射就会逐渐减弱,甚至消失,这个过程称为条件反射的消退(extinction)。消退并不是条件反射的简单丧失,而是一个新的学习过程。条件反射的消退使动物习得了两个刺激间新的联系,即条件刺激的出现不再预示着非条件刺激即将到来,或条件刺激的出现预示着非条件刺激不会到来。

(2)操作式条件反射(operant conditioning):是受意识控制的、一种更为复杂的条件反射,它要求人或动物必须完成某种动作或操作,并在此操作基础上建立条件反射。操作式条件反射的经典动物实验是先训练动物学会主动踩动杠杆而获取食物,然后以灯光作为条件刺激,要求动物在灯光信号出现后必须踩动杠杆才能得到食物,从而建立起条件反射。这类条件反射的特点是,动物必须通过自己完成某种动作或操作后才能得到强化,故称为"操作式"条件反射。以得到食物或水作为奖赏而完成的操作式条件反射,是一种趋向性条件反射(conditioned approach reflex)。相反,如果动物踩杠杆获得的是伤害性刺激如电击,它们将为逃避惩罚而不去踩杠杆,形成抑制性条件反射,称为回避性条件反射(conditioned avoidance)。

虽然经典条件反射和操作式条件反射表面上看起来相差很远,两者事实上遵循着相似的原则。例如刺激的同步性对两者都十分重要。非条件刺激必须紧跟条件刺激才能有效地建立经典条件反射,同样地,强化刺激必须紧跟操作才能有效地建立操作条件反射。如果时间间隔过长,则不能建立起条件反射。

### (二)记忆的形式

记忆的分类有多种,根据记忆储存和提取方式可将记忆分为陈述性记忆与非陈述性记忆。根据记忆保留的时间长短可将记忆分为短时程记忆和长时程记忆。

#### 1. 陈述性记忆和非陈述性记忆

(1)陈述性记忆(declarative memory):指与特定的时间、地点和任务有关的事实或事件的记忆。陈述性记忆与意识有关,能用语言表述出来,或作为影像形式保持在记忆中。这种记忆需要一个清醒地回忆的过程,它的形成依赖于评价、比较和推理等认知过程。日常所说的记忆通常是指陈述性记忆。陈述性记忆的形成依赖于海马、内侧颞叶等脑区,又可分为情景式记忆(episodic memory)和语义式记忆(semantic memory)。前者是对一件具体事物或一个场面的记忆;后者则是对文字和语言的记忆。

(2)非陈述性记忆(nondeclarative memory):指对一系列规律性操作程序的记忆,是一种下意识的感知及反射,又称为反射性记忆。它只通过一系列行为动作来表达,与意识或认知无关,不需要清醒地回忆,也不涉及海马等脑区,具有自主性或反射性,不容易遗忘。非陈述性记忆包括感知和运动技巧的学习,以及对程序和规则(如语法规则)的学习。例如弹钢琴、骑车、游泳等技巧性操作的完成依赖于非陈述性记忆。

陈述性记忆和非陈述性记忆可同时参与学习记忆的过程,并且两种记忆可相互转化,如从开始学驾驶到熟练驾驶的过程,即是记忆由陈述性转化为非陈述性的过程。

#### 2. 短时程记忆和长时程记忆

(1)短时程记忆(short-term memory)的特点是保存时间短,仅几秒到几分钟,容易受干扰,不稳定,记忆容量有限。短时程记忆可有多种表现形式,如对影像的视觉瞬间记忆称为影像记忆(iconic memory),对执行某些认知行为过程中的一种暂时的信息储存称为工作记忆(working memory)或操作记忆(operant memory),它需要对时间上分离的信息加以整合,如在房间内寻找遗失物品时的短暂记忆。

（2）长时程记忆(long-term memory)的特点是保留时间长,可持续几小时、几天或几年。有些记忆甚至可保持终生,称为永久记忆(remote memory)。长时程记忆的形成是在海马和其他脑区内对信息进行分级加工处理的动态过程。短时程记忆可向长时程记忆转化,促进转化的因素是反复运用和强化。人类的长时程记忆是一个庞大而持久的储存系统,其容量几乎没有限度。

### （三）人类的记忆过程和遗忘

1. 人类的记忆过程　可分为四个阶段,即感觉性记忆、第一级记忆、第二级记忆和第三级记忆。前两个阶段相当于短时程记忆,后两个阶段相当于长时程记忆。感觉记忆是指由感觉系统获取的外界信息在脑内感觉区短暂储存的过程,这个阶段一般不超过 1 秒,大多属于视觉和听觉的记忆。如果大脑将上述传入信息进行加工,把不连贯的、先后传入的信息进行整合,感觉记忆就进入第一级记忆阶段。该记忆保留数秒到数分钟。小部分信息经过反复运用、强化,得以在第一级记忆中循环,从而延长其停留时间,并转入第二级记忆。在第二级记忆中,储存的信息可因先前的或后来的信息干扰而造成遗忘(loss of memory)。有些记忆,如自己的名字或每天操作的手艺等,通过长年累月的运用则不易遗忘,这一类记忆储存在第三级记忆中成为永久记忆。

2. 遗忘　是伴随学习和记忆的一种不可避免的正常生理现象,指部分或完全失去记忆和再认的能力。遗忘在学习后即刻开始,在感觉性记忆和第一级记忆阶段,遗忘的速率很快,以后逐渐减慢。遗忘并不意味着记忆痕迹(memory trace)的完全消失,因为复习已遗忘的信息或知识比学习新的信息或知识容易。产生遗忘的主要原因是条件刺激久不强化而引起反射的消退或后来信息的干扰。正常的生理性遗忘实际上具有适应性保护作用,有利于脑内贮存更有用的信息。临床上把由于脑疾患引起的记忆障碍称为遗忘症(amnesia),分为顺行性遗忘(anterograde amnesia)和逆行性遗忘(retrograde amnesia)。前者是指患者不能再形成新的记忆,而已形成的记忆则不受影响。逆行性遗忘是指患者不能回忆发生记忆障碍之前一段时间的经历,但仍可形成新的记忆。

### （四）学习和记忆的机制

1. 参与学习和记忆的脑区　包括大脑皮质联络区、海马及其邻近结构、杏仁核、丘脑及脑干网状结构等。其中,海马在长时程记忆的形成中起十分重要的作用,前额叶协调短时程记忆的形成,加工后的信息转移至海马。内侧颞叶对陈述性记忆的形成极为重要。纹状体参与某些操作技巧的学习,小脑则参与运动技能的学习。这些脑区间有着密切的神经联系,它们往往同时活动、共同参与学习和记忆过程。

2. 突触的可塑性　突触可塑性是学习和记忆的生理学基础。突触结构(如新突触形成、已有突触体积变大等)和生理功能的改变(如通道敏感性、受体数目的变化)均可引起突触传递效能的改变。根据这一可塑性变化维持时间的长短,分为短时程改变和长时程改变。突触效能的短时程改变包括突触易化、突触压抑、强直后增强、增高等形式。长时程改变包括长时程增强(long-term potentiation,LTP)和长时程抑制(long-term depression,LTD)两种形式,被认为是各种形式的学习和记忆形成的物质基础。LTP 是由于突触后神经元内 $Ca^{2+}$ 浓度升高,启动胞内一系列第二信使反应,从而募集更多的受体进入突触后膜,并增加受体的敏感性。LTD 则由突触后 $Ca^{2+}$ 浓度轻度增高所引起,最终使突触后受体数目减少和受体敏感性降低所致。突触前机制也参与 LTP 和 LTD。

3. 脑内蛋白质和递质的合成　蛋白质的合成是学习记忆过程中必不可少的物质基础。维持时间在 3 小时以上的长时程 LTP(L-LTP)依赖于蛋白质的合成。此外,学习和记忆也与脑内某些递质含量的变化有关,包括乙酰胆碱、去甲肾上腺素、谷氨酸、GABA 以及血管升压素和脑啡肽等。

**4. 形态学改变** 持久性记忆还可能与脑内新的突触联系的建立有关。学习记忆活动多的大鼠,其大脑皮质发达,突触联系多。

## 二、语言和其他认知功能

语言是人类特有的一种极其复杂的高级神经活动,是随着人脑的进化发展而产生和完善的。人类进行条件反射的第二信号系统正是以语言功能为基础进行的。

### (一)优势半球和一侧优势

语言是人类相互交流思想和传递信息的工具。语言中枢所在的大脑半球称为优势半球(dominant hemisphere)。人类两侧大脑半球的功能是不对等的,习惯使用右手的成年人,其语言活动中枢主要在左侧大脑皮质。这种一侧优势(laterality of cerebral dominance)的现象仅见于人类,虽然与遗传有关,但主要是在后天生活中逐步形成的。人类的左侧优势自 10~12 岁起逐步建立,如果在成年后左侧半球受损,将很难在右侧皮质再建语言中枢。右侧半球在非语词性的认知功能上占优势,如对空间辨认、深度知觉、触-压觉认识、图像视觉认识、音乐欣赏等。但左、右半球的这种优势是相对的。

左侧大脑皮质的许多部位与语言功能相关。位于中央前回底部前方的 Broca 区与说话有关,位于颞上回后端的 Wernicke 区与听觉、视觉信息的理解有关。这两个语言功能区之间通过弓状束联系在语言的加工过程中发挥作用。Broca 区能把来自 Wernicke 区的信息处理为相应的发声形式,然后投射到运动皮质,引发唇、舌、喉的运动。图 6-27 显示了当人们看到某一物体并说出该物体名称时,整个信号传递过程的顺序。Wernicke 区后方的角回可将阅读文字形式转变为 Wernicke 区所能接受的听觉文字形式。

### (二)大脑皮质的语言中枢

大脑皮质不同的语言功能区损伤后,可引起相应的语言功能障碍(图 6-28,表 6-2)。

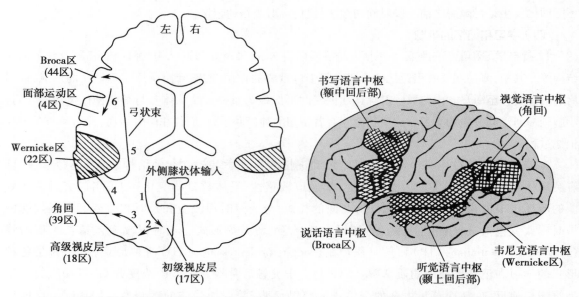

图 6-27 语言中枢传送和处理视觉传入信息的有关脑区和纤维联系示意图

图 6-28 人类大脑皮质语言功能区域示意图

表 6-2  大脑皮质的语言功能障碍

| 功能障碍名称 | 皮质受损部位 | 症 状 |
|---|---|---|
| 感觉失语症 | 颞上回后部（H） | 能讲话、书写，看懂文字，能听到别人的发音，但听不懂别人的谈话 |
| 运动失语症 | 中央前回底部前方 Broca 区（S） | 能看懂文字，听懂别人的说话，但自己不会说话，不能用语词进行口头表达，但与发音有关的肌肉并不麻痹 |
| 失读症 | 角回（V） | 看不懂文字含义，但视觉功能正常，其他语言功能活动均健全 |
| 失写症 | 额中回后部接近中央前回手部代表区（W） | 听懂说话，看懂文字，会讲话，但不会书写，手部其他运动功能正常 |
| 流畅失语症 | 左侧颞叶后部或 Wernicke 区 | 说话正常，但言不达意、言语杂乱，理解别人的说话和文字有缺陷 |
| 传导性失语症 | 左侧颞叶后部或 Wernicke 区 | 对语言的输出和理解正常，仅对部分词不能很好地组织 |

### （三）大脑皮质的其他认知功能

前额叶皮质参与短时程情景式记忆和情绪活动，颞叶联络皮质可能参与听、视觉的记忆，而顶叶联络皮质可能参与精细躯体感觉和空间深度感觉的学习等。大脑皮质不同的功能区损伤后，可引起相应的其他认知功能障碍（表 6-3）。

表 6-3  大脑皮质的其他认知功能障碍

| 功能障碍名称 | 皮质受损部位 | 症 状 |
|---|---|---|
| 穿衣失用症 | 右侧顶叶 | 无肌肉麻痹，但穿衣困难 |
|  | 右侧大脑皮质顶叶、枕叶及颞叶结合部 | 分不清左右侧，穿衣困难，不能绘制图表 |
| 失算症 | 额顶部 | 计算能力缺陷 |
| 面容失认症 | 右侧额中叶 | 视觉认知障碍，不能分辨他人面貌，甚至自己的面部，只能根据语音来辨认 |

### （四）两侧大脑皮质功能的相关

人类的两侧大脑皮质在功能上出现互补性的分化，但并不互相隔绝，而且能够互通信息，相互配合的，未经学习的一侧在一定程度上能获得另一侧经过学习而获得的某种认知功能。例如，右手学会某种技巧性动作后，左手虽未经训练，但在一定程度上也能完成该动作。人类大脑两半球间的胼胝体连合纤维对完成一般感觉、视觉及双侧运动的协调功能起重要作用，通过连合纤维，一侧皮质的学习活动功能可传送到另一侧皮质。

## 本 章 小 结

神经系统由神经细胞和神经胶质细胞构成，基本活动方式是反射。神经元间以辐散式、聚合式、环式等连接方式，使神经冲动以各种方式传导。神经系统功能包括感觉、运动及学习、记忆、思维、语言等高级活动。神经系统分为中枢神经系统和周围神经系统两部分。前者包括脑和脊髓，后者包括脑神经和脊神经。脊髓是躯体运动和内脏活动的初级中枢，延髓是最基本的生命中枢，大脑皮质是调节躯体运动的最高级中枢。睡眠和觉醒是生物个体周期性变化过程，睡眠分为非快速眼动睡眠和快速眼动睡眠。

**思考题**

1. 什么叫灰质、白质、皮质、髓质、神经核、神经节、神经和神经束？
2. 中枢神经元的连接方式有哪些？简要叙述中枢兴奋传播的特征。
3. 突触可塑性在人类学习和记忆中有什么意义？

（王芳 夏阳）

**参考文献**

1. 柏树令,应大君.系统解剖学.8 版.北京:人民卫生出版社,2013
2. 朱大年,王庭槐.生理学.8 版.北京:人民卫生出版社,2013
3. 丁文龙,王海杰.系统解剖学.3 版.北京:人民卫生出版社,2015

# 第七章　　感觉器官与感觉

感觉(sense,sensation)是客观世界在脑的主观反映,是机体赖以生存的重要功能活动之一。人类通过感觉认识丰富多彩的客观世界,并使机体不断地适应内、外环境的变化。感觉的产生是感受器或感觉器官、神经传导通路和感觉中枢共同活动的结果。人体主要的感觉有躯体感觉(包括浅感觉与深感觉)、内脏感觉及特殊感觉(视觉、听觉、平衡觉、嗅觉、味觉)。

## 第一节　概　　述

机体内、外环境的变化首先作用于不同的感受器或感觉器官,然后被转换为神经冲动,通过专用的神经通路传至大脑皮质的特定区域进行分析、整合,产生相应的感觉并引起机体的反应,从而使机体认识客观世界并更好地适应内、外环境的变化。

### 一、感受器、感觉器官定义和分类

感受器(sensory receptor)是指分布在体表或组织内部的专门感受机体内、外环境变化的结构或装置,其功能是将环境中不同形式的刺激能量转换成神经元的生物电信号。感受器的结构形式多种多样,最简单的感受器是周围感觉神经末梢,如体表或组织内部与痛觉感受有关的游离神经末梢。有些感受器是在裸露的神经末梢周围包绕一些由结缔组织构成的被膜样结构,如环层小体、触觉小体和肌梭;有些感受器是在裸露的神经末梢周围包绕一些结构和功能上高度分化的感受细胞,如视网膜的视杆细胞、视锥细胞和耳蜗中的毛细胞等。这些感受细胞连同它们的附属结构,构成各种复杂的感觉器官(sense organ)。人最重要的感觉器官有眼(视觉)、耳(听觉)、前庭(平衡感觉)、嗅上皮(嗅觉)、味蕾(味觉)等,称为特殊感觉器官(special sense organ)。

机体的感受器种类繁多。根据感受器所在部位或接受刺激的来源,可将感受器分为外感受器、内感受器及本体感受器3类。外感受器分布于皮肤、黏膜、视器和听器等处,感受外界环境的刺激,如触、压、切割、温度、光和声等物理刺激和化学刺激;内感受器分布于内脏和心血管等处,感受机体内在的物理和化学刺激,如渗透压、压力、温度、离子和化合物浓度等;本体感受器分布于肌、肌腱、关节和内耳的前庭器等处,感受机体运动和平衡变化时所产生的刺激。根据感受器所接受刺激的性质,又可将感受器分为机械感受器、温度感受器、伤害性感受器、光感受器及化学感受器等。

### 二、感受器的一般生理特性

#### (一) 感受器的适宜刺激

不同的感受器对不同形式的刺激敏感性不同。一般来讲,一种感受器只对某种特定形式的能量变化最敏感,对其他种类的能量变化则不敏感或根本不感受,这一最敏感的刺激就叫做该感受器的适宜刺激(adequate stimulus)。例如一定波长的电磁波是视网膜光感受细胞的适宜刺激。某些感受不仅对它们的适宜刺激起反应,对于一些非适宜刺激也可发生反应,但所需的刺激强度要比适宜刺激大得多。

### （二）感受器的换能作用

各种感受器在功能上有一个共同特征,即把作用于它们的各种形式的刺激能量转换为传入神经上的动作电位,这种能量转换过程称为感受器的换能作用(transducer function)。在换能过程中,先在感受器细胞或感觉神经末梢引起过渡性的局部膜电位变化,这一变化称为感受器电位(receptor potential)或发生器电位(generator potential)。

### （三）感受器的编码功能

感受器把外界刺激转换成神经动作电位时,不仅发生了能量形式的转换,更重要的是把刺激所包含的环境变化的信息("质"和"量")也转移到了动作电位的序列之中,这就是感受器的编码(coding)功能。感觉信号的编码过程不仅仅发生在感受器部位,传入信息在中枢神经元网络的传输和处理过程中,会不断地进行编码。但感受器水平的编码及动作电位序列输入中枢神经系统并与之相互作用,是特定感觉形成的基础。

### （四）感受器的适应现象

当用恒定强度的刺激持续作用于感受器时,随着刺激的持续,其所诱发的传入神经纤维上冲动的频率却逐渐降低,这一现象称为感受器的适应(adaptation)。感受器适应的程度可因感受器的类型不同而有很大的差别。根据感受器发生适应的快慢,可分为快适应感受器和慢适应感受器两类。皮肤中的环层小体、嗅觉感受器和味觉感受器细胞是快适应感受器的典型代表。快适应现象有利于感受器及中枢再接受新的刺激,增强机体适应环境的能力。慢适应感受器以肌梭、颈动脉窦压力感受器等为代表,它们的共同特点是在刺激持续作用时,只是在刺激开始后不久出现冲动频率的部分下降,其后可以较长时间维持在这一水平。感受器的慢适应有利于机体对某些功能状态如姿势、血压等进行长期持续的监测,并根据其变化随时调整机体的功能。

# 第二节　视器与视觉

人脑所获得的外界信息中,至少有70%以上来自视觉(vision)。通过视觉,人们能感知外界物体的大小、形状、颜色、明暗、动静、远近等。

视器是产生视觉的外周感觉器官,由眼球和眼副器构成。眼球的功能是接受光波刺激,眼内与视觉直接有关的结构是眼的折光系统和视网膜。折光系统由角膜、房水、晶状体和玻璃体组成;视网膜所含的感光细胞以及与其相联系的双极细胞和视神经节细胞构成眼的感光系统。人眼的适宜刺激是波长为380~760nm的电磁波,在这个可见光谱的范围内,来自外界物体的光线,透过眼的折光系统成像在视网膜上。视网膜有对光刺激高度敏感的视杆细胞和视锥细胞,能将外界光刺激所包含的视觉信息转变成电信号,并在视网膜内进行编码、加工,然后由视神经传向视觉中枢作进一步分析,最后形成视觉。

眼副器位于眼球周围或附近,对眼球起支持、保护和运动作用。

## 一、视器的结构

### （一）眼球

眼球是视器的主要部分,近似球形,位于眼眶内。眼球借筋膜与眶壁相连,后部借视神经连于间脑的视交叉。眼球由眼球壁和眼球的内容物构成(图7-1)。

1. **眼球壁**　从外向内依次分为眼球纤维膜、血管膜和视网膜3层。

（1）眼球纤维膜:由前向后可分为角膜和巩膜两部分:角膜(cornea)占眼球纤维膜的前1/6,无色透明,无血管但富有感觉神经末梢;巩膜(sclera)占眼球纤维膜的后5/6,乳白色,厚而坚韧,有保护眼球内容物和维持眼球形态的作用。

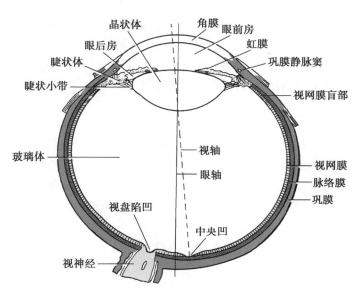

图 7-1　右眼球水平切面

（2）眼球血管膜：富含血管和色素细胞，由前至后分为虹膜、睫状体和脉络膜 3 部分。虹膜为圆盘形薄膜，中央有一圆形孔，称瞳孔（pupil）。虹膜内有环绕瞳孔周围的瞳孔括约肌和放射状排列的瞳孔开大肌，它们分别缩小和开大瞳孔。在弱光下或看远方时，瞳孔开大；强光下或看近距离时，瞳孔缩小。睫状体位于角膜与巩膜移行处的内面，内有平滑肌称睫状肌，该肌的收缩与舒张可调节晶状体的曲度。脉络膜占血管膜的后 2/3，含丰富的血管和色素细胞。其功能是供给眼球营养，并吸收眼内散射的光线以免扰乱视觉。

（3）视网膜（retina）：位于眼球血管膜的内面，自前向后分为 3 部分，即视网膜虹膜部、睫状体部和脉络膜部（图 7-1）。虹膜部和睫状体部无感光作用，称为视网膜盲部。脉络膜部附于脉络膜内面，有感光作用，又称为视网膜视部。在视神经的起始处有一略呈椭圆形的盘状结构，称视神经盘，又称视神经乳头，该处无感光细胞，是视野中的盲区，也称生理性盲点。在视神经盘颞侧稍偏下方有一由视锥细胞构成的黄色小区，称黄斑，其中央凹陷称中央凹，为感光最敏锐处。

视网膜视部分为两层。外层为色素上皮层，有多方面的功能，如保护视细胞，稳定视网膜的内环境，贮存维生素 A 等。内层为神经层，主要由 3 层神经细胞组成（图 7-2）：外层为感光细胞；中层为双极细胞，能将来自感光细胞的神经冲动传导至内层的节细胞；节细胞的轴突构成视神经。

视网膜的感光细胞又称视细胞，分为视杆细胞

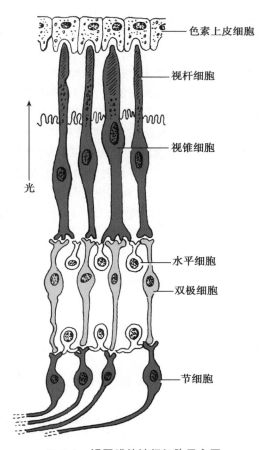

图 7-2　视网膜的神经细胞示意图

（rod cell）和视锥细胞（cone cell）两种。视杆细胞主要分布在视网膜的周边区，其内有许多平行排列的膜盘，膜盘上含有感光物质视紫红质，能感受暗光和弱光刺激。视锥细胞上嵌有视色素，能感受强

光和颜色。

**2. 眼球内容物** 眼球内容物包括房水、晶状体和玻璃体,透明、无血管,具有屈光作用。它们和角膜合称眼的屈光装置或屈光系统。房水由睫状体产生,充填于眼房内。晶状体位于虹膜后方,呈双凸透镜状,具有弹性,不含血管和神经,是眼球屈光系统的主要装置(图 7-1)。玻璃体是位于晶状体和视网膜之间的透明胶状物,具有屈光和支撑视网膜作用。

**(二)眼副器**

眼副器是保护、运动和支持眼球的装置,包括眼睑、结膜、泪器、眼球外肌等。眼睑位于眼球的前方,是眼球的保护屏障。结膜是一层薄而透明、富含血管的黏膜,包括衬覆于睑内面的睑结膜和覆盖在眼球前面的球结膜。泪器由泪腺和泪道组成。泪腺分泌泪液,有防止角膜干燥和冲洗微尘的作用。泪道包括泪点、泪小管、泪囊和鼻泪管,是多余泪液流入鼻腔的通道。眼球外肌为视器的运动装置,包括运动眼球的上、下、内、外 4 块直肌,上、下 2 块斜肌和运动眼睑的上睑提肌。

## 二、眼的折光功能

### (一)眼的折光系统的光学特性

根据光学原理,当光线遇到两个折射率不同的透明介质的界面时,将发生折射,其折射特性由界面的曲率半径和两种介质的折射率所决定。人眼的折光系统是一个复杂的光学系统。射入眼内的光线,通过角膜、房水、晶状体和玻璃体四种折射率不同的介质,并通过四个屈光度不同的折射面,即角膜的前表面、后表面和晶状体的前、后表面,才能在视网膜上形成物像。入射光线的折射主要发生在角膜的前表面。按几何光学原理进行的计算表明,正常成年人的眼在安静而不进行调节时,它的折光系统后主焦点的位置,恰好是视网膜所在的位置。由于对人眼和一般光学系统来说,来自 6m 以外物体的各发光点的光线,都可认为是平行光线,因此这些光线可在视网膜上形成清晰的图像。

### (二)眼内光的折射与简化眼

眼的折光系统是由多个折光体所构成的复合透镜,其节点和主面的位置与薄透镜大不相同。用一般几何光学的原理画出光线在眼内的行进途径和成像情况时,显得十分复杂。因此,有人根据眼的实际光学特性,设计了与正常眼在折光效果上相同,但更为简单的等效光学系统或模型,称为简化眼(reduced eye)。简化眼的光学参数和其他特征与正常眼等值,故可用来研究眼折光系统的成像特性。简化眼模型由一个前后径为 20mm 的单球面折光体构成,折射率为 1.333,与水的折射率相同;入射光线只在由空气进入球形界面时折射一次,此球面的曲率半径为 5mm,即节点在球形界面后方 5mm 的位置,第二焦点正相当于视网膜的位置。这个模型和正常人眼一样,正好能使平行光线聚焦在视网膜上(图 7-3)。利用简化眼可方便地计算出不同远近的物体在视网膜上成像的大小。

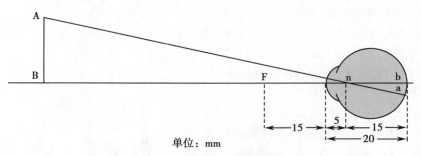

单位:mm

图 7-3 简化眼及其成像示意图
F 为前焦点。n 为节点。△AnB 和 △anb 是两个相似直角三角形;如果物距(近似于 Bn)和物体大小(AB)为已知,则可根据相似三角形对应边的比例关系计算出视网膜上物象的大小(ab),也可计算出两三角形对顶角(即视角)的大小

实际上,正常人眼在光照良好的情况下,如果物体在视网膜上的成像小于 5μm,不能产生清晰的视觉,这表明正常人的视力有一个限度。这个限度只能用人所能看清楚的最小视网膜像的大小来表示,而不能用所能看清楚的物体的大小来表示。因为物像的大小不仅与物体的大小有关,也与物体与

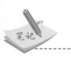

眼之间的距离有关。人眼能看清楚的最小视网膜像的大小,大致相当于视网膜中央凹处一个视锥细胞的平均直径。

### (三)眼的调节

当眼注视 6m 以外的物体(远物)时,从物体上发出的所有进入眼内的光线可被认为是平行光线,正常眼不需作任何调节即可在视网膜上形成清晰的像。通常将人眼不作任何调节所能看清楚的最远物体所在之处称为远点,远点在理论上可在无限远处。但离眼太远的物体发出的光线过弱,这些光线在空间和眼内传播时会被散射或吸收,到达视网膜时已不足以兴奋感光细胞;或由于被视物体太远而使它们在视网膜上形成的物像过小,以至于超出感光细胞分辨能力的下限。在这些情况下,眼将不能看清楚这些离眼太远的物体。当眼注视 6m 以内的物体(近物)时,从物体发出进入眼内的光线呈不同程度的辐射状,光线通过眼的折光系统将成像在视网膜之后,由于光线到达视网膜时尚未聚焦,因而产生一个模糊的视觉形象。但正常眼在看近物时也非常清楚,这是因为眼在看近物时已进行了调节的缘故。

**1. 眼的近反射**　眼在注视 6m 以内的近物或被视物体由远移近时,眼将发生一系列调节,其中最主要的是晶状体变凸,同时发生瞳孔缩小和视轴会聚,这一系列的调节称为眼的近反射。当眼看远物时,睫状肌松弛,晶状体受悬韧带的牵引,形状相对扁平;当眼视近物时,可反射性地引起睫状肌收缩,悬韧带松弛,晶状体因其自身的弹性而向前和向后凸出,尤以前凸为著,使其前表面曲率增加,折光能力增强,从而使物像前移而成像于视网膜上(图 7-4)。长时间看近物时,睫状肌持续处于收缩状态而易疲劳,久之如不能完全复原,导致眼的远距离视力减退,称近视眼(仅由调节引起、没有眼轴变长的为假性近视;如进而通过系列反射引起眼轴变长,则为真性近视)。

晶状体的最大调节能力可用近点来表示,它是指眼作充分调节时所能看清楚的最近物体所在之处。近点离眼越近,说明晶状体的弹性越好,眼的调节能力越强。正常人随年龄的增长,晶状体的弹性逐渐减退,调节能力减弱,近点将逐渐移远,近距离视物困难,出现老视,即"老花眼"。

正常人眼的瞳孔直径在 1.5~8.0mm 之间变动。当视近物时,可反射性地引起双眼瞳孔缩小,称为瞳孔近反射或瞳孔调节反射。在上述晶状体变凸的反射中,虹膜括约肌收缩,引起瞳孔缩小。瞳孔缩小的意义是减少折光系统的球面像差和色像差,使视网膜成像更为清晰。当双眼注视某一近物或被视物由远移近时,两眼视轴向鼻侧会聚的现象,称为辐辏反射,其意义在于使物像始终落在两眼视网膜的对称点上以避免复视。

**2. 瞳孔对光反射**　指瞳孔在强光照射时缩小而在光线变弱时散大的反射,这是眼的重要的适应功能,其意义在于调节进入眼内的光量,使视网膜不至于因光量过强而受到损害,也不会因光线过弱而影响视觉。瞳孔对光反射的效应是双侧性的,光照一侧眼的视网膜时,双侧的瞳孔均缩小,也称互感性对光反射。

### (四)眼的折光能力异常

正常人眼在安静未作调节的情况下就可使平行光线聚焦于视网膜上,因而能看清远处的物体。经过调节的眼,只要物距不小于眼与近点的距离,也能看清 6m 以内的物体,这种眼称为正视眼(图 7-5A)。若眼的折光能力异常,或眼球的形态异常,使平行光线不能聚焦于安静未调节眼的视网膜上,这种眼则称为非正视眼,也称屈光不正,包括近视、远视和散光。

**1. 近视**　近视的发生是由于眼球前后径过长(轴性近视)或折光系统的折光能力过强(屈光性近视),远处物体发出的平行光线被聚焦在视网膜的前方,因而在视网膜上形成模糊的图像

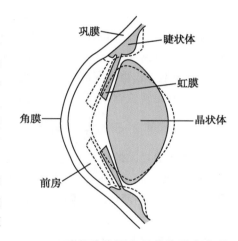

巩膜　　　睫状体
虹膜
角膜　　　晶状体
前房

图 7-4　睫状体位置和晶状体形态在眼调节中发生改变的示意图
实线表示眼未作调节时的情况;虚线表示眼在近反射的改变

（图 7-5B）。近视眼看近物时，由于近物发出的是辐散光线，故不需调节或只需作较小程度调节，就能使光线聚焦在视网膜上。因此，近视眼的近点和远点都移近。

2. **远视**　远视的发生是由于眼球的前后径过短（轴性远视）或折光系统的折光能力过弱（屈光性远视），来自远物的平行光线聚焦在视网膜的后方，因而不能清晰地成像于视网膜上（图 7-5C）。远视眼的特点是在视远物时就需要调节，视近物时则需要作更大程度的调节才能看清楚物体，因此远视眼的近点比正视眼远。由于远视眼无论看近物还是看远物都需要调节，故易发生调节疲劳。

3. **散光**　散光主要是由于角膜表面不同经线上的曲率不等所致。部分入射光线经曲率较大的角膜表面折射而聚焦

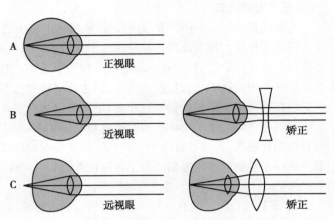

图 7-5　正视眼、近视眼和远视眼及其矫正示意图
A. 正视眼；B. 近视眼及其矫正；C. 远视眼及其矫正

于视网膜之前，部分经曲率正常的角膜表面折射而聚焦于视网膜上，还有部分经曲率较小的角膜表面折射而聚焦于视网膜之后。因此，平行光线经过角膜表面的不同经线入眼后不能聚焦于同一焦平面上，造成视物不清或物像变形。此外，散光也可因晶状体表面各经线的曲率不等，或在外力作用下晶状体被挤出其正常位置而产生，眼外伤造成的角膜表面畸形可产生不规则散光。

### 三、视网膜的感光功能与信息处理

外界物体通过眼的折光系统成像于视网膜，视网膜会将这种形式的刺激能量转换成视神经纤维的电信号，上传到视觉中枢，产生视觉。这一功能主要由视网膜的感光换能系统完成。

#### （一）视网膜的两种感光换能系统

人和大多数脊椎动物的视网膜中存在两种感光换能系统，即视杆系统和视锥系统。视杆系统又称晚光觉或暗视觉系统，由视杆细胞和相联系的双极细胞以及神经节细胞等组成。该系统对光的敏感度较高，能在昏暗环境中感受弱光刺激而引起暗视觉，但无色觉，对被视物细节的分辨能力较差。视锥系统又称昼光觉或明视觉系统，由视锥细胞和相联系的双极细胞以及神经节细胞等组成。它们对光的敏感性较低，只有在强光条件下才能被激活，但视物时可辨别颜色，且对被视物体的细节具有较高的分辨能力。

视杆细胞和视锥细胞与双极细胞之间、双极细胞与节细胞之间的化学性突触联系，是视觉信息传递的结构基础。神经节细胞发出的轴突在视网膜表面会聚成束，并穿过视网膜和眼球后壁构成视神经。神经节细胞轴突穿过视网膜的部位，即为视神经乳头。在视网膜，除上述细胞间的纵向联系外，还存在横向联系和缝隙连接。

#### （二）视杆细胞的感光换能机制

1. **视紫红质的光化学反应**　感光细胞实现光-电换能作用的物质基础是细胞所含的视色素。视杆细胞所含的视色素是视紫红质。视紫红质是一种结合蛋白质，由一分子视蛋白和一分子视黄醛的生色基团组成。视黄醛由体内的维生素 A 转变而来，视紫红质在光照时迅速分解为视蛋白和视黄醛。视紫红质的光化学反应是可逆的，在暗处又可重新合成，其反应的平衡点取决于光照的强度。人在暗处视物时，既有视紫红质的分解，又有它的合成，这是人在暗处能不断视物的基础；人在亮光处时，视紫红质的分解大于合成，使视杆细胞几乎失去感受光刺激的能力，此时人的视觉主要依靠视锥系统完成。在视紫红质分解和再合成的过程中，有一部分视黄醛被消耗，须依赖于食物中的维生素 A 补充。所以，长期维生素 A 摄入不足，会影响人的暗视觉，引起夜盲症。

**2. 视杆细胞的感受器电位** 视杆细胞在暗环境中的静息电位约为-30～-40mV。视网膜受到光照时,外段膜中的门控通道相对关闭,而内段膜中的非门控 $K^+$ 敏感通道仍继续允许 $K^+$ 外流,于是膜电位就向着 $K^+$ 平衡电位(约-70mV)方向变化,出现膜的超极化。外段膜产生的超极化型感受器电位能以电紧张的形式扩布至细胞的终足部,影响此处的递质释放。

### (三)视锥系统的换能与颜色视觉

视锥系统外段也具有与视杆细胞相似的结构,并含有特殊的感光色素。当光线作用于视锥细胞外段时,在其外段膜的两侧也发生同视杆细胞类似的超极化型感受器电位,作为光-电转换的第一步,最终在相应的神经节细胞上产生动作电位。

视锥细胞具有辨别颜色的能力,对不同颜色的识别,主要是不同波长的光线作用于视网膜后在人脑引起不同的主观映象。大多数脊椎动物的视锥细胞具有三种不同的视锥色素,只是视蛋白的分子结构略有不同。正是由于视蛋白分子结构的这种微小差异,决定了与它结合在一起的视黄醛分子对某种波长的光线最为敏感,因而可区分出三种不同的视锥色素。正常人眼可分辨150种左右不同的颜色,每种颜色都与一定波长的光线相对应。在可见光谱的范围内,波长长度只要有 3～5nm 的增减,就可被人视觉系统分辨为不同的颜色。然而,视网膜中并不存在百余种对不同波长可见光发生反应的视锥细胞或视色素。

根据视觉的三原色学说,视网膜中存在三种不同的视锥细胞,分别含有对红、绿、蓝三种光敏感的视色素。当某一波长的光线作用于视网膜时,可以一定比例使三种不同的视锥细胞发生兴奋,这样的信息传至中枢,就产生某一种色觉。如果红、绿、蓝三种色按各种不同的比例作适当的混合,就会产生任何颜色的感觉。

用三原色学说也可大体解释色盲与色弱的发生。色盲是一种对某些颜色缺乏分辨能力的色觉障碍,包括全色盲和部分色盲。全色盲极少见,部分色盲可分为红色盲、绿色盲和蓝色盲,其中以红色盲和绿色盲为多见。有些色觉异常表现为对某种颜色的识别能力较正常稍差,这种色觉异常称为色弱。

### (四)视网膜的信息处理

如前所述,视网膜既有感光细胞,又有双极细胞、无长突细胞和节细胞,不同类型细胞之间的联系非常复杂。而且,只有节细胞和少数无长突细胞具有产生动作电位的能力。故光照刺激在视杆细胞和视锥细胞上引起的感受器电位,在到达节细胞和少数无长突细胞之前,视觉信息的载体主要是局部反应;经过复杂的信息传递和整合,最终由节细胞和少数无长突细胞产生动作电位并传向视觉中枢。

## 四、与视觉有关的生理现象

### (一)视敏度

眼对物体细小结构的分辨能力,称为视敏度(visual acuity),又称视力或视锐度。视力的量度通常以视角的倒数来表示。视角是指物体上两个点发出的光线入眼后通过节点所形成的夹角。视角的大小与视网膜像的大小成正比。

### (二)暗适应与明适应

当人长时间在明亮环境中突然进入暗处时,最初看不见任何东西,经过一定时间后,视觉敏感度才逐渐增高,能逐渐看见暗处的物体,这种现象称为暗适应。相反,当人长时间在暗处而突然进入明亮处时,最初感到一片耀眼的光亮,也不能看清物体,稍待片刻后才能恢复视觉,这种现象称为明适应。

### (三)视野

用单眼固定地注视前方一点时,该眼所能看到的空间范围,称为视野。视野的最大界限应以它和视轴形成的夹角的大小来表示。在同一光照条件下,用不同颜色的目标物测得的视野大小不一,白色视野最大,其次为黄蓝色,再次为红色,绿色视野最小。视野的大小可能与各类感光细胞在视网膜中的分布范围有关。

### （四）双眼视觉与立体视觉

人和灵长类动物的双眼都在头部的前方,两眼的鼻侧视野相互重叠,凡落在此范围内的任何物体都能同时被两眼所见,两眼同时看某一物体时产生的视觉称为双眼视觉。双眼视物时,两眼视网膜上各形成一个完整的物像,由于眼外肌的精细协调运动,可使来自物体同一部分的光线成像于两眼视网膜的对称点上,并在主观上产生单一物体的视觉,称为单视。眼外肌瘫痪或眼球内压迫等都可使物像落在两眼视网膜的非对称点上,因而在主观上产生有一定程度互相重叠的两个物体的感觉,称为复视。

双眼视物时,主观上可产生被视物体的厚度和空间的深度或距离等感觉,称为立体视觉。其主要原因是两眼存在一定距离,同一被视物体在两眼视网膜上的像并不完全相同,左眼从左方看到物体的左侧面较多,而右眼则从右方看到物体的右侧面多,由于两眼视差造成的并不完全相同的图像信息经中枢神经系统处理后,才形成具有立体感的视觉形象。

# 第三节　位听器与位听觉

耳是产生听觉和位置觉的外周感觉器官,由外耳、中耳和内耳组成,也称为位听器或前庭蜗器。内耳是听觉感受器的所在部位。声波经外耳和中耳传递到内耳,经耳蜗的感音换能作用,将声波的机械能转变为听神经纤维上的神经冲动,后者经神经传导路径投射到大脑皮质听觉中枢,产生听觉（hearing）。内耳的前庭还有感受人体自身运动状态和头部空间位置的位置觉感受器,在保持身体的平衡机制中起重要作用。

## 一、位听器的结构

### （一）外耳

外耳包括耳廓、外耳道和鼓膜三部分。耳廓位于头部的两侧,凸面向后,凹面朝向前外侧面（图7-6）,其形状有利于收集声波,起"集音"作用。人的外耳道一端开口于耳廓,另一端终止于鼓膜,是声波传导的通道,在传音时能产生共振作用,故具有增压效应。当频率为 3000～5000Hz 的声波传至鼓膜时,其强度要比外耳道口增强数倍。

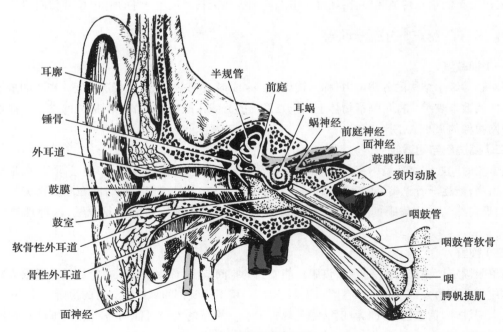

图 7-6　前庭蜗器全貌

　　鼓膜(tympanic membrane)介于鼓室与外耳道之间,厚约 0.1mm,是一椭圆形、半透明的膜性结构。
鼓膜的形状如同一个浅漏斗,其顶点朝向中耳,
内侧与锤骨柄相连(图 7-7)。鼓膜如同电话机
听筒中的振膜,是一个压力承受装置,其振动可
与声波振动同始共终,有利于鼓膜如实地把声
波传递给锤骨。

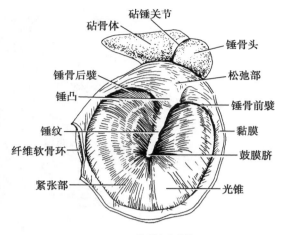

图 7-7　鼓膜(右侧)

### (二)中耳

　　中耳由鼓室、咽鼓管等组成。鼓室是指颞
骨内不规则的含气腔,位于鼓膜与内耳外侧壁
之间。鼓室内有由锤骨、砧骨和镫骨连接而成
的听骨,亦称听骨链。锤骨柄附着于鼓膜,镫骨
的脚板与卵圆窗(前庭窗)膜相贴,砧骨居中,形
成一个锤骨柄为长臂、砧骨长突为短臂的杠杆
(图 7-8)。听骨介于鼓膜与卵圆窗之间,可将鼓
膜震动的能量传入内耳。由于杠杆的支点刚好在听骨链的重心上,因而在能量传递过程中惰性最小,
效率最高。声波由鼓膜经听骨链到达卵圆窗膜时,其振动的压强增大,而振幅减小,称之为中耳的增
压作用。这样既可提高传音效率,又可避免损伤前庭窗膜。

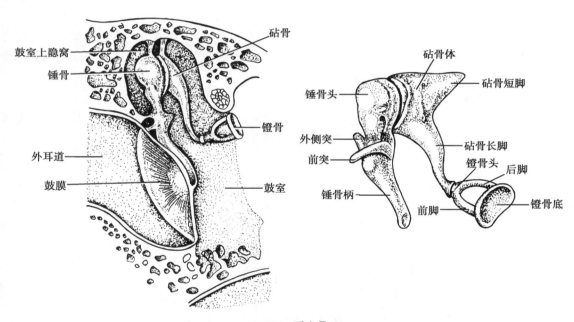

图 7-8　听小骨

　　咽鼓管(auditory tube)为连通鼓室和鼻咽部的管道,管壁的前 2/3 为软骨部,后 1/3 为骨部,管壁
表面被覆上皮。一般情况下,咽鼓管是闭合的,只有在吞咽、打呵欠或在口鼻闭合情况下用力呼气时
才被动开放。咽鼓管的主要功能是调节鼓室内空气的压力,使之与外界大气压保持平衡,这对于维持
鼓膜的正常位置、形状和振动性能有重要意义。

### (三)内耳

　　内耳位于颞骨岩部的骨质内,介于鼓室内侧壁和内耳道底之间,由套叠的两套管道组成,因其结
构复杂,形同迷宫,故称迷路(labyrinth)。外部的管道为骨迷路,内部的为膜迷路。骨迷路与膜迷路
之间充满外淋巴,膜迷路内充满内淋巴,内、外淋巴互不相通。骨迷路从后外向前内依次可分为骨半
规管、前庭和耳蜗,它们互相通连,内壁均衬以骨膜(图 7-9)。

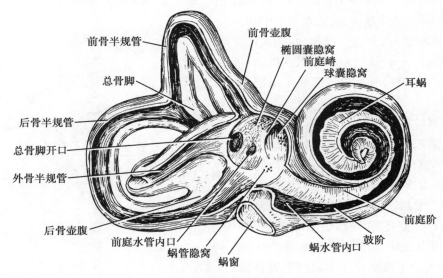

图 7-9 骨迷路

骨半规管为 3 个半环形、相互垂直排列的骨管,分别称为前、外和后骨半规管。前庭(vestibule)位于骨迷路的中部,为一近似椭圆形腔隙,与耳蜗相通,后上部较宽,与骨半规管相通。前庭的外侧壁即鼓室内侧壁,有前庭窗和蜗窗。耳蜗(cochlea)由蜗轴和蜗螺旋管构成,形如蜗牛壳。蜗轴是耳蜗的中央骨质,蜗螺旋管也称骨蜗管,是由骨密质围成的骨管。骨蜗管管腔分为三部分:近蜗顶侧的管腔为前庭阶,于前庭窗处为镫骨底封闭;中间是膜性的蜗管;近蜗底侧者为鼓阶。前庭阶和鼓阶内均含外淋巴,在蜗顶处借蜗孔彼此相通(图 7-9)。耳蜗内有蜗神经节,神经节细胞为双极神经元,树突分布到螺旋器,轴突组成耳蜗神经。

膜迷路由椭圆囊和球囊、膜半规管和蜗管 3 部分组成(图 7-10),它们之间相连通,其内充满内淋巴。椭圆囊和球囊位于骨迷路的前庭部,椭圆囊的外侧壁和球囊的前壁局部黏膜增厚,构成位觉斑,分别称为椭圆囊斑和球囊斑,是位置觉感受器(见后文)。

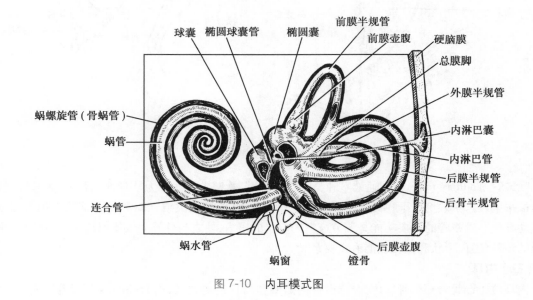

图 7-10 内耳模式图

膜半规管形态与骨半规管相似,套于骨半规管内。管壁上有隆起,称壶腹嵴,内有感受头部旋转变速运动刺激的位置觉感受器(见后文)。蜗管套嵌在骨蜗管内,其前庭端借连合管与球囊相通,顶端终于蜗顶(图 7-11)。蜗管上壁为前庭膜,将前庭阶与蜗管分开。外侧壁表面覆盖有含连续型毛细血管的上皮,称血管纹,可产生内淋巴。下壁由骨螺旋板和膜螺旋板(基底膜)组成,与鼓阶相隔。基底膜上有螺旋器(spiral organ)又称 Corti 器,主要由支持细胞和毛细胞组成。毛细胞是感受听觉刺激的上皮细胞,分为内毛细胞和外毛细胞。细胞游离面有粗而长的静纤毛,称听毛。毛细胞底部胞质内有细胞核和含神经递质的突触小泡。螺旋神经节的双极神经元的周围突穿过骨螺旋板,其终末与毛细胞的基部形成突触。

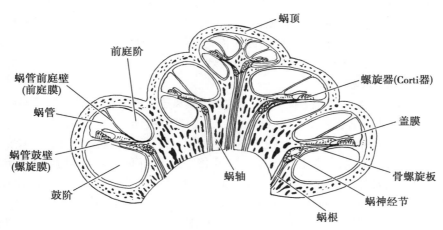

图 7-11 耳蜗轴切面

## 二、人耳的听阈和听域

耳的适宜刺激是空气振动的疏密波。空气振动的频率须在一定范围且达到一定强度才能被听觉感受器感受,引起听觉。正常人耳能感受的振动频率介于 20~20 000 Hz 之间,而且对于其中每一频率,都有一个刚好能引起听觉的最小振动强度,称为听阈。当振动强度在听阈以上继续增加时,听觉的感受也相应增强;当振动强度增加到某一限度时,会引起鼓膜的疼痛感觉,这个限度称为最大可听阈。听阈和最大可听阈之间的范围称为听域。人耳最敏感的频率在 1000~3000Hz 之间,语音的强度则在听阈和最大可听阈之间的中等强度处。

## 三、声波的传导

声波的传导包括空气传导和骨传导两条途径,正常情况下以空气传导为主。

### (一)空气传导

耳廓收集声波经外耳道传至鼓膜,引起鼓膜振动。鼓膜的振动经听小骨传至卵圆窗,引起前庭阶的外淋巴振动,继而使前庭膜和膜蜗管的内淋巴振动;同时前庭阶的外淋巴振动又可经蜗孔传至鼓室阶进而使基底膜发生共振。相应部位的基底膜振动导致该部位的毛细胞兴奋,经蜗神经将冲动传至中枢,产生听觉(见后文)。

### (二)骨传导

骨传导是指声波经颅骨(骨迷路)传入内耳的过程。声波的冲击和鼓膜的振动可经颅骨和骨迷路传入,使耳蜗内的外淋巴和内淋巴波动,刺激基底膜上的螺旋器产生神经兴奋,引起较弱的听觉。

外耳和中耳疾患引起的耳聋称为传导性耳聋。由于骨传导的代偿作用,故不会产生完全性耳聋。内耳、蜗神经、听觉传导通路及听觉中枢疾患引起的耳聋,称为神经性耳聋,一般为完全性耳聋。

## 四、耳蜗的感音换能作用

耳蜗的感音换能作用是把传到耳蜗的机械振动转变为听神经纤维的神经冲动,在这一过程中,基底膜的振动起着关键作用。

### （一）基底膜的振动和行波理论

当声波振动通过听骨链到达卵圆窗膜时,压力变化传递给耳蜗内液体和膜性结构,引起基底膜的振动。基底膜的振动从基底膜的底部开始,按照物理学中的行波(travelling wave)原理向耳蜗的顶部方向传播。声波频率不同,行波传播的远近和最大振幅出现的部位也不同。声波频率愈高,行波传播愈近,最大振幅出现的部位则愈靠近卵圆窗处;声波频率愈低,行波传播的距离愈远,最大振幅出现的部位则愈靠近蜗顶。因此,对于每一个振动频率,在基底膜上都有一个特定的行波传播范围和最大振幅区,位于该区域的毛细胞受到的刺激就最强,与这部分毛细胞相联系的听神经纤维的传入冲动也就最多。起自基底膜不同部位的听神经纤维的冲动传到听觉中枢的不同部位,就可产生不同的音调感觉。这就是耳蜗对声音频率进行初步分析的基本原理。

### （二）耳蜗的生物电现象

基底膜的振动引起毛细胞听毛弯曲变形,导致细胞膜离子通道开放,由此引起耳蜗内产生一系列的生物电活动,最后引起听神经纤维产生动作电位,完成耳蜗的换能作用。

**1. 耳蜗内电位**　耳蜗管中的内、外淋巴在离子组成上差异很大,内淋巴中的 $K^+$ 浓度比外淋巴中高30倍,而外淋巴中的 $Na^+$ 浓度则比内淋巴中高10倍。因此,静息状态下耳蜗不同部位之间存在一定的电位差:如果以鼓阶外淋巴的电位为参考电位(以0mV计),那么可测出蜗管内淋巴的电位为+80mV左右,称为耳蜗内电位(endocochlear potential),又称内淋巴电位;毛细胞的静息电位则为$-80\sim-70$mV。由于毛细胞顶端浸浴在内淋巴中,而其他部位细胞膜浸浴在外淋巴中,所以毛细胞顶端膜内外电位差可达160mV左右,而基底部膜内外电位差约为80mV左右。这是毛细胞膜电位与一般细胞膜电位的不同之处。

内淋巴中正电位的产生和维持与蜗管外侧壁处的血管纹结构的细胞活动有直接关系。由于血管纹细胞膜上有具ATP酶活性的钠泵,可以分解ATP,将血浆中的 $K^+$ 泵入内淋巴液,将内淋巴液中的 $Na^+$ 泵入血浆,使内淋巴液中含有大量的 $K^+$ ,因而保持了较高的正电位。

**2. 耳蜗微音器电位**　当耳蜗受到声音刺激时,在耳蜗及其附近结构可记录到一种与声波的频率和幅度完全一致的电位变化,称为耳蜗微音器电位(cochlear microphonic potential)。耳蜗微音器电位是多个毛细胞产生的感受器电位的复合电位变化,具有位相性。其主要特点是无真正的阈值,没有潜伏期和不应期,不易疲劳,没有适应现象。

### （三）听神经动作电位

听神经动作电位是耳蜗对声音刺激所产生的一系列反应中最后出现的电变化,是耳蜗对声音刺激进行换能和编码的总结果,其作用是向听觉中枢传递声音信息。

听神经单纤维动作电位记录的是单一听神经纤维的动作电位,安静时有自发放电,声音刺激时放电频率增加。不同的听神经纤维对不同频率的声音敏感性不同,用不同频率的纯音进行刺激时,某一特定的频率只需很小的刺激强度便可使某一听神经纤维兴奋,这个频率即为该听神经纤维的特征频率或最佳频率。随着声音强度的增加,单一听神经纤维放电的频率范围也增大。听神经纤维的特征频率与该纤维末梢在基底膜上的起源部位有关,特征频率高的神经纤维起源于耳蜗底部,特征频率低的神经纤维则起源于耳蜗顶部。

听神经复合动作电位是从整根听神经上记录到的复合动作电位,是所有兴奋的听神经纤维动作电位的总和。其振幅取决于兴奋的纤维数目以及不同神经纤维放电的同步化程度。听神经动作电位的振幅与波形不能反映声音的特性,但可通过神经冲动的节律及发放神经冲动的纤维在基底膜的起源部位来传递不同的声音信息。作用于人耳的声波是多种多样的,由此而引起的听神经纤维的冲动及其序列的组合也多种多样,人脑便根据其中特定的规律而区分不同的音量、音调、音色等信息。

## 五、前庭与平衡觉

人体正常姿势的维持依赖于前庭器、视器和本体感觉的协同活动来完成,其中前庭器的作用最为重要。前庭器由前庭内的位觉斑和半规管内的壶腹嵴组成,其主要功能是感受机体的姿势、运动状态及头部的空间位置变化,以保持身体平衡,故将上述感觉称为平衡觉。

### (一)平衡觉的感受装置

**1. 位觉斑** 前已述及,膜前庭的椭圆囊斑和球囊斑是位置觉感受器。两个位觉斑相互垂直,由支持细胞和毛细胞组成。支持细胞呈高柱状,基部位于基膜上,游离面有微绒毛,细胞质顶部有分泌颗粒。支持细胞分泌胶状的糖蛋白,在位觉斑表面形成胶质膜,称位砂膜,膜表面系碳酸钙和蛋白质组成的结晶颗粒,称位砂或耳石。位砂膜是一种胶质板,耳石主要由蛋白质和碳酸钙组成,比重大于内淋巴,因而具有较大的惯性。椭圆囊中的囊斑和球囊中的囊斑所处的空间位置有所不同,当人体直立而静止不动时,椭圆囊囊斑的平面与地面平行,位砂膜在毛细胞纤毛的上方,而球囊囊斑的平面则与地面垂直,位砂膜悬在纤毛的外侧。

毛细胞位于支持细胞之间,细胞顶部有许多静纤毛和一根较长的动纤毛,皆插入位砂膜中。静纤毛呈阶梯状排列,动纤毛位于最长的静纤毛一侧。静纤毛是特殊分化的微绒毛,中轴内有纵行排列的微丝;动纤毛内有微管结构。毛细胞基底部与前庭神经末梢形成突触联系。

椭圆囊和球囊囊斑的适宜刺激是头部空间位置的改变和身体水平方向的直线变速运动。在椭圆囊和球囊的囊斑上,几乎每个毛细胞的排列方向都不完全相同,因此,能感受各个方向上的变化。例如,当头的位置发生改变时,由于重力的作用,位砂膜与毛细胞的相对位置会发生改变;当躯体在水平方向作直线变速运动时,由于惯性的作用,位砂膜与毛细胞的相对位置也会发生改变,可使纤毛弯曲,从而使相应的传入神经纤维的冲动发生改变,信息传入中枢。椭圆囊斑的神经冲动沿前庭神经的椭圆囊支传向中枢,而球囊斑的神经冲动沿前庭神经的球囊支传向中枢。由于椭圆囊斑和球囊斑互成直角,所以,不管身体处在何种位置,都会有毛细胞受到刺激。

**2. 壶腹嵴** 如前所述,壶腹嵴系膜半规管壁的隆起,内有感受头部旋转变速运动刺激的位置觉感受器。壶腹嵴的上皮由支持细胞和毛细胞组成,毛细胞位于壶腹嵴顶部的支持细胞之间,其动纤毛和静纤毛的数量和排列情况与位觉斑类似。支持细胞分泌含酸性黏多糖的胶状物,并形成一圆锥状的帽状结构,称壶腹帽,动纤毛和静纤毛插入壶腹帽基部。毛细胞上动纤毛与静纤毛的相对位置固定。在外半规管内,当内淋巴由管腔向壶腹方向移动时,能使毛细胞的静纤毛向动纤毛一侧弯曲,引起毛细胞兴奋;相反,当内淋巴离开壶腹流向管腔时则静纤毛向相反的方向弯曲,使毛细胞抑制。在前骨半规管和后骨半规管,因毛细胞排列方向不同,内淋巴流动的方向与毛细胞反应的方式刚好相反,离开壶腹方向的流动引起毛细胞兴奋,而朝向壶腹的流动则引起毛细胞抑制。

半规管壶腹嵴的适宜刺激是空间任何方向的旋转变速运动。当人体向左开始旋转时,左侧水平半规管中的内淋巴将向壶腹的方向流动,使该侧毛细胞兴奋而产生较多的神经冲动;与此同时,右侧水平半规管中内淋巴的流动方向是离开壶腹,于是右侧水平半规管壶腹传向中枢的冲动减少。当旋转进行到匀速状态时,管腔中的内淋巴与半规管呈相同角速度的运动,于是两侧壶腹中的毛细胞都处于不受刺激的状态,中枢获得的信息与不进行旋转时无异。当旋转突然停止时,由于内淋巴的惯性,两侧壶腹中毛细胞纤毛的弯曲方向和冲动发放情况正好与旋转开始时相反。人脑正是根据来自两侧水平半规管传入信号的差别来判断旋转方向和旋转状态的。其他两对半规管也接受与它们所处平面方向相一致的旋转变速运动的刺激。

### (二)毛细胞的适宜刺激与反应

毛细胞的适宜刺激是与纤毛的生长面呈平行的机械力的作用。实验证明,当纤毛处于自然状态时,细胞膜内侧存在约-80mV的静息电位,同时与毛细胞相连的神经纤维上有一定频率的持续放电。如果外力使静纤毛朝向动纤毛一侧偏转,毛细胞膜电位即发生去极化,去极化达到阈电位(-60mV)水平时,支配毛细胞的传入神经冲动发放频率就增加,表现为兴奋效应;相反,当外力使静纤毛向背离动纤毛的一侧弯曲时,则毛细胞的膜电位发生超极化,传入纤维的冲动发放减少,表现为抑制效应。这是前庭器官中毛细胞感受外界刺激的一般规律,其换能机制与耳蜗毛细胞相似。

# 第四节　嗅觉和味觉

　　嗅觉(olfaction)和味觉(taste)同属化学感觉。嗅觉感受器的适宜刺激是可溶的、有气味的气体分子,这些气体分子作用于鼻腔上部的嗅细胞(嗅感受器)而引起嗅觉;味觉感受器的适宜刺激是水溶性化学物质,它直接作用于分布在舌面、咽喉的黏膜和软腭等处的味蕾而引起味觉。嗅、味觉均是快适应性感觉,随着刺激延续而敏感性迅速降低。

## 一、嗅觉感受器和嗅觉的一般特性

　　人和动物能通过嗅觉来辨别食物、配偶、所处环境以及愉悦和厌恶的气味,从而获得外界环境的信息。自然界能够引起嗅觉的有气味物质多达两万余种,而人类能够明确辨别的气味约一万种左右。一般认为,嗅觉的多种感受是由至少7种基本气味(或称原初气味)组合而形成的,这7种基本气味是:樟脑味、麝香味、花草味、乙醚味、薄荷味、辛辣味和腐腥味。

　　嗅觉器官是位于鼻腔上鼻道和鼻中隔后上部的嗅上皮。嗅上皮由嗅细胞,支持细胞和基细胞组成。嗅细胞即嗅觉感受器,为双极神经元,是唯一存在于上皮内、唯一起源于中枢神经系统且能直接感受环境化学物质刺激的神经元,有感受刺激和传导冲动的能力。嗅细胞的树突细长伸至上皮表面,末端膨大成球状的嗅泡,从嗅泡发出十数根较长的嗅毛,其上分布有不同的受体,可接受不同化学物质的刺激,使嗅细胞产生冲动;其胞体基部伸出轴突,穿过基膜,由嗅鞘细胞包裹构成无髓神经纤维,进而组成嗅神经。

　　嗅觉受体属 G 蛋白耦联受体,可被嗅觉刺激物与相应嗅受体的结合而激活,引起第二信使类物质产生,最终导致门控离子通道开放,使 $Na^+$ 内流,嗅细胞去极化。

　　嗅觉的特征之一是感受阈值低,空气中只要含有极微量的某一种气味物质,即可引起相应的嗅觉。不同种属动物的嗅觉敏感程度差异大,例如狗被认为是嗅觉敏锐动物,人和其他灵长类动物的嗅觉则相对迟钝。此外,同一动物或人对不同气味物质的敏感程度也不相同,有的甚至缺乏嗅感知能力,通常称之为嗅觉缺失或嗅盲。嗅觉的另一个明显特征是适应快,当某种气味突然出现时,可引起明显的嗅觉,如果这种气味继续存在,嗅觉很快减弱,乃至消失。

## 二、味觉感受器和味觉的一般特性

　　味觉是人和动物对食物中有味道物质的感觉。人类及大多数哺乳动物通常能够辨别5种基本味道,即甜、酸、苦、咸和鲜味。甜味通常代表富含能量的食物,鲜味一般指的是谷氨酸的味道,酸味是新陈代谢加速和食物变质的信号,苦味一般来自于天然毒物,咸味主要由 $Na^+$ 引起,与机体电解质平衡感知密切相关。人和动物都能根据机体自身所需形成不同的味觉喜好,来指导对食物的选择。因此,味觉的作用不仅在于辨别味道,更为重要的是参与调节营养物质的摄取和机体内环境稳态的维持。

　　味觉感受器是味蕾。味蕾是上皮细胞分化形成的特殊结构,通常由 50~150 个味觉感受器细胞(味细胞)和基细胞构成。基部胞质内含突触小泡样颗粒,基底面与味觉传入神经末梢形成突触。味蕾主要分布于舌背部表面和舌缘上皮内,软腭、会厌及咽部上皮内也有少量散在分布。舌前 2/3 味蕾受面神经中的感觉纤维支配,舌后 1/3 味蕾受舌咽神经中的感觉纤维支配,还有少数味蕾受迷走神经中的感觉纤维支配。味觉感受器是一种快适应感受器,长时间受某种味质刺激时,其味觉敏感度降低。动物或人类对不同味质的敏感度不同,一般情况下,对苦味的敏感度远高于其他,其次为酸味,再次为咸味,而对甜味的阈值最高。

　　咸味觉主要由摄入物的 $Na^+$ 浓度所决定。味觉感受器细胞膜上存在着一类特异性的上皮钠离子通道,该通道对 $Li^+$ 和 $Na^+$ 具有选择性通透作用。当 $Na^+$ 作用于舌表面时,$Na^+$ 通过上述通道进入并激活咸味觉感受器细胞,产生神经递质的释放并进而引起味觉传入神经上的动作电位。

甜味觉和鲜味觉由 G 蛋白偶联受体家族成员的 T1R 家族(包括 T1R1、T1R2、T1R3)介导。T1R1 和 T1R2 在不同的味觉感受器细胞表达,它们分别都与 T1R3 共表达,形成异源二聚体受体。一般认为,T1R2 和 T1R3 的异源二聚体是甜味觉受体,而 T1R1 和 T1R3 的异源二聚体则为鲜味觉受体。引起甜味觉的物质大多数都是有机化合物,如糖、甘露醇等;引起鲜味觉的物质大多数为富含氨基酸的食物。这些食物之所以产生甜味觉或鲜味觉,主要是由于糖分子或者氨基酸分子与细胞膜的 G 蛋白偶联受体结合后,激活腺苷酸环化酶,使细胞内 cAMP 增多,导致味细胞基底侧膜上的 $K^+$ 通道关闭,细胞膜去极化并产生动作电位。

苦味觉受体是由 30 多个成员组成的 G 蛋白偶联受体家族成员 T2R。T2R 可与多种苦味质结合。T2R 基因选择性地表达在味觉感受器细胞上,与表达甜味和鲜味觉受体的细胞互不重叠。

酸味觉通常 $H^+$ 引起。味觉感受器细胞的酸味觉受体是一种瞬时型感受器电位(TRP)通道。此外,位于感受器细胞顶端微绒毛上的 $K^+$ 通道也可能介导酸味觉的信号转导。

## 第五节　躯体和内脏感觉

躯体感觉包括浅感觉和深感觉两类,浅感觉包括触-压觉、温度觉和痛觉;深感觉包括位置觉和运动觉。内脏感觉主要是痛觉。

### 一、痛觉

痛觉(pain)是一种与组织损伤有关的不愉快感觉和情感体验,实际存在或潜在的组织损伤均可引起痛觉。一般认为,痛觉感受器是游离神经末梢。痛觉感受器不存在适宜刺激,任何形式(机械、温度、化学)的刺激只要达到对机体伤害的程度均可使痛觉感受器兴奋,因而痛觉感受器又称伤害性感受器(nociceptor)。痛觉感受器不易发生适应,属于慢适应感受器,因而痛觉可成为机体遭遇危险的警报信号,对机体具有保护意义。

体内外能引起疼痛的化学物质称为致痛物质。机体组织损伤或发生炎症时,由受损细胞释出的内源性致痛物质有 $K^+$、$H^+$、5-羟色胺、缓激肽、前列腺素、降钙素基因相关肽和 P 物质等。这些物质的细胞来源虽不尽相同,但都能激活伤害性感受器,或使其阈值降低。例如,从损伤细胞直接释出的 $K^+$ 可直接激活伤害性感受器。再如,缓激肽由损伤和炎症部位的一种激肽释放酶降解血浆激肽原而生成,是一种很强的致痛物质,通过缓激肽 B 受体而起作用;组胺由肥大细胞释放,低浓度时可引起痒觉,高浓度时则引起痛觉。这些致痛物质不仅参与疼痛的发生,也参与疼痛的发展,引起痛觉过敏。

痛觉传入纤维有 A 类有髓纤维和 C 类无髓纤维两类,由于它们的传导速度不等,因而产生两种不同性质的痛觉,即快痛(fast pain)和慢痛(slow pain)。快痛是一种尖锐和定位明确的"刺痛",发生快,消失也快,一般不伴有明显的情绪改变;慢痛则表现为一种定位不明确的"烧灼痛",发生慢,消退也慢,常伴有明显的不愉快情绪。

疼痛是常见的临床症状,包括躯体痛和内脏痛。躯体痛又可分为体表痛和深部痛,前者指发生在体表部位的疼痛;后者指发生在躯体深部,如骨、关节、骨膜、肌腱、韧带和肌肉等处的疼痛。内脏痛常由机械性牵拉、痉挛、缺血和炎症等刺激引起,具有许多不同于躯体痛的特点,如定位不准确、发生缓慢、持续时间长、伴有不愉快情绪及内脏活动变化等。体腔壁痛和牵涉痛是较为特殊的内脏痛。牵涉痛(referred pain)是指由某些内脏疾病引起的远隔体表部位发生疼痛或痛觉过敏的现象。例如,心肌缺血时,常感到心前区、左肩和左上臂疼痛。

### 二、温度觉

温度觉包括热觉和冷觉。热感受器位于 C 类传入纤维的末梢,而冷感受器则位于 A 和 C 类传入纤维的末梢。温度感受器在皮肤呈点状分布,冷点明显多于热点。热感受器和冷感受器的感受野都很小。实验表明,当皮肤温度升至 30~46℃时,热感受器被激活而放电,放电频率随皮肤温度的升高而增高,所产生的热觉也随之增强。当皮肤温度超过 46℃时,热觉突然消失,代之出现痛觉。引起冷感受器放电的皮肤温度在 10~40℃之间,当皮肤温度降到 30℃以下时,冷感受器放电便增加,冷觉随之增强。

### 三、触、压觉

触-压觉是触觉和压觉的统称,由皮肤受到机械性刺激而引起,后者实际上是持续性的触觉。人的皮肤内存在多种触-压觉感受器,它们在皮肤上也呈点状分布。触觉阈的高低与感受器的感受野大小和皮肤上感受器的分布密度有关。在人的鼻、口唇和指尖等处,触觉感受器的感受野小,感受器分布密度却高;相反,腕和足等处的感受野较大,而感受器密度却很低。所以,触觉阈在鼻、口唇和指尖处很低,而在腕和足等处很高。

### 四、肌肉本体感觉

本体感觉(proprioception)指肌、腱、关节等在不同位置或状态时产生的感觉,感受器主要有肌梭、腱器官等。肌梭能感受骨骼肌的长度变化、运动方向、运动速度及其变化率;腱器官可感受骨骼肌的张力变化。本体感觉的传入对躯体平衡的维持具有一定作用。

## 本 章 小 结

人和动物可以感受机体内、外环境的变化。这些内、外环境的变化首先作用于机体的各种感受器或感觉器官,再通过神经系统的传递和整合而产生相应感觉。人体主要的感觉有躯体感觉、内脏感觉及特殊感觉。眼是视器,光线透过眼的折光系统成像在视网膜上,视网膜的感光换能系统能将光刺激所包含的视觉信息转变成电信号;耳是位听器,声波经外耳和中耳传递到内耳,经耳蜗的感音换能作用,使声波的机械能转变为听神经纤维上的神经冲动;前庭有感受人体自身运动状态和头部空间位置的感受器,在保持身体的平衡中起重要作用;嗅细胞感受挥发性气味,味蕾感受可溶性化学物质刺激,二者均为快适应感受器;躯体感觉包括浅感觉和深感觉,内脏感觉主要是痛觉。

**思考题**

1. 试述感受器的一般生理特性。
2. 视锥细胞和视杆细胞的功能有什么区别?
3. 味觉感受器与嗅觉感受器有什么异同?

(闫剑群 杨 春)

## 参考文献

1. 柏树令,应大君. 系统解剖学. 8 版,北京:人民卫生出版社,2013
2. 朱大年,王庭槐. 生理学. 8 版,北京:人民卫生出版社,2013
3. Boron WF,Boulpaep EL Medical Physiology. 3rd Edition Elservier. 2016

# 第八章　内分泌系统

内分泌系统是人体除神经系统之外的另一重要的调节系统,与神经系统互相协调,沟通信息,共同完成机体内环境的调节功能,包括机体的生长发育、新陈代谢、生殖行为等。和其他系统各个器官相互连续不同,内分泌系统的结构广泛分布在全身各处,没有解剖连续性。垂体、下丘脑和松果体位于颅腔内,甲状腺和甲状旁腺位于颈部,胰腺和肾上腺位于腹腔内,女性卵巢位于盆腔,男性睾丸位于阴囊(图 8-1)。

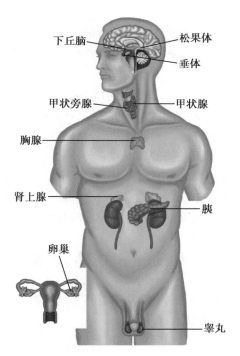

图 8-1　内分泌系统模式图

## 第一节　概　述

### 一、内分泌系统的组成和功能

内分泌系统由分布在人体各部的内分泌腺和内分泌组织共同构成。内分泌腺是指独立存在的一些特殊腺体,包括甲状腺、甲状旁腺、肾上腺、垂体、松果体等。内分泌组织则是埋藏于其他器官结构中、具有内分泌功能的细胞团块,如胰腺、性腺等。目前随着科学研究的不断进展,发现越来越多的组织具有内分泌功能,比如,胃肠道能够分泌促胃液素,心脏能够分泌心房钠尿肽等。

内分泌腺的腺细胞排列成团状、索状或围成滤泡,无导管,腺细胞间有丰富的毛细血管和毛细淋巴管。内分泌细胞的分泌物称激素(hormone)。大多数激素直接进入血循环作用于远隔的特定器官(靶器官)或细胞(靶细胞),少数内分泌细胞的激素可直接作用于邻近细胞,称为旁分泌(paracrine)。

### 二、激素的分类与作用特征

#### (一)激素的分类

根据激素的化学性质不同,可将激素分为含氮激素和类固醇激素两大类。

1. **含氮激素** 主要包括胺类激素、肽类和蛋白类激素,多为亲水性激素。分泌含氮激素细胞的超微结构具有分泌蛋白质细胞的特点,即胞质内含有粗面内质网、高尔基复合体和有膜包被的分泌颗粒。多数含氮激素脂溶性差、分子量大,不易通过膜脂质双层进入胞内,因此作用机制主要是通过细胞膜受体介导的第二信使途径实现。此外,甲状腺激素虽为含氮激素,但因脂溶性强,可直接进入核内,通过与核受体结合发挥基因调节作用。

2. **类固醇激素** 属于脂类激素,主要包括肾上腺皮质激素及性激素。因激素的结构含有环戊烷多氢菲核(四环),加上侧链分支,似"甾"字,故又称甾体激素。分泌类固醇激素细胞的超微结构与其功能密切相关,即有丰富的滑面内质网、呈管状嵴的线粒体和含有胆固醇的脂滴,无分泌颗粒。类固醇激素脂溶性好、分子量小,可直接进入细胞,通过细胞内受体介导调节基因表达。

#### (二)激素的作用特征

激素作用不尽相同,但可表现出一些共同的作用特征。

1. **特异作用** 激素作用的靶细胞(target cell)上具有与激素结合的特异受体,激素作用的特异性主要取决于特异受体的亲和力和数量。

2. **信使作用** 激素作为一种信使物质,仅起传递信息的作用,并不直接参与细胞代谢,也不增加靶细胞新的功能,仅仅是启动靶细胞固有的、内在生物效应,增强或减弱原有活动。

3. **高效作用** 激素是一种高效能的生物活性物质,在血中的浓度虽然很低,但可引发细胞内一系列酶促级联激活反应,从而产生极高的生物放大效应。

4. **相互作用** 激素的相互作用表现为协同、拮抗和允许作用等。其中,允许作用(permissive action)是指激素本身不能产生某种生物学作用,但它的存在却是另一种激素发挥特异效应的必要基础,使后者作用明显增强。例如,糖皮质激素对去甲肾上腺素的升血压效应具有允许作用。

## 第二节 下丘脑和垂体分泌的激素

下丘脑与垂体在结构和功能上联系很密切,可分泌多种下丘脑调节肽,调节腺垂体活动,还可分泌血管升压素和缩宫素贮存于神经垂体。

### 一、下丘脑分泌的激素

下丘脑促垂体区小细胞神经元分泌的肽类激素,称为下丘脑调节肽,可通过垂体门脉系统的运输,调节腺垂体活动。目前已发现的下丘脑调节肽主要有促甲状腺激素释放激素、促肾上腺皮质激素释放激素、促性腺激素释放激素、生长激素释放激素、生长激素抑制激素(又称生长抑素)、催乳素释放激素和催乳素抑制激素等。

### 二、腺垂体分泌的激素

腺垂体是体内最重要的内分泌腺,主要分泌促甲状腺激素、促肾上腺皮质激素、卵泡刺激素、黄体生成素、生长激素及催乳素。前四种激素均有特异作用的外周靶腺,可对靶腺激素分泌和靶腺的生长发育起促进作用,故统称为垂体促激素(tropic hormones)。生长激素和催乳素则无特异靶腺。

### （一）生长激素

生长激素（growth hormone，GH）是腺垂体中含量最多的激素，主要作用是促进生长和调节物质代谢。

**1. 促进生长** 生长激素主要促进骨、软骨、肌肉及内脏的生长发育。生长激素的部分作用是通过诱导靶细胞产生生长素介质（somatomedin，SM）间接实现，后者又称胰岛素样生长因子，主要促进软骨生长和骨化，使长骨加长。

幼年时生长激素分泌不足可导致侏儒症（dwarfism）；分泌过多引起巨人症（gigantism）。成年人生长激素分泌过多可引起肢端肥大症（acromegaly）。

**2. 调节物质代谢** 生长激素具有促进蛋白质合成、脂肪分解和血糖升高的作用。临床某些垂体瘤等疾病导致生长激素分泌过多时，可出现垂体性糖尿。

生长激素分泌受下丘脑调节肽的双重调节，其中生长激素释放激素对其分泌起经常性的调节。反之，生长激素也能负反馈调节下丘脑释放激素的分泌。此外，慢波睡眠、运动、饥饿、低血糖、高蛋白饮食及应激等均可引起生长激素分泌增多，其中急性低血糖刺激生长激素分泌的效应最显著。甲状腺激素、雌激素和睾酮等也可促进生长激素分泌。

### （二）催乳素

催乳素（prolactin，PRL）主要调节乳腺和性腺的功能。

**1. 对乳腺的作用** 催乳素可促进乳腺发育，发动并维持泌乳。女性青春期的乳腺发育主要受雌、孕激素和催乳素协同调节；在妊娠期，上述激素的作用使乳腺进一步发育并具备泌乳能力，但此时并不泌乳，因为过高的雌、孕激素水平抑制了催乳素的泌乳作用；分娩后，血中雌、孕激素水平明显降低，此时催乳素才发挥始动和维持泌乳作用。

**2. 对性腺的作用** 小剂量催乳素可促进性腺功能，大剂量则对下丘脑-腺垂体-卵巢轴起抑制作用，故女性高催乳素血症患者可出现溢乳、闭经及不孕等表现。

催乳素的分泌受下丘脑催乳素释放激素与抑制激素的双重调节。在哺乳期，婴儿吸吮乳头的刺激可反射性引起催乳素分泌增多，促进乳汁分泌。

## 三、神经垂体激素

下丘脑视上核和室旁核大细胞神经元可合成血管升压素和缩宫素，通过下丘脑-垂体束运送至神经垂体贮存和释放。血管升压素的分泌以视上核为主，缩宫素分泌以室旁核为主。

### （一）血管升压素

血管升压素（vasopressin，VP）也称抗利尿激素（ADH）。生理剂量的血管升压素主要与肾远曲小管和集合管上皮细胞的 $V_2$ 受体结合，提高肾脏对水的重吸收，产生抗利尿效应，如缺乏可导致尿崩症。当机体发生脱水或大失血等情况时，血管升压素超生理剂量释放，与血管平滑肌上的 $V_1$ 受体结合，产生缩血管、升血压效应。

血管升压素的分泌主要受血浆晶体渗透压、循环血量和血压变化的调节，其中以血浆晶体渗透压的调节作用为主。

### （二）缩宫素

缩宫素（oxytocin，OT）又称催产素，具有刺激子宫和乳腺的双重作用。

**1. 刺激妊娠子宫收缩** 在分娩过程中，胎儿对子宫颈的刺激可反射性引起缩宫素释放，通过正反馈机制使子宫收缩进一步增强，起到"催产"作用。

**2. 促进乳腺排乳** 缩宫素可作用于乳腺腺泡周围的肌上皮细胞，使乳汁经输乳管从乳头射出，完成射乳反射。缩宫素还可营养乳腺，维持哺乳期乳腺不致萎缩。

在哺乳期，婴儿吸吮乳头除了反射性引起催乳素分泌增多，也可使缩宫素释放增多，促进乳汁排出并加速产后子宫复原。

## 第三节 甲状腺与甲状腺激素

### 一、甲状腺的形态、位置和结构

#### （一）甲状腺的形态和位置

甲状腺（thyroid gland）略呈 H 形，由左、右两个侧叶及连接两叶的甲状腺峡组成。侧叶位于喉下部和气管上部的两侧，上端平甲状软骨中部，下端至第 6 气管软骨。甲状腺峡多位于第 2~4 气管软骨环前方，有时自峡部向上伸出一个锥状叶（出现率 50%），长短不一，长者可达舌骨水平（图 8-2）。当甲状腺的一侧叶或两侧叶发生病变而增大时，可在 X 光片上见到气管受压或移位。

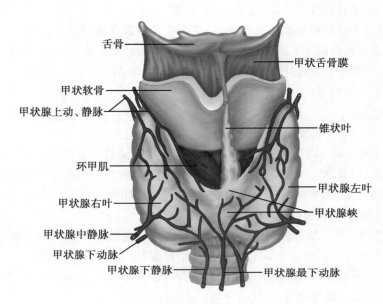

图 8-2 甲状腺（前面）

甲状腺富含血管，呈棕红色，质柔软，其大小依年龄、性别和功能状态而略有不同，女性在月经期和妊娠期稍有增大。甲状腺表面有两层被膜，内层为纤维囊（临床称真被膜）包裹甲状腺表面，并随血管、神经伸入腺实质，将腺组织分隔成许多大、小不等的小叶。外层为甲状腺鞘或假被膜（临床称外科囊），由气管前筋膜形成。二者之间形成的间隙为囊鞘间隙，内含神经、甲状旁腺和丰富的血管吻合。

#### （二）甲状腺的结构

甲状腺实质由甲状腺滤泡和滤泡旁细胞组成。

1. **甲状腺滤泡** 甲状腺滤泡（thyroid follicle）大小不等，呈圆形、椭圆形或不规则形。滤泡由单层立方的滤泡上皮细胞围成，中间为滤泡腔，腔内充满滤泡上皮细胞分泌的均质嗜酸性的胶质（colloid）（图 8-3）。滤泡可因功能状态不同而有形态差异：在功能活跃时，滤泡上皮细胞增高呈低柱状，腔内胶质减少；反之，细胞变低呈扁平形，胶质增多。滤泡上皮细胞能合成和分泌甲状腺激素，其合成和分泌过程复杂。

电镜下，滤泡上皮细胞的游离面有少量微绒毛，胞质内有发达的粗面内质网，核上部有高尔基复合体，线粒体和溶酶体也较多。细胞顶部有中等电子密度、体积较小的分泌颗粒，还有由胞吞形成的低电子密度、体积较大的胶质小泡。滤泡周围有完整的基膜。少量结缔组织和丰富的有孔毛细血管。

2. **滤泡旁细胞** 滤泡旁细胞（parafollicular cell）是甲状腺内另一种内分泌细胞，成群存在于滤泡间或单个散在于滤泡上皮细胞之间，其腔面被滤泡上皮覆盖（图 8-3）。细胞体积较大，在 HE 染色标本上胞质着色浅，多为卵圆形或多边形，核圆形，居细胞中央。银染可见胞质内有嗜银颗粒。滤泡旁

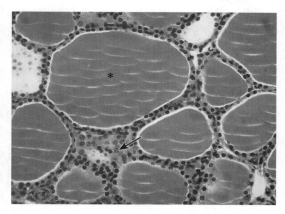

图 8-3 甲状腺滤泡模式图

细胞可分泌降钙素（calcitonin），主要作用是促进成骨细胞分泌类骨质和钙盐沉着，抑制骨质内钙的溶解，并抑制肾和胃肠道对钙和磷的直接或间接吸收，使血钙和血磷降低。

此外，位于甲状腺背面的甲状旁腺主细胞能分泌甲状旁腺激素（parathyroid hormone，PTH），可升高血钙、降低血磷，是调节血钙水平最重要的激素。临床进行甲状腺手术时，若不慎误将甲状旁腺摘除，可导致病人出现严重低血钙，神经肌肉兴奋性异常增高，引起手足搐搦、惊厥；若不及时救治，病人可因喉肌痉挛而窒息死亡。

降钙素、甲状旁腺激素以及 1,25-二羟维生素 $D_3$ 共同调节机体钙、磷及骨代谢稳态，合称为钙调节激素。

## 二、甲状腺激素的生理作用

甲状腺是人体最大的内分泌腺，由滤泡上皮细胞合成和分泌的甲状腺激素（thyroid hormones，TH）主要包括四碘甲腺原氨酸（$T_4$）和三碘甲腺原氨酸（$T_3$），此外还有极少量无活性的逆-$T_3$（$rT_3$）。$T_4$ 是甲状腺分泌的主要激素，又称甲状腺素（thyroxin）；$T_3$ 生物活性最强，约为 $T_4$ 的 5 倍。

甲状腺激素的合成原料包括碘和甲状腺球蛋白（thyroglobulin，TG），合成包括聚碘、碘化和缩合三个过程。①聚碘：腺泡聚碘是继发性主动转运过程，通过钠-碘同向转运体实现。②碘化：在甲状腺过氧化物酶（thyroid peroxidase，TPO）催化下，于细胞顶膜微绒毛与滤泡腔交界处，$I^-$ 迅速活化为 $I^0$（碘原子）。活化的碘继而碘化 TG 上的酪氨酸，生成一碘酪氨酸（MIT）残基和二碘酪氨酸（DIT）残基。③缩合：在 TPO 催化下，MIT 和 DIT 通过缩合形成 $T_3$ 和 $T_4$。临床治疗甲亢的硫脲类药物，主要通过抑制 TPO 活性抑制 $T_3$、$T_4$ 的合成。合成后的甲状腺激素被分泌到滤泡腔中以胶质形式贮存，且贮量非常丰富，可保证机体 50~120 天的代谢需求。贮存的激素可由滤泡细胞重新摄取、水解而分泌入血。血中的 $T_3$、$T_4$ 包括游离型和结合型，其中游离型具有生物活性，数量虽少但非常重要。甲状腺激素的主要降解方式是在脱碘酶作用下脱碘降解。$T_4$ 脱碘成为 $T_3$ 或 $rT_3$。

甲状腺激素的主要作用是促进机体尤其是脑的生长发育，促进新陈代谢及提高中枢神经系统兴奋性等。

### （一）促进生长发育

甲状腺激素对促进机体生长发育是必不可少的，对脑发育的影响最大，是胎儿及新生儿时期脑发育的关键激素；在幼儿生长发育过程中，甲状腺激素还可促进长骨和牙齿生长，协同生长激素发挥促生长作用。

胚胎及婴幼儿时期如果甲状腺激素合成不足，一般在出生后数周至 3~4 个月，可表现出严重的不可逆转的智力低下、身材矮小、四肢粗短等典型特征，称为呆小症（cretinism，克汀病）。由于胎儿在发育至 11 周之前，甲状腺激素只能由母体提供，故应预防和积极治疗孕妇的甲状腺功能低下。呆小症的治疗须抓紧时机，在出生后 3 个月内及时补充甲状腺激素，过迟则难以奏效。

### （二）促进新陈代谢

**1. 促进能量代谢**　甲状腺激素可使机体产热量增加、基础代谢率（BMR）升高。当甲状腺功能亢进（简称甲亢）时，BMR 可明显提高，患者喜凉怕热，极易出汗，多食但消瘦。甲状腺功能减低（简称甲减）的表现则相反。

**2. 促进物质代谢**　甲状腺激素对物质的合成和分解代谢均有广泛影响。

（1）蛋白质代谢：生理水平的甲状腺激素可促进蛋白质合成，从而促进机体生长发育。甲亢时，由于蛋白质(特别是骨骼肌蛋白)分解,使肌肉收缩无力,骨蛋白质分解加速导致血钙升高和骨质疏松;甲减时,蛋白质合成减少,组织间黏蛋白沉积,可结合大量水分子和正离子,出现黏液性水肿(myxedema)。

(2)糖代谢:甲状腺激素一方面促进葡萄糖氧化、分解和利用而使血糖降低,另一方面又加速小肠黏膜对葡萄糖的吸收和肝糖异生,升高血糖,其综合效应是升高血糖。甲亢患者餐后血糖升高,甚至出现糖尿,但随后血糖又能很快降低。

(3)脂类代谢:甲状腺激素能加速脂肪分解、脂肪酸氧化和胆固醇的降解。甲亢患者总体脂减少,低血脂、低血胆固醇;而甲减患者体脂比升高、血脂高、血胆固醇高,易发生动脉粥样硬化。

3. 其他作用　甲状腺激素可提高中枢神经系统兴奋性,因此甲亢患者常出现注意力不集中、烦躁不安、喜怒无常、失眠多梦及肌颤等症状;甲状腺激素还可使心率加快、心肌收缩力加强、心输出量增加;同时可促进血管舒张,舒张压降低,因此甲亢患者常表现为心悸、心动过速、脉压增大。此外,甲状腺激素对内分泌、消化及生殖系统也有广泛影响。

### 三、甲状腺功能的调节

甲状腺的功能主要受下丘脑-腺垂体-甲状腺轴的调节。下丘脑可分泌促甲状腺激素释放激素,促进腺垂体分泌促甲状腺激素(thyroid stimulating hormone,TSH)。TSH 是直接调节甲状腺活动的主要激素,可促进甲状腺激素分泌及甲状腺的生长发育。与此同时,血中游离 $T_3$、$T_4$ 可经常性负反馈调节 TSH 的分泌。地方性甲状腺肿(单纯性甲状腺肿)主要由于水和食物中的碘长期不足,导致 $T_3$、$T_4$ 合成减少,对 TSH 的负反馈抑制作用减弱,引起 TSH 分泌增加,刺激甲状腺组织增生肥大所致。

甲状腺也能根据血碘水平,改变自身摄碘与合成激素的能力,属于一种自身调节。过量的碘可抑制甲状腺激素的合成,称为碘阻滞效应(Wolff-Chaikoff 效应)。临床可利用大剂量碘产生的抗甲状腺效应,处理甲状腺危象和进行甲状腺手术的术前准备。

交感神经兴奋可促进甲状腺激素的分泌。此外,甲状腺活动还受免疫系统调节,例如自身免疫性甲亢(Graves 病)患者体内存在激活 TSH 受体的抗体等。

## 第四节　肾上腺与肾上腺激素

### 一、肾上腺的形态、位置和结构

肾上腺(suprarenal gland)左、右各一,呈淡黄色,质软,每个重约 5g。左肾上腺近似半月形,右肾上腺呈三角形,它们分别位于左、右肾的内上端,包裹在肾前、后筋膜围成的肾旁间隙内。肾上腺的前面有不太明显的肾上腺门,是血管、神经和淋巴管进出的部位(图 8-4)。肾上腺表面包有结缔组织被膜,少量结缔组织伴随血管和神经伸入实质内。肾上腺实质由周围的皮质和中央的髓质两部分构成,二者在发生、结构和功能上均不相同,其中皮质来自中胚层,是腺垂体的靶腺,分泌类固醇激素,而髓质来自外胚层,分泌儿茶酚胺类激素,因此二者在功能上是两个独立的内分泌腺。

### 二、肾上腺皮质及其分泌的激素

皮质约占肾上腺体积的 80%~90%,根据细胞的形态结构和排列状态的不同,皮质由外向内依次分为球状带、束状带和网状带(图 8-4~图 8-6)。

球状带(zona glomerulosa)位于被膜下方,较薄,细胞排列成球状细胞团,细胞较小,呈矮柱状或多边形,核小染色深,胞质较少,含少量脂滴。细胞团之间有窦性毛细血管和少量结缔组织。球状带细胞分泌盐皮质激素(mineralocorticoid),如醛固酮。

束状带(zona fasciculate)位于皮质中层,是皮质中最厚的部分。腺细胞较大,呈多边形,排列成单行或双行细胞索,其间有丰富的窦状毛细血管和少量结缔组织。细胞核较大,染色较浅,胞质富含脂滴,在普通染色标本上,脂滴被溶解而显示空泡状。束状带细胞分泌糖皮质激素,如皮质醇。

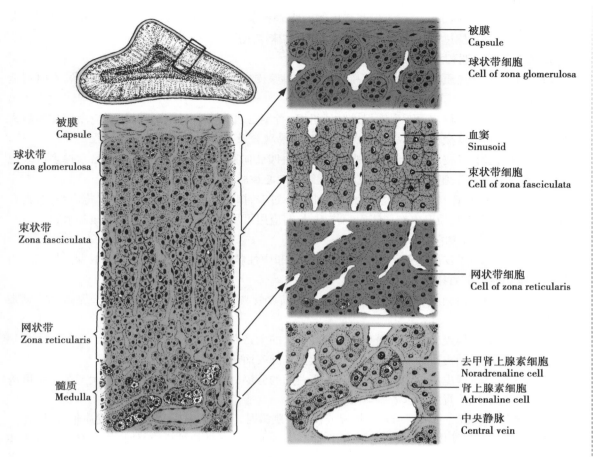

图 8-4 肾上腺

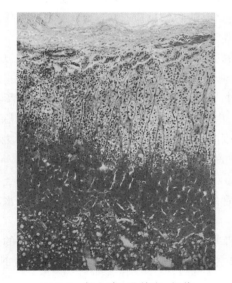

图 8-5 肾上腺 HE 染色，低倍

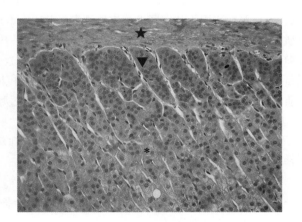

图 8-6 肾上腺皮质 HE 染色，高倍

网状带（zona reticularis）位于皮质内层，腺细胞排列成索，并互相吻合成网，其间有窦状毛细血管和少量结缔组织。网状带细胞较小，胞核小，着色深，胞质呈嗜酸性，含少量脂滴和脂褐素。网状带细胞分泌雄激素和少量雌激素。

肾上腺皮质激素主要包括盐皮质激素和糖皮质激素，此外，还有少量性激素，均属类固醇激素。

**（一）糖皮质激素的生理作用**

糖皮质激素（glucocorticoids）不仅调节机体的物质和水盐代谢，并且是参与应激的重要激素。大剂量时还具有抗炎、抗过敏、抗中毒和抗休克作用，临床应用广泛。

**1. 调节物质代谢和水盐代谢**

（1）糖代谢：糖皮质激素可显著升高血糖。肾上腺皮质功能亢进时，患者可有高血糖，有时可造成"皮质性糖尿病"。

（2）蛋白质代谢：糖皮质激素能促进肝外组织（特别是肌肉）蛋白质分解。长期应用糖皮质激素可出现肌肉消瘦、皮肤变薄、紫纹、骨质疏松、伤口不易愈合及儿童生长停滞等表现。

（3）脂肪代谢：糖皮质激素能促进脂肪分解并由四肢向躯干重新分布。糖皮质激素过多可表现出"满月脸""水牛背"、躯干发胖但四肢消瘦，形成"向心性肥胖"的特殊体型。

（4）影响水盐代谢：糖皮质激素能增加肾小球滤过率、抑制抗利尿激素分泌，使水排出增加，具有利尿作用。但由于糖皮质激素有弱醛固酮作用，长期应用可导致水钠潴留，引起高血压和水肿。

**2. 影响器官系统功能**

（1）血液系统：糖皮质激素可使红细胞、血小板和中性粒细胞增多，使淋巴细胞减少。长期应用可导致免疫功能低下而易发生严重感染。

（2）心血管系统：糖皮质激素对儿茶酚胺发挥缩血管功能有"允许作用"，有利于提高血管紧张性和维持血压。

（3）神经系统：糖皮质激素可提高中枢神经系统的兴奋性。

（4）呼吸系统：糖皮质激素可促进胎儿肺成熟和肺表面活性物质的合成。

（5）消化系统：糖皮质激素增加胃酸和胃蛋白酶的分泌，提高食欲、促进消化，但大剂量应用可诱发或加剧溃疡病，因此胃溃疡患者应慎用。

**3. 参与应激反应** 机体遭遇紧急情况或伤害性刺激时，下丘脑-腺垂体-肾上腺皮质轴活动增强，促肾上腺皮质激素与糖皮质激素分泌增多，产生一系列非特异的适应性反应，使机体对有害刺激的基础耐受性和抵抗力增强，称为应激反应（stress response）。引起应激反应的刺激因子统称为应激原（stressor）。在应激反应中，血中生长激素、催乳素、抗利尿激素、醛固酮等激素的水平也会升高。轻微、短暂的应激刺激能调动机体潜能而不至于伤害机体，是重要的防御反应；但应激原强烈持久作用会引起机体应激性创伤（如应激性溃病等）、器官功能衰竭甚至死亡。

糖皮质激素的分泌主要受下丘脑-腺垂体-肾上腺皮质轴的调节。下丘脑分泌的促肾上腺皮质激素释放激素，可促进腺垂体促肾上腺皮质激素（adrenocorticotropic hormone，ACTH）分泌，后者能促进肾上腺皮质发育及糖皮质激素分泌。当血中糖皮质激素水平升高时，也可负反馈调节下丘脑和腺垂体的活动，使糖皮质激素的分泌降低。临床长期大量应用糖皮质激素时，由于负反馈抑制 ACTH 分泌，导致肾上腺皮质萎缩，糖皮质激素分泌功能减退。如此时突然停药，机体可因内源糖皮质激素的缺乏而出现急性肾上腺皮质功能减退的危象症状，应逐渐减量停药，或在治疗过程中间断补充 ACTH，以防止肾上腺皮质萎缩。

**（二）盐皮质激素的生理作用**

盐皮质激素主要是醛固酮，可促进肾远端小管和集合管的 $Na^+$-$K^+$ 交换，具有保钠、排钾、保水和维持循环血量的作用。

醛固酮的分泌主要受肾素-血管紧张素系统调节。血管紧张素Ⅱ和Ⅲ都能强烈刺激醛固酮的合成分泌，并明显促进球状带细胞生长，其中血管紧张素Ⅱ起主要调节作用。此外，血 $K^+$ 升高及血 $Na^+$ 降低均能刺激醛固酮分泌。

### 三、肾上腺髓质及其分泌的激素

髓质与皮质网状带的交界不平整。髓质主要由髓质细胞组成，细胞呈多边形，胞质嗜碱性，如用铬盐处理标本，胞质内有呈黄褐色的嗜铬颗粒，故髓质细胞又称嗜铬细胞（chromaffin cell）。髓质细胞排列成不规则的细胞索，并相互吻合成网，其间有窦状毛细血管和少量结缔组织，毛细血管最后汇集成中央静脉。另外,髓质内还有少量交感神经节细胞,胞体较大,散在分布于髓质内(图8-7)。

电镜下,髓质细胞可分为两类:一类为肾上腺素细胞,数量多,分泌肾上腺素,可使心肌收缩力增强,心率加快;另一类为去甲肾上腺素细胞,数量少,分泌去甲肾上腺素,通过促使小血管强烈收缩而使血压升高。

肾上腺髓质分泌的肾上腺素和去肾上腺素,主要通过与 α 和 β 受体结合,对物质代谢、心血管、呼吸及神经系统发挥广泛调节作用,此外,还在应急反应中发挥重要作用。

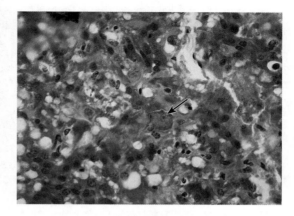

图 8-7　肾上腺髓质 HE 染色,高倍

### (一)促进物质代谢

肾上腺素和去肾上腺素可促进糖原分解、增强肝糖异生、抑制胰岛素的分泌而使血糖升高;还促进脂肪分解氧化供能。

### (二)参与应急反应

交感神经兴奋可引起肾上腺髓质分泌激素增多,形成交感-肾上腺髓质系统。当机体遇到某些特殊紧急情况或伤害性刺激时,交感-肾上腺髓质系统活动明显增强,引起肾上腺素和去肾上腺素大量分泌,中枢神经系统兴奋性增高,使机体处于高度警觉状态,同时心率加快、心输出量增加,血压升高;呼吸加深加快,肺通气量增加;脂肪分解、血糖升高,以满足机体在紧急情况下的能量需求等。这种在紧急状态下通过交感-肾上腺髓质系统活动增强,使机体发生的适应性反应称为应急反应(emergency reaction),有利于调动机体各种功能,提高对环境的应变和适应力,确保生存。

## 第五节　胰岛与胰岛激素

### 一、胰岛的形态和结构

胰岛(pancreatic islet)是散在于胰腺小叶内的内分泌细胞团(图8-8),HE 染色浅淡(图8-9)。估计人的胰腺有 17 万~200 万个胰岛,约占胰腺总体积的 1% 左右,胰尾部的胰岛较多。胰岛细胞呈团索状分布,细胞间有丰富的毛细血管。胰岛内分泌细胞主要包括以下几种类型(图8-9):

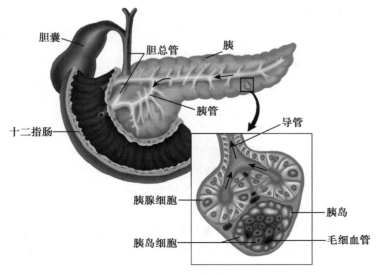

图 8-8　胰岛

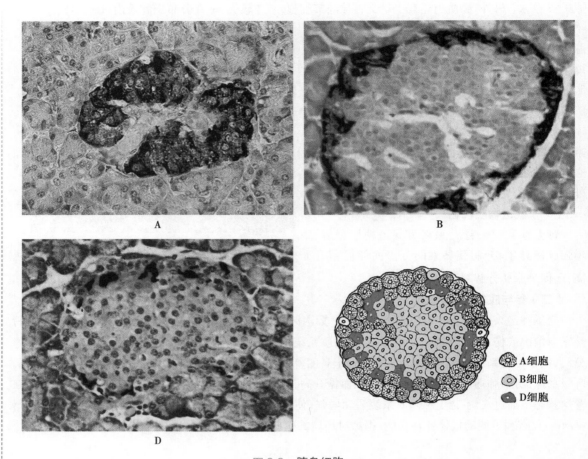

图 8-9 胰岛细胞

1. **A 细胞** 即 α 细胞,约占胰岛细胞总数的 20%,多分布在胰岛外周部。分泌胰高血糖素,促进糖原分解和脂肪分解,使血糖升高。

2. **B 细胞** 即 β 细胞,约占胰岛细胞总数的 70%,多位于胰岛中央部。分泌胰岛素(somatostatin),可使血糖降低,与胰高血糖素协同作用,维持血糖浓度的稳定。若胰岛素分泌不足,血糖升高,可致糖尿病。

3. **D 细胞** 约占胰岛细胞总数的 5%,位于胰岛周边部。分泌生长抑素,调节 A、B 细胞的功能。

此外还有少量 PP 细胞和 D1 细胞,分别分泌胰多肽(pancreatic polypeptide)和血管活性肠肽。

## 二、胰岛素的生理作用

胰岛素(insulin)是由胰岛 β 细胞分泌的 51 肽蛋白类激素,全面促进机体合成代谢和细胞生长。主要作用是降低血糖,促进脂肪和蛋白质合成,促进机体生长发育。

### (一)促进物质合成代谢

1. **糖代谢** 胰岛素是体内唯一的降血糖激素,是维持血糖水平相对稳定的关键激素。胰岛素既促进葡萄糖在外周的摄取和利用,又能促进肝糖原和肌糖原的合成,抑制糖异生,促进葡萄糖转变为脂肪酸储存于脂肪组织中,从而降低血糖水平。一旦胰岛素缺乏,血糖水平将升高,若超过肾糖阈,可出现糖尿。

2. **脂肪代谢** 胰岛素可促进脂肪合成、抑制脂肪分解。当胰岛素缺乏时,脂肪分解增强,血脂升高,引起动脉硬化;同时,大量脂肪酸在肝内氧化生成乙酰辅酶 A,后者进入三羧酸循环,生成大量酮体,可引起酮血症和酸中毒、甚至昏迷。

3. **蛋白质代谢** 胰岛素可促进蛋白质合成,抑制蛋白质分解。

## （二）促进生长发育

由于胰岛素使蛋白合成过程增强,机体呈正氮平衡,因而具有促生长作用,是机体重要的促生长因子,但需与生长激素协同才能发挥明显效应。

## 三、胰高血糖素的生理作用

胰高血糖素(glucagon)是由胰岛 α 细胞分泌的 29 肽,与胰岛素作用相反,是促进分解代谢和能量动员的升糖激素。胰高血糖素可促进肝糖原分解和氨基酸的糖异生,使血糖明显升高,与胰岛素作用相拮抗,共同调节血糖水平;还能抑制蛋白质合成,促进脂肪分解生成酮体,为机体提供能量。

## 四、胰岛功能的调节

血糖升高是刺激胰岛素分泌最重要的因素,同时也能抑制胰高血糖素分泌。长期高血糖、高血氨基酸和高脂血症,会经常刺激胰岛素分泌,可导致胰岛 β 细胞功能耗竭,进而引起糖尿病。其次,胰高血糖素可直接或间接刺激胰岛素分泌,很多胃肠激素及生长激素、糖皮质激素、甲状腺激素等也可通过升高血糖间接促进胰岛素分泌,对维持血糖水平稳态有重要意义;反之,胰岛素也可通过降低血糖间接刺激胰高血糖素分泌。此外,迷走神经兴奋时,可促进胰岛素分泌而抑制胰高血糖素分泌,交感神经的作用则相反。

## 本章小结

下丘脑可分泌下丘脑调节肽调节腺垂体活动,分泌血管升压素和缩宫素贮存于神经垂体。腺垂体分泌的生长激素可促进机体生长发育,幼儿分泌不足或过多可分别引起侏儒症或巨人症。甲状腺主要分泌甲状腺激素,促进机体尤其是脑生长发育,促进新陈代谢,对神经、心血管及生殖等活动都有广泛影响,婴幼儿缺乏可引起呆小症。肾上腺皮质主要分泌糖皮质激素和盐皮质激素。糖皮质激素(皮质醇)可升高血糖并参与应激反应。盐皮质激素(醛固酮)具有保钠、排钾、保水,维持循环血容量的作用。胰岛素可降低血糖、促进脂肪和蛋白质合成,促进机体生长发育;胰高血糖素的作用则相反。

**思考题**

1. 下丘脑与垂体有何结构与功能联系?
2. 甲状腺的位置和功能是什么? 食物中长期缺碘为何会引起甲状腺肿大?
3. 肾上腺的分部和功能是什么?

（杨春　温海霞）

## 参考文献

1. 朱大年,王庭槐.生理学.8 版.北京:人民卫生出版社,2013.
2. 杜友爱.生理学.2 版.北京:人民卫生出版社,2013.

# 第九章　血　液

血液是一种流体组织,在心血管系统内循环流动,起着运输物质的作用。营养物质、氧激素、代谢产物以及进入体内的药物等都要通过血液运送,因此,运输是血液的基本功能。血液又具有缓冲功能,它含有多种缓冲物质,可缓冲进入血液的酸性或碱性物质引起的血浆 pH 变化。血液中的水分有较高的比热,有利于运输热量,参与体温相对恒定的调节。因此,血液在维持机体内环境稳定中起着非常重要的作用。此外,血液还具有重要的防御和保护的功能,参与机体的生理性止血、抵抗细菌、病毒等微生物引起的感染和各种免疫反应。很多疾病可导致血液的成分或性质发生特征性的变化,故临床血液检查在医学诊断上有重要的价值。

## 第一节　血液的组成和理化特性

### 一、血液的组成

血液由血浆和悬浮于其中的血细胞(blood cell)组成。

#### (一)血浆

血浆基本成分为晶体物质溶液,包括水和溶解于其中的多种电解质、小分子有机化合物和一些气体。由于这些溶质和水都很容易透过毛细血管壁与组织液中的物质进行交换,所以血浆中电解质的含量与组织液基本相同。临床检测循环血浆中各种电解质的浓度可大致反映组织液中这些物质的浓度。

血浆的另一成分是血浆蛋白。血浆蛋白是血浆中多种蛋白的总称,正常成年人血浆蛋白含量为 65~85g/L。血浆蛋白的主要生理功能:①形成血浆胶体渗透压;②与甲状腺激素、肾上腺皮质激素、性激素等结合,使之不会很快从肾脏排出;③运输功能;④维持酸碱平衡;⑤参与血液凝固。

#### (二)血细胞

血细胞可分为红细胞(red blood cell,RBC)、白细胞(white blood cell,WBC)和血小板(platelet)三类。其中红细胞数量最多,约占血细胞总数的99%,白细胞最少。若将一定量的血液与抗凝剂混匀,置于比容管中,以 3000 转/min 的速度离心 30 分钟,由于比重的不同,血细胞与血浆分开,比容管中上层的淡黄色液体为血浆,下层深红色为红细胞,二者之间一薄层白色不透明的是白细胞和血小板。血细胞在血液中所占的容积百分比称为血细胞比容。正常成年男性的血细胞比容为 40%~50%,成年女性的为 37%~48%。由于血液中白细胞和血小板仅占总容积的 0.15%~1%,故血细胞比容可反映血液中红细胞的相对浓度。

### 二、血液的理化特性

#### (一)血液的比重

正常人全血的比重为 1.050~1.060。血液中红细胞数量越多,全血比重就越大。血浆的比重为

144

1.025~1.030,其高低主要取决于血浆蛋白的含量。红细胞的比重为 1.090~1.092,与红细胞内血红蛋白的含量呈正相关。利用红细胞和血浆比重的差异,可进行血细胞比容和红细胞沉降率的测定,以及红细胞与血浆的分离。

### （二）血液的黏度

液体的黏度来源于液体内部分子或颗粒间的摩擦,即内摩擦。如果以水的黏度为 1,则全血的相对黏度为 4~5,血浆的相对黏度为 1.6~2.4(温度为 37℃时)。当温度不变时,全血的黏度主要取决于血细胞比容的高低,血浆的黏度主要取决于血浆蛋白的含量。

### （三）血浆渗透压

血浆渗透压由大分子血浆蛋白组成的胶体渗透压(colloid osmotic pressure)和由电解质、葡萄糖等小分子物质组成的晶体渗透压(crystalloid osmotic pressure)两部分构成,正常值约为 300mOsm/L(5800mmHg 或 773kPa),其中血浆晶体渗透压占 99% 以上。

### （四）血浆的酸碱度

正常人血浆 pH 为 7.35~7.45。血浆 pH 的相对恒定有赖于血液内缓冲物质,以及肺和肾的正常功能。血浆内缓冲物质主要包括 $NaHCO_3/H_2CO_3$、蛋白质钠盐/蛋白质和 $Na_2HPO_4/NaH_2PO_4$ 三个缓冲对。当血浆 pH 低于 7.35 时,称为酸中毒,高于 7.45 时则为碱中毒。血浆 pH 低于 6.9 或高于 7.8 时都将危及生命。

# 第二节 血细胞生理

## 一、红细胞生理

### （一）红细胞的数量、形态及功能

红细胞是血液中数量最多的血细胞。我国成年男性红细胞的数量为 $(4.0~5.5)\times10^{12}/L$,女性为 $(3.5~5.0)\times10^{12}/L$。红细胞内的蛋白质主要是血红蛋白。我国成年男性血红蛋白浓度为 120~160g/L,成年女性的为 110~150g/L。年龄、生活环境及机体功能状态都会引起红细胞数量和血红蛋白浓度的改变。

正常成熟红细胞无核,呈双凹圆碟形,直径 7~8μm,周边最厚处的厚度约 2.5μm,中央最薄处约为 1μm。红细胞保持正常双凹圆碟形需消耗能量。成熟红细胞无线粒体,糖酵解是其获得能量的唯一途径。

红细胞的主要功能是运输 $O_2$ 和 $CO_2$。双凹圆碟形使红细胞具有较大的气体交换面积。红细胞还参与对血液中酸、碱物质的缓冲及免疫复合物的清除。

### （二）红细胞的生理特征

1. **可塑变形性** 红细胞在全身血管中循环运行,常要挤过口径比它小的毛细血管和血窦间隙(图 9-1),这时红细胞将发生卷曲变形,在通过后又恢复原状,这种特性称为可塑性变形。

2. **悬浮稳定性** 红细胞在循环血浆中保持悬浮状态而不易下沉的特性,称为悬浮稳定性。将盛有抗凝血的血沉管垂直静置,尽管红细胞的比重大于血浆,但正常时红细胞下沉缓慢,表明红细胞能相对稳定地悬浮于血浆中,红细胞的这一特性称为悬浮稳定性。通常以红细胞在第一小时末下沉的距离来表示红细胞的沉降速

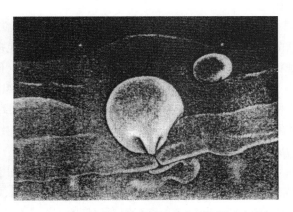

图 9-1 红细胞挤过脾窦的内皮细胞裂隙(大鼠)

度,称为红细胞沉降率(ESR)。正常成年男性的红细胞沉降率为 0~15mm/h,成年女性为 0~

20mm/h。

**3. 渗透脆性** 红细胞在低渗盐溶液中发生膨胀破裂的特性,称为红细胞渗透脆性,简称脆性。红细胞对低渗盐溶液具有一定的抵抗力,且同一个体的红细胞对低渗盐溶液的抵抗力并不相同。生理情况下,衰老红细胞对低渗盐溶液的抵抗力弱,即脆性高;而初成熟的红细胞的抵抗力强,即脆性低。有些疾病可影响红细胞的脆性,如遗传性球形红细胞增多症患者的红细胞脆性变大。故测定红细胞的渗透脆性有助于某些疾病的临床诊断。

**（三）红细胞的生成与调节**

正常成年人每天生成约 $2×10^{11}$ 个红细胞。骨髓是成年人生成红细胞的唯一场所。红骨髓内的造血干细胞首先分化为红系定向祖细胞,再经过原红细胞、早幼红细胞、中幼红细胞、晚幼红细胞和网织红细胞的阶段,成为成熟的红细胞。

在红细胞生成的过程中,需要有足够的蛋白质、铁、叶酸、维生素 $B_{12}$ 以及多种微量元素的供应。

正常人红细胞的平均寿命为 120 天,每天约有 0.8% 的衰老红细胞被破坏。衰老红细胞中的绝大部分在脾和骨髓中被巨噬细胞所吞噬,少部分在血管中受机械冲击而破损。

## 二、白细胞生理

**（一）白细胞的分类与数量**

白细胞为无色、有核的细胞,在血液中一般呈球形。白细胞可分为中性粒细胞、嗜酸性粒细胞、嗜碱性粒细胞、单核细胞和淋巴细胞五类。前三者因其胞质中含有嗜色颗粒,故总称为粒细胞。正常成年人血液中白细胞数为 $(4.0~10.0)×10^9/L$,其中中性粒细胞占 50%~70%,嗜酸性粒细胞占 0.5%~5%,嗜碱性粒细胞占 0~1%,单核细胞占 3%~8%,淋巴细胞占 20%~40%。

**（二）白细胞的生理特性和功能**

各类白细胞均参与机体的防御功能。白细胞所具有的变形、游走、趋化、吞噬和分泌等特性是执行防御功能的生理基础。

**1. 中性粒细胞** 占白细胞总数的 50%~70%,是白细胞中数量最多的一种细胞。中性粒细胞的胞核呈分叶状,故又称多形核白细胞。中性粒细胞具有趋化、吞噬和杀菌等作用。当细菌入侵时,中性粒细胞在炎症区域产生的趋化因子作用下,自毛细血管渗出而被吸引到病变部位吞噬细菌。

**2. 单核细胞** 单核细胞来自骨髓,在血液中停留 2~3 天后迁移入组织中,继续发育成巨噬细胞。巨噬细胞体积大,直径可达 $60~80\mu m$,细胞内含有大量溶酶体和线粒体,具有比中性粒细胞更强的吞噬能力,可吞噬更多更大的细菌和颗粒。当有细菌入侵时,组织中已存在的巨噬细胞可立即发挥抗感染作用。单核-巨噬细胞还可有效地加工处理并呈递抗原,在特异性免疫应答的诱导和调节中起关键作用。

**3. 嗜酸性粒细胞** 体内嗜酸性粒细胞主要存在于组织中,约为血液中嗜酸性粒细胞的 100 倍。嗜酸性粒细胞具有杀伤细菌、寄生虫的功能,也是免疫反应和过敏反应过程中极为重要的细胞。嗜酸性粒细胞可以释放颗粒中的内容物,引起组织损伤,促进炎症进展。

**4. 嗜碱性粒细胞** 这类细胞的颗粒内含有组织胺、肝素和过敏性慢反应物质等。肝素有抗凝血作用,组织胺可改变毛细血管的通透性。过敏性慢反应物质是一种脂类分子,能引起平滑肌收缩。机体发生过敏反应与这些物质有关。嗜碱性粒细胞在结缔组织和黏膜上皮内时,称肥大细胞,其结构和功能与嗜碱性粒细胞相似。

**5. 淋巴细胞** 淋巴细胞在免疫应答反应过程中起核心作用。根据其生长发育的过程、细胞表面标志和功能的不同,可将淋巴细胞分成 T 淋巴细胞、B 淋巴细胞和自然杀伤细胞三大类,它们分别是机体的细胞免疫、体液免疫和固有免疫的重要执行者。

**（三）白细胞的生成和调节**

与红细胞一样,白细胞也起源于骨髓中的造血干细胞。在细胞发育过程中经历定向祖细胞、可识别的前体细胞等阶段,然后成为具有多种细胞功能的成熟白细胞。

循环血液只是将白细胞从骨髓和淋巴组织运送到机体所需部位的通路,白细胞在血液中停留的时间较短。一般来说,中性粒细胞在循环血液中停留 6~8 小时后进入组织,4~5 天后衰老死亡,或经消化道排出;若有细菌入侵,中性粒细胞在吞噬过量细菌后,因释放溶酶体酶而发生"自我溶解",与破坏的细菌和组织碎片共同形成脓液。

### 三、血小板生理

#### (一)血小板的数量和功能

血小板无细胞核,呈双面微凸的圆盘状,体积很小,直径仅 2~3μm。当血小板受刺激时可伸出伪足,呈不规则形状。正常成年人血液中血小板数量为(100~300)×10⁹/L。

血小板有助于维持血管壁的完整性。循环血液中的血小板一般处于"静止"状态,当血管损伤时血小板可被激活,进而在生理止血过程中发挥重要作用。血小板还可释放血管内皮生长因子和血小板源生长因子,促进血管内皮细胞、平滑肌细胞和成纤维细胞的增殖,从而有利于受损血管的修复。此外,血小板还参与生理性止血和凝血过程。

#### (二)血小板的生理特性

1. 黏附　血小板与非血小板表面的黏着称为血小板黏附。血小板不能黏附于正常内皮细胞的表面;而当血管内皮细胞受损时,血小板即可黏附于内皮下组织。

2. 释放　血小板受刺激后将储存在致密体、α-颗粒或溶酶体内的物质排出的现象,称为血小板释放。由血小板释放的物质可进一步促进血小板的活化、聚集、加速止血过程。

3. 聚集　血小板与血小板之间的相互黏着称为血小板聚集。这一过程需要纤维蛋白原、Ca²⁺和血小板膜上 GPⅡb/Ⅲa 的参与。

4. 收缩　在血小板中存在着类似肌肉的收缩蛋白系统,包括肌动蛋白、肌球蛋白、微管和各种相关蛋白。当血小板受到刺激而活化后,可通过类似于肌肉收缩的机制引起血小板的收缩反应。临床上可根据体外血凝块回缩试验的情况大致估计血小板的数量或功能是否正常。

5. 吸附　血小板表面可吸附血浆中多种凝血因子(如凝血因子Ⅰ、Ⅴ、Ⅵ、Ⅷ等)。如果血管内皮破损,随着血小板黏附和聚集于破损的部位,可使局部凝血因子浓度升高,有利于血液凝固和生理性止血。

#### (三)血小板的生成和调节

血小板是从骨髓成熟的巨核细胞胞质裂解脱落下来的具有生物活性的小块胞质,一个巨核细胞可产生 2000~5000 个血小板。从原始巨核细胞到释放血小板入血需要 8~10 天。进入血液的血小板,约 2/3 存在于外周循环血液中,其余储存在脾脏和肝脏。血小板生成素(TPO)是体内血小板生成调节最重要的生理性调节因子。

血小板进入血液后,其寿命为 7~14 天,但它只在最初两天具有生理功能。用 ⁵¹Cr 和 ³²P 标记血小板观察其破裂情况,证明血小板的破坏随血小板的日龄增高而增多。衰老的血小板在脾、肝和肺组织中被吞噬破坏。此外,在维持血管内皮的完整过程(血小板融入血管内皮)及生理止血活动中,血小板聚集后,其本身将解体并释放出全部活性物质,表明血小板除衰老破坏外,还可在发挥其生理功能时被消耗。

## 第三节　生理性止血

正常情况下,小血管受损后引起的出血在几分钟内就会自行停止,这种现象称为生理性止血。生理性止血是机体重要的保护机制之一。当血管受损时,一方面要求迅速形成血栓以避免血液的流失;另一方面要使止血反应限制在损伤局部,保持全身血管内血液的流体状态。因此,生理性止血是多种因子和机制相互作用,维持精确平衡的结果。

生理性止血过程主要包括血管收缩、血小板血栓形成和血液凝固三个过程(图 9-2),但这三个过程相继发生并相互重叠,彼此密切相关。因此,生理性止血的三个过程相互促进,使生理性止血能及时而快速地进行。由于血小板与生理性止血过程的三个环节均有密切关系,因此,血小板在生理性止血过程中居于中心地位。当血小板减少或功能减退时,出血时间就会延长。

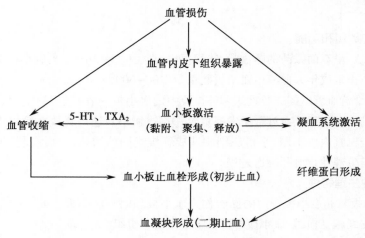

图 9-2 生理性止血过程示意图

## 一、血液凝固

血液凝固是指血液由流动的液体状态变成不能流动的凝胶状态的过程。其实质就是血浆中的可溶性纤维蛋白原转变成不溶性的纤维蛋白的过程。纤维蛋白交织成网,把血细胞和血液的其他成分网罗在内,从而形成血凝块。血液凝固是一系列复杂的酶促反应过程,需要多种凝血因子的参与。

### (一)凝血因子

血浆与组织中直接参与血液凝固的物质,统称为凝血因子。目前已知的凝血因子主要有 14 种,其中已按国际命名法发现的先后顺序用罗马数字编号的有 12 种,即凝血因子 I ~ F XIII(简称 F I ~ F XIII,其中 F VI 是血清中活化的 F V a,已不再视为一个独立的凝血因子),其主要功能见表 9-1。

表 9-1 凝血因子的某些特性

| 编号 | 同义名 | 合成部位 | 作 用 |
|---|---|---|---|
| I | 纤维蛋白原 | 肝细胞 | 形成纤维蛋白 |
| II | 凝血酶原 | 肝细胞 | 凝血酶促进纤维蛋白原转变为纤维蛋白 |
| III | 组织因子 | 内皮细胞等 | 启动外源性凝血途径 |
| IV | 钙离子 | – | 辅助因子 |
| V | 前加速易变因子 | 内皮细胞和血小板 | 加速 F X a 对凝血原的激活 |
| VII | 前转变素稳定因子 | 肝细胞 | 与 F III 形成 VIIa-组织因子复合物,激活 F X |
| VIII | 抗血友病因子 | 肝细胞 | 加速 F IX a 对 F X 的激活 |
| IX | 血浆凝血活酶 | 肝细胞 | F IX a 与 F VIII a 形成复合物激活 F X 称为 F X a |
| X | Staut-Prower 因子 | 肝细胞 | 与 F V a 结合形成凝血酶原复合物从而激活凝血酶原 |
| XI | 血浆凝血活酶前质 | 肝细胞 | 激活 F IX 为 F IX a |
| XII | 接触因子 | 肝细胞 | 激活 F XI 为 XI a |
| XIII | 纤维蛋白稳定因子 | 肝细胞和血小板 | 使纤维蛋白单体相互交联聚合形成纤维蛋白网 |

### （二）凝血过程

血液凝固是由凝血因子按一定顺序相继激活而生成的凝血酶最终使纤维蛋白原变成纤维蛋白的过程。因此,凝血过程可分为凝血酶原酶复合物(也称凝血酶原激活复合物)的形成、凝血酶的激活和纤维蛋白的生成三个基本步骤。

1. **凝血酶原酶复合物的形成**　凝血酶原酶复合物可通过内源性凝血途径和外源性凝血途径生成。两条途径的主要区别在于启动方式和参与的凝血因子有所不同。但两条途径中的某些凝血因子可以相互激活,故两者间相互密切联系,并不各自完全独立。

（1）内源性凝血途径:内源性凝血途径是指参与凝血的因子全部来自血液,通常因血液与带负电荷的异物表面(如玻璃、胶原等)接触而启动的凝血过程。当血液与带负电荷的异物表面接触时,首先是FⅫ结合到异物表面,并被激活为FⅫa。FⅫa再激活Ⅺ成为Ⅺa,从而启动内源性凝血途径。此外,FⅫa还能通过使前激肽释放酶的激活而正反馈促进FⅫa的形成。

（2）外源性凝血途径:由来自于血液之外的组织因子(TF)暴露于血液而启动的凝血过程,称为外源性凝血途径或组织因子途径。组织因子是一种跨膜糖蛋白,存在于大多数组织细胞。当血管损伤时,暴露出组织因子,后者与FⅦa相结合而形成FⅦa-组织因子复合物。

由内源性和外源性凝血途径所生成的FⅩa,在$Ca^{2+}$存在情况下可与FⅤa在磷脂膜表面形成FⅩa-FⅤa-$Ca^{2+}$-磷脂复合物,即凝血酶原酶复合物,进而激活凝血酶原。

2. **凝血酶原的激活**　在凝血酶原激活物的作用下,血浆中无活性的因子Ⅱ(凝血酶原)被激活为有活性的因子Ⅱa,也即凝血酶。

3. **纤维蛋白的生成**　在凝血酶的作用下,溶于血浆中的纤维蛋白原转变为纤维蛋白单体;同时,凝血酶激活ⅩⅢ为ⅩⅢa,使纤维蛋白单体相互连接形成不溶于水的纤维蛋白多聚体,并彼此交织成网,并将血细胞网罗在内,形成血凝块,从而完成血凝过程。

血液凝固是一系列酶促生化反应过程,多处存在正反馈作用,一旦启动就会迅速连续进行,以保证在较短时间内出现凝血止血效应。

血液凝固后1~2小时,因血凝块中的血小板激活,使血凝块回缩,释出淡黄色的液体称为血清。由于在凝血过程中一些凝血因子被消耗,故血清与血浆的区别在于前者缺乏纤维蛋白原和FⅡ、FⅤ、FⅧ、FⅩⅢ等凝血因子,但也增添了少量凝血过程中由血小板释放的物质。

## 二、纤维蛋白的溶解

正常情况下,组织损伤后所形成的止血栓在完成止血使命后将逐步溶解,从而保证血管的畅通,也有利于受损组织的再生和修复。止血栓的溶解主要依赖于纤维蛋白的溶解系统(简称纤溶系统)。若纤溶系统活动亢进,可因止血栓的提前溶解而有重新出血的倾向;而纤溶系统活动低下,则不利于血管的再通,加重血栓栓塞。因此,生理情况下止血栓的溶解液化在空间与时间上也同样受到严格控制。

# 第四节　血量、血型和输血原则

## 一、正常血量及其意义

血量是指全身血液的总量。全身血液的大部分在心血管系统中快速循环流动,称为循环血量,小部分滞留在肝、肺、腹腔静脉和皮下静脉丛内,流动很慢,称为储存血量。在运动或大出血等情况下,储存血量可被动员释放出来,以补充循环血量。正常成年人的血量相当于体重的7%~8%,即每千克体重有70~80ml血液。因此,体重为60kg的人,血量为4.2~4.8L。

血浆量和红细胞量均可按稀释原理分别进行测定。例如,静脉注射一定量不易透出血管的染料T-1824(因为它能与血浆蛋白迅速结合,可滞留于血管中)或[131]I标记的血浆蛋白,待它们与体内的血

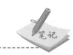

浆混匀后,再抽出测定血浆中 T-1824 或$^{131}$I 的稀释倍数,即可计算出血浆量。同理,静脉注射一定量用$^{51}$Cr 或$^{32}$P 标记的红细胞,等待一定时间,使它们与体内的红细胞混匀,然后抽血测定标记红细胞的稀释倍数,即可计数出红细胞的总容积。一般可先测出红细胞总容积,再按红细胞在血液中所占容积的百分比来推算血液总量。

$$即 \qquad 血量 = 红细胞总容积/血细胞比容$$

$$或 \qquad 血量 = 血浆量/(1-红细胞比容)$$

正常情况下,由于神经、体液的调节作用,体内血量保持相对恒定。血量的相对恒定是维持正常血压和各组织、器官正常血液供应的必要条件。大出血时,如果失血量较少(不超过正常血量的10%),将由于心脏活动的加强和血管的收缩,可使血管内血液充盈度不发生显著改变。与此同时,储血库的血管收缩,释放一部分储存血液,使循环血量得以补充,因此机体可不出现明显的临床症状。如果失血量较多,达到正常血量的 20% 时,机体的代偿功能将不足以维持正常血压,便出现一系列临床症状。如果失血量超过 30% 或更多,就可能危及生命。因此,对于急性大失血的患者积极给予输血和补液,以挽救患者生命。

## 二、血型和输血

血型(blood group)通常是指红细胞膜上特异性抗原的类型。若将血型不相容的两个人的血液滴加在玻片上并使之混合,则红细胞可凝集成簇,这一现象称为红细胞凝集。在补体的作用下,可引起凝集的红细胞破裂,发生溶血。当给人体输入血型不相容的血液时,在血管内可发生红细胞凝集和溶血反应,甚至危及生命。因此,血型鉴定是安全输血的前提。医学上较重要的血型系统是 ABO、Rh、MNSs、Lutheran、Kell、Lewis、Duff、和 Kidd 等,其中与临床关系最为密切的是 ABO 血型系统。

### (一)ABO 血型系统

1. ABO 血型的分类　根据红细胞膜上是否存在 A 抗原和 B 抗原可将血液分为四种 ABO 血型:红细胞膜上只含有 A 抗原者为 A 型;只含有 B 抗原者为 B 型;含有 A 与 B 两种抗原者为 AB 型;A 和 B 两种抗原均无者为 O 型。不同血型的人的血清中含有不同的抗体,但不含与自身红细胞抗原相对应的抗体。在 A 型血者的血清中,只含抗 B 抗体;B 型血者的血清中只含抗 A 抗体;AB 型血的血清中全无抗 A 和抗 B 抗体;而 O 型血的血清中则含有抗 A 和抗 B 两种抗体(表 9-2)。

表 9-2　ABO 血型系统的抗原和抗体

| 血型 | 红细胞膜上的抗原 | 血清中的抗体 |
| --- | --- | --- |
| A 型 | A | 抗 B |
| B 型 | B | 抗 A |
| AB 型 | A、B | 无抗 A、无抗 B |
| O 型 | 无 A、无 B | 抗 A、抗 B |

2. ABO 血型的鉴定　正常鉴定血型是保证输血安全的基础。常规 ABO 血型的定型包括正向定型和反向定型。正向定型是用已知血型的血清(含抗 A 或抗 B 抗体)与待鉴定的红细胞相混,根据是否发生凝集反应来判断待鉴定红细胞的血型(膜上抗原究竟是 A 还是 B 抗原);反向定型是用已知血型的红细胞与待鉴定的血清相混,根据是否发生凝集反应来判断待鉴定血清中所含的血型抗体(是抗 A 还是抗 B 抗体)。判断结果如表 9-3 中所示。同时进行正向定型和反向定型是为了相互印证。

表 9-3  红细胞常规 ABO 定型

| 正向定型 | | | 反向定型 | | | 血型 |
|---|---|---|---|---|---|---|
| B 型血清（抗 A） | A 型血清（抗 B） | O 型血清（抗 A、抗 B） | A 型红细胞 | B 型红细胞 | O 型红细胞 | |
| － | － | － | ＋ | ＋ | － | O |
| ＋ | － | ＋ | － | ＋ | － | A |
| － | ＋ | ＋ | ＋ | － | － | B |
| ＋ | ＋ | ＋ | － | － | － | AB |

### （二）输血原则

输血已成为治疗某些疾病、抢救伤员生命和保证一些手术得以顺利进行的重要手段。但若输血不当或发生差错，将会给患者造成严重的损害，甚至引起死亡。为了保证输血的安全和提高输血的效果，必须遵守输血的原则，注意输血的安全、有效和节约。

在准备输血时，首先必须鉴定血型，保证供血者与受血者的 ABO 血型相合。对于生育年龄的妇女和需要反复输血的患者，还必须使供血者与受血者的 Rh 血型相合。

输血最好坚持同型输血。即使在 ABO 系统血型相同的人之间进行输血，输血前也必须进行交叉配血实验，把供血者的红细胞与受血者的血清进行配合试验，称为交叉配血主侧；再将受血者的红细胞与供血者的血清作配合试验，称为交叉配血次侧。这样，既可检验血型鉴定是否有误，又能发现供血者和受血者的红细胞或血清中是否还存在其他不相容的血型抗原或血型抗体。如果交叉配血试验的两侧均未发生凝集反应，即为配血相合，可以进行输血；如果主侧发生凝集反应，则为配血不合，受血者不能接受该供血者的血液；如果主侧不发生凝集反应，而次侧发生凝集反应称为配血基本相合，这种情况可见于将 O 型血输给其他血型的受血者或 AB 型受血者接受其他血型的血液。

随着医学和科学技术的进步，由于血液成分分离机的广泛应用以及分离技术和成分血质量的不断提高，输血疗法已从原来的输全血发展为成分输血。成分输血是将人血中各种不同成分，如红细胞、粒细胞、血小板和血浆，分别制备成高纯度或高浓度制品，再输注给患者。不同的患者对输血有不同的要求，严重贫血患者主要是红细胞量不足，血量不一定减少，宜输注浓缩红细胞悬液；大面积烧伤患者主要是由于创面渗出使血浆大量丢失，宜输入血浆或血浆代用品，如右旋糖酐溶液等。因此，倡导成分输血可增强治疗的针对性，提高疗效，减少不良反应，且能节约血源。

## 本 章 小 结

红细胞通过血红蛋白运输 $O_2$ 和 $CO_2$，并具有渗透脆性、可塑性变形和悬浮稳定性等特性。白细胞可抵抗微生物入侵和执行免疫功能。血小板可维持血管内皮完整性，参与生理性止血。生理性止血包括局部血管收缩、血小板止血栓形成及血液凝固三个时相。红细胞血型系统中 ABO 血型系统包括 A 型、B 型、AB 型和 O 型四种。在准备输血时必须做交叉配血实验，只有受血者和供血者血型相合才能进行输血。

**思考题**

1. 试述血细胞的分类、正常值和主要生理功能。
2. 简述血小板的生理特性。
3. ABO 血型系统是怎样分类的？

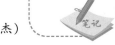

## 参考文献

1. 朱大年. 生理学. 8 版. 北京：人民卫生出版社, 2013.
2. 刘泽霖, 贺石林, 李家增. 血栓性疾病的诊断与治疗. 2 版. 北京：人民卫生出版, 2006.
3. 张之南, 郝玉书, 赵永强, 等. 血液病学. 2 版. 北京：人民卫生出版社, 2011.

笔记

# 第十章　循　环　系　统

　　循环系统(circulatory system)是封闭的管道系统,分布于人体各部,包括心血管系统和淋巴系统。心血管系统由心、动脉、毛细血管和静脉组成,血液在其中循环流动。淋巴系统包括淋巴管道、淋巴器官和淋巴组织。淋巴液沿淋巴管道向心流动,最后汇入静脉,故淋巴管道可视为静脉的辅助管道(图10-1)。

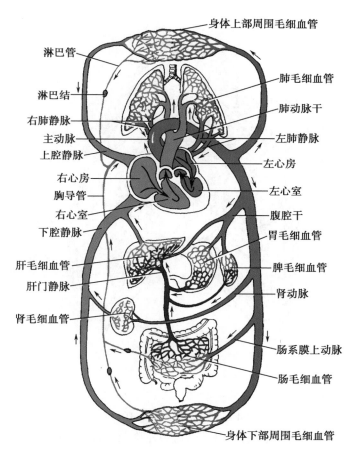

身体上部周围毛细血管
淋巴管
淋巴结
右肺静脉
主动脉
上腔静脉
右心房
胸导管
右心室
下腔静脉
肝毛细血管
肝门静脉
肾毛细血管
肺毛细血管
肺动脉干
左肺静脉
左心房
左心室
腹腔干
胃毛细血管
脾毛细血管
肾动脉
肠系膜上动脉
肠毛细血管
身体下部周围毛细血管

图 10-1　血液循环

　　循环系统的主要功能是物质运输,即将消化管吸收的营养物质和肺吸收的氧运送到全身器官的组织和细胞,同时将组织和细胞的代谢产物、多余的水及二氧化碳等运送到肾、肺、皮肤,排出体外,以保证机体新陈代谢的不断进行。循环系统对维持人体内环境理化特性的相对稳定以及实现防卫功能等均有重要作用。

# 第一节 心 的 解 剖

心（heart）主要由心肌构成,是连接动、静脉的枢纽和心血管系统的"动力泵"。心内部被房间隔和室间隔分为互不相通的左、右两半,每半又分为心房和心室,故心有 4 个腔:左心房、左心室、右心房和右心室。同侧心房和心室借房室口相通。心房接受静脉,心室发出动脉。在房室口和动脉口处均有瓣膜,它们颇似泵的阀门,可顺流而开启,逆流而关闭,保证血液定向流动。

## 一、心的位置、外形与毗邻

心是一个中空的肌性纤维性器官,形似倒置的、前后稍扁的圆锥体,周围裹以心包,斜位于胸腔中纵隔内。

### （一）心的位置

心约 2/3 位于正中线的左侧,1/3 位于正中线的右侧,前方对向胸骨体和第 2~6 肋软骨;后方平对第 5~8 胸椎;两侧与胸膜腔和肺相邻;上方连出入心的大血管;下方邻膈。心的长轴自右肩斜向左肋下区,与身体正中线构成 45°角。心底部被出入心的大血管根部和心包返折缘所固定,心室部分则较活动（图 10-2）。

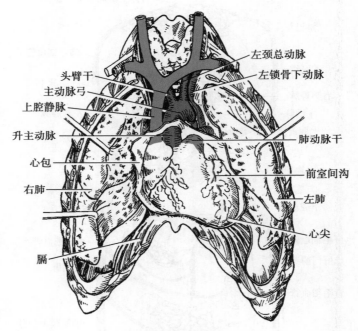

图 10-2 心的位置

### （二）心的外形与毗邻

心可分为一尖、一底、两面、三缘和 4 条沟（图 10-3、图 10-4）。

心尖圆钝、游离,由左心室构成,朝向左前下方,与左胸前壁接近,在左侧第 5 肋间隙锁骨中线内侧 1~2cm 处可扪及心尖搏动。

心底朝向右后上方,主要由左心房和小部分的右心房构成。上、下腔静脉分别从上、下注入右心房;左、右肺静脉分别从两侧注入左心房。心底后面隔心包后壁与食管、迷走神经和胸主动脉等相邻。

心的胸肋面（前面）朝向前上方,大部分由右心房和右心室构成,一小部由左心耳和左心室构成。该面大部分隔心包被胸膜和肺遮盖;小部分隔心包与胸骨体下部和左侧第 4~6 肋软骨邻近,故在左侧第 4 肋间隙胸骨左侧缘旁处进行心内注射,一般不会伤及胸膜和肺。膈面（下面）几乎呈水平位,大部分由左心室,一小部由右心室构成。

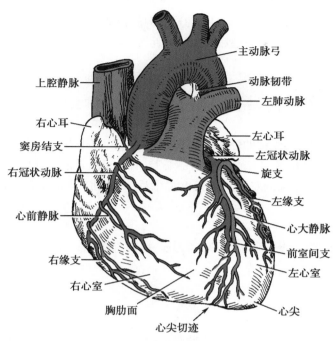

图 10-3 心的外形和血管（前面）

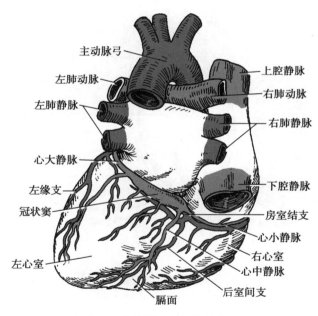

图 10-4 心的外形和血管（后下面）

心的下缘（锐缘）介于膈面与胸肋面之间，接近水平位，由右心室和心尖构成。左缘（钝缘）居胸肋面与肺面之间，绝大部分由左心室构成。右缘不明显，由右心房构成。心左、右缘形态圆钝，无明确的边缘线，它们隔心包分别与左、右膈神经和心包膈血管以及左、右纵隔胸膜和肺相邻。

心表面有 4 条沟可作为 4 个心腔的表面分界。冠状沟（coronary sulcus）又称房室沟，几乎呈冠状位，近似环形，该沟为右上方的心房和左下方的心室的表面分界。前室间沟和后室间沟分别在心室的胸肋面和膈面，从冠状沟走向心尖的右侧，它们分别与室间隔的前、下缘一致，是左、右心室在心表面的分界。前、后室间沟在心尖右侧的会合处稍凹陷，称心尖切迹。冠状沟和前、后室间沟内被冠状血管和脂肪组织等填充。后房间沟是右心房与右上、下肺静脉交界处的浅沟,与房间隔后缘一致,是左、右心房在心表面的分界。后房间沟、后室间沟与冠状沟的相交处称房室交点,是心表面的一个重要标志。此处是左、右心房与左、右心室在心后面相互接近之处,其深面有重要的血管和神经等结构。

## 二、心腔

心被心间隔分为左、右两半心,左、右半心各分成左、右心房和左、右心室 4 个腔,同侧心房和心室借房室口相通。

心在发育过程中出现沿心纵轴的轻度向左旋转,故左半心位于右半心的左后方。右心房、右心室位于房、室间隔平面的右前方,右心室是最前方的心腔,右心房是最靠右侧的心腔,构成心右缘;左心房和左心室位于房、室间隔平面的左后方,左心房是最后方的心腔,左心室是最靠左侧的心腔,构成心左缘。

### (一)右心房

右心房位于心的右上部,壁薄而腔大,可分为前、后两部,前部为固有心房,后部为腔静脉窦(图10-5)。

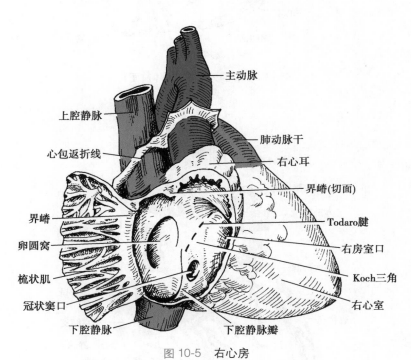

图 10-5　右心房

1. **固有心房**　构成右心房的前部,其内面有许多大致平行排列的肌束,称为梳状肌。

2. **腔静脉窦**　位于右心房的后部,内壁光滑,无肌性隆起。内有上、下腔静脉口和冠状窦口。上腔静脉口开口于腔静脉窦的上部,下腔静脉口开口于腔静脉窦的下部,冠状窦口位于下腔静脉口与右房室口之间,相当于房室交点的深面。

右心房内侧壁的后部主要由房间隔形成。房间隔右侧面中下部有一卵圆形凹陷,称卵圆窝,为胚胎时期卵圆孔闭合后的遗迹,此处薄弱,是房间隔缺损的好发部位,也是从右心房进入左心房心导管穿刺的理想部位。

右心房的前下部为右房室口,右心房的血液由此流入右心室。

### (二)右心室

右心室位于右心房的前下方。右心室腔被一弓形肌性隆起,即室上嵴分成后下方的流入道和前上方的流出道两部分(图10-6)。

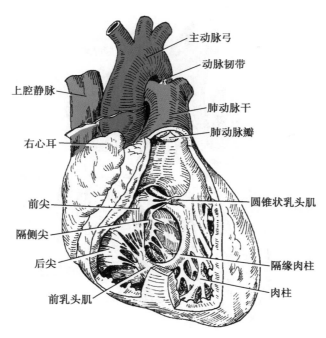

主动脉弓

动脉韧带

上腔静脉

肺动脉干

肺动脉瓣

右心耳

前尖

圆锥状乳头肌

隔侧尖

后尖

隔缘肉柱

前乳头肌

肉柱

图 10-6　右心室

1. **流入道**　又称固有心腔,从右房室口延伸至右心室尖。室壁有许多纵横交错的肌性隆起,称肉柱,故腔面凸凹不平。基部附着于室壁,尖端突入心室腔的锥体形肌隆起,称乳头肌。右心室乳头肌分前、后、隔侧 3 群:前乳头肌位于右心室前壁中下部,后乳头肌较小,位于下壁,隔侧乳头肌更小且位于室间隔右侧面中上部。前乳头肌根部有一条肌束横过室腔至室间隔的下部,称隔缘肉柱(节制索),形成右心室流入道的下界,有防止心室过度扩张的功能。房室束的右束支及供应前乳头肌的血管可通过隔缘肉柱达前乳头肌。

右心室流入道的入口为右房室口,其周围由致密结缔组织构成的三尖瓣环围绕。三尖瓣(tricuspid valve)为右房室瓣,基底附着于该环上,瓣膜游离缘垂入室腔。瓣膜被 3 个深陷的切迹分为 3 片近似三角形的瓣叶,按其位置分别称前尖、后尖和隔侧尖。三尖瓣的游离缘和室面借腱索连于乳头肌。当心室收缩时,由于三尖瓣环缩小以及血液推动,使三尖瓣紧闭,因乳头肌收缩和腱索牵拉,使瓣膜不致翻向心房,从而防止血液倒流入右心房。三尖瓣环、瓣尖、腱索和乳头肌在结构和功能上是一个整体,称三尖瓣复合体。它们共同保证血液的单向流动,其中任何一部分结构损伤,将会导致血流动力学上的改变。

2. **流出道**　又称动脉圆锥或漏斗部,位于右心室前上方,内壁光滑无肉柱,呈锥体状,其上端借肺动脉口通肺动脉干。肺动脉口周缘有 3 个彼此相连的半月形纤维环为肺动脉环,环上附有 3 个半月形的肺动脉瓣(pulmonary valve),瓣膜游离缘朝向肺动脉干方向。肺动脉瓣与肺动脉壁之间的袋状间隙称肺动脉窦。当心室收缩时,血液冲开肺动脉瓣进入肺动脉干;当心室舒张时,肺动脉窦被倒流的血液充盈,使 3 个瓣膜相互靠拢,肺动脉口关闭,阻止血液反流入心室。

**(三)左心房**

左心房位于右心房的左后方,构成心底的大部,是 4 个心腔中最靠后的一个腔。左心房可分为前部的左心耳和后部的左心房窦(图 10-7)。

1. **左心耳**　较右心耳狭长,壁厚,左心耳内壁也因有梳状肌而凹凸不平,但梳状肌没有右心耳发达且分布不均。

2. **左心房**　窦又称固有心房,腔面光滑,其后壁两侧各有一对肺静脉开口,开口处无静脉瓣。左心房窦前下部借左房室口通左心室。

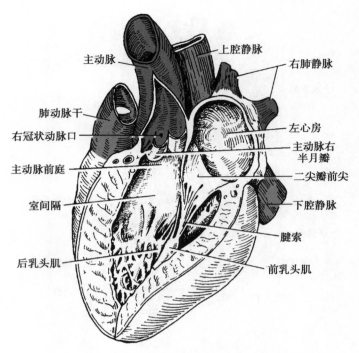

图 10-7　左心房和左心室

### （四）左心室

左心室位于右心室的左后方。左心室壁厚约是右心室壁厚的 3 倍。左心室肉柱较右心室的细小，心壁肌肉最薄处为心尖处。左心室腔以二尖瓣前尖为界，分为左后方的流入道和右前方的流出道两部分（图 10-7）。

1. **流入道**　又称为左心室窦部，位于二尖瓣前尖的左后方，其主要结构为二尖瓣复合体，包括二尖瓣环、瓣尖、腱索和乳头肌。左心室流入道的入口为左房室口，口周围的致密结缔组织环为二尖瓣环。二尖瓣（mitral valve）为左房室瓣，基底附于二尖瓣环，游离缘垂入室腔。瓣膜被两个深陷的切迹分为前尖和后尖。二尖瓣前、后尖借助腱索附着于乳头肌上。

左心室乳头肌较右心室者粗大，分为前、后两组：前乳头肌和后乳头肌。前乳头肌位于左心室前外侧壁的中部，后乳头肌位于左心室后壁的内侧部。当左心室收缩时，乳头肌对腱索产生一垂直的牵拉力，使二尖瓣有效地靠拢、闭合，心射血时又限制瓣尖翻向心房。

2. **流出道**　又称主动脉前庭、主动脉圆锥或主动脉下窦，为左心室的前内侧部分。此部室壁光滑无肉柱，缺乏伸展性和收缩性。流出道的上界为主动脉口，位于左房室口的右前方，其周围的纤维环上附有 3 个半月形的瓣膜，称主动脉瓣（aortic valve）。每个瓣膜相对的主动脉壁向外膨出，半月瓣与主动脉壁之间的袋状间隙称主动脉窦。冠状动脉口一般位于主动脉窦内主动脉瓣游离缘以上，当心室收缩主动脉瓣开放时，瓣膜未贴附窦壁，进入窦内的血液形成小涡流，这样不仅有利于心室射血后主动脉瓣立即关闭，还可保证无论在心室收缩或舒张时都不会影响足够的血液流入冠状动脉，从而保证心肌有充分的血液供应。

## 三、心的构造

### （一）心纤维性支架

心纤维性支架又称心纤维骨骼，位于房室口、肺动脉口和主动脉口的周围，由致密结缔组织构成。心纤维性支架质地坚韧而富有弹性，提供了心肌纤维和心瓣膜的附着处，在心肌运动中起支持和稳定作用。心纤维性支架主要包括左、右纤维三角和 4 个瓣纤维环（肺动脉瓣环、主动脉瓣环、二尖瓣环和三尖瓣环）（图 10-8、10-9）。

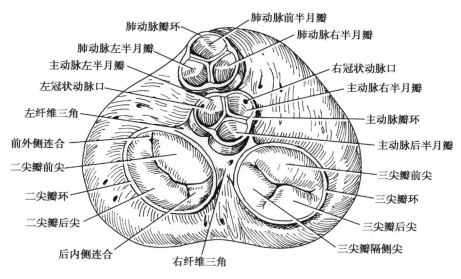

图 10-8 心瓣膜和纤维环

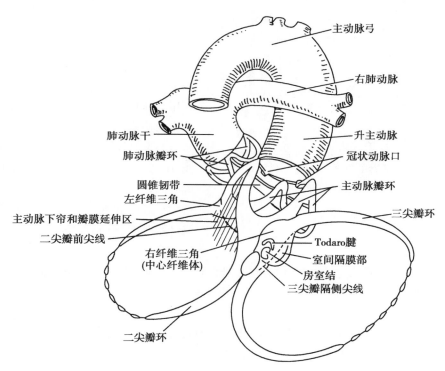

图 10-9 心纤维性支架

1. **右纤维三角** 位于二尖瓣环、三尖瓣环和主动脉后瓣环之间,向下附着于室间隔肌部,向前逐渐移行为室间隔膜部,略呈三角形或前宽后窄的楔形。因右纤维三角位于心的中央部位,又称为中心纤维体。

2. **左纤维三角** 位于主动脉左瓣环与二尖瓣环之间,呈三角形,体积较小,其前方与主动脉左瓣环相连,向后方发出纤维带,与右纤维三角发出的纤维带共同形成二尖瓣环。

3. **瓣纤维环** 二尖瓣环、三尖瓣环和主动脉瓣环彼此靠近,肺动脉瓣环位于较高平面,借圆锥韧带(又称漏斗腱)与主动脉瓣环相连。主动脉瓣环和肺动脉瓣环各由三个弧形瓣环首尾相互连结而成,位于 3 个半月瓣的基底部。

**（二）心壁**

心壁由心内膜、心肌层和心外膜组成，它们分别与血管的 3 层膜相对应。心肌层是构成心壁的主要部分。

1. **心内膜** 是被覆于心腔内面的一层滑润的膜，由内皮和内皮下层构成。内皮与大血管的内皮相延续。内皮下层位于基膜外，由结缔组织构成，其外层较厚，靠近心肌层，又称心内膜下层，为较疏松的结缔组织，含有小血管、淋巴管和神经以及心传导系的分支。心瓣膜是由心内膜向心腔折叠而成。

2. **心肌层** 为构成心壁的主体，包括心房肌和心室肌两部分。心房肌和心室肌附着于心纤维骨骼，被其分开而不延续，故心房和心室可不同时收缩（图 10-10）。

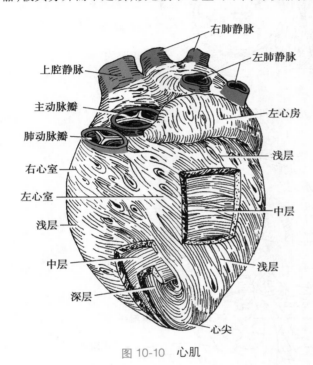

图 10-10 心肌

心肌层由心肌纤维和心肌间质组成。心肌纤维呈分层或束状，心肌间质包括心肌胶原纤维、弹性纤维、血管、淋巴管、神经纤维及一些非心肌细胞成分等，充填于心肌纤维之间。

心房肌束呈网格状，出现许多梳状的嵴称梳状肌。心房肌较薄，由浅、深两层组成。浅层肌横行，环绕左、右心房；深层肌为左、右心房所固有，呈袢状或环状，一部分环形纤维环绕心耳、腔静脉口和肺静脉口以及卵圆窝周围。当心房收缩时，这些肌纤维具有括约作用，可阻止血液逆流。心房肌具有分泌心钠素的功能。

心室肌较厚，尤以左心室为甚，一般分为浅、中、深 3 层。浅层肌斜行，在心尖捻转形成心涡，并转入深层移行为纵行的深层肌，上行续于肉柱和乳头肌，并附于纤维环。中层肌纤维环行，分别环绕左、右心室，亦有联系左、右心室的 S 形肌纤维。

3. **心外膜** 即浆膜性心包的脏层，包裹在心肌表面。其表面被覆一层间皮（扁平上皮细胞）。间皮深面为薄层结缔组织，在大血管与心通连处，结缔组织与血管外膜相连。

**（三）心间隔**

心的间隔把心分隔为容纳动脉血的左半心和容纳静脉血的右半心，它们之间互不相通。左、右心房之间为房间隔，左、右心室之间为室间隔（图 10-11）。

1. **房间隔** 又名房中隔，位于左、右心房之间，房间隔向左前方倾斜，由两层心内膜中间夹心房肌纤维和结缔组织构成，其前缘与升主动脉后面相适应，稍向后弯曲，后缘邻近心表面的后房间沟。房间隔右侧面中下部有卵圆窝，是房间隔最薄弱处。

2. **室间隔** 又名室中隔，位于左、右心室之间，呈 45° 倾斜，可分为肌部和膜部两部分。室间隔肌部占据室间隔的大部分，厚约 1~2cm，其左侧面心内膜深面有左束支及其分支通过，在右侧有右束支通过。室间隔膜部位于心房与心室交界部位，范围甚小，位于室上嵴下方，室间隔缺损多发生于此部。

## 四、心传导系

心肌细胞按形态和功能可分为两类：普通心肌细胞和特殊心肌细胞。前者构成心房壁和心室壁的主要部分，主要功能是收缩；后者具有自律性和传导性，其主要功能是产生和传导冲动，控制心的节律性活动。心传导系由特殊心肌细胞构成,包括:窦房结、结间束、房室交界区、房室束、左、右束支和浦肯野纤维网(图 10-12)。

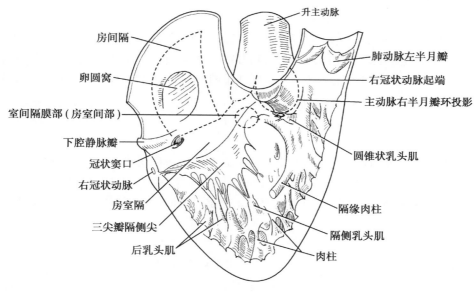

图 10-11　房间隔和室间隔

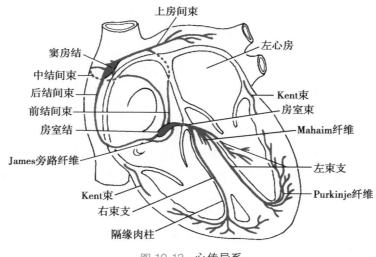

图 10-12　心传导系

### (一) 窦房结

窦房结(sinuatrial node)是心的正常起搏点。窦房结位于上腔静脉与右心房交界处的界沟上 1/3 的心外膜下,从心外膜表面用肉眼不易辨认,结的长轴与界沟基本平行。人心窦房结内恒定地有窦房结动脉穿过其中央。

### (二) 结间束

窦房结产生的冲动经结间束传至左、右心房和房室结,结间束有 3 条,前结间束、中结间束和后结间束。结间束在房室结上方相互交织,并有分支与房间隔左侧的左心房肌纤维相连,从而将冲动传至左心房。

### (三) 房室交界区

房室交界区又称房室结区,是心传导系在心房与心室互相连接部位的特化心肌结构,位于房室隔内。房室结的前端变细穿入右纤维三角，即为房室束。房室束出右纤维三角行于肌性室间隔上缘，以后经过室间隔膜部的后下缘分为左、右束支。房室交界区将来自窦房结的兴奋延搁下传至心室，使心房和心室肌依次交替收缩。

### （四）房室束和浦肯野纤维网

房室束又称 His 束，分为左束支和右束支。左束支发自房室束的分叉部，在室间隔左侧心内膜下行走；右束支起于房室束分叉部的末端，在室间隔右侧心内膜下行走，经隔缘肉柱到达右心室壁。左、右束支的分支在心内膜下交织成心内膜下浦肯野纤维网，发出分支以直角或钝角进入心室壁内则构成心肌内浦肯野纤维网，最后与收缩心肌相连。

## 五、心的血管和神经

心的血液供应来自左、右冠状动脉；回流的静脉血，绝大部分经冠状窦汇入右心房，一部分直接流入右心房（图 10-3、10-4）。心本身的循环称为冠状循环。尽管心仅占体重的约 0.5%，而总的冠脉血流量占心输出量的 4%~5%。因此，冠状循环具有十分重要的地位。心的神经包括交感神经、副交感神经和感觉神经。

### （一）冠状动脉

1. **左冠状动脉**　起于主动脉的左冠状动脉窦，主干很短，约 5~10mm，向左行于左心耳与肺动脉干之间，然后分为前室间支和旋支。前室间支也称前降支，似为左冠状动脉的直接延续，沿前室间沟下行，前室间支及其分支分布于左心室前壁、前乳头肌、心尖、右心室前壁一小部分、室间隔的前 2/3 以及心传导系的右束支和左束支的前半。旋支也称左旋支，从左冠状动脉主干发出后即行走于左侧冠状沟内，旋支及其分支分布于左心房、左心室前壁一小部分、左心室侧壁、左心室后壁的一部或大部，甚至可达左心室后乳头肌，约 40% 的人分布于窦房结。

2. **右冠状动脉**　起于主动脉的右冠状动脉窦，行于右心耳与肺动脉干之间，再沿冠状沟右行，绕心下缘至膈面的冠状沟内，在房室交点附近或右侧，分为后室间支和右旋支。右冠状动脉一般分布于右心房、右心室前壁大部分、右心室侧壁和后壁的全部，左心室后壁的一部分和室间隔后 1/3，包括左束支的后半以及房室结和窦房结。

冠状动脉粥样硬化性心脏病（冠心病），可造成冠状动脉所分布区域心肌坏死，即心肌梗死。心肌梗死的范围基本上与动脉的分布区一致。如左心室侧壁和后壁心肌梗死主要是由于阻塞了左旋支。前壁和室间隔前部心肌梗死主要是由于阻塞前室间支。冠状动脉任何一支阻塞，还可能引起心传导系不同部分的血供障碍，从而导致相应的心绞痛或心律失常。

### （二）心的静脉

心的静脉可分为浅静脉和深静脉两个系统。浅静脉起于心肌各部，在心外膜下汇合成网、干，最后大部分静脉血由冠状窦汇集入右心房。冠状窦的主要属支有心大、中、小静脉，有些小静脉可以直接注入心腔。深静脉也起于心肌层，直接汇入心腔，以回流入右心房者居多（图 10-13）。

冠状窦位于心膈面，左心房与左心室之间的冠状沟内，从左心房斜静脉与心大静脉汇合处作为其起点，最终注入右心房的冠状窦口，冠状窦口往往有 1 个半月形瓣膜。冠状窦的主要属支有心大静脉、心中静脉和心小静脉。心静脉之间的吻合非常丰富，冠状窦属支之间以及属支和心前静脉之间在心表面均有广泛的吻合。

## 六、心包

心包（pericardium）是包裹心和出入心的大血管根部的圆锥形纤维浆膜囊，分内、外两层，外层为纤维心包，内层是浆膜心包（图 10-14）。

纤维心包由坚韧的纤维性结缔组织构成，上方包裹出入心的升主动脉、肺动脉干、上腔静脉和肺静脉的根部，并与这些大血管的外膜相延续。下方与膈中心腱愈着。

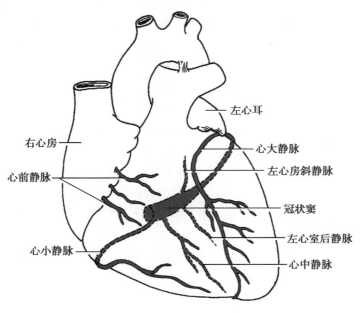

图 10-13　心的静脉

左心耳
右心房
心大静脉
左心房斜静脉
心前静脉
冠状窦
左心室后静脉
心小静脉
心中静脉

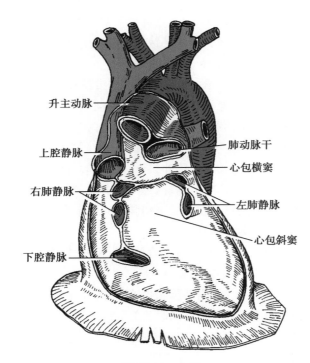

图 10-14　心包

升主动脉
肺动脉干
上腔静脉
心包横窦
右肺静脉
左肺静脉
下腔静脉
心包斜窦

　　浆膜心包位于心包囊的内层,又分脏、壁两层。壁层衬贴于纤维性心包的内面,与纤维心包紧密相贴。脏层包于心肌的表面,称心外膜。脏、壁两层在出入心的大血管的根部互相移行,两层之间的潜在的腔隙称心包腔(pericardial cavity),内含少量浆液起润滑作用。

# 第二节　血 管 解 剖

血管系统包括动脉、毛细血管和静脉。

　　动脉(artery)是运送血液离心的管道。动脉管壁较厚,可分内膜、中膜和外膜。中、小动脉,特别是小动脉中膜平滑肌可在神经体液调节下收缩或舒张以改变管腔大小,从而影响局部血流量和血流阻力。动脉在行程中不断分支,愈分愈细,最后移行为毛细血管。毛细血管(capillary)是连接动、静脉末梢间的管道,毛细血管彼此吻合成网,遍布全身各处。毛细血管数量多,管壁薄,通透性大,管内血流缓慢,是血液与组织液进行物质交换的场所。静脉(vein)是运送血液回心的血管。小静脉由毛细血管汇合而成,在向心回流过程中不断接受属支,逐渐汇合成中静脉、大静脉,最后注入心房。静脉管壁也可以分内膜、中膜和外膜3层。与相应的动脉比较,静脉管壁薄,管腔大,弹性小,容血量较大。

　　在神经体液调节下,血液沿心血管系统循环不息。血液由左心室搏出,经主动脉及其分支到达全身毛细血管,血液在此与周围的组织、细胞进行物质和气体交换,再通过各级静脉,最后经上、下腔静脉及心冠状窦返回右心房,这一循环途径称体循环(大循环)。血液由右心室搏出,经肺动脉干及其各级分支到达肺泡毛细血管进行气体交换,再经肺静脉进入左心房,这一循环途径称肺循环(小循环)(图 10-1)。体循环和肺循环同时进行,体循环的路程长,流经范围广,以动脉血滋养全身各部,并将全身各部的代谢产物和二氧化碳运回心。肺循环路程较短,只通过肺,主要使静脉血转变成氧饱和的动脉血。

## 一、动脉

### (一)肺循环的动脉

　　肺动脉干(pulmonary trunk)起自右心室,至主动脉弓下方分为左、右肺动脉。左肺动脉较短,分2支进入左肺上、下叶。右肺动脉较长而粗,至右肺门处分为3支进入右肺上、中、下叶。

### (二)体循环的动脉

　　主动脉(aorta)是体循环的动脉主干(图 10-1)。主动脉由左心室发出,起始段为升主动脉,达右侧第2胸肋关节高度移行为主动脉弓,至第4胸椎体下缘处向下移行为胸主动脉,于第12胸椎高度穿膈的主动脉裂孔,移行为腹主动脉,至第4腰椎体下缘处分为左、右髂总动脉。髂总动脉至骶髂关节处分为髂内动脉和髂外动脉。

　　升主动脉发出左、右冠状动脉。主动脉弓壁外膜下有丰富的游离神经末梢称压力感受器。主动脉弓下方靠近动脉韧带处有2~3个粟粒样小体,称主动脉小球,为化学感受器。主动脉弓凸侧从右向左发出3大分支:头臂干、左颈总动脉和左锁骨下动脉。头臂干为一粗短干,向右上方斜行至右胸锁关节后方分为右颈总动脉和右锁骨下动脉。

　　全身各大局部的动脉主干可以概括如下:颈总动脉→头颈部;锁骨下动脉→上肢;胸主动脉→胸部;腹主动脉→腹部;髂外动脉→下肢;髂内动脉→盆部。

　　颈总动脉在甲状软骨上缘高度分为颈内动脉和颈外动脉,分权处有颈动脉窦和颈动脉小球两个重要结构。颈动脉窦是颈总动脉末端和颈内动脉起始部的膨大部分。窦壁外膜较厚,其中有丰富的游离神经末梢称压力感受器。当血压增高时,窦壁扩张,刺激压力感受器,可反射性地引起心跳减慢、末梢血管扩张,血压下降。颈动脉小球是一个扁椭圆形小体,借结缔组织连于颈动脉权的后方,为化学感受器,可感受血液中二氧化碳分压、氧分压和氢离子浓度变化。当血中氧分压降低或二氧化碳增高时,反射性地促使呼吸加深加快。

## 二、静脉

### (一)肺循环的静脉

　　肺静脉(pulmonary vein)每侧两条,分别为左上、左下肺静脉和右上、右下肺静脉。肺静脉将含氧量高的血液输送到左心房。左肺上、下静脉分别收集左肺上、下叶的血液,右上肺静脉收集右肺上、中叶的血液,右下肺静脉收集右肺下叶的血液。

### （二）体循环的静脉

体循环的静脉包括上腔静脉系、下腔静脉系和心静脉系。

上腔静脉系由上腔静脉及其属支组成，收集头颈部、上肢和胸部（心和肺除外）等上半身的静脉血。下腔静脉系由下腔静脉及其属支组成，收集下半身的静脉血；下腔静脉系中收集腹腔内不成对器官（肝除外）静脉血液的血管组成肝门静脉系。

肝门静脉系由肝门静脉及其属支组成，收集腹盆部消化道、脾、胰和胆囊的静脉血，其起始端和末端与毛细血管相连，无瓣膜。在正常情况下，肝门静脉系与上、下腔静脉系之间的交通支细小，血流量少。肝硬化、肝肿瘤、肝门处淋巴结肿大或胰头肿瘤等可压迫肝门静脉，导致回流受阻，此时肝门静脉系的血液经上述交通途径形成侧支循环，通过上、下腔静脉系回流。由于血流量增多，交通支变得粗大和弯曲，出现静脉曲张，如食管静脉丛、直肠静脉丛和脐周静脉丛曲张。如果食管静脉丛和直肠静脉丛曲张破裂，则引起呕血和便血。当肝门静脉系的侧支循环失代偿时，可引起收集静脉血范围的器官淤血，出现脾肿大和腹水等。

# 第三节　心 脏 生 理

心脏的泵血功能通过心肌节律性的收缩和舒张活动实现，而心肌细胞的动作电位（兴奋）是触发心肌收缩和泵血的始动因素。

## 一、心肌细胞的电活动

心肌细胞可分为工作细胞和自律细胞两大类。工作细胞（working cardiac cell）是普通的心肌细胞，包括心房肌和心室肌细胞，具有收缩功能，但无自动节律性。自律细胞（autorhythmic cell）则是一些特殊分化了的心肌细胞，组成心脏的特殊传导系统，主要包括窦房结P细胞和浦肯野细胞等，具有自动产生节律性兴奋的能力，但不具备收缩功能。这两大类细胞相互协作，共同完成心脏的泵血功能。

心肌细胞的跨膜电位形成机制比骨骼肌复杂，不同类型心肌细胞动作电位的形状和产生的离子基础也存在明显差异（图10-15）。

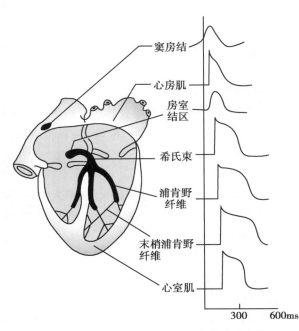

图 10-15　心脏各部分心肌细胞的跨膜电位

### （一）工作细胞的跨膜电位

工作细胞的跨膜电位及形成机制相似，其中心室肌细胞具有代表性。

1. **静息电位**　心室肌细胞的静息电位值约为-90mV，其形成机制与骨骼肌细胞相同，主要是$K^+$外流所致。静息状态下肌膜对$K^+$通透性较高，使$K^+$顺浓度差由胞内向膜外流动。

2. **动作电位**　心室肌细胞动作电位分0、1、2、3、4共五个期（图10-16）。其主要特征在于复极过程复杂，持续时间长，升支与降支不对称。

（1）0期（快速去极期）：心室肌细胞膜受刺激而发生去极化，膜电位由静息状态的-90mV迅速上升到+30mV左右，构成了动作电位的升支。此期特点是去极速度快（仅持续1~2毫秒），且去极幅度大（可达120mV）。

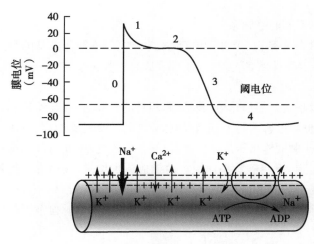

图 10-16　心室肌细胞动作电位及其形成的离子机制示意图

0 期快速去极的离子基础主要是 $Na^+$ 的快速内流,与骨骼肌细胞类似。这种 $Na^+$ 通道是一种快钠通道,其激活和失活速度都很快,从膜去极达阈电位(-70mV)时开放至 0mV 时失活关闭,仅持续约 1 毫秒,期间引发 $Na^+$ 内流的再生性循环,使膜去极化达到了顶点。由于快钠通道的开放,使心室肌细胞 0 期去极速度非常快,故升支很陡峭。根据动作电位 0 期去极速度的快慢,心肌细胞又可分为快反应细胞和慢反应细胞。心室肌细胞即属于快反应细胞。

心室肌细胞去极化达到顶点后,立即开始了复极化过程,可分为 1、2、3 三个时期。

(2)1 期(快速复极初期):此期膜电位由+30mV 迅速下降至 0mV 左右,占时约 10 毫秒。

1 期快速复极的离子基础是 $K^+$ 外流。此期快钠通道已失活,而 $K^+$ 通道开放,引发一过性 $K^+$ 外流,使膜迅速复极至 0mV 左右。

(3)2 期(平台期):1 期快速复极至 0mV 以后,进入缓慢复极期,持续大约 100~150 毫秒。由于此期动作电位波形较平坦,故称之为平台期(plateau)。该期是整个动作电位持续时间长的主要原因,也是心肌细胞动作电位区别于骨骼肌细胞的主要特征。

平台期形成的离子基础主要是 $K^+$ 外流和 $Ca^{2+}$ 内流。由于两种离子流同时存在且趋于平衡状态,因此膜电位持续维持在 0mV 左右。负载 $Ca^{2+}$ 的 L 型 $Ca^{2+}$ 通道(long-lasting calcium channel)属于慢钙通道,其激活与失活过程均很缓慢,在膜电位去极至-40mV 被激活之后持续开放,使细胞外的 $Ca^{2+}$ 顺浓度差内流而引起膜去极化,延缓了 $K^+$ 外流的复极化进程,导致 2 期复极非常缓慢。

(4)3 期(快速复极末期):此期细胞膜电位由 0mV 迅速降至-90mV,完成复极化过程,占时约 100~150 毫秒。

3 期复极的离子基础是 $K^+$ 快速外流。此期由于慢钙通道失活,$Ca^{2+}$ 内流终止,而 $K^+$ 通道加速开放,出现 $K^+$ 再生性的外流,使复极化进程迅速完成。

从 0 期去极开始至 3 期复极结束的这段时间,称为动作电位时程,正常历时约 200~300 毫秒。

(5)4 期(静息期):此期膜电位已恢复并稳定于静息电位水平,但离子跨膜转运仍然活跃。细胞膜上的钠泵、钙泵和 $Na^+$-$Ca^{2+}$ 交换体,可将动作电位产生过程中进入细胞的 $Na^+$ 和 $Ca^{2+}$ 重新转运出去,而外流的 $K^+$ 则泵回细胞内,从而恢复离子在细胞内外的分布。

### (二)自律细胞

自律细胞动作电位的 4 期并不处于稳定的静息状态,而是在 3 期复极达到最大值(即最大复极电位)之后,立即开始了 4 期自动缓慢的去极化过程,一旦去极达到阈电位,又爆发一个新的动作电位。因此,4 期自动去极化是自律细胞产生自动节律性兴奋的基础。

下面以窦房结 P 细胞和浦肯野细胞为代表,分别介绍两种自律细胞的动作电位。

1. **窦房结 P 细胞**　窦房结内含有丰富的自律细胞,称为起搏细胞(pacemaker cell,P 细胞),属于慢反应自律细胞,主要特征包括:①动作电位由 0 期、3 期和 4 期构成,无明显的 1 期和 2 期(图 10-17);②最大复极电位(-70mV)和阈电位(-40mV)的绝对值均小于快反应细胞,0 期去极仅达到 0mV 左右,无明显超射,因此去极幅度也比快反应细胞小;③0 期去极由慢钙通道介导的 $Ca^{2+}$ 内流引起,该通道激活和失活均缓慢,故窦房结 P 细胞属慢反应细胞,动作电位升支不如快反应细胞陡峭;④4 期自动去极速度非常快,在所有自律细胞中是最高的。

窦房结 P 细胞 4 期自动去极化的产生机制,是净内向电流逐渐增强所致,后者是由 K$^+$外向电流的进行性衰减,以及 Na$^+$和 Ca$^{2+}$内向电流的逐渐增强共同构成(图 10-17)。

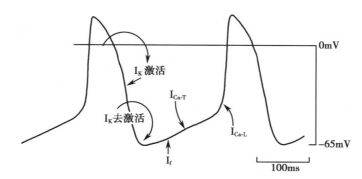

图 10-17　窦房结 P 细胞 4 期自动去极化原理示意图

(1) K$^+$外流的进行性衰减:是窦房结 4 期自动去极化最重要的离子基础。3 期最后达到最大复极电位时,由于负载 K$^+$的外向电流(I$_K$)通道逐渐失活而关闭,导致 K$^+$外流进行性递减,进而使内向电流超过外向电流。

(2) Na$^+$内流:负载 Na$^+$的内向电流(I$_f$)也参与了净内向电流的形成,但当窦房结细胞达最大复极电位水平(-70mV)时,I$_f$通道仅能部分激活而允许少量 Na$^+$递增性内流,对窦房结 4 期自动去极所起的作用不大。

(3) Ca$^{2+}$内流:窦房结 P 细胞中还存在 T 型 Ca$^{2+}$通道(transient calcium channel),最大激活电位约-50mV。只有当 4 期自动去极最后快接近阈电位水平(-40mV)时,该通道才被激活,引起少量 Ca$^{2+}$内流。

2. **浦肯野细胞**　浦肯野细胞属于快反应自律细胞。动作电位与心室肌细胞相似(图 10-15),也分为 0~4 期,但其 0 期去极速度更快,3 期最大复极电位更负(-100mV),而 4 期可产生自动去极化。

浦肯野细胞 4 期自动去极化的离子基础包括 I$_f$的逐渐增强和 K$^+$外流的进行性衰减。其中 I$_f$最为重要,又被称为起搏电流,主要离子成分为 Na$^+$,其通道可被铯(Cs)阻断。I$_f$通道在浦肯野细胞最大复极电位水平(-100mV)时被充分激活,使 Na$^+$内流进行性增强。当膜电位去极化达-50mV 左右时,I$_f$电流才因通道失活而中止,因此,I$_f$电流在整个 4 期自动去极过程中都起主要作用。

## 二、心肌的生理特性

心肌细胞的生理特性包括兴奋性、自律性、传导性和收缩性。前三种以心肌的生物电活动为基础,故属于电生理特性。收缩性则是心肌在动作电位触发下产生收缩活动的特性,属于机械特性。

### (一)兴奋性

所有心肌细胞都具有兴奋性,即受到刺激后产生兴奋(动作电位)的能力。衡量兴奋性的指标是阈值,阈值大表示兴奋性低,反之,阈值小表示兴奋性高。

1. **兴奋性的影响因素**　动作电位的产生是由于受刺激后,细胞由静息电位去极达到阈电位水平,激活了引起 0 期去极的相关离子通道所致,因此当上述因素变化时,兴奋性也随之发生改变。

(1) 静息电位水平:静息电位(自律细胞则为最大复极电位)绝对值增大时,与阈电位的差距加大,引起兴奋所需的刺激阈值增大,兴奋性降低。反之,静息电位绝对值轻度减少时,距阈电位的差距缩小,则兴奋性增高。

(2) 阈电位水平:阈电位绝对值减小时,与静息电位的差距加大,兴奋性降低。反之,兴奋性增高。

由此可见,静息电位与阈电位之间的差越大,则兴奋性越低,其中心肌静息电位水平的改变更为多见。

（3）引起 0 期去极的离子通道性状:引起快反应和慢反应细胞 0 期去极化的离子通道分别是 $Na^+$ 和 $Ca^{2+}$ 通道,均有备用（静息）、激活和失活三种状态,其中备用（静息）状态是心肌细胞具有兴奋性的前提。换言之,引起 0 期去极的离子通道处于静息状态数量越多,心肌细胞兴奋性越高。而离子通道是否处于备用状态,取决于膜电位是否处于静息电位水平。只有在静息电位时,引起 0 期去极的离子通道才全部处于备用状态,随时可被激活开放,这是细胞具有兴奋性的前提。当去极达到阈电位时,上述通道处于激活状态,大量离子内流引发再生性循环而产生动作电位;之后这些开放的通道进入失活关闭状态,此时任何刺激均不能引起失活通道的再开放;随着复极化到一定阶段,失活的通道才开始逐渐复活,当到达静息电位水平时,通道才全部复活到备用状态,使兴奋性完全恢复。

**2. 兴奋性的周期性变化**　心肌细胞在一次兴奋过程中,兴奋性会发生周期性改变,可分为有效不应期、相对不应期和超常期（图 10-18）。

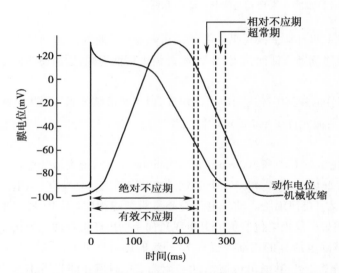

图 10-18　心室肌细胞兴奋性的变化及其与机械收缩的关系示意图

（1）有效不应期:从动作电位 0 期去极开始到复极 3 期膜电位达 -60mV 的这段时期,心肌细胞不能产生动作电位,兴奋性为零,称为有效不应期（effective refractory period）,是由绝对不应期和局部反应期组成的。其中,0 期到复极 3 期 -55mV 期间,心肌细胞对任何刺激都不能产生去极化反应,称为绝对不应期;膜电位由 -55mV 继续复极至 -60mV 期间,如给予足够强的刺激,可引起膜局部去极化,称为局部反应期。有效不应期的产生主要由于 $Na^+$ 通道处于激活后的完全失活状态（绝对不应期）,或刚刚开始少量复活（局部反应期）,无法产生可达到阈电位的内向电流所致。

（2）相对不应期:膜电位从复极 3 期 -60mV 至 -80mV 的时期,若给予心肌细胞一个阈上刺激,可产生一次新的兴奋,称为相对不应期。由于这一时期膜电位已接近静息电位,大部分的 $Na^+$ 通道逐渐复活,故兴奋性有所恢复,但阈刺激所激活的 $Na^+$ 通道仍不足以使膜去极化到阈电位水平,因此兴奋性仍低于正常,需阈上刺激才能引发新的动作电位。

（3）超常期:膜电位从复极 3 期 -80mV 复极到 -90mV 的时期,称为超常期。此期绝大多数 $Na^+$ 通道都已复活至备用状态,且膜电位绝对值略小于静息电位,与阈电位的差距较小,故兴奋性高于正常,阈下刺激即可引起兴奋。

在相对不应期和超常期,即使能产生动作电位,其 0 期去极速度和幅度也都低于正常,这是由于 $Na^+$ 通道尚未完全复活所致。心肌细胞没有低常期。

**3. 心肌兴奋性特点**　与骨骼肌细胞相比,心肌细胞的有效不应期特别长,包括收缩期和舒张早期。在此期间,任何刺激均不能产生第二次兴奋和收缩,故心肌不会像骨骼肌一样产生完全强直收缩。这一特点确保了心脏收缩和舒张过程交替进行,有利于心室的充盈和射血,从而实现其泵血功能。

心肌兴奋性存在较长的有效不应期,在某些异常情况时可能导致期前收缩和代偿间歇的发生。

如果心室肌在有效不应期之后、下一次窦房结兴奋到达之前,受到一次人工或窦房结之外的异常刺激,则可提前产生一次兴奋和收缩,分别称为期前兴奋和期前收缩(premature systole,也称早搏)。期前兴奋也有自己的有效不应期,当紧随其后的一次窦房结兴奋传至心室时,如刚好落在期前兴奋的有效不应期内,则不能引起心室兴奋和收缩,形成了一次"脱失",必须等到下一次窦房结兴奋传来时才能引起心室收缩。因此,在一次期前收缩之后往往会出现一段较长的心室舒张期,称为代偿间歇(compensatory pause)(图 10-19)。

### (二)自动节律性

在没有外来刺激的作用下,心肌组织能自动发生节律性兴奋的特性称为自动节律性,简称自律性(autorhythmicity)。衡量自律性高低的指标是单位时间(每分钟)内能够自动发生兴奋的次数(频率)。心脏特殊传导系统的自律细胞,其自律性存在等级差异,其中以窦房结细胞自律性最高(100 次/分),末梢浦肯野细胞自律性最低(25 次/分),房室结和房室束介于二者之间。

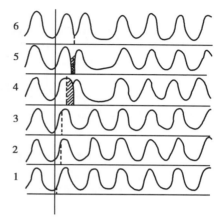

图 10-19 期前收缩和代偿间歇
虚线指示给予刺激的时间。曲线 1~3:刺激落在有效不应期内,不引起反应;曲线 4~6:刺激落在相对不应期,引起期前收缩和代偿间歇

**1. 心脏的起搏点** 正常情况下,由自律性最高的窦房结产生兴奋向外扩布,依次激动心房肌和心室肌,引起心脏节律性兴奋和收缩。可见,窦房结是主导整个心脏兴奋的正常部位,称正常起搏点(pacemaker)。此时,窦房结以外的自律组织并不表现自身的自律性,只起兴奋传导作用,称为潜在起搏点(latent pacemaker)。只有当窦房结病变或兴奋传导阻滞等异常情况时,潜在起搏点中自律性最高的组织可代替窦房结来主导心脏的活动,成为异位起搏点(ectopic pacemaker)。安装人工心脏起搏器的原理,实际相当于提供了人造的异位起搏点。

窦房结对潜在起搏点的控制机制,主要有两种:①抢先占领(capture):由于窦房结的自律性最高,在潜在起搏点 4 期自动去极尚未达阈电位时,已接受到窦房结传来的兴奋刺激而产生动作电位,其自身节律性兴奋就不能表现出来;②超速驱动压抑(overdrive suppression):在窦房结兴奋的超速驱动下,潜在起搏点被迫高速兴奋,导致生电性钠泵过度激活而出现超极化抑制,使自身起搏能力受到压抑,一旦窦房结的驱动中断,潜在起搏点需要一段时间才能从被压抑的状态恢复,从而表现其自身的自律性,这就会导致心脏较长时间的停搏。因此,临床更换人工起搏器之前,应先逐渐减慢其起搏频率,避免发生心搏暂停。

**2. 自律性的影响因素** 兴奋之所以能自动产生,是膜电位由最大复极电位自动去极达到阈电位的结果。因此,自律性受最大复极电位与阈电位差值的影响,但更取决于 4 期自动去极化的速度(图 10-20)。

(1)4 期自动去极化的速度:决定了最大复极电位到达阈电位的时间。4 期自动去极速度越快,达到阈电位所需时间越短,单位时间产生兴奋的次数越多,自律性就越高;反之亦如此。

(2)最大复极电位与阈电位的差值:最大复极电位绝对值变大,或阈电位绝对值变小,都可使二者的距离增大,达到阈电位所需时间延长,自律性降低;反之亦然。

### (三)传导性

传导兴奋的能力即为传导性(conductivity),大小可用兴奋传播的速度衡量。在心肌细胞之间,兴奋通过闰盘快速传递,构成功能合胞体,以保证心室肌同步兴奋和收缩,产生强大的射血力量。

**1. 兴奋传导途径和特点** 窦房结发出的兴奋传至左、右心房肌,同时沿心房肌组成的"优势传导通路"迅速传到房室交界(房室结),再经房室束、左右束支和浦肯野纤维网传至整个心室肌,完成了一次心脏兴奋的传导。心脏各部分兴奋的传播速度不同,浦肯野纤维的传导速度最快(4m/s),心房

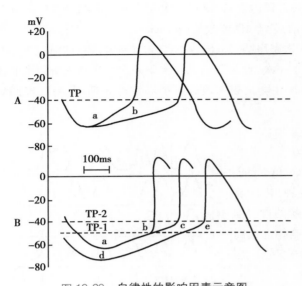

图 10-20 自律性的影响因素示意图

A. 4 期去极化速度 a 减小到 b 时,自律性降低;B. 最大复极电位绝对值由 a 增大到 d,或阈电位绝对值变小时,自律性降低;TP:阈电位

肌组成的特殊传导系统(1～1.2m/s)和心室肌(1m/s)次之。房室交界的传导速度最慢,此处又是兴奋由心房传向心室的唯一通道,因此,兴奋在传至房室交界时会出现一段时间的延搁,称为房-室延搁。房-室延搁的存在具有重要的生理意义,可使心房肌的兴奋不能过快到达心室肌,从而保证心房和心室的收缩能依次进行而不发生重叠,有利于心室的充盈和射血。然而,在病理情况下,房-室延搁也使得房室交界处易发生传导阻滞。

**2. 传导性的影响因素** 心脏兴奋的传导是通过局部电流的形式,由已兴奋部位向邻近未兴奋部位进行传递。因此,与局部电流形成有关的因素均可影响传导性。

(1)心肌细胞的结构:细胞直径和细胞间闰盘数量是影响传导性的重要结构因素。心肌细胞直径越大,其内电阻越小,局部电流越大且传导速度越快,传导性越佳;反之亦然。心房肌、心室肌和浦肯野细胞的直径大于房室结细胞,其中,末梢浦肯野细胞的直径最大,故兴奋传导速度最快;而房室结细胞直径最小,传导速度也最慢。

(2)已兴奋部位 0 期去极的速度和幅度:是影响传导性的主要因素。0 期去极化速度越快、幅度越大,形成局部电流的速度也越快、强度也越大,传到邻近未兴奋点的速度也就越快,传导性越佳;反之亦如此。

(3)邻近未兴奋部位的兴奋性:局部电流传至未兴奋点时,该处兴奋性越高,局部电流就越容易继续传播。邻近未兴奋部位的兴奋性大小,除了与静息膜电位(或最大复极电位)、阈电位水平有关外,还取决于膜上引起 0 期去极的 $Na^+$ 通道性状,后者又受膜电位水平的影响。膜电位越接近静息电位水平,处于备用状态的 $Na^+$ 通道数量越多,细胞兴奋性就越高;反之,如果通道处于失活状态较多,则易导致传导减慢甚至阻滞。

**(四)收缩性**

与骨骼肌收缩相比,心肌的收缩活动具有以下特点。

**1. "全或无"式收缩** 即同步化收缩。心肌细胞间由于有闰盘连接,使兴奋能迅速传播到整个心房肌或心室肌,导致其同步收缩,表现为功能合胞体的"全或无"式收缩。

**2. 不发生强直收缩** 由于心肌有效不应期特别长,从收缩期开始一直持续至舒张早期结束,因此心肌不会发生强直性收缩,而是收缩和舒张交替进行,有利于心脏的充盈和泵血。

**3. 对细胞外 $Ca^{2+}$ 的依赖性大** 由于心肌的肌质网不发达,细胞内 $Ca^{2+}$ 的释放高度依赖细胞外 $Ca^{2+}$ 的内流。在心肌细胞动作电位平台期,细胞外的 $Ca^{2+}$ 内流,进而触发肌质网释放大量的 $Ca^{2+}$,称为钙触发钙释放(calcium-induced calcium release)。

## 三、心电图

人体是一个导电性能良好的容积导体,每一心动周期中,心脏各部分规律性的电变化可经人体组织传至体表。因此,将引导电极放置在体表的一定部位,借助于心电图机就可记录出心脏的综合电变化曲线,即心电图(electrocardiogram,ECG)。在人体不同部位放置电极,所记录的心电图波形会有所不同,常规可记录 12 导联。以标准 Ⅱ 导联为例,心电图基本波形由 P 波、QRS 波群和 T 波构成(图 10-21)。

笔记

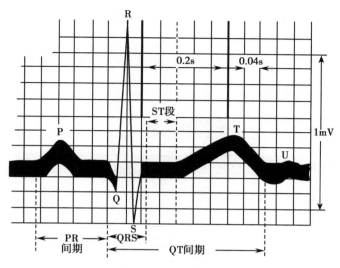

图 10-21  正常心电图(标准Ⅱ导联示意图)

### (一)心电图各波及意义

心电图记录纸由 1mm 的小方格组成,纵线表示电位差(每小格相当于 0.1mV);横线表示时间(每小格相当于 0.04 秒,即走纸速度为 25mm/s)。

1. **P 波**  代表左、右两心房去极化过程。波形小而圆钝,反映了兴奋在整个心房传导所需的时间。

2. **QRS 波群**  代表左、右两心室去极化过程。由 Q 波、R 波和 S 波组成,代表心室肌兴奋扩布所需的时间。

3. **T 波**  代表左、右两心室复极化过程(3 期),方向与 QRS 波群主波方向一致。如果 T 波出现低平、双向或倒置,主要提示心肌缺血。

### (二)心电图各间期及意义

1. **PR 间期**  是从 P 波起点到 QRS 波起点之间的时程,代表窦房结产生的兴奋经由心房、房室结和房室束到达心室所需时间,故也称房室传导时间。房室传导阻滞时,PR 间期延长。

2. **QT 间期**  是从 QRS 波起点到 T 波终点的时程,代表心室开始兴奋去极到完全复极的时间。QT 间期时长与心率呈反变关系,心率越快,QT 间期越短。

3. **ST 段**  是从 QRS 波终点到 T 波起点的线段,正常时与基线平齐(等电位线),代表心室各部分细胞均处于动作电位的平台期,没有电位差存在。ST 段的抬高或压低也提示心肌缺血或损伤。

## 四、心动周期和心脏泵血过程

在生物电活动的基础上,心肌通过节律性收缩和舒张,推动血液沿单一方向循环流动,从而实现心脏的泵血功能。

### (一)心动周期

心脏的一次收缩和舒张构成的机械活动周期,称为心动周期(cardiac cycle)。心房与心室的心动周期均包括收缩期(systole)和舒张期(diastole)。心室在心脏泵血过程中起主要作用,通常心动周期指心室的活动周期。

心动周期的长短与心率成反变关系。如心率为 75 次/分,则一个心动周期约为 0.8 秒。其中,心房收缩期约占 0.1 秒,舒张期 0.7 秒;心室收缩期约 0.3 秒,舒张期 0.5 秒(图 10-22)。心室舒张的前0.4 秒,心房也处于舒张期,称为全心舒张期。在一个心动周期中,心房或心室的收缩期均短于舒张期。当心率加快时,心动周期时间缩短,收缩期和舒张期均相应缩短,但舒张期缩短更明显,这不利于心室的充盈和心脏的持久活动。

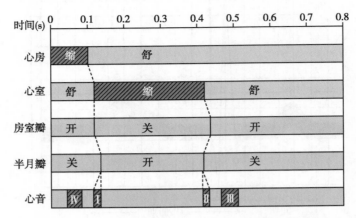

图 10-22　心动周期中心房和心室活动的顺序和时间关系

### (二)心脏泵血过程

心脏泵血的机制是通过心室肌的舒缩活动,造成房、室之间以及心室与动脉之间的压力差,再配合房室瓣与动脉瓣的单向启闭,从而推动血液向前流动。左、右心室的泵血过程相似且同时发生,现以左心室为例说明心脏的泵血过程和机制(图 10-23)。

1. **心室收缩期**　分为等容收缩期、快速射血期和减慢射血期。

(1)等容收缩期:心室开始收缩时,室内压升高,当超过房内压时,血液反向推动房室瓣关闭(直至心室充盈时才开放)。此时室内压尚低于主动脉压,故主动脉瓣仍关闭,心室暂时成为一个封闭的腔室。由于血液不可压缩,心室肌的强烈收缩导致室内压急剧升高,而容积并不改变,因此,将房室瓣关闭至主动脉瓣开启前的这段时期称为等容收缩期,持续约 0.05 秒。

(2)快速射血期:心肌收缩使室内压继续升高超过主动脉压时,主动脉瓣开放,大量血液快速射入主动脉,称快速射血期。在持续约 0.1 秒(占射血期 1/3)的时间里,射入主动脉的血量可达总射血量的 2/3,心室容积明显缩小,室内压继续上升达峰值,使主动脉压也进一步升高。

(3)减慢射血期:在射血后期,随着心室血量的减少及心室肌收缩强度减弱,射血速度逐渐减慢,称为减慢射血期,持续约 0.15 秒。此期室内压已经开始降低,甚至低于主动脉压,但心室内的血液因具有较高的动能,

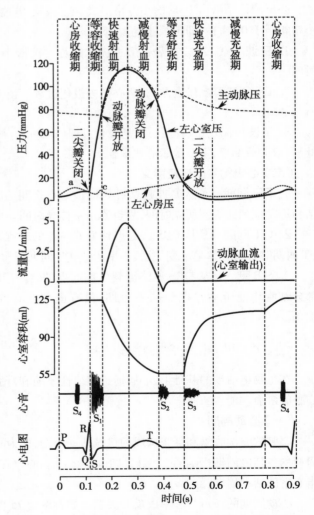

图 10-23　心动周期各时期中左心室压力、容积和瓣膜等变化

仍能依靠惯性继续缓慢射入主动脉。

2. **心室舒张期** 分为等容舒张期、快速充盈期、减慢充盈期和心房收缩期。

（1）等容舒张期：心室肌开始舒张后，室内压下降，主动脉内的血液反向推动主动脉瓣关闭（直至心室射血时才再次开放）；由于室内压仍明显高于房内压，故房室瓣仍处于关闭状态，心室又成为封闭腔室。此时心室肌的舒张使室内压急剧下降而容积仍不变，故将主动脉瓣关闭直至房室瓣开启的这一段时间称为等容舒张期，持续约 0.06~0.08 秒。

（2）快速充盈期：心室肌的舒张使室内压继续下降到低于房内压时，形成了心房和心室之间的压力梯度，心室对心房内血液产生抽吸作用，导致血液冲开房室瓣快速流入心室，称快速充盈期。此期充盈的血量约占总充盈量的 2/3，使心室容积迅速增大，持续约 0.11 秒。

（3）减慢充盈期：随着血液的充盈，房-室间的压力梯度逐渐减小，血液流入心室的速度下降，心室容积进一步增大，持续约 0.22 秒。

（4）心房收缩期：心室舒张的最后 0.1 秒，心房收缩期开始，使心室的充盈量进一步增加约 25%。

由此可见，心室肌的收缩和舒张是实现心脏泵血过程的原动力，由此引起的室内压变化，形成了心室与主动脉之间以及心房和心室之间的压力差，后者是推动心脏射血和充盈的直接动力。心房则主要起接纳、储存静脉回流血液，以及提供血液流向心室通道的作用，仅在心室舒张的最后，心房才通过收缩使心室进一步充盈，起着初级泵作用。

## 五、心输出量及影响因素

评价心脏泵血功能的常用指标包括心输出量及心脏做功量等。

### （一）心输出量

1. **每搏输出量和射血分数** 一侧心室一次搏动射出的血量，称每搏输出量，简称搏出量（stroke volume）。安静状态下，正常成人心室舒张末期容积约 125ml；收缩末期心室内仍有部分剩余血液约 55ml，二者的差值即为搏出量，约 70ml。搏出量占心室舒张末期容积的百分比，称为射血分数（ejection fraction）。安静状态时，射血分数约 55%~65%。当心脏异常扩大或心功能减退时，即使搏出量正常，但由于心室舒张末期容积增大，射血分数明显下降，因此，后者更能准确反映心脏的泵血功能。

2. **每分心输出量和心指数** 一侧心室每分钟射出的血量，称为每分心输出量，简称心输出量（cardiac output），等于搏出量与心率的乘积。健康成年男性静息状态下，心率平均为 75 次/分，搏出量约 70ml（60~80ml），则心输出量约为 5L/min（4.5~6.0L/min）。心输出量与体表面积成正比，以单位体表面积（m²）计算的心输出量，称为心指数（cardiac index），可比较不同个体的心功能。中等身材成年人体表面积约为 1.6~1.7m²，故心指数约为 3.0~3.5L/(min·m²)。

3. **心脏做功量** 心室一次收缩所做的功，称为搏功（stroke work），主要是心室以一定压强克服动脉压力射血时所做的功，等于搏出量乘以射血压力（用平均动脉压-平均心房压表示）。心室每分钟做的功称为每分功（minute work）。正常情况下左、右心室搏出量相等，但肺动脉平均压仅为主动脉平均压的 1/6 左右，故右心室做功量仅为左心室的 1/6。由于心脏做功量不仅考虑了心脏射血量，还考虑到所克服动脉压力的大小，因此在评价心脏泵血功能方面比单纯心输出量更为全面。

### （二）心输出量的影响因素

心输出量等于搏出量乘以心率。凡能影响搏出量和心率的因素，都能影响心输出量。搏出量取决于心室肌收缩的强度和速度，受前负荷、后负荷和心肌收缩能力的影响。

1. **前负荷** 肌肉在收缩前所承受的负荷称前负荷。心室舒张末期压力（end-diastolic pressure）或容积相当于心室肌前负荷，使心肌在收缩前就具有一定的初长度。以左心室舒张末期压力（前负荷）为横坐标，对应的左室搏功为纵坐标绘制而成的曲线，称为心室功能曲线（ventricular function curve）（图 10-24）。从心功曲线可知，前负荷（初长度）在一定范围内增加时，心肌收缩力加强，搏功增大。这种通过改变初长度而引起心肌收缩强度变化，进而调节搏出量的机制，称为异长自身调节（het-

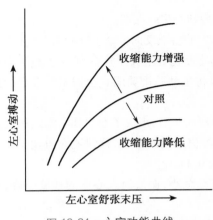

图 10-24　心室功能曲线

erometric autoregulation），也称之为 Frank-Starling 机制。与骨骼肌不同，心室肌平时的前负荷（5~6mmHg）并未处于最适前负荷（12~15mmHg），而是处于心功曲线升支阶段，故存在一定的前负荷储备；而当充盈压高于 20mmHg 以后，即使已超过最适前负荷，但由于心肌组织具有较强的抗过度伸展特性，正常情况下心功曲线也并不出现明显降支。

异长自身调节的产生与心肌细胞粗、细肌丝的有效重叠程度和活化横桥的数目有关。心肌最适初长度为 2.0~2.2μm，此时肌节中粗、细肌丝的有效重叠程度最大，活化横桥的数目最多，收缩效能最佳。一般情况下，左心室的充盈压远低于其最适前负荷。随着前负荷（初长度）向最适状态增加，粗、细肌丝的有效重叠程度逐渐增大，活化横桥的数目逐渐增多，故使得心肌收缩力增大，搏出量增多。

异长自身调节的生理意义在于对搏出量的微小变化进行精细调节。心室充盈量（前负荷）是静脉回心血量和心室射血后剩余血量的总和，当体位改变等原因造成静脉回心血量改变时，充盈量的微小变化即可通过异长自身调节使搏出量也相应改变，进而与充盈量达到平衡。

2. 后负荷　肌肉开始收缩后才遇到的负荷称后负荷，心室肌的后负荷为动脉血压。在其他因素不变的情况下，动脉血压的增高可使等容收缩期延长而射血期缩短，射血速度减慢，搏出量减少。但正常情况下，动脉血压升高所导致的搏出量减少，可使心室的剩余血量增加，心室舒张末期容积增大，通过异长调节可使搏出量恢复至正常。如果动脉血压过高并长期持续时，心室肌需通过增强收缩力以维持搏出量不变，长期处于高负荷状态，心肌逐渐出现肥厚等代偿病理性改变，最后导致心功减退甚至衰竭。

3. 心肌收缩能力　心肌不依赖于前、后负荷而改变收缩强度和速度的一种内在特性，称为心肌收缩能力（myocardial contractility）。心肌收缩能力增强时，搏出量增大，这种调节机制与初长度无关，是通过心肌内在功能状态的改变实现的，故称等长自身调节（homometric autoregulation）。等长调节的生理意义，是对幅度较大、持续时间较长的循环功能改变进行持久、大幅度的搏出量调节，以进一步加强心脏的泵血功能。

4. 心率　心率在一定范围内加快时，心输出量增加。正常成人安静状态下的心率为 60~100 次/分（平均 75 次/分）。心率加快但未超过一定限度时，尽管心室充盈时间缩短，但由于大部分的静脉回心血量在快速充盈期内进入心室，因此充盈量和搏出量不会明显减少，故心率的增加可使心输出量明显增加。当心率过快（超过 160~180 次/分）时，可使心室舒张期缩短，心室充盈量及搏出量均显著降低，故心输出量下降；反之，如果心率过慢（低于 40 次/分），心输出量亦减少，这是由于心室舒张期虽延长，但此时心室充盈已接近极限，不能再相应增加充盈量和搏出量。

心率受神经和体液因素的调节。交感神经兴奋可使心率增快；迷走神经则使心率减慢。肾上腺素、去甲肾上腺素以及甲状腺激素等均可使心率加快。此外，心率还受体温的影响，体温每升高 1℃，心率将增加 12~18 次/分。

（三）心脏泵功能的储备

心输出量随机体代谢需要而增加的能力，称心泵功能储备，简称心力储备（cardiac reserve）。健康成人的心输出量在安静状态下约为 5L，剧烈体力活动时可增加 5~6 倍，达 25~30L。训练有素的运动员，心脏最大心输出量可达 35L 以上，为静息时的 8 倍左右。因此，心力储备可反映心脏功能的状态和泵血能力的增加程度。

心力储备主要取决于搏出量和心率的储备。

1. **搏出量储备**　搏出量是心室舒张末期与收缩末期容积之差,故搏出量储备包括舒张期储备与收缩期储备。由于正常心室腔不能过分扩大,因此心室舒张末期容积储备仅为 15ml,而收缩末期容积储备为 35~40ml。由此可见,搏出量储备最多可达 55ml(舒张期与收缩期储备之和),与安静时的搏出量 70ml 相比,心输出量最多可增加到安静状态的近 1 倍。

2. **心率储备**　正常安静时的心率平均 75 次/分,充分动用心率储备使其达到最高值(160~180 次/分)时,心输出量可增加至安静状态的 2~2.5 倍。由此可见,心率储备是心力储备的主要部分。超过心率最高限度,搏出量将明显减少,心输出量降低。

## 六、心音

心动周期中,由心肌收缩、瓣膜关闭和血流改变冲击心血管壁而引起的振动,可通过周围组织传递到体表,此时用听诊器放在胸壁一定部位所听到的声音,称之为心音(heart sound)。正常人心脏在一个心动周期中,最常听到第一和第二心音,二者有明显区别。

第一心音标志着心室收缩的开始,主要是由于房室瓣突然关闭引起心室壁振动以及射血冲击动脉壁而产生,故能反映房室瓣的功能。第一心音的特点是音调较低、持续时间较长,听诊部位在心尖处(左侧第 5 肋间锁骨中线)最清楚。

第二心音标志着心室舒张的开始,主要是由于动脉瓣关闭,血流冲击大动脉根部及心室内壁振动而产生,故能反映动脉瓣的功能。第二心音的特点是音调较高、持续时间较短,听诊部位在心底部(胸骨第 2 肋间左、右两侧)最清楚。

此外,在某些健康儿童和青年人也可听到第三心音,40 岁以上健康人有可能出现第四心音,而心脏某些异常活动还可产生杂音或其他异常心音。因此,听取心音在临床广泛使用,对心脏疾病的诊断有一定的意义。

# 第四节　血　管　生　理

血管系统由动脉、毛细血管和静脉依次串联构成。在体循环,供应各器官的动脉之间又呈并联关系。

## 一、血管的结构与功能分类

动脉和静脉的管壁由内向外依次为内膜(内皮细胞及内皮下层)、中膜(平滑肌层)和外膜(结缔组织层)。

血管按生理功能的不同,可分为以下八类。

1. **弹性贮器血管**　是指大动脉,包括主动脉、肺动脉主干及其发出的最大分支。此类血管的管壁坚厚,富含弹性纤维,具有明显的弹性和可扩张性(贮器功能)。左心室每次射出的血液,只有部分进入了外周,其余则储存于大动脉中。当心室舒张停止射血时,被动扩张的大动脉发生弹性回缩,将其内储存的血液继续推向外周。

2. **分配血管**　是指中动脉,主要将血液输送至各器官组织,故称分配血管。

3. **毛细血管前阻力血管**　是指小动脉和微动脉,因管径小,对血流的阻力大。微动脉管壁富含平滑肌,其舒缩活动可使血管口径变化明显,从而改变对血流的阻力和进入所在器官和组织的血流量。

4. **交换血管**　是指真毛细血管,管壁仅由单层内皮细胞构成,外面有一薄层基膜,通透性很高,是血液和组织液进行物质交换的场所。

5. **毛细血管前括约肌**　是指真毛细血管起始部的环形平滑肌,通过其舒缩活动控制毛细血管的开闭,决定某一时间内毛细血管开放的数量。

**6. 毛细血管后阻力血管** 是指微静脉,管径也较小,对微循环血流产生一定阻力,可通过影响毛细血管前后的阻力比值,改变毛细血管血压与组织液的生成量。

**7. 容量血管** 是指静脉系统,起血液储存库作用,可容纳60%~70%的循环血量。静脉和相应的动脉相比,管壁较薄,而数量、口径、容量及可扩张性均较大,轻微的血管口径及血压改变可引起较大的容量变化。

**8. 短路血管** 是指小动脉和小静脉之间的直接吻合支,可使二者间血液不经过毛细血管而直接连通。多存在于手指、足趾和耳廓等处的皮肤中,与体温调节有关。

## 二、血流动力学

### (一)血流量和血流速度

血流量(blood flow)是指单位时间内(每分钟)流过血管某一横截面的血量。血流速度与血流量成正比,与血管的横截面积成反比。

泊肃叶定律(poiseuille's law)可用于计算液体流量,通过公式 $Q = \pi(P_1-P_2)r^4/8\eta L$ 可知,单位时间内的液体流量(Q)与管道两端的压力差($P_1-P_2$)及管道半径(r)的4次方成正比,与管道长度(L)成反比。

### (二)血流阻力

血流阻力(flow resistance)是指血液在血管内流动时所遇到的阻力,包括来自血液和血管壁之间的摩擦力以及血液内部的摩擦力。血流阻力(R)的计算公式为 $R = 8\eta L/\pi r^4$,表示血流阻力(R)与血管的长度(L)和血液的黏滞度($\eta$)成正比,而与血管半径(r)的4次方成反比。可见,在其他因素不变的情况下,影响血流阻力的最主要因素是r。阻力血管的口径即使轻微缩小,也会引起器官血流量的明显减少。由此,机体可通过控制阻力血管的口径,调节各器官之间的血流分配。

### (三)血压

血压(blood pressure)即血液的压强,是指血管内流动的血液对于单位面积血管壁的侧压力。血压数值常用毫米汞柱(mmHg)或千帕(kPa)表示(1kPa=75mmHg)。

## 三、动脉血压与脉搏

### (一)动脉血压

动脉血压(arterial blood pressure)通常指主动脉血压,常简称血压。由于从主动脉到中动脉的血压降落很小,故常用上臂的肱动脉血压代表主动脉血压(图10-25)。

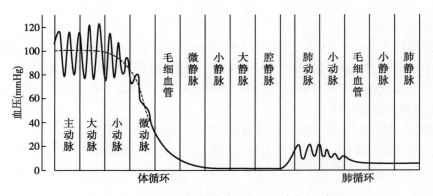

图10-25 不同血管的血压(正常人平卧位)示意图

**1. 动脉血压的形成条件** 包括心血管系统内足够的血液充盈、心脏射血、外周阻力和大动脉的弹性贮器作用四方面。

（1）心血管系统内有足够的血液充盈:是形成动脉血压的前提条件。血液充盈的程度可用循环系统平均充盈压(mean circulatory filling pressure)表示。血流暂停时,循环系统中各处压力很快达到平衡,其压力即为循环系统平均充盈压,正常值约为7mmHg。

(2)心脏射血:是形成动脉血压的基本因素(动力条件)。心室肌收缩时,释放的能量一部分作为动能推动血液流动;另一部分则作为势能使主动脉扩张,对主动脉管壁形成较高压强(即收缩压)。心室肌舒张时,大动脉发生弹性回缩,将一部分势能转变为动能,继续推动血液连续不断向前流动。由于血液在流动过程中不断消耗能量,故血压逐渐降低,尤其经毛细血管前阻力血管后,血压降幅最大。

(3)外周阻力:是形成动脉血压的另一基本因素(阻力条件),主要源自小动脉和微动脉。由于外周阻力的存在,心脏每次射血仅1/3能流向外周,其余2/3则暂存于主动脉和大动脉;而在舒张期,主动脉为了克服外周阻力继续推动血液流向外周,需要弹性回缩挤压血液,使后者对管壁形成一定压强(即舒张压)。假如不存在外周阻力,心室射出的血液将全部流至外周,不会构成对血管壁的侧压力。

(4)主动脉和大动脉的弹性贮器作用:是动脉血压的缓冲因素。由于主动脉和大动脉管壁有较大的弹性和可扩张性,当心室收缩射血进入主动脉,后者通过弹性扩张以缓冲血液对管壁的冲击,使主动脉收缩压不至于过高;当心室舒张时,扩张的大动脉通过弹性回缩,主动挤压血液克服外周阻力继续流向外周,故主动脉舒张压仍能维持一定水平而不至过低。可见,由于弹性贮器作用,不仅使心脏的间断射血转变为动脉的连续血流,也缓冲了动脉血压的变动幅度。

**2. 动脉血压的正常值**　心室收缩时,主动脉血压急剧升高,在收缩期的中期达到最高值,称为收缩压(systolic pressure),我国健康青年人正常值为100~120mmHg。心室舒张时,主动脉血压下降,在舒张末期降到最低值,称为舒张压(diastolic pressure),正常值为60~80mmHg。动脉血压正确的书写形式是:收缩压/舒张压(例如120/80mmHg)。收缩压与舒张压的差值称为脉搏压,简称脉压(pulse pressure),正常值为30~40mmHg。一个心动周期中,每一瞬间动脉血压的平均值称为平均动脉压,约等于舒张压加1/3脉压,正常值约为100mmHg。随年龄的增长,动脉血压呈逐渐升高的趋势,其中收缩压的升高比舒张压更为显著。

**3. 动脉血压的影响因素**　动脉血压的形成条件一旦发生变化,即可成为影响动脉血压的因素。

(1)每搏输出量:主要影响收缩压。如果搏出量增大,心缩期射入主动脉的血量增多,主动脉和大动脉管壁所受的压强也更大,故收缩压明显升高。如果其他因素不变,则大动脉内增多的血量可在心舒期流至外周,舒张期末存留的血量增加幅度不多,舒张压变化不明显,故脉压增大。反之,每搏输出量减少时,收缩压降低。通常情况下,收缩压的高低主要反映心脏搏出量的多少。

(2)心率:主要影响舒张压。如心率加快,心舒期的缩短更为明显,导致此期由主动脉流向外周的血量减少,故舒张期末主动脉内存留血量增多,舒张压增高明显,而收缩压升高不很明显,故脉压减小。相反,心率减慢时,舒张压降低的幅度比收缩压更大,故脉压增大。

(3)外周阻力:主要影响舒张压。如心输出量不变而外周阻力加大,则心室舒张期血液流向外周的速度减慢,存留于主动脉中的血量增多,故舒张压升高明显。在心缩期,由于动脉血压升高使血流速度加快,因此收缩压升高不如舒张压的明显,故脉压减小。通常情况下,舒张压的高低主要反映外周阻力的大小。某些降压药(如硝普钠)的作用就是通过直接舒张血管、降低外周阻力实现的。此外,如果血液黏滞度增高,也可导致外周阻力增大,舒张压升高。

(4)主动脉和大动脉的弹性贮器作用:由于弹性贮器血管的缓冲作用,使收缩压不至过高,舒张压不至过低。老年人如出现动脉管壁硬化,大动脉的弹性贮器作用减弱,可导致收缩压高、舒张压低而出现脉压增大。

(5)循环血量和血管系统容量的比例:正常时,循环血量和血管系统容量是相适应的,血管足够充盈,以维持一定的体循环平均充盈压。失血后,循环血量减少,如血管容量不变,则血管充盈程度减小,体循环平均充盈压降低,结果使动脉血压降低;反之,如循环血量不变,但由于炎热等导致血管扩张,则可因血管容量的增大造成动脉血压下降。

### （二）动脉脉搏

每一心动周期中动脉内压力的周期性波动,可引起动脉血管发生搏动,称为动脉脉搏。将手指放于身体某些浅表部位可摸及动脉搏动,中医的"切脉"即感触桡动脉的脉搏。

**1. 动脉脉搏的波形**　浅表动脉脉搏波形包括上升支和下降支(图 10-26)。

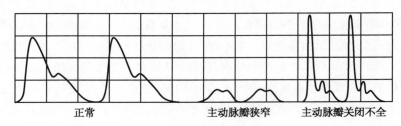

正常　　　　　　主动脉瓣狭窄　　　主动脉瓣关闭不全

图 10-26　动脉脉搏波形图

（1）上升支:在心室快速射血期,动脉血压迅速上升,管壁因被扩张而形成波形的上升支。射血速度越快、心输出量越大、射血所遇的阻力越小,以及大动脉弹性贮器作用减弱,则上升支的斜率和幅度越大。

（2）下降支:心室射血的后期,射血速度减慢,主动脉血量减少,则被扩张的大动脉开始回缩,动脉血压逐渐降低,形成下降支的前段。随后,心室舒张使动脉血压继续下降,形成下降支后段。主动脉的脉搏波形下降支上有一个切迹,称为降中峡,发生在主动脉瓣关闭瞬间。由于心室舒张时室内压下降,主动脉内血液向心室方向的反流使主动脉瓣关闭,血液被瓣膜阻挡而折返,并使主动脉根部的容积增大,故在降中峡的后面形成一个短暂的向上的小波,称为降中波。当外周阻力高时,脉搏波降支的下降速率较慢,切迹的位置较高。因此,下降支的形状可大致反映外周阻力的大小。

动脉脉搏异常可提示某些疾病。如主动脉狭窄时,射血阻力大,上升支的斜率和幅度均较小;而主动脉瓣关闭不全时,由于心舒期主动脉的血液部分反流心室,使主动脉内血压急剧降低,故下降支很陡(图 10-26)。

**2. 动脉脉搏波的传播速度**　动脉脉搏可沿动脉管壁向外周血管传播,其传播的速度远较血流速度为快。动脉管壁弹性越大,脉搏波的传播速度越慢。

## 四、静脉血压与血流

静脉不仅是血液回流心脏的通道,还起着血液储存库的作用。静脉的舒缩可有效地调节回心血量与心输出量,以适应机体在各种生理状态时的需要。

### （一）静脉血压

外周各器官静脉的血压称为外周静脉压。体循环血液经动脉、毛细血管进入微静脉时,血压已下降至 15~20mmHg。到达体循环终点右心房时,血压最低,接近于零。通常将右心房和胸腔内大静脉的血压称为中心静脉压(central venous pressure),正常变动范围为 $4~12cmH_2O$。中心静脉压可反映心脏的功能状态和静脉回心情况。如心脏射血能力减弱,不能及时地将回流的血液射入动脉,则中心静脉压升高;而静脉回流速度加快及回流量增多时,中心静脉压也会升高。在临床上,中心静脉压常作为判断心血管功能的又一重要指标,也用于监测输液速度和输液量。输液治疗休克时,不仅要观察动脉血压变化,同时也要密切监测中心静脉压。如中心静脉压偏低或有下降趋势,提示输液量不足;反之则提示输液过快或心脏射血功能不全。

### （二）静脉回心血量及其影响因素

**1. 体循环平均充盈压**　是反映心血管系统充盈程度的指标。血液的充盈程度越高,静脉回心血量也越多。当循环血量增加或容量血管收缩时,体循环平均充盈压均升高,静脉回心血量增多;反之也如此。

**2. 体位改变** 当人体从平卧位变成直立位时,由于血流重力的作用,身体低垂部分(如下肢)静脉的容量增大,导致回心血量减少。长期卧床患者突然站立时,由于静脉紧张度下降等原因,血液大量淤滞于下肢,回心血量明显减少,进而使心输出量也减少,血压因过低而引起脑供血不足,可出现头晕甚至昏厥,称为体位性低血压。

**3. 心肌收缩力** 心肌收缩力增强时,射血量增多,则可使心室余血量减少,室内压低,从而对心房及大静脉内血液的抽吸力量增强,使静脉回心血量明显增加。因此,心肌收缩对静脉回流起到"心泵"的作用。当右心衰竭时,射血能力显著降低,心舒期右室内压较高,血液淤积在右心房和大静脉内,回心血量明显减少,患者可出现颈外静脉怒张、肝充血肿大、下肢水肿等体征;而左心衰竭可导致左心房和肺静脉压升高,造成肺淤血和肺水肿。

**4. 骨骼肌的挤压作用** 肌肉收缩对其内和周围的静脉发生挤压,可使静脉血流加快;同时,因静脉瓣的存在,静脉内的血液只能向心脏方向流动而不能倒流。因此,骨骼肌和静脉瓣膜一起,对静脉回流起到"肌泵"的作用。下肢肌肉节律性的舒缩活动(例如跑步时),可使肌泵活动明显增强,全身血流加速,对心脏泵血起到辅助作用。正常人长期站立或久坐不动时,由于缺乏肌肉的挤压,容易出现下肢水肿甚至静脉曲张,应经常进行下肢肌肉的节律性收缩活动,这对于降低下肢静脉压、减少下肢血量淤积有重要意义。

**5. 呼吸运动** 呼吸过程中,胸膜腔的负压有利于静脉血液回流。吸气时,胸膜腔负压增大,使胸腔内大静脉和右心房更加扩张,压力也进一步降低,因此有利于外周静脉血液回流右心房,进而使心输出量也相应增加。呼气时,胸膜腔负压减小,静脉回流血量也减少。可见,呼吸肌的运动对静脉回流也起到"呼吸泵"的作用。

## 五、微循环

微循环(microcirculation)是指微动脉和微静脉之间的血液循环,是机体与外界环境进行物质和气体交换的场所。

### (一)微循环的组成

典型的微循环由微动脉、后微动脉、毛细血管前括约肌、真毛细血管、通血毛细血管、动-静脉吻合支和微静脉等血管组成(图 10-27)。

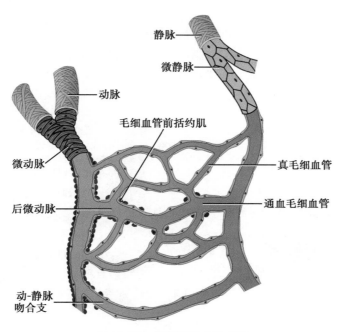

图 10-27 微循环组成模式图

微动脉(微循环总闸门)是毛细血管的前阻力血管,其管壁外层的环形平滑肌可控制微循环的血流量;后微动脉是微动脉的更细分支,可向一根至数根真毛细血管供血;毛细血管前括约肌(分闸门)可决定进入真毛细血管的血流量;微静脉(后闸门)是毛细血管后阻力血管,可影响毛细血管血压,进而影响毛细血管处的组织液生成和静脉回心血量。

### (二)微循环的血流通路

微循环的血流通路主要包括迂回通路、直捷通路和动-静脉短路三种。

**1. 迂回通路**　由微动脉、后微动脉、毛细血管前括约肌、真毛细血管网和微静脉构成。其中,真毛细血管数量多,迂回曲折,吻合成网,血流阻力大、流速缓慢,血管壁很薄,通透性较大,是血液和组织细胞进行物质交换的主要场所,故又称营养通路。毛细血管前括约肌受局部代谢产物调控而呈交替开放,控制进入真毛细血管的血流量。迂回通路多见于肠系膜、肝、肾等处。

**2. 直捷通路**　由微动脉、后微动脉、通血毛细血管和微静脉组成。直捷通路相对短而直,血液流速较快,阻力较小,仅有少量物质交换,经常处于开放状态,其主要功能是使部分血液能迅速通过微循环进入静脉,以保证静脉回心血量。直捷通路多见于骨骼肌的微循环。

**3. 动-静脉短路**　由微动脉、动-静脉吻合支和微静脉构成。动-静脉短路的血管最短、最直,阻力最小,血液流速最快,无物质交换功能,故又称非营养通路。主要在体温调节中发挥重要作用,多见于手指、足趾、耳廓等处的皮肤和皮下组织。动-静脉短路平时不开放,仅当体温升高时开放,使皮肤血流量增加,皮温升高,有利于散热。

## 六、组织液的生成与回流

组织液处于组织细胞间隙,绝大部分呈胶冻状,不能自由流动,不会因重力作用而流至身体的低垂部分。组织液与血液之间通过毛细血管壁进行物质交换。组织液中各种离子成分与血浆相同,而蛋白质的浓度则明显低于血浆。

### (一)组织液的生成

组织液是由少量血浆经毛细血管的动脉端滤出到组织间隙而生成。同时,滤出的组织液90%在静脉端又被重吸收回血液,其余10%则进入毛细淋巴管成为淋巴液,最终也汇入静脉。由此可见,组织液的生成与回流处于平衡状态。液体的滤过和重吸收取决于四个因素,即毛细血管血压、组织液胶体渗透压、血浆胶体渗透压和组织液静水压。其中,前两者是促进滤过(组织液生成)的动力,而后两者是促进重吸收(组织液回流)的力量(图10-28)。滤过和重吸收的力量之差,称为有效滤过压(effective filtration pressure),可用下式表示,即有效滤过压=(毛细血管血压+组织液胶体渗透压)-(血浆胶体渗透压+组织液静水压)。毛细血管动脉端的有效滤过压为正值,故此处实现组织液的生成;静脉端的有效滤过压则为负值,促使组织液回流。

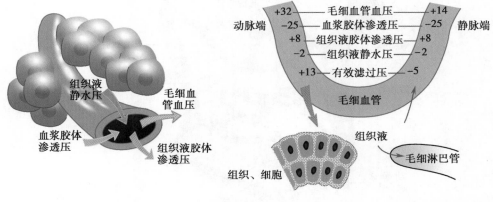

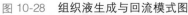

图 10-28　组织液生成与回流模式图

单位时间内通过毛细血管壁滤过的液体量,等于有效滤过压和滤过系数的乘积。滤过系数的大小取决于毛细血管壁对液体的通透性和滤过面积。

### (二)组织液生成的影响因素

正常情况下,组织液的生成和回流处于动态平衡,故组织液的量维持相对稳定。如果某些原因导致组织间隙中有过多组织液潴留,则会形成水肿(edema)。影响组织液生成的因素包括以下几方面。

1. **有效滤过压** 当毛细血管血压或组织液胶体渗透压升高时,可引起有效滤过压升高,组织液生成增多;而血浆胶体渗透压或组织液静水压升高时,则有效滤过压降低,组织液回流增多。此外,某些原因导致静脉回流受阻时,有效滤过压升高,组织液生成也增多。例如当右心衰竭时,可引起体循环静脉回流受阻,使静脉压及有效滤过压升高,出现全身性水肿。

2. **毛细血管通透性** 正常情况下,毛细血管对蛋白质不通透。在过敏、烧伤等病理情况下,毛细血管壁通透性异常增高,部分血浆蛋白质滤入组织液,使血浆胶体渗透压降低而组织液胶体渗透压增高,结果使组织液生成增多。

3. **淋巴回流** 由于微循环生成的组织液有10%需经淋巴系统回流至静脉,因此,当淋巴回流受阻时,也可导致组织水肿。例如丝虫病患者因淋巴管被堵塞,含蛋白的淋巴液无法回流而积聚于组织间隙形成淋巴水肿(象皮肿)。

### (三)淋巴的生成和回流

淋巴系统是组织液回流的重要辅助系统。毛细淋巴管以稍膨大的盲端起始于组织间隙,组织液及其中的大分子血浆蛋白进入后即成为淋巴。淋巴经毛细淋巴管网收集后,汇合入集合淋巴管,最后分别由右淋巴导管和胸导管回流入静脉。

淋巴回流的生理意义,除了能使10%的组织液回流以调节体液平衡,还能回收其中的蛋白质、脂肪及其他营养物质,并能清除较大分子及组织中的红细胞和细菌等,具有防御和免疫功能。

## 第五节　心血管活动的调节

心血管活动的调节主要包括神经调节、体液调节和自身调节。

### 一、神经调节

神经系统通过各种心血管反射实现对心血管活动的调节。

#### (一)心血管的神经支配

1. **心脏的神经支配** 心脏受心交感神经和心迷走神经双重支配,心交感神经兴奋可加强心脏活动,而心迷走神经兴奋可减弱心脏活动。

(1)心交感神经:心交感神经节后纤维支配窦房结、心房肌、房室交界、房室束和心室肌,通过释放去甲肾上腺素(NE)作用于心肌细胞的 $\beta_1$ 受体,引起心率增快、心肌收缩力增强和房室传导加快,称为正性变时、变力、变传导。

(2)心迷走神经:心迷走神经属于副交感神经,其节后纤维支配窦房结、心房肌、房室结、房室束及其分支,通过释放乙酰胆碱(ACh)作用于心肌细胞的 M 受体,使心率减慢、心肌收缩力减弱和房室传导减慢,称为负性变时、变力、变传导。

(3)心交感紧张与心迷走紧张:神经或肌肉等组织保持一定程度的持续活动状态称为紧张(tonus)。心交感神经和心迷走神经均具有紧张性,两者互相拮抗,共同调节心脏活动。窦房结是心脏的正常起搏点,其自律性约为100次/分,而正常人安静时心率约为70次/分,是由于心迷走紧张相对于心交感紧张占据优势。

2. **血管的神经支配** 大部分血管平滑肌仅接受交感缩血管神经纤维支配,其紧张性活动使血管维持一定的收缩状态,血管口径与外周阻力大小的调节在此基础上进行;少数血管同时受交感缩血管神经纤维和某些舒血管神经纤维的支配。

（1）缩血管神经：交感缩血管神经节后纤维支配体内几乎所有的血管平滑肌，但不同部位分布密度不同，以皮肤血管分布密度最大，骨骼肌和内脏血管次之，冠状血管和脑血管则分布最少。交感缩血管神经末梢释放去甲肾上腺素，主要作用于血管平滑肌细胞的 α 肾上腺素能受体，产生血管收缩效应。

（2）舒血管神经：除接受交感缩血管神经纤维支配外，骨骼肌血管还接受交感舒血管神经支配，其他少数器官如脑膜、唾液腺、胃肠外分泌腺和外生殖器的血管平滑肌，则接受副交感舒血管神经纤维的支配。交感和副交感舒血管神经节后纤维末梢均释放乙酰胆碱，作用于血管平滑肌膜中的 M 受体，使骨骼肌血管舒张、脑膜等局部血管舒张和血流量增加，但对循环系统总外周阻力的影响则很小。

## （二）心血管中枢

心血管中枢（cardiovascular center）是指中枢神经系统中与控制心血管活动有关的神经元集中的部位。延髓是调控心血管活动最重要、最基本的心血管中枢部位，下丘脑也在心血管活动调节中起重要作用。各级心血管中枢相互作用和相互影响，通过复杂的调控和整合，调节心血管活动，使其适应内外环境的变化和机体的其他功能活动。

## （三）心血管反射

当内外环境或生理状态发生变化时，机体可通过各种心血管反射（cardiovascular reflex），使心血管活动发生相应改变，以维持机体内环境的相对稳定以及使机体适应环境的变化。

1. 颈动脉窦和主动脉弓压力感受性反射　当动脉血压升高时，颈动脉窦和主动脉弓血管外膜下的感觉神经末梢（压力感受器）因血管扩张而受到机械牵张刺激，使传入神经（窦神经及迷走神经）冲动增多，通过延髓心血管中枢整合，使心迷走神经传出冲动增加，心交感和交感缩血管神经传出冲动减少，反射性引起心率减慢、心输出量减少、血管舒张、外周阻力减小，血压下降，这一反射称为压力感受性反射（baroreceptor reflex）或降压反射（depressor reflex）。而当动脉血压下降时，感受器受到的刺激减小，传入神经冲动减少，压力感受性反射减弱，引起心率加快、心输出量增加、血管收缩、外周阻力增大，血压回升。

压力感受性反射属于典型的负反馈调节，具有双向调节作用，血压升高时反射活动加强引起降压效应；血压下降时反射活动减弱甚至停止以促使血压回升。其生理意义在于短时间内快速调节动脉血压，使动脉血压保持相对稳定。

2. 颈动脉体和主动脉体化学感受性反射　颈动脉体和主动脉体化学感受器能感受血液中某些化学成分的变化。当动脉血中的 $O_2$ 分压降低、$CO_2$ 分压升高和 $H^+$ 浓度升高，可刺激化学感受器产生传入冲动，经窦神经和迷走神经上行至延髓孤束核，然后使延髓内呼吸运动神经元和心血管活动神经元的活动改变而引起化学感受性反射（chemoreceptor reflex）。化学感受性反射的效应主要是调节呼吸，反射性引起呼吸加深加快；对心血管活动调节作用较小，仅在缺氧、窒息、失血、血压过低和酸中毒时，兴奋交感缩血管中枢，使骨骼肌和大部分内脏血管收缩，总外周阻力增大，血压升高，而心脏和脑的血管无明显收缩或发生轻微舒张，使循环血量重新分配，保证心、脑等重要器官的血液供应。

3. 心肺感受器引起的心血管反射　心肺感受器是指一些位于心房、心室和肺循环大血管壁内的感受器，可感受机械牵张刺激或某些化学物质如前列腺素、腺苷等刺激，传入纤维行走于迷走神经或交感神经内。心房壁感受血容量变化的感受器又称为容量感受器或低压力感受器。大多数心肺感受器反射主要调节循环血量和细胞外液量及其成分变化。当心房、心室或肺循环血管内压力升高或血容量增加时，心脏和血管壁受到牵张刺激，压力或容量感受器兴奋，产生传入冲动并经中枢整合，使心血管交感紧张性降低，迷走紧张性增强，引起心率减慢、心排出量减少、外周阻力下降、血压减低、肾血流量增加、肾排水和排钠量增多，同时抑制肾素和血管升压素释放，降低血浆醛固酮和升压素水平，减少肾小管对钠和水的重吸收，最终降低循环血量和细胞外液量。

## 二、体液调节

心血管活动的体液调节是指血液和组织液中的某些化学物质对心肌和血管平滑肌的作用。体液调节与神经调节、自身调节等调节机制互相联系与协调,共同维持机体循环稳态。

### (一)肾素-血管紧张素系统

肾素-血管紧张素系统(renin-angiotensin system,RAS)是人体重要的体液调节系统,对心血管功能、电解质和体液平衡,以及血压均具有重要的调节功能。

**1. RAS 的构成**　肾素(renin)由肾脏近球细胞分泌经肾静脉进入血液循环,启动 RAS 的链式反应:①肾素将肝脏合成和释放的血管紧张素原(angiotensinogen)水解为血管紧张素 Ⅰ(angiotensin Ⅰ,Ang Ⅰ);②在血浆或组织中,Ang Ⅰ可被血管紧张素转换酶(angioten sin-converting enzyme,ACE)水解,产生血管紧张素 Ⅱ(Ang Ⅱ);③Ang Ⅱ在血浆和组织中可进一步酶解成血管紧张素 Ⅲ(Ang Ⅲ)。

**2. 血管紧张素的生物学作用**　血管紧张素与血管紧张素受体(angiotensin receptor,AT receptor)特异性结合而产生生物效应。血管紧张素中最重要的是 Ang Ⅱ,主要生理作用包括:①缩血管作用:Ang Ⅱ可直接使全身微动脉收缩,血压升高;使静脉收缩,回心血量增加;②促进交感神经末梢释放递质:Ang Ⅱ可作用于交感缩血管纤维末梢的突触前 AT 受体,通过突触前调制作用促进其释放递质;③对中枢神经系统的作用:Ang Ⅱ可降低中枢对压力感受性反射的敏感性,交感缩血管中枢紧张性加强;并促进神经垂体释放血管升压素;④促进醛固酮的合成和释放:Ang Ⅱ可刺激肾上腺皮质球状带合成和分泌醛固酮(aldosterone),参与机体的水盐调节,增加循环血量。

Ang Ⅰ不具有生理活性,Ang Ⅲ可产生与 Ang Ⅱ相似的生理效应,但其缩血管作用仅为 Ang Ⅱ的 10%左右,而促进醛固酮的合成和释放的作用却较强。

### (二)肾上腺素和去甲肾上腺素

肾上腺素(epinephrine,E 或 adrenaline)和去甲肾上腺素(norepinephrine,NE 或 noradrenaline,NA)都属于儿茶酚胺类物质。血液中 E 和 NE 主要来源于肾上腺髓质,对心脏和血管的作用存在异同。肾上腺素与 α 和 β 受体(包括 $\beta_1$ 和 $\beta_2$)结合的能力均很强,与心脏 $\beta_1$ 受体结合后可产生正性变时和正性变力作用,使心输出量增多;对血管的作用取决于血管平滑肌上 α 和 $\beta_2$ 受体的分布情况,可引起 α 受体占优势的皮肤、肾和胃肠道血管平滑肌收缩;对 $\beta_2$ 受体占优势的骨骼肌和肝血管,小剂量肾上腺素以兴奋 $\beta_2$ 受体的效应为主,引起血管舒张,大剂量由于同时兴奋 α 受体,则引起血管收缩;肾上腺素可在不改变外周阻力的情况下增加心输出量,因而临床上被用作强心药。NE 主要与血管平滑肌 α 受体结合,也能与心肌 $\beta_1$ 受体结合,与血管平滑肌 $\beta_2$ 受体结合的能力较弱;静脉注射 NE 可使全身血管广泛收缩,外周阻力增加,动脉血压升高;而血压升高又引起压力感受性反射活动增强,由于压力感受性反射对心脏的效应超过 NE 对心脏的直接效应,结果导致心率减慢,因此 NE 在临床上被用作升压药。

### (三)血管升压素

血管升压素又称抗利尿激素(antidiuretic hormone,ADH),由下丘脑合成后,经下丘脑-垂体束运输到神经垂体储存,当机体活动需要时释放入血,主要促进肾集合管对水的重吸收,产生抗利尿作用。当血浆渗透压升高或脱水、失血等导致细胞外液量减少时,血管升压素释放增加,发挥抗利尿作用的同时亦作用于血管平滑肌,引起血管收缩,动脉血压升高,对循环血量的恒定及动脉血压的稳定起调节作用。

### (四)血管内皮生成的血管活性物质

内皮细胞是衬于血管内表面的单层细胞组织,能合成与释放多种血管活性物质,调节局部血管的舒缩活动。

血管内皮细胞生成的舒血管物质主要包括一氧化氮(nitric oxide,NO)和前列环素(prostacyclin,$PGI_2$)等。NO 具有高度的脂溶性,可扩散至血管平滑肌细胞并激活胞内可溶性鸟苷酸环化酶,使胞内 cGMP 水平增高,促使胞内 $Ca^{2+}$ 外流,从而降低胞内 $Ca^{2+}$ 浓度,使血管舒张。$PGI_2$ 是花生四烯酸的代谢产物,在前列环素合成酶的作用下生成,其主要作用是舒张血管和抑制血小板聚集。

目前了解较多的缩血管物质是内皮素(endothelin,ET),ET 的缩血管效应持久,可对血压进行长期调节。

### (五)其他体液因素

另有一些体液因素参与心血管活动的调节,如心肌细胞合成和分泌的心房钠尿肽(atrial natriuretic peptide,ANP),参与维持机体水盐平衡、血压稳定、心血管及肾脏等器官功能稳态;组织中的激肽、组胺及前列腺素等可引起组织器官的血管舒张、血流量增加。

## 三、自身调节

心血管活动的自身调节主要为组织器官血流量的自身调节。组织器官的血流量一般取决于该器官的代谢水平,代谢水平越高,耗氧量越大,血流量也越多。

### (一)代谢性自身调节机制

当组织代谢活动增强时,局部组织的代谢产物如 $CO_2$、乳酸、$H^+$ 等增多而氧分压降低,使局部组织血管舒张,血流量增多,从而移除代谢产物并改善缺氧环境,此过程称为代谢性自身调节。代谢性自身调节的局部舒血管效应在一些功能活动变化较大的器官中表现的更明显,如骨骼肌、胃肠和肝等。即使在缩血管神经活动增强的条件下,该局部的血管仍舒张。

### (二)肌源性自身调节机制

肌源性活动是指血管平滑肌本身经常保持一定的紧张性收缩。当某一器官血管的灌注压突然升高时,血管平滑肌受到刺激,阻力血管的肌源性活动增强,增大血流阻力,以免器官的血流量因灌注压升高而增多。反之,当器官血管的灌注压突然降低时,阻力血管舒张,减少血流阻力,使器官的血流量不至于明显减少。肌源性自身调节的意义在于当血压发生一定程度的变化时,使某些器官的血流量能保持相对稳定。这种肌源性自身调节在肾血管特别明显,在脑、心、肝和骨骼肌的血管也有体现。

总之,心血管活动的调节是个复杂的过程,参与机制较多。神经调节、体液调节和自身调节相互影响,构成复杂的网络体系,对心血管功能进行全身性的和局部的准确调节。

## 四、心、肺、脑循环的特点

由于各器官的结构和功能不同,其内部血管分布各有特点。其中具有代表性的为心、肺、脑的血液循环。

### (一)心循环

心脏通过其泵血功能向全身各器官输送血液,其自身的血液供应则主要来自冠脉循环(coronary circulation)。冠脉循环的生理特点主要有:

1. **血流量大**　正常成年人在安静状态下,冠脉血流量(coronary blood flow,CBF)为每 100g 心肌 60~80ml/min,中等体重的人,CBF 总量约 225ml/min,占心输出量的 4%~5%。

2. **摄氧率高,耗氧量大**　心肌富含肌红蛋白,因此其摄氧能力很强。在安静状态下,人心肌摄氧率高达 70%,远高于其他器官(25%~30%)。但心肌耗氧量也大,因此所剩余的氧含量较低。当机体进行剧烈运动时,心肌耗氧量增加,此时主要依靠扩张冠脉血管来增加 CBF,以满足心肌对氧的需求。

3. **心肌收缩显著影响血流量**　心肌收缩对 CBF 影响显著,尤其是对左心室 CBF。一般情况下,左心室收缩期的 CBF 仅有舒张期的 20%~30%;当心肌收缩增强时,CBF 所占比例更小。

### (二)肺循环

肺循环(pulmonary circulation)是指血液由右心室射出,经肺动脉及其分支到达肺毛细血管,再经肺静脉回到左心房的血液循环,其任务是进行气体交换,将含氧量较低的静脉血转变为含氧量较高的动脉血。肺循环的生理特点主要有:

1. **血流阻力小、血压低**　与体循环血管相比,肺动脉及其分支短而粗,管壁薄,因此肺循环的血流阻力明显小于体循环。

**2. 血容量大，变化也大** 肺血容量的变化范围较大,这是因为肺组织和肺血管的可扩张性大。因此,肺循环血管可起储血库作用。当机体处于失血状态,肺循环可将一部分血液转移到体循环中,起代偿作用。

### （三）脑循环

脑循环(cerebral circulation)是大脑、小脑、脑干和脊髓血液循环的统称。脑的血液供应来自颈内动脉和椎动脉。一部分毛细血管形成脉络丛伸入脑室内,分泌脑脊液。脑毛细血管血液和脑脊液最后都汇入静脉系统。脑循环的生理特点主要有:

**1. 血流量大,耗氧量大** 正常成年人在安静状态下,脑循环总血流量约为 750 ml/min,相当于心输出量的 15%;而脑的重量仅占体重的 2% 左右。脑组织耗氧量很大,是因为其代谢水平高,且其能量消耗几乎全部来源于糖的有氧氧化。在正常体温条件下,如果脑血流量完全中断数秒,意识随即丧失,中断 5~6 分钟以上,将对脑组织产生不可逆的损伤。

**2. 血流量变化小** 脑位于由颅腔内。颅腔内还有脑血管和脑脊液。由于颅腔的容积是固定的,而脑组织和脑脊液均不可压缩,因此限制了脑血管的舒缩程度。所以,脑血流量的变化范围明显小于其他器官。

此外,脑中存在的两大屏障,分别为血-脑脊液屏障(blood-cerebrospinal fluid barrier)和血-脑屏障(blood-brain barrier)。

在脑室和蛛网膜下隙中充满脑脊液。脑脊液为无色透明液体,含极少量细胞。正常成年人的脑脊液总量约 150ml。脑脊液的主要功能是缓冲外力冲击,以防脑和脊髓发生震荡。一些大分子物质较难从血浆进入脑脊液,表明在血液和脑脊液之间存在屏障,这一屏障称为血-脑脊液屏障。

血-脑屏障是指脑毛细血管壁与神经胶质细胞形成的血浆与脑细胞之间的屏障,可限制物质在血液和脑组织中自由交换。水和游离状态的脂溶性物质,如 $CO_2$、$O_2$、乙醇和一些麻醉药等,很容易通过血-脑屏障。水溶性物质,如 $Na^+$、$K^+$、$Cl^-$ 等电解质、葡萄糖和氨基酸,则都需要特殊转运体的介导。血-脑屏障的存在会使得某些药物不能进入脑组织而产生疗效,如蛋白质抗体和非脂溶性药物等。

血-脑脊液屏障和血-脑屏障对于保持脑组织的内环境理化因素的相对稳定,防止血液中有害物质进入脑组织具有重要意义。

## 本章小结

循环系统是由心、动脉、毛细血管和静脉组成封闭的管道系统,主要功能是物质运输。心肌细胞分为工作细胞和自律细胞。心肌的生理特性包括兴奋性、传导性、自律性和收缩性。心输出量等于搏出量和心率的乘积。搏出量受前负荷、后负荷和心肌收缩能力的影响。动脉血压的形成条件包括心血管系统内足够的血液充盈、心脏射血、外周阻力和大动脉的弹性贮器作用四方面。微循环为微动脉与微静脉之间的血液循环。心血管活动的神经调节中,最重要的是颈动脉窦和主动脉弓压力感受性反射,对维持动脉血压的相对稳定起重要作用。此外,还有体液因素,如肾上腺素和去甲肾上腺素、血管紧张素及血管升压素等。

 **思考题**

1. 体循环和肺循环的途径及主要特点有哪些?
2. 心室分部及心腔内的主要结构有哪些?
3. 心肌有哪些生理特性?

（初国良　郑敏　温海霞）

## 参考文献

1. 柏树令. 系统解剖学. 8 版. 北京:人民卫生出版社,2013.
2. 朱大年,王庭槐. 生理学. 8 版. 北京:人民卫生出版社,2013.
3. 张根葆. 基础医学概论. 合肥:中国科学技术大学出版社,2012.

笔记

# 第十一章　　呼　吸

呼吸系统(respiratory system)由呼吸道和肺组成。呼吸系统的主要功能是呼吸,即进行机体与环境之间气体交换。人体生命活动消耗的能量来自细胞的新陈代谢,细胞在新陈代谢过程中不断消耗 $O_2$ ,并产生 $CO_2$ 。通过呼吸,机体从大气摄取所需的 $O_2$ ,并排出 $CO_2$ 。因此,呼吸是维持机体新陈代谢和其他功能活动所必须的基本生理过程之一。一旦呼吸停止,生命也将终结。

## 第一节　呼吸系统结构

### 一、呼吸道

呼吸道包括鼻、咽、喉、气管及支气管等。鼻、咽、喉为上呼吸道,气管和各级支气管为下呼吸道(图 11-1)。

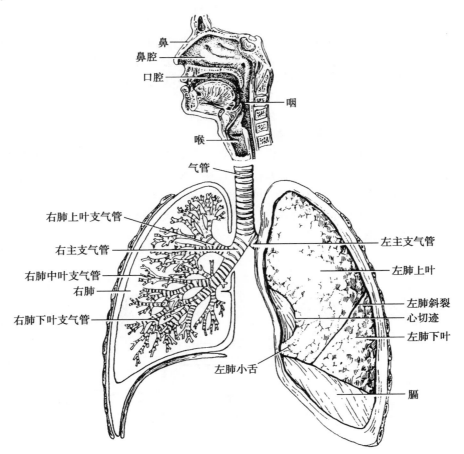

图 11-1　呼吸系统概观

## （一）鼻

鼻（nose）分为外鼻、鼻腔和鼻旁窦 3 部分，是呼吸道的起始部，也是嗅觉器官。

**1. 外鼻**　以鼻骨和鼻软骨为支架，外被皮肤、内衬黏膜，分为骨部和软骨部。外鼻与额相连的狭窄部称鼻根，向下延续为鼻背，末端称鼻尖，鼻尖两侧扩大称鼻翼。

**2. 鼻腔**　是由骨和软骨及其表面被覆的黏膜和皮肤构成。鼻腔内衬黏膜并被鼻中隔分为两半，向前通外界处称鼻孔，向后通鼻咽处称鼻后孔。鼻中隔由筛骨垂直板、犁骨和鼻中隔软骨构成支架，表面覆盖黏膜而成。鼻腔外侧壁自上而下可见上、中、下 3 个鼻甲突向鼻腔，其下方的裂隙分别称上鼻道、中鼻道和下鼻道。上鼻甲以上及与其相对的鼻中隔黏膜区域称为嗅区，活体呈苍白或淡黄色，富含感受嗅觉刺激的嗅细胞；鼻腔其余部分黏膜区域称为呼吸区，活体呈淡红色，有丰富的静脉丛和鼻腺（图 11-2）。

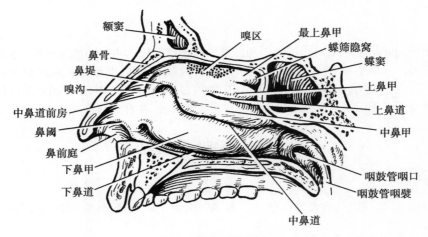

图 11-2　鼻腔外侧壁

**3. 鼻旁窦**　是鼻腔周围含气颅骨内的腔衬以黏膜而成，开口于鼻腔，有温暖、湿润吸入空气和对发音起共鸣作用。鼻旁窦有 4 对，上颌窦、额窦、筛窦、蝶窦，分别位于同名的颅骨内。上颌窦、额窦、前筛窦和中筛窦开口于中鼻道，后筛窦开口于上鼻道，蝶窦开口于蝶筛隐窝。

## （二）喉

喉（larynx）既是呼吸的管道，又是发音的器官。喉以喉软骨为支架，借关节、韧带和肌连接而成。喉借喉口通喉咽，以环状软骨气管韧带连接气管。

**1. 喉软骨**　包括单块的甲状软骨、环状软骨、会厌软骨和成对的杓状软骨等。甲状软骨构成喉的前壁和侧壁，四边形的左、右软骨板愈着处称前角，其上端向前突出称喉结。环状软骨位于甲状软骨的下方，由环状软骨板和环状软骨弓构成，是喉软骨中唯一完整的软骨环，对支撑呼吸道，保持其畅通有重要作用。会厌软骨位于舌骨体后方，被覆黏膜构成会厌，是喉口的活瓣。杓状软骨成对，坐落于环状软骨板上缘两侧（图 11-3、11-4）。

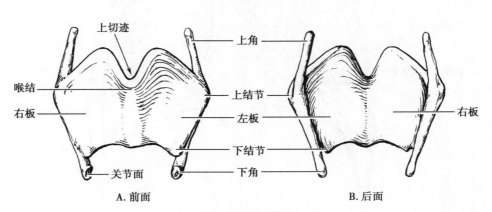

图 11-3　甲状软骨

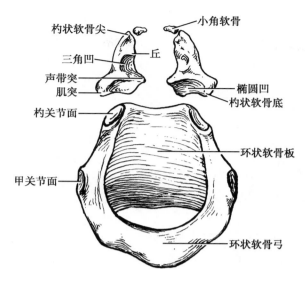

图 11-4　环状软骨和杓状软骨

**2. 喉的连接**　分喉软骨间的连接及喉与舌骨和气管之间的连接。甲状舌骨膜是位于舌骨与甲状软骨上缘之间的膜。方形膜起始于会厌软骨两侧缘和甲状软骨前角后面,其下缘游离称前庭韧带,构成前庭襞的支架。弹性圆锥起自甲状软骨前角后面,呈扇形向后、向下止于杓状软骨声带突和环状软骨上缘。其上缘游离增厚称声韧带,构成声带的支架。声韧带连同声带肌及覆盖于表面的喉黏膜一起,称为声带(图 11-5、11-6)。

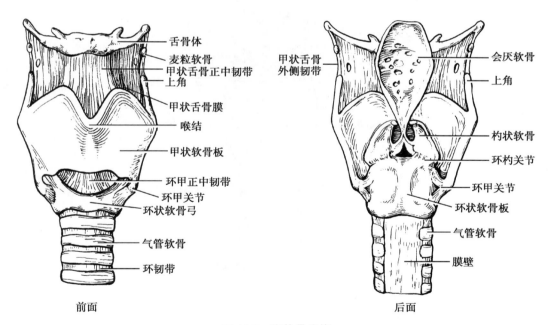

前面　　　　　　　　　　　　　　后面

图 11-5　喉软骨连接

环甲关节由环状软骨的甲关节面和甲状软骨下角构成,属联动关节,紧张或松弛声带。环杓关节由环状软骨板的杓关节面和杓状软骨底的关节面构成,开大或缩小声门。

**3. 喉肌**　是横纹肌、发音的动力器官。具有紧张或松弛声带、缩小或开大声门裂以及缩小喉口的作用。环甲肌紧张声带,甲杓肌松弛声带;环杓后肌开大声门裂,环杓侧肌缩小声门裂;杓肌缩小喉口及喉前庭(图 11-7)。

**4. 喉腔**　是由喉软骨、韧带、纤维膜、喉肌和喉黏膜等围成的管腔。上起自喉口,与喉咽相通;下

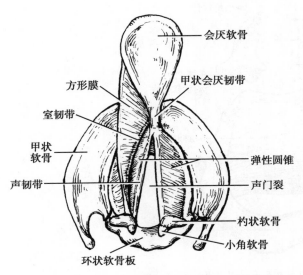

图 11-6 方形膜和弹性圆锥(上面)

连气管,与肺相通。喉腔侧壁有上、下两对黏膜皱襞,上方的称前庭襞,下方的称声襞。借两对皱襞将喉腔分为前庭襞上方的喉前庭,声襞下方的声门下腔,前庭襞和声襞之间的喉中间腔(喉室)(图11-8)。

### (三)气管与支气管

1. **气管** 位于喉与气管杈之间,胸骨角平面分叉形成左、右主支气管。在气管杈的内面,有一矢状位的向上的半月状嵴称气管隆嵴,略偏向左侧,是支气管镜检查时判断气管分叉的定位标志。气管由气管软骨、平滑肌和结缔组织构成(图11-9)。

2. **支气管** 是气管分出的各级分支,其中一级分支为左、右主支气管。左主支气管细而长,嵴下角大,斜行;右主支气管短而粗,

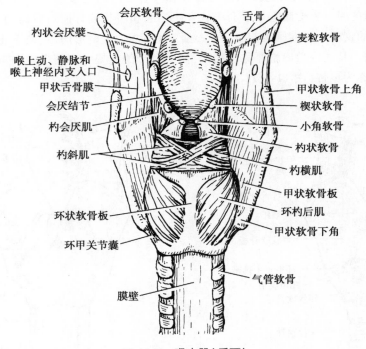

图 11-7 喉内肌(后面)

嵴下角小,走行相对较直,经气管坠入的异物多进入右主支气管(图11-9)。

## 二、肺

肺由肺实质和肺间质组成,前者包括支气管树和肺泡,后者包括结缔组织、血管、淋巴管、淋巴结和神经等。

### (一)肺的位置和外形

肺(lung)位于胸腔内,膈的上方、纵隔的两侧。肺的表面被覆脏胸膜,透过胸膜可见许多呈多角形肺小叶。肺外形包括一尖、一底、三面、三缘。肺尖钝圆,经胸廓上口伸入颈根部。肺底坐于膈上面。肋面与胸廓的外侧壁和前、后壁相邻。纵隔面(内侧面)与纵隔相邻,其中央有椭圆形凹陷,称肺

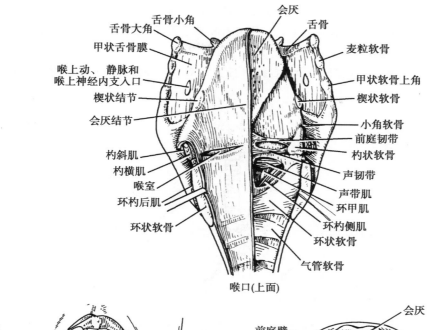

会厌

舌骨小角
舌骨大角
甲状舌骨膜
喉上动、静脉和
喉上神经内支入口
楔状结节
会厌结节

舌骨
麦粒软骨
甲状软骨上角
楔状软骨

杓斜肌
杓横肌
喉室
环杓后肌
环状软骨

小角软骨
前庭韧带
杓状软骨
声韧带
声带肌
环甲肌
环杓侧肌
环状软骨
气管软骨

喉口(上面)

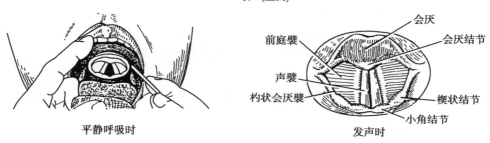

平静呼吸时

前庭襞
声襞
杓状会厌襞

会厌
会厌结节
楔状结节
小角结节

发声时

图 11-8　喉口(上面)及平静呼吸、发音时的声带变化

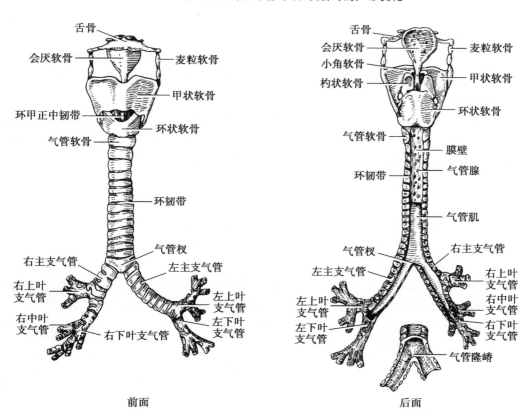

舌骨
会厌软骨
环甲正中韧带
气管软骨

甲状软骨
环状软骨
环韧带

麦粒软骨

气管杈
右主支气管
右上叶
支气管
右中叶
支气管

左主支气管
左上叶
支气管
左下叶
支气管
右下叶支气管

前面

舌骨
会厌软骨
小角软骨
杓状软骨
气管软骨
环韧带

气管杈
左主支气管

麦粒软骨
甲状软骨
环状软骨
膜壁
气管腺
气管肌

右主支气管
右上叶
支气管
右中叶
支气管
右下叶
支气管
气管隆嵴

左上叶
支气管
左下叶
支气管

后面

图 11-9　气管和支气管

门,有支气管、血管、神经和淋巴管等出入,它们被结缔组织包裹,统称为肺根。膈面(肺底)与膈相毗邻。前缘较锐利,左肺前缘下部有心切迹,切迹下方有左肺小舌;后缘位于脊柱两侧的肺沟内;下缘位置随呼吸运动变化而变化。

左肺借斜裂,将左肺分为上、下两叶。右肺借斜裂和水平裂,将右肺分为上、中、下 3 叶(图 11-10)。

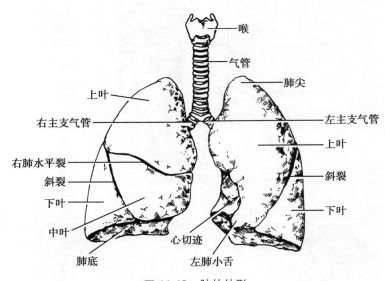

图 11-10　肺的外形

### (二)支气管树和支气管肺段

左、右主支气管进入肺叶称肺叶支气管。肺叶支气管进入肺段称肺段支气管。主支气管为一级支气管,肺叶支气管为二级支气管,肺段支气管为三级支气管。全部各级支气管在肺内反复分支形成树状,称为支气管树。

每一肺段支气管及其所属的肺组织称支气管肺段(肺段)。支气管肺段呈圆锥形,尖端朝向肺门,底朝向肺的表面,构成肺的形态学和功能学的基本单位。通常左、右肺各有 10 个肺段。

### (三)肺的血液供应

肺动脉是运送血液以进行气体交换的功能性血管,在肺内的分支多与支气管的分支伴行,直至分支进入肺泡隔,包绕肺泡壁形成肺泡毛细血管网。左、右支气管动脉为营养性血管,进入肺内紧密伴随支气管走行,终在支气管壁的外膜和黏膜下层分别形成供应支气管的毛细血管网。

## 三、胸膜

胸膜(pleura)是衬覆于胸壁内面、膈上面、纵隔两侧面和肺表面等处的一层浆膜。被覆于胸壁内面、纵隔两侧面和膈上面及突至颈根部等处的胸膜部分称壁胸膜,覆盖于肺表面的称脏胸膜,两层胸膜之间密闭、狭窄、呈负压的腔隙称胸膜腔(图 11-11)。

1. **壁胸膜**　依其衬覆部位不同分为以下四部分:肋胸膜衬覆于肋骨、胸骨、肋间肌、胸横肌及胸内筋膜等结构内面;膈胸膜覆盖于膈上面,与膈紧密相贴,不易剥离;纵隔胸膜衬覆于纵隔两侧面,其中部包裹肺根并移行为脏胸膜。胸膜顶是肋胸膜和纵隔胸膜向上的延续,突至胸廓上口平面以上的部分。

2. **脏胸膜**　贴附于肺表面并伸入至叶间裂内,与肺实质连接紧密故又称肺胸膜。

3. **胸膜腔**　是指脏、壁胸膜相互移行,二者之间围成的封闭的腔隙,左、右各一,呈负压。胸膜腔实际是两个潜在的间隙,间隙内仅有少许浆液,可减少摩擦。

4. **胸膜隐窝**　是不同部分的壁胸膜返折并相互移行处的胸膜腔,即使在深吸气时,肺缘也达不

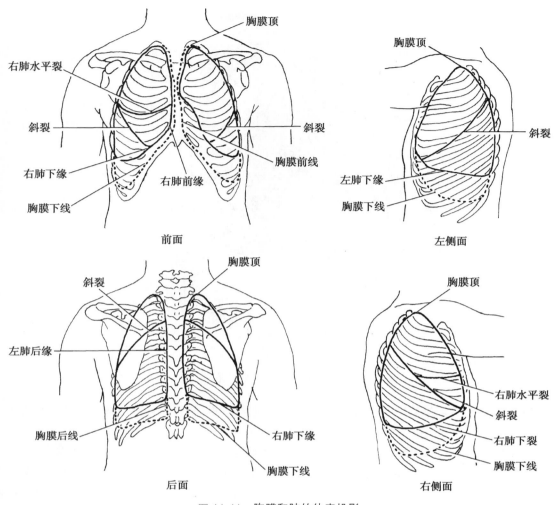

图 11-11　胸膜和肺的体表投影

到其内,故名胸膜隐窝。主要包括肋膈隐窝、肋纵隔隐窝和膈纵隔隐窝。

## 四、纵隔

纵隔(mediastinum)是两侧纵隔胸膜间全部器官、结构和结缔组织的总称。在胸骨角水平面将纵隔分为上纵隔和下纵隔。下纵隔以心包为界,又分为前、中、后纵隔(图 11-12)。

### (一)上纵隔

上纵隔上界为胸廓上口,下界为胸骨角至第 4 胸椎体下缘的平面,前方为胸骨柄,后方为第 1～4 胸椎体。其内自前向后有胸腺、左和右头臂静脉、上腔静脉、膈神经、迷走神经、喉返神经、主动脉弓及其三大分支,以及后方的气管、食管、胸导管等。

### (二)下纵隔

下纵隔上界为上纵隔的下界,下界是膈,两侧为纵隔胸膜。下纵隔分三部,心包前方与胸骨体之间为前纵隔;心包连同其包裹的心脏所在的部位是中纵隔;心包后方与脊柱胸段之间称后纵隔。

1. **前纵隔**　位于胸骨体与心包之间,非常狭窄,容纳胸腺或胸腺遗迹、纵隔前淋巴结、胸廓内动脉纵隔支、疏松结缔组织及胸骨心包韧带等。是胸腺瘤、皮样囊肿和淋巴瘤的好发部位。

2. **中纵隔**　在前、后纵隔之间,容纳心脏及出入心的大血管,如升主动脉、肺动脉干、左右肺动

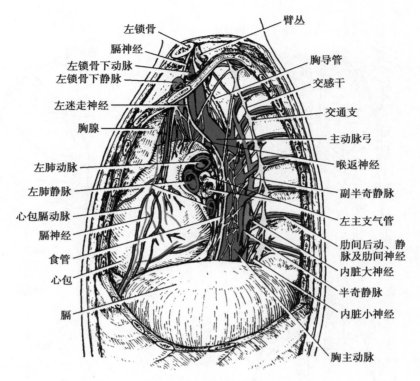

图 11-12 纵隔左侧面观

左锁骨
膈神经
左锁骨下动脉
左锁骨下静脉
左迷走神经
胸腺
左肺动脉
左肺静脉
心包膈动脉
膈神经
食管
心包
膈

臂丛
胸导管
交感干
交通支
主动脉弓
喉返神经
副半奇静脉
左主支气管
肋间后动、静脉及肋间神经
内脏大神经
半奇静脉
内脏小神经
胸主动脉

脉、上腔静脉根部、左右肺静脉、奇静脉末端及心包、心包膈动脉、膈神经和淋巴结等。是心包囊肿的发生部位。

**3. 后纵隔** 位于心包与脊柱胸部之间,容纳气管杈、左右主支气管、食管、胸主动脉及奇静脉、半奇静脉、胸导管、交感干胸段和淋巴结等。纵隔内结缔组织及间隙向上经胸廓上口,向下经主动脉裂孔及食管裂孔,分别与颈部和腹腔结缔组织及间隙相互延伸,因此纵隔气肿可向上达颈部,向下至腹膜后间隙。后纵隔为支气管囊肿、神经瘤、主动脉瘤及膈疝的好发部位。

# 第二节 呼吸的生理过程

## 一、肺通气

实现肺通气的器官包括呼吸道、肺泡、胸膜腔、膈和胸廓等。呼吸道是气体进出肺的通道,肺泡是肺换气的主要场所,胸膜腔是连接肺和胸廓的重要结构,使肺在呼吸过程中能随胸廓的张缩而张缩。膈和胸廓中的胸壁肌则是产生呼吸运动的动力器官。

### (一)肺通气的原理

肺通气(pulmonary ventilation)是气体流动进出肺的过程,取决于推动气体流动的动力和阻止气体流动的阻力之间的相互作用。动力必须克服阻力,才能实现肺通气。

**1. 肺通气的动力** 按照物理学原理,气体总是从气压高处向气压低处流动;所以气体进出肺,即要实现肺通气,必须在肺泡气与外界大气之间存在一定的压力差。可见,肺泡气与外界大气之间的压力差是实现肺通气的直接动力。在一定的海拔高度,外界大气的压力是相对恒定的,因而在呼吸过程中,发生变化的只能是肺泡内气体的压力,即肺内压。肺内压在呼吸过程中的变化取决于肺的扩张和缩小,但肺自身并不具有主动张缩能力,其张缩依赖于胸廓的节律性扩张和缩小,而胸廓的张缩则由呼吸肌的收缩和舒张所引起。因此,呼吸肌的收缩和舒张所引起的胸廓节律性扩张和缩小,即呼吸运动是实现肺通气的原动力。

（1）呼吸运动：呼吸运动（respiratory movement）可分为吸气运动和呼气运动，前者引起胸廓扩大，后者则使胸廓缩小。主要吸气肌是膈肌和肋间外肌，主要呼气肌为肋间内肌和腹肌。此外，还有一些辅助吸气肌，如斜角肌、胸锁乳突肌等。

1）呼吸运动的过程：平静呼吸时，吸气运动是一个主动过程，主要由吸气肌（膈肌和肋间外肌）的收缩而实现的。胸廓的形状类似于中空的圆锥体，上小下大，肋间外肌起自上一肋骨的下缘，斜向前下方走行，止于下一肋骨的上缘。当肋间外肌收缩时，肋骨和胸骨上举，同时肋骨下缘向外侧偏转，从而增大胸腔的前后径和左右径。膈肌位于胸腔和腹腔之间，构成胸腔的底，静止时向上隆起，形似穹窿。收缩时，隆起的中心下移，从而增大胸腔的上下径。胸腔的上下径、前后径和左右径都增大，引起胸腔扩大，肺的容积随之增大，肺内压降低。当肺内压低于大气压时，外界气体流入肺内，这一过程称为吸气。平静呼吸时，呼气运动并不是由呼气肌收缩引起的，而是由膈肌和肋间外肌舒张所致，是一个被动过程。膈肌和肋间外肌舒张时，肺依其自身的回缩力而回位，并牵引胸廓，使其上下径、前后径和左右径都缩小，从而引起胸腔和肺的容积减小，肺内压升高。当肺内压高于大气压时，气体由肺内流出，这一过程称为呼气。

用力吸气时，除膈肌和肋间外肌加强收缩外，辅助吸气肌如胸锁乳突肌及斜角肌参加收缩，可使胸廓和肺的容积进一步扩大，可将更多的气体吸入肺内。用力呼气时，除吸气肌舒张外，还有呼气肌（腹肌和肋间内肌）参与收缩，此时呼气运动也是一个主动过程。腹肌收缩时增加腹内压，膈肌被向上推挤，使胸腔的上下径减小。肋间内肌走形方向与肋间外肌相反，收缩时使肋骨和胸骨下移，肋骨还向内侧旋转，使胸腔的前后径和左右径进一步缩小。呼气肌的参与使呼气运动增强，呼出更多的气体。

2）呼吸运动的型式：依据参与活动的呼吸肌的主次、多少和用力程度不同，呼吸运动可呈现出不同的型式。①腹式呼吸和胸式呼吸：以膈肌舒缩活动为主的呼吸运动称为腹式呼吸，因为膈肌的收缩和舒张可引起腹腔内器官位移，造成腹部的起伏。以肋间外肌舒缩活动为主的呼吸运动称为胸式呼吸，因为肋间外肌收缩和舒张可引起胸部的起伏。一般情况下，成年人的呼吸运动都呈腹式和胸式混合式呼吸，只有在胸部或腹部活动受限时（如胸膜炎或腹膜炎）才出现某种单一形式的呼吸运动。②平静呼吸和用力呼吸：正常人安静状态下的呼吸平稳而均匀，呼吸频率为 12～18 次/分，吸气是主动的，呼气是被动的，这种呼吸型式称为平静呼吸。在缺氧、$CO_2$ 增多或肺通气阻力增大等较严重的情况下，可出现呼吸困难，表现为呼吸显著加深，鼻翼扇动，同时还会出现胸部困压的感觉，这种呼吸型式称为用力呼吸或深呼吸。

（2）肺内压：如前述，肺内压（pulmonary pressure）在呼吸过程中呈周期性变化。吸气时，肺容积增大，肺内压随之降低，当低于大气压时，外界气体被吸入肺泡；随着肺内气体量的增加，肺内压也逐渐升高，当高于大气压时，肺泡内气体由肺内呼出；随着肺内气体量的减少，肺内压也逐渐降低，至呼气末，肺内压又降到与大气压相等，气流再次暂停（图 11-13）。

在呼吸过程中，肺内压变化的程度与呼吸运动的缓急、深浅和呼吸道是否通畅等因素有关。平静呼吸时，肺内压变化较小，吸气时肺内压较大气压低 1～2mmHg，呼气时较大气压高 1～2mmHg。用力呼吸或呼吸道不够通畅时，肺内压将大幅波动，吸气时肺内压可低于大气压 30～100mmHg，呼气时可高于大气压 60～140mmHg。

根据肺内压的周期性升降为肺通气动力的原理，在自然呼吸停止时，用人工方法建立起肺内压与大气压之间的压力差以维持肺通气，称为人工呼吸。人工呼吸可分为正压法和负压法两类。正压吸气是使肺内压高于大气压，负压吸气则使肺外（胸膜腔内）压低于肺内压。殊途同归，两者的目的都是为了增加肺内外的压力差。在缺乏医疗设备的条件下，对需要急救的患者施行简便易行的口对口人工呼吸属于正压人工呼吸，而节律性地举臂压背或挤压胸廓则属于负压人工呼吸。实施人工呼吸时须注意保持呼吸道通畅。

（3）胸膜腔内压：在肺和胸廓之间存在一个潜在的腔隙，即胸膜腔，由覆于肺表面的脏层胸膜和

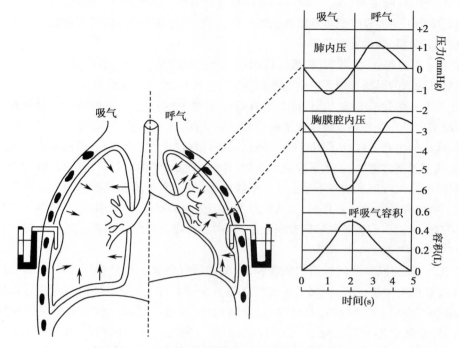

图 11-13　肺内压、胸膜腔内压及呼吸气容积变化

衬于胸廓内壁的壁层胸膜所构成。正常情况下,胸膜腔是个密闭的腔隙,腔内没有气体,仅有一薄层约 10μm 厚的浆液。浆液分子之间的内聚力使两层胸膜紧贴在一起,不易分开,参与胸膜腔负压的形成,因而肺可随胸膜的张缩而张缩;另一方面,这一薄层浆液在两层胸膜之间起润滑作用,可减小呼吸运动时两层胸膜之间的摩擦。

胸膜腔内的压力称为胸内压(intrapleural pressure),简称胸内压。胸膜腔内压可采用直接法或间接法进行测量。直接法是将与检压计相连接的注射针头斜刺入胸膜腔内,直接测定胸膜腔内压(图 11-13),其缺点是有刺破胸膜脏层和肺的危险。间接法是让受试者吞下带有薄壁气囊的导管至下胸段食管内,测量食管内压以间接反映胸膜腔内压的变化。

胸膜腔内压随呼吸运动而发生周期性波动。平静呼气末胸腔膜内压较大气压低 3~5mmHg,吸气末较大气压低 5~10mmHg。可见,胸腔膜内压在平静呼吸时始终低于大气压,若以大气压为 0 计,则胸腔膜内压为负压,故称为胸膜腔负压或胸内负压。肺通气阻力增大时,胸腔膜内压波动将大幅增加,呼气时有可能高于大气压。例如,在关闭声门用力吸气时,胸膜腔内压可降至低于大气压 90mmHg;而当关闭声门用力呼气时,胸膜腔内压可升高到高于大气压 110mmHg。

胸膜腔内负压的形成与作用于胸膜腔的两种力有关:一是肺内压,使肺泡扩张;二是肺的回缩力,使肺泡缩小。胸膜腔内的压力是这两种方向相反的力的代数和,

即　　　　　　　　　　　　胸膜腔内压=肺内压−肺回缩力

在吸气末或呼气末,肺内压等于大气压,因而

　　　　　　　　　　　　　胸膜腔内压=大气压−肺回缩力

若以大气压为 0,

则　　　　　　　　　　　　　　胸膜腔内压=−肺回缩力

可见,胸膜腔内压的大小主要是由肺回缩压所决定的。

胸膜腔内保持负压具有重要意义:①使肺能随胸廓的张缩而张缩;②促进血液和淋巴液的回流。因此,气胸时不但肺通气功能受到影响,血液和淋巴液回流也将受阻,严重情况下可能危及生命。

**2. 肺通气的阻力**　肺通气过程中所遇到的阻力称为肺通气阻力,可分为弹性阻力和非弹性阻力两类。前者包括肺弹性阻力和胸廓弹性阻力;后者包括气道阻力、惯性阻力和组织的黏滞阻力。平静呼吸时,弹性阻力约占肺通气总阻力的 70%,非弹性阻力约占 30%。肺通气阻力增大是临床上肺通气障碍最常见的原因。

（1）弹性阻力和顺应性:弹性体对抗外力作用所引起的变形的力称为弹性阻力。机体各种组织（包括肺和胸廓）都具有弹性,故均可认为是弹性体。弹性体的弹性阻力难以被直接测量,而其顺应性（弹性阻力在数值上的倒数）却较易被测量。

1）顺应性:顺应性（compliance）是指弹性体（组织）在外力作用下发生变形的难易程度。弹性体的顺应性大,表示其变形能力强,即在较小的外力作用下即能引起较大的变形。对空腔器官来说,顺应性（C）的大小可用单位跨壁压的变化（ΔP）所引起的腔内容积的变化（ΔV）来衡量。

$$C = \frac{\Delta V}{\Delta P}$$

2）肺的弹性阻力和肺顺应性:肺在被扩张时产生弹性回缩,弹性回缩力可对抗外力所引起的肺扩张,它是吸气的阻力,也是呼气的动力。肺弹性阻力（实际上是其倒数）可用肺顺应性（$C_L$）表示,即

$$肺顺应性（C_L） = \frac{肺容积的变化（\Delta V）}{跨肺压的变化（\Delta P）}（L/cmH_2O）$$

肺顺应性:测定肺顺应性时,一般采用分步吸气（或向肺内充气）或分步呼气（或从肺内抽气）的方法,每步吸气或呼气后,在受试者屏气并保持气道通畅的情况下测定肺容积和胸膜腔内压。因此此时呼吸道内没有气体流动,肺内压等于大气压,所以只需测定胸膜腔内压就可算出跨肺压。根据每次测得的数据绘制的压力-容积曲线就是肺的顺应性曲线。在呼吸道无气流情况下所测得的顺应性也称肺的静态顺应性,其变化曲线呈 S 形,表现为在较大或较小肺容积处曲线斜率小,肺弹性阻力大;在中等肺容积处曲线斜率大,肺弹性阻力小。正常成年人平静呼吸时,肺顺应性处于曲线斜率最大的中段,呼吸较为省力。

肺总量对肺顺应性的影响:肺总量是指肺所能容纳的最大气体量。不同个体可因身材（主要是胸腔容积）的不同而有不同的肺总量。肺总量较大者与较小者相比,在吸入同样容积的气体后,由于增量所占背景容积的比例不同,所产生的跨壁压不同,即肺总量较大者的肺顺应性较大,而肺总量较小者的肺顺应性较小。为了排除背景容量即肺总量的影响,因而提出比顺应性的概念,它是指单位肺容量的顺应性,可用以比较不同肺总量个体的肺弹性阻力。由于平静吸气是从功能余气量（见后文）开始的,所以肺的比顺应性可用下式计算获得

$$比顺应性 = \frac{平静呼吸时的肺顺应性（L/cmH_2O）}{功能余气量（L）}$$

3）肺弹性阻力的来源:肺弹性阻力来自肺的弹性成分和肺泡表面张力。

肺的弹性成分主要包括肺自身的弹力纤维和胶原纤维等结构。当肺被扩张时,这些纤维被牵拉而倾向于回缩。肺扩张越大,其牵拉作用越强,肺的回缩力和弹性阻力便越大。当肺部病变,如水肿或充血时,这些结构的弹性阻力起的作用将增加。

肺的表面张力源于肺泡内表面的液-气界面。肺泡内表面有一薄层液体,肺泡内则充满气体,由此构成肺泡内表面的液-气界面。由于液体分子之间的引力大于液体与气体之间的引力,使液体表面积有尽可能缩小的倾向,这就是肺泡表面张力。肺泡近似于球形,使肺泡内表面液层每一点上的合力方向朝向肺泡中心,故肺泡表面张力有助于肺的回缩。

根据 Laplace 定律,

即
$$P = \frac{2T}{r}$$

式中 P 为肺泡内液-气界面的压强（$N/m^2$），它能使肺泡回缩；T 为肺泡内液-气界面的表面张力系数，即单位长度的表面张力（$N/m$）；r 为肺泡半径（m）。若表面张力系数不变，则肺泡的回缩力与肺泡半径成反比，即小肺泡的回缩力大，而大肺泡的回缩力小。肺约有 3 亿个大小不等的肺泡，它们之间彼此连通，若小肺泡内压力大，气体则流入大肺泡，将引起小肺泡萎陷关闭而大肺泡则过度膨胀，肺泡将失去稳定性（图 11-14）。但由于肺泡内液-气界面存在肺表面活性物质，所以，上述情况实际不会发生。

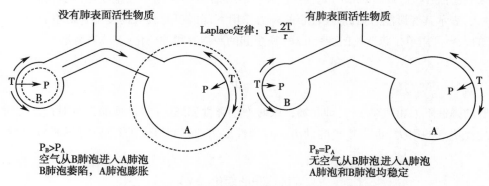

图 11-14 肺泡表面张力和肺内压及气流方向示意图

肺表面活性物质（pulmonary surfactant）是一种主要由肺泡 Ⅱ 型上皮细胞合成和分泌的含脂质与蛋白质的混合物，其主要作用是：①降低肺泡表面张力，减小肺泡的回缩力，减少吸气做功。②维持肺泡的稳定性。因为肺表面活性物质在肺泡内液-气界面的密度可随肺泡半径的变小而增大，也随肺泡半径的增大而减小，所以，在肺泡缩小（呼气）时，表面活性物质的密度增大，降低表面张力的作用加强，肺泡表面张力减小，因而可防止肺泡萎陷；而在肺泡扩大（吸气）时，表面活性物质的密度减小，肺泡表面张力增加，因而可防止肺泡过度膨胀。这样，不同大小肺泡的稳定性便得以维持。③防止肺水肿。由于肺泡表面张力的合力指向肺泡腔内，根据组织液生成原理，肺泡表面张力对肺毛细血管血浆和肺组织间液可产生"抽吸"作用，因而可能导致肺水肿。肺表面活性物质可降低肺泡表面张力，从而防止肺水肿的发生。

（2）非弹性阻力：前已述，非弹性阻力包括惯性阻力、黏滞阻力和气道阻力。惯性阻力是气流在发动、变速、换向时因气流和组织的惯性所产生的阻止肺通气的力；黏滞阻力来自呼吸时组织相对位移所发生的摩擦。平静呼吸时，呼吸频率较低、气流速度较慢，惯性阻力和黏滞阻力都很小。气道阻力来自气体流经呼吸道时气体分子之间和气体分子与气道壁之间的摩擦，是非弹性阻力的主要成分，占 80% ~ 90%。

### （二）肺通气功能的评价

肺通气过程受呼吸肌的收缩活动、肺和胸廓的弹性特征以及气道阻力等多因素的影响。肺通气功能的测定不仅可明确是否存在肺通气功能障碍及其障碍程度，还能鉴别肺通气功能降低的类型。

1. 肺容积和肺容量 在呼吸运动中，吸入和呼出的气体容积可以用肺量计（肺功能仪）加以测量和记录。肺容积和肺容量是评价肺通气功能的基础。

（1）肺容积：不同状态下肺所能容纳的气体量称为肺容积（pulmonary volume），随呼吸运动而变化。通常肺容积可分为潮气量、补吸气量、补呼气量和余气量（图 11-15），它们互不重叠，全部相

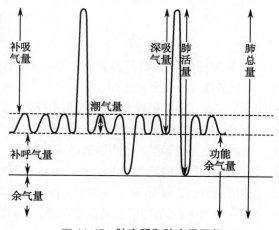

图 11-15 肺容积和肺容量图解

加后等于肺总量。

1）潮气量：每次呼吸时吸入或呼出的气体量称为潮气量（TV），因呼吸交替似潮水涨落而得其名。正常成年人平静呼吸时的潮气量为 400~600ml。运动时，潮气量增大，最大可达肺活量大小。

2）补吸气量或吸气储备量：平静吸气末，再尽力吸气所能吸入的气体量称为补吸气量（IRV）。正常成年人的补吸气量为 1500~2000ml。

3）补呼气量或呼气储备量：平静呼气末，再尽力呼气所能呼出的气体量称为补呼气量（ERV）。正常成年人的补呼气量为 900~1200ml。

4）余气量：最大呼气末尚存留于肺内不能呼出的气体量称为余气量（RV）。正常成年人的余气量为 1000~1500ml。支气管哮喘和肺气肿患者因呼气困难而使余气量增加。

（2）肺容量：肺容积中两项或两项以上的联合气体量称为肺容量（pulmonary capacity），它包括深吸气量、功能余气量、肺活量和肺总量。

1）深吸气量：从平静呼气末做最大吸气时所能吸入的气体量为深吸气量（IC）。它是潮气量与补吸气量之和，是衡量最大通气潜力的指标之一。胸廓、胸膜、肺组织和呼吸肌等发生病变时，均可使深吸气量减少而最大通气潜力降低。

2）功能余气量：平静呼气末尚存留于肺内的气体量称为功能余气量（FRC）。功能余气量等于余气量与补呼气量之和，正常成年人约 2500ml。功能余气量的生理意义是缓冲呼吸过程中肺泡气 $O_2$ 分压（$PO_2$）和 $CO_2$ 分压（$PCO_2$）的变化幅度。

3）肺活量：尽力吸气后，从肺内所能呼出的最大气体量称为肺活量（VC）。肺活量是潮气量、补吸气量与补呼气量之和。肺活量有较大的个体差异，正常成年男性的肺活量平均约为 3500ml，女性约为 2500ml。肺活量测定方法简单，重复性好，可反映一次通气的最大能力，是肺功能测定的常用指标。

4）肺总量：肺所能容纳的最大气体量称为肺总量（TLC），它是肺活量与余气量之和。肺总量也有较大的个体差异，成年男性平均约 5000ml，女性约 3500ml。

（3）功能余气量的测定：在临床肺功能测定中，通过肺量计或气流仪可以测得肺容积和肺容量中的大部分指标，但无法测得 RV，所以也不能测得 FRC 和 TLC，因此必须用其他方法间接测得，如氦稀释法。氦气扩散迅速，不被吸收，易于测定。被试者经一密闭系统重复呼吸容器内的气体（含已知浓度的氦），从氦气被肺内气体稀释的程度可以算得 FRC。一旦 FRC 被确定，便能很容易地获得 RV 和 TLC。

**2. 肺通气量和肺泡通气量**

（1）肺通气量：每分钟吸入或呼出的气体总量称为肺通气量，等于潮气量与呼吸频率的乘积。正常成年人平静呼吸时，潮气量为 500ml，呼吸频率为 12~18 次/分，则肺通气量为 6~9L/min。肺通气量随性别、年龄、身材和活动量的不同而不同。为便于在不同个体之间进行比较，肺通气量应在基础条件下测定，并以每平方米体表面积的通气量为单位计算。

在尽力作深、快呼吸时，每分钟所能吸入或呼出的最大气体量，称为最大随意通气量。最大随意通气量反映单位时间内充分发挥全部通气能力所能达到的通气量，是估计一个人能进行最大运动量的生理指标之一。测定时，一般只测量 10 秒或 15 秒的最深最快的呼出或吸入气量，再换算成每分钟的最大通气量。最大通气量一般可达 150L，为平静呼吸时肺通量的 25 倍。对平静呼吸时的每分通气量与最大通气量进行比较，可了解通气功能的储备能力，通常用通气储量百分比表示，即

$$通气储量百分比 = \frac{最大通气量 - 每分平静通气量}{最大通气量} \times 100\%$$

其正常值应等于或大于 93%。肺或胸廓顺应性降低、呼吸肌收缩力量减弱或气道阻力增大等因素均可使最大随意通气量减小。

（2）肺泡通气量：每次吸入的气体，一部分将留在鼻或口与终末细支气管之间的呼吸道内，不参

与肺泡与血液之间的气体交换,这部分容积称为解剖无效腔。解剖无效腔与体重相关,约 2.2ml/kg。体重为 70kg 的成年人,其解剖无效腔约为 150ml。进入肺泡的气体也可因血流在肺内分布不匀而不能全都与血液进行交换,未能进行气体交换的这部分肺泡容积称为肺泡无效腔,正常人肺泡无效腔接近于零;但在病理情况下,有些肺泡虽有通气但无血流,从而成为肺泡无效腔。肺泡无效腔与解剖无效腔一起合称为生理无效腔。健康人平卧时,生理无效腔等于或接近于解剖无效腔。

由于无效腔的存在,每次吸入新鲜空气不能全部到达肺泡与血液进行气体交换,因而肺通气量不能全面反映气体交换的状况。为了计算真正有效的气体交换量,应以肺泡通气量为准,它是指每分钟吸入肺泡的新鲜空气量,等于潮气量和无效腔气量之差与呼吸频率的乘积。如果潮气量为 500ml,无效腔为 150ml,则每次吸入肺泡的新鲜空气量为 350ml。若功能余气量为 2500ml,则每次呼吸仅使肺泡内的气体更新 1/7 左右。若潮气量减少或功能余气量增加,均可使肺泡气体的更新率降低,不利于肺换气。此外,潮气量和呼吸频率的变化对肺通气量和肺泡通气量有不同的影响。在潮气量减半和呼吸频率加倍或潮气量加倍而呼吸频率减半时,肺通气量保持不变,但是肺泡通气量却发生明显变化。对肺换气而言,浅而快的呼吸是不利的。深而慢的呼吸虽可增加肺泡通气量,但也会增加呼吸做功。

临床上,在配合支气管镜鉴或治疗急性呼吸衰竭时,使用一种特殊形式的人工通气,即高频通气(HFV),其频率可达 60~100 次/分或更高,却可保持有效的肺通气和肺换气。HFV 的原理还不清楚,可能与气体对流的加强及气体分子扩散的加速有关。

## 二、气体交换和运输

### (一)气体交换的基本原理

**1. 气体的扩散** 气体分子不停地进行无定向的运动,其结果是气体分子从分压高处向分压低处发生净转移,这一过程称为气体扩散。肺换气和组织换气均以扩散方式进行。通常将单位时间内气体扩散的容积称为气体扩散速率(diffusion rate,D)。气体扩散速率与各影响因素的关系如下式所示:

$$D \propto \frac{\Delta P \cdot T \cdot A \cdot S}{d \cdot \sqrt{MW}}$$

式中 $\Delta P$ 为某气体的分压差;T 为温度;A 为气体扩散的面积;S 为气体分子溶解度;d 为气体扩散的距离;MW 为气体的分子量。

因为 $CO_2$ 在血浆中的溶解度(51.5)约为 $O_2$ 的(2.14)24 倍,$CO_2$ 的分子量(44)略大于 $O_2$ 的分子量(32),所以 $CO_2$ 的扩散系数约为 $O_2$ 的 20 倍。

**2. 呼吸气体和人体不同部位气体的分压** 人体吸入的气体是空气。空气成分中具有生理意义的是 $O_2$ 和 $CO_2$。吸入的空气在呼吸道内被水蒸气饱和,所以呼吸道内吸入气的成分已不同于大气,各种气体成分的分压也发生相应的改变。呼出气是无效腔内的吸入气和部分肺泡气的混合气体。

**3. 血液气体和组织气体的分压** 液体中的气体分压也称气体的张力。血液和组织中的 $PO_2$ 和 $PCO_2$ 见表 11-1。不同组织中的 $PO_2$ 和 $PCO_2$ 不同,在同一组织,它们还受组织活动水平的影响,表中 $PO_2$ 和 $PCO_2$ 反映的仅是安静状态下的大致数值。

表 11-1 血液和组织中气体的分压(mmHg)

| 指标 | 动脉血 | 混合静脉血 | 组织 |
| --- | --- | --- | --- |
| $PO_2$ | 97~100 | 40 | 30 |
| $PCO_2$ | 40 | 46 | 50 |

### (二)肺换气

**1. 肺换气过程** 混合静脉血流经肺毛细血管时,血液 $PO_2$ 为 40mmHg,比肺泡气 102mmHg 的

$PO_2$ 低, $O_2$ 就在分压差的作用下由肺泡气向血液净扩散, 使血液 $PO_2$ 逐渐上升, 最后接近肺泡气的 $PO_2$; 混合静脉血 $PCO_2$ 为 46mmHg, 肺泡气 $PCO_2$ 为 40mmHg, 所以, $CO_2$ 便向相反的方向净扩散, 即从血液向肺泡扩散。 $O_2$ 和 $CO_2$ 在血液和肺泡之间的扩散都极为迅速, 当血液流经肺毛细血管全长约 1/3 时, 肺换气过程已基本完成。可见, 肺换气有很大的储备能力。

正常安静状态下, 经过肺换气过程, 肺毛细血管血液的氧含量由每 100ml 血液 15ml 升至 20ml, $CO_2$ 含量则由每 100ml 血液 52ml 降至 48ml。若按心输出量为 5L/min 计, 则流经肺毛细血管的血流每分钟可自肺泡摄取 $O_2$ 250ml, 并释出 $CO_2$ 200ml(图 11-16)。

2. **影响肺换气的因素**  前已述及影响气体的扩散速率因素, 下面进一步讨论扩散距离、扩散面积以及通气/血流比值对肺换气的影响。

(1) 呼吸膜的厚度: 肺泡与血液进行气体交换须通过呼吸膜(肺泡-毛细血管膜)才能进行。气体扩散速率与呼吸膜厚度成反比, 呼吸膜越厚, 单位时间内交换的气体量就越少。

(2) 呼吸膜的面积: 气体扩散速率与扩散面积成正比。正常成年人的两肺约有 3 亿个肺泡, 总扩散面积约 70m², 安静状态下, 用于气体扩散的呼吸膜面积约 40m², 因此有相当大的储备面积。

(3) 通气/血流比值: 通气/血流比值(ventilation/perfusion ratio)是指每分钟肺泡通气量($\dot{V}_A$)和每分钟肺血流量($\dot{Q}$)的比值($\dot{V}_A/\dot{Q}$)。正常成年人安静时, $\dot{V}_A$ 约为 4.2L/min, $\dot{Q}$ 约为 5L/min, 故($\dot{V}_A/\dot{Q}$)为 0.84。如果($\dot{V}_A/\dot{Q}$)增大意味着通气过度, 血流相对不足, 部分肺泡气体未能与血液气体充分交换, 致使肺泡无效腔增大。反之, ($\dot{V}_A/\dot{Q}$)减小则意味着通气不足, 血流相对过多, 部分血液流经通气不良的肺泡, 混合静脉血中气体不能得到充分更新, 犹如发生了功能性动-静短路。可见, 气体的交换效率取决于 $\dot{V}_A$ 和 $\dot{Q}$ 否匹配。无论($\dot{V}_A/\dot{Q}$)增大或减小, 都表明两者匹配不佳, 气体交换效率均将降低, 导致机体缺氧和 $CO_2$ 潴留。

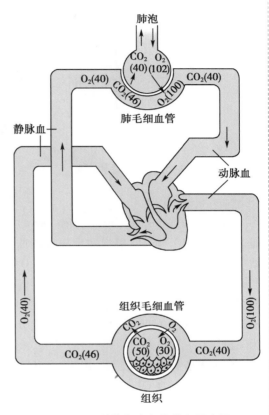

图 11-16  肺换气和组织换气示意图

**(三)气体在血液中的运输**

血液是运输 $O_2$ 和 $CO_2$ 的媒介。经肺换气摄取的 $O_2$ 通过血液循环运输到机体各器官和组织, 供细胞利用; 细胞代谢产生的 $CO_2$ 经组织换气进入血液循环, 运输到肺排出体外。

$O_2$ 和 $CO_2$ 均以物理溶解和化学结合两种形式进行运输。血液中的 $O_2$ 和 $CO_2$ 主要以化学结合形式存在, 而物理溶解形式所占比例极小。虽然血液中以物理溶解形式存在的 $O_2$ 和 $CO_2$ 很少, 但起着重要的"桥梁"作用。在肺换气或组织换气时, 进入血液的 $O_2$ 或 $CO_2$ 都是先溶解在血浆中, 提高其分压, 再发生化学结合; $O_2$ 或 $CO_2$ 从血液释放时, 也是溶解的先逸出, 降低各自的分压, 化学结合的 $O_2$ 或 $CO_2$ 再解离出来, 溶解到血浆中。物理溶解和化学结合二者之间处于动态平衡。下面主要讨论 $O_2$ 和 $CO_2$ 的化学结合形式的运输。

1. **氧的运输**  血液中所含的 $O_2$ 仅约 1.5% 以物理溶解的形式运输, 其余 98.5% 则以化学结合的形式运输。红细胞内的血红蛋白(Hb)是有效的运 $O_2$ 工具, 也参与 $CO_2$ 的运输。

Hb 分子由 1 个珠蛋白和 4 个血红素(又称亚铁原卟啉)组成(图 11-17)。Hb 与 $O_2$ 的结合或解离将影响盐键的形成或断裂, 使 Hb 发生变构效应, 并使之与 $O_2$ 的亲和力也随之而发生变化, 这是 Hb

氧解离曲线呈 S 形和波尔效应的基础。Hb 与 $O_2$ 结合具有迅速而可逆的特征;这一过程是氧合而非氧化;每 1 分子 Hb 可结合 4 分子 $O_2$。在 100ml 血液中,Hb 所能结合的最大 $O_2$ 量称为 Hb 的氧容量;而 Hb 实际结合的 $O_2$ 量称为 Hb 氧含量;Hb 氧含量与氧容量的百分比称为 Hb 氧饱和度。

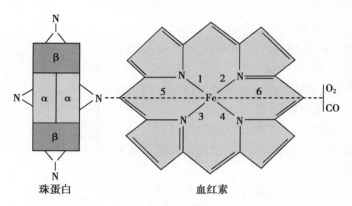

图 11-17　血红蛋白组成示意图

氧解离曲线(oxygen dissociation curve)是表示血液 $PO_2$ 与 Hb 氧饱和度关系的曲线(图 11-18),它既反映在不同 $PO_2$ 下 $O_2$ 与 Hb 的解离情况,也反映在不同 $PO_2$ 时 $O_2$ 与 Hb 的结合情况。根据氧解离曲线的 S 形变化趋势和功能意义,可人为将曲线分为三段。

(1)氧解离曲线的上段:氧解离曲线的上段相当于 $PO_2$ 在 60~100mmHg 之间时的 Hb 氧饱和度,其特点是比较平坦,表明在此范围内 $PO_2$ 对 Hb 氧饱和度或血氧含量影响不大。

图 11-18　氧解离曲线

(2)氧解离曲线的中段:氧解离曲线的中段相当于 $PO_2$ 在 40~60mmHg 之间时的 Hb 氧饱和度,其特点是曲线较陡,这段曲线可以反映安静状态下机体的供 $O_2$ 情况。

(3)氧解离曲线的下段:氧解离曲线的下段相当于 $PO_2$ 在 15~40mmHg 之间时的 Hb 氧饱和度,其特点是最为陡直,这段曲线可反映血液供 $O_2$ 的储备能力。

$O_2$ 的运输障碍可导致机体缺氧。许多因素均可影响 $O_2$ 的运输,即影响 Hb 与 $O_2$ 的结合或解离。氧解离曲线的位置发生偏移则意味着 Hb 对 $O_2$ 的亲和力发生了变化。通常用 $P_{50}$ 来表示 Hb 对 $O_2$ 的亲和力。$P_{50}$ 是使 Hb 氧饱和度达 50%时的 $PO_2$,正常约为 26.5mmHg。当 pH 降低或 $PCO_2$ 升高时,$P_{50}$ 增大,氧解离曲线右移,表示 Hb 对 $O_2$ 的亲和力降低,需要更高的 $PO_2$ 才能使 Hb 氧饱和度达到 50%;而当 pH 升高或 $PCO_2$ 降低时,$P_{50}$ 降低,氧解离曲线左移,则表示 Hb 对 $O_2$ 的亲和力增加,Hb 氧饱和度达 50%所需要的 $PO_2$ 降低。酸度对 Hb 氧亲和力的这种影响称为波尔效应。此外,温度、一氧化碳、Hb 的质和量等因素也可影响血液对 $O_2$ 的运输。

## 2. 二氧化碳的运输

(1)$CO_2$ 的运输形式:血液中所含的 $CO_2$ 约 5%以物理溶解的形式运输,其余 95%则以化学结合的形式运输。化学结合的形式主要是碳酸氢盐和氨基甲酰血红蛋白(HHbNHCOOH),前者约占 88%,后者约占 7%。

笔记

1）碳酸氢盐：在血浆或红细胞中，溶解的 $CO_2$ 与水结合生成 $H_2CO_3$，$H_2CO_3$ 解离为 $HCO_3^-$ 和 $H^+$。该反应是可逆的，其方向取决于 $PCO_2$ 的高低，在组织，反应向右进行，在肺部，则反应向左进行。

在组织，经组织换气扩散入血的 $CO_2$ 首先溶解于血浆，其中小部分 $CO_2$ 经上述过程生成 $HCO_3^-$ 和 $H^+$，$HCO_3^-$ 主要与血浆中的 $Na^+$ 结合，以 $NaHCO_3$ 的形式对 $CO_2$ 进行运输，而 $H^+$ 则被血浆缓冲系统所缓冲，血液 pH 无明显变化。绝大部分 $CO_2$ 扩散入红细胞内经碳酸酐酶催化反应生成 $HCO_3^-$ 和 $H^+$，$H^+$ 主要与 Hb 结合而被缓冲；存在于红细胞膜中的 $HCO_3^-$—$Cl^-$ 交换体将 $HCO_3^-$ 顺浓度梯度从红细胞内转出至血浆，同时将血浆中 $Cl^-$ 转入红细胞内，这一现象称为 $Cl^-$ 转移。这样 $HCO_3^-$ 不会在红细胞内堆积。

在肺部，上述反应向相反方向进行，因为肺泡气 $PCO_2$ 比静脉血低，所以血浆中溶解的 $CO_2$ 扩散入肺泡，而血浆中的 $NaHCO_3$ 则不断产生 $CO_2$，溶解于血浆中。红细胞内的 $HCO_3^-$ 与 $H^+$，进而生成 $H_2CO_3$，后者又经碳酸酐酶的作用而加速分解为 $CO_2$ 和 $H_2O$，$CO_2$ 从红细胞扩散入血浆，而血浆中的 $HCO_3^-$ 便进入红细胞以补充被消耗的 $HCO_3^-$，$Cl^-$ 则扩散出红细胞。这样，$CO_2$ 便在肺部被释放出来。

2）氨基甲酰血红蛋白：进入红细胞的一部分 $CO_2$ 可与 Hb 的氨基结合，生成 HHbNHCOOH，这一反应无需酶的催化，而且迅速、可逆。影响这一反应的主要因素是氧合作用，$HbO_2$ 与 $CO_2$ 结合形成 HHbNHCOOH 的能力比 Hb 小。在组织，部分 $HbO_2$ 解离释出 $O_2$，变成 Hb，与 $CO_2$ 结合成 HHbNHCOOH。此外，Hb 的酸性比 $HbO_2$ 弱，易与 H+结合，并缓冲血液 pH 的变化。在肺部，$HbO_2$ 生成增多，促使 HHbNHCOOH 解离，释放 $CO_2$ 和 $H^+$。

（2）影响 $CO_2$ 运输的因素：Hb 是否与 $O_2$ 结合是影响 $CO_2$ 运输的主要因素。Hb 与 $O_2$ 结合可促进 $CO_2$ 释放，而释放 $O_2$ 之后的 Hb 则容易与 $CO_2$ 结合，这一现象称为何尔登效应（Haldane effect）。在组织中，$HbO_2$ 释出 $O_2$ 而成为 Hb，可通过何尔登效应促进血液摄取并结合 $CO_2$；反之，在肺部，则因 Hb 与 $O_2$ 结合，何尔登效应可促进 $CO_2$ 释放。

由此可见，$O_2$ 和 $CO_2$ 的运输不是孤立进行的，而是相互影响的。$CO_2$ 通过波尔效应影响 $O_2$ 的运输，而 $O_2$ 通过何尔登效应影响 $CO_2$ 的运输。

# 第三节　呼吸运动的调节

呼吸运动是整个呼吸过程的基础，是呼吸肌的一种节律性舒缩活动，其节律起源于呼吸中枢。呼吸运动的深度和频率可随体内外环境的改变而发生相应变化，以适应机体代谢的需要。如运动时，代谢增强，呼吸运动加深加快，肺通气量增大，机体可摄取更多 $O_2$，排出更多 $CO_2$。机体在完成其他某些功能活动（如说话、唱歌、吞咽以及喷嚏反射、咳嗽反射等）时，呼吸运动也将受到相应调控，使其他功能活动得以实现。

## 一、呼吸中枢与呼吸节律的形成

### （一）呼吸中枢

在中枢神经系统内，产生和调节节律性呼吸运动的神经元群称为呼吸中枢。呼吸中枢广泛分布于中枢神经系统各级水平，包括脊髓、延髓、脑桥、间脑和大脑皮层，但它们在呼吸节律的产生和呼吸运动调节中所起的作用则有所不同。正常的节律性呼吸运动是在各级呼吸中枢的共同作用下实现的。

1. **脊髓**　脊髓中有支配呼吸肌的运动神经元，其胞体位于第 3~5 颈段脊髓前角（支配膈肌）和胸段脊髓前角（支配肋间肌和腹肌等）。在相应脊髓前角运动神经元的支配下，呼吸肌发生节律性收缩和舒张,引起呼吸运动。脊髓本身以及呼吸肌和支配呼吸肌的传出神经不能产生呼吸节律,脊髓的呼吸运动神经元是联系高位呼吸中枢和呼吸肌的中继站。

2. 低位脑干　低位脑干是管理呼吸运动和心血管功能活动的生命中枢,它包括脑桥和延髓。根据三级呼吸中枢学说,即在延髓内,有喘息中枢,产生最基本的呼吸节律;在脑桥下部,有长吸中枢,对吸气活动产生紧张性易化作用;在脑桥上部,有呼吸调整中枢,对长吸中枢产生周期性抑制作用,在三者的共同作用下,形成正常的节律性呼吸运动。后来的研究肯定了关于延髓有呼吸节律基本中枢和脑桥上部有呼吸调整中枢的结论,但未能证实脑桥下部存在长吸中枢。

3. 高位脑　呼吸运动还受脑桥以上中枢,如下丘脑、边缘系统、大脑皮层的影响。特别是大脑皮层可分别通过皮层脊髓束和皮层脑干束随意控制脊髓和低位脑干呼吸神经元的活动,以保证其他与呼吸相关的活动,如说话、唱歌、哭笑、咳嗽、吞咽和排便等活动的完成。

### （二）呼吸节律的形成

关于正常的呼吸节律的形成机制尚不清楚,主要有两种学说,即起步细胞学说和神经元网络学说。起步细胞学说认为,节律性呼吸运动犹如窦房结起搏细胞的节律性兴奋引起整个心脏产生节律性收缩那样,由延髓内具有起步样活动的神经元的节律性兴奋而引起。神经元网络学说认为,呼吸节律的产生依赖于延髓内呼吸神经元之间的相互联系和相互作用。

## 二、呼吸的反射性调节

呼吸节律起源于脑,但呼吸运动的频率、深度和样式等要受到来自呼吸器官自身以及血液循环等其他器官系统感受器传入冲动的反射性调节。下面讨论几种重要的呼吸反射。

### （一）化学感受性呼吸反射

化学因素对呼吸运动的调节是一种反射性活动,称为化学感受性反射。这里的化学因素是指动脉血液、组织液或脑脊液中的 $O_2$、$CO_2$ 和 $H^+$。

1. 化学感受器　化学感受器是指其适宜刺激为 $O_2$、$CO_2$ 和 $H^+$ 等化学物质的感受器。根据所在部位的不同,可分为外周化学感受器和中枢化学感受器。

（1）外周化学感受器:外周化学感受器位于颈动脉体和主动脉体,当动脉血 $PO_2$ 降低、$PCO_2$ 或 $H^+$ 浓度升高时,外周化学感受器受到刺激,冲动分别沿窦神经和迷走神经传入延髓孤束核,反射性引起呼吸加深加快和血液循环功能的变化。颈动脉体和主动脉体虽都参与呼吸和循环的调节,但颈动脉体主要参与呼吸调节,而主动脉体在循环调节方面较为重要。

对颈动脉体的研究结果表明,当灌流液 $PO_2$ 下降、$PCO_2$ 升高或 $H^+$ 浓度升高时,窦神经放电频率增加,呼吸运动增强增快,肺通气量增加。而且,上述三种因素对化学感受器的刺激作用有相互增强的现象,这种协同作用的意义在于,当机体发生循环或呼吸衰竭时,$PCO_2$ 升高和 $PO_2$ 降低往往同时存在,它们协同刺激外周化学感受器,共同促进代偿性呼吸增强反应。

（2）中枢化学感受器:中枢化学感受器位于延髓腹外侧浅表部位,左右对称,可分为头、中、尾三个区(图 11-19A)。头端和尾端区都有化学感受性;中间区不具有化学感受性,可能是头端区和尾端区传入冲动向脑干呼吸中枢投射的中继站。

中枢化学感受器的生理性刺激是脑脊液和局部细胞外液中的 $H^+$,而不是 $CO_2$;但血液中的 $CO_2$ 能迅速透过血-脑屏障,使化学感受器周围细胞外液中的 $H^+$ 浓度升高,从而刺激中枢化学感受器,进而影响呼吸中枢的活动(图 11-19B),使呼吸运动加深加快,肺通气量增加。而血液中的 $H^+$ 不易透过血-脑屏障,故血液 pH 的变化对中枢化学感受器的刺激作用较弱,也较缓慢。

与外周化学感受器不同,中枢化学感受器不感受低 $O_2$ 刺激,但对 $H^+$ 的敏感性比外周化学感受器高,反应潜伏期较长。中枢化学感受器的功能可能是通过影响肺通气来调节脑脊液的 $H^+$ 浓度,使中枢神经系统有一稳定的 pH 环境;而外周化学感受器的作用则主要是在机体缺氧时驱动呼吸运动,以改善缺氧状态。

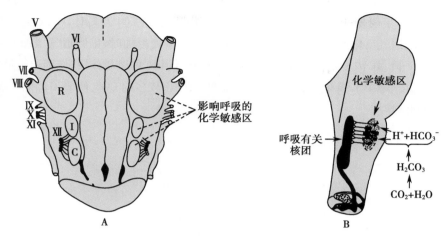

图 11-19　中枢化学感受器

### 2. $CO_2$、$H^+$和低 $O_2$ 对呼吸运动的调节

（1）$CO_2$ 对呼吸运动的调节：$CO_2$ 是调节呼吸运动最重要的生理性化学因素。在麻醉动物或人，当动脉血液 $PCO_2$ 降到很低水平时，可出现呼吸暂停，因此一定水平的 $PCO_2$ 对维持呼吸中枢的基本活动是必需的。在剧烈运动、呼吸功能障碍或吸入等情况下，血液 $PCO_2$ 升高，呼吸运动将反射性加深加快，肺通气量增加。肺通气增加可使 $CO_2$ 排出增加，从而使血液 $PCO_2$ 恢复正常水平。但血液 $PCO_2$ 过高可导致中枢神经系统包括中枢活动抑制，引起呼吸困难、头痛、头晕甚至昏迷，出现 $CO_2$ 麻醉。总之，$CO_2$ 对呼吸运动起经常性的调节作用，血液 $PCO_2$ 在一定范围内升高可加强呼吸运动，但超过一定限度则起抑制作用。

$CO_2$ 刺激呼吸运动有两条途径，即刺激中枢化学感受器或外周化学感受器。其中，中枢化学感受器在 $CO_2$ 引起的通气反应中起主要作用。

（2）$H^+$ 对呼吸运动的调节：当动脉血液中 $H^+$ 浓度升高时，呼吸运动加深加快，肺通气量增加；相反，当 $H^+$ 浓度降低时，呼吸运动受到抑制，肺通气量减少。$H^+$ 对呼吸的调节也是通过外周化学感受器和中枢化学感受器实现的。中枢化学感受器对 $H^+$ 的敏感性较外周化学感受器高，但 $H^+$ 通过血-脑屏障的速度较慢，限制了它对中枢化学感受器的作用。因此，血液中的 $H^+$ 主要通过刺激外周化学感受器而起作用，而脑脊液中的 $H^+$ 才是中枢化学感受器最有效的刺激物。

（3）低 $O_2$ 对呼吸运动的调节：当吸入气 $PO_2$ 降低（如初上高原）以及肺通气或肺换气功能障碍时，动脉血液中 $PO_2$ 将下降，因而呼吸运动加深加快，肺通气量增加；反之，则肺通气量减少。通常在动脉血 $PO_2$ 下降到 80mmHg 以下时，肺通气量才出现可觉察到的增加。可见，动脉血 $PO_2$ 的改变对正常呼吸运动的调节作用不大，而当机体严重缺氧时才有重要意义。此外，在严重肺气肿、肺心病患者，由于长时间 $CO_2$ 潴留使中枢化学感受器对 $CO_2$ 的刺激作用产生适应，在这种情况下，低 $O_2$ 对外周化学感受器的刺激就成为驱动呼吸运动的主要刺激因素。因此，在低 $O_2$ 时如吸入纯 $O_2$，由于解除了低 $O_2$ 对呼吸的刺激，可引起呼吸暂停，所以在临床应用氧疗时应给予高度注意。

低 $O_2$ 对呼吸运动的刺激作用完全是通过外周化学感受器实现的，低 $O_2$ 对中枢的直接作用是抑制。轻度缺氧的情况下可通过外周化学感受器对呼吸中枢的兴奋作用对抗其直接的抑制效应；但在严重缺氧时，如果外周化学感受器的反射效应不足以克服低 $O_2$ 对中枢的直接抑制作用，将导致呼吸运动的减弱甚至停止。

### 3. $CO_2$、$H^+$和低 $O_2$ 在呼吸运动调节中的相互作用

在自然呼吸情况下，不可能只有一个因素改变，往往是几种因素同时改变，因此，它们对肺通气的影响既可因相互协同而增强，也可因相互抵消

而减弱。一种因素改变而对另外两种因素不加控制时的情况，$CO_2$ 对呼吸的刺激作用最强，且比其单因素作用（图 11-20）更明显；$H^+$ 的作用次之；低 $O_2$ 的作用最弱。$PCO_2$ 升高时，$H^+$ 浓度也随之升高，两者的协同作用使肺通气反应比纯 $PCO_2$ 升高时更强。$H^+$ 浓度增加时，因肺通气增加而使 $CO_2$ 排出增加，导致 $PCO_2$ 下降，$H^+$ 浓度也有所降低，因为此可部分抵消 $H^+$ 的刺激作用，使肺通气量的增加比单因素 $H^+$ 浓度升高时小。$PO_2$ 降低时，也因肺通气量增加，呼出较多的 $CO_2$，使 $PCO_2$ 和 $H^+$ 浓度降低，从而减弱低 $O_2$ 的刺激作用。

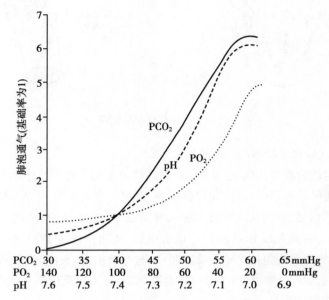

图 11-20　改变动脉血液 $PCO_2$、$PO_2$、pH 三因素之一而维持另外两个因素正常时的肺泡通气反应

### （二）肺牵张发射

肺牵张反射（pulmonary stretch reflex）包括肺扩张反射和肺萎陷反射两种成分。

1. **肺扩张反射**　肺扩张反射是肺扩张时抑制吸气活动的反射。其感受器分布于从气管到支气管的平滑肌中，属于牵张感受器，其阈值低，适应慢。肺扩张时，牵拉呼吸道，使牵张感受器受到刺激，冲动通过迷走神经传入延髓，经延髓和脑桥呼吸中枢的作用，促使吸气转换为呼气。肺扩张反射的生理意义在于加速吸气向呼气的转换，使呼吸频率增加。

2. **肺萎陷反射**　肺萎陷反射是肺萎陷时增强吸气活动或促进呼气转换为吸气的反射。感受器同样位于气道平滑肌内，但其性质尚不清楚。肺萎陷反射一般要在较大程度的肺萎陷时才出现，所以在平静呼吸时并不参与调节，但在防止呼气过深以及在肺不张等情况下可能起一定作用。

### （三）防御性呼吸反射

主要的防御性呼吸反射包括咳嗽反射和喷嚏反射。

1. **咳嗽反射**　咳嗽反射是很常见也很重要的防御性反射。咳嗽反射的感受器位于喉、气管和支气管的黏膜。大支气管以上部位的感受器对机械刺激敏感，二级支气管以下部位对化学刺激敏感。传入冲动沿迷走神经传入延髓，触发咳嗽反射。咳嗽时，先是一次短促的或较深的吸气，继而声门紧闭，呼气肌强烈收缩，肺内压和胸膜腔内压急剧上升，然后声门突然开放，由于肺内压很高，气体便由肺内高速冲出，将呼吸道内的异物或分泌物排出。

2. **喷嚏反射**　喷嚏反射是类似于咳嗽的反射，不同的是刺激作用于鼻黏膜的感受器，传入神经是三叉神经，反射效应是腭垂下降，舌压向软腭，而不是声门关闭，呼出气主要从鼻腔喷出，以清除鼻腔的刺激物。

## 本章小结

　　呼吸系统由呼吸道和肺组成。呼吸过程包括外呼吸、气体在血液中运输和内呼吸三个环节。肺通气的原动力是呼吸运动,直接动力是肺与外界大气之间的压力差。肺换气和组织换气是以单纯扩散的形式进行。氧合血红蛋白是 $O_2$ 在血液中运输的主要形式,$CO_2$ 则主要以碳酸氢盐和氨基甲酰血红蛋白的形式在血液中运输。呼吸的基本中枢在延髓,当血液中 $PCO_2\uparrow$、$PO_2\downarrow$ 或 pH 下降时均可使呼吸加深加快。

### 思考题

1. 胸廓、胸腔和胸膜腔的概念有何不同?
2. 试述红细胞在运输氧气和二氧化碳过程中的作用。
3. 试述机体缺氧时呼吸运动的变化及其调节机制。

(初国良　巢杰)

### 参考文献

1. 柏树令. 系统解剖学. 8 版. 北京:人民卫生出版社. 2013
2. 姚泰. 生理学. 3 版. 北京:人民卫生出版社. 2015
3. 朱大年. 生理学. 8 版. 北京:人民卫生出版社. 2013

# 第十二章　消化系统

消化系统（digestive system）的基本生理功能是摄取、储存、消化食物和吸收营养、排泄废物。通过食物的消化和吸收，提供给机体所需的物质和能量。

## 第一节　概　　述

### 一、消化系统的组成

消化系统由消化管（digestive duct）和消化腺（digestive gland）两大部分组成，主要作用是摄取食物，对其进行消化，吸收其中的营养物质、水分和无机盐，排出残渣（粪便）。此外，该系统的口腔、咽等还与呼吸、发音和语言活动有关（图 12-1）。

### 二、消化管平滑肌的生理特性

#### （一）兴奋性较低，收缩缓慢
消化道平滑肌的兴奋性较骨骼肌低，收缩缓慢，所占时间长。

#### （二）具有自律性
能自动进行节律性收缩和舒张，但其节律较慢，不如心肌规则。

#### （三）具有紧张性
经常保持一种微弱的持续收缩状态，具有一定的紧张性，这也可能是胃、肠之所以能保持一定的形状和位置的部分原因。平滑肌的紧张性还能使消化道内保持一定的基础压力，有助于消化液向食物中渗透。平滑肌的各种收缩活动都在紧张性基础上进行。

#### （四）富有伸展性
能进行很大的伸展，以增加其容积。良好的伸展性使消化道有可能容纳几倍于原初容积的食物，而消化道内压力却不明显升高。

#### （五）对不同刺激的敏感性不同
对电刺激不敏感，而对机械牵拉、温度和化学性刺激特别敏感。消化道内食物对平滑肌的机械扩张、温度和化学性刺激可促进消化腺分泌及消化道运动，有助于食物的消化。

### 三、消化系统的功能

食物中的营养物质除维生素、水和无机盐可以被直接吸收利用外，蛋白质、脂肪和糖类等大分子物质均不能被机体直接吸收利用，需在消化管内被分解为结构简单的小分子物质，才能被吸收利用。食物在消化管内被分解成结构简单、可被吸收的小分子物质的过程就称为消化（digestion）。经消化后的小分子物质透过消化管黏膜上皮细胞进入血液和淋巴液的过程就是吸收（absorption）。对于未被吸收的残渣部分，消化道则通过大肠以粪便形式排出体外。

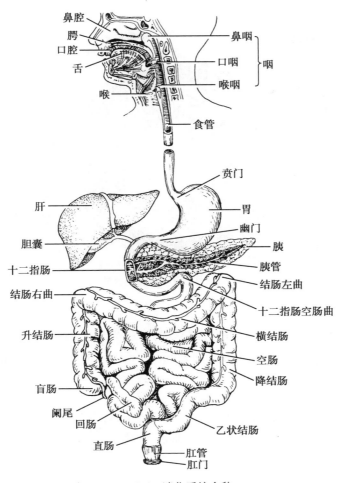

图 12-1 消化系统全貌

# 第二节 消 化 管

## 一、消化管的一般组织结构

从组织结构上来看,一般将消化管壁(除口腔与咽外)自内向外均分为黏膜、黏膜下层、肌层与外膜4层(图12-2)。

### (一)黏膜

黏膜(tunica mucosa)由上皮、固有层和黏膜肌组成,是消化管各段结构差异最大、功能最重要的部分。

1. **上皮** 其类型依部位而异。消化管的两端(口腔、咽、食管及肛门)为复层扁平上皮,以保护功能为主;其余部分均为单层柱状上皮,以消化吸收功能为主。上皮与管壁内的腺体相连。

2. **固有层** 为疏松结缔组织,含细胞和纤维较多,并有丰富的血管和淋巴管。胃肠固有层内还富含腺体和淋巴组织。

3. **黏膜肌层** 为薄层平滑肌,其收缩可使黏膜活动,促进固有层内的腺体分泌物排出和血液运行,利于物质吸收。

### (二)黏膜下层

黏膜下层(tela submucosa)由疏松结缔组织组成,内含较大的血管与淋巴管。在食管及十二指肠的黏膜下层内分别有食管腺与十二指肠腺。黏膜下层中还有黏膜下神经丛,可调节黏膜肌的收缩和腺体的分泌。在食管、胃和小肠等部位的黏膜与黏膜下层共同向管腔内突起,形成皱襞(plica)。

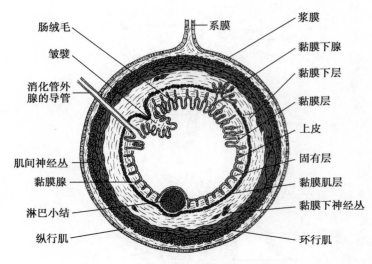

图 12-2　消化管一般结构模式图

### （三）肌层

肌层（tunica muscularis）除食管上段与肛门处的肌层为骨骼肌外，其余大部均为平滑肌。肌层一般分为内环行、外纵行两层，其间有肌间神经丛，结构与黏膜下神经丛相似，可调节肌层的运动。

### （四）外膜

外膜（tunica adventitia）由薄层结缔组织构成，也称纤维膜，主要分布于食管和大肠末段，与周围组织无明显界限。由薄层结缔组织与间皮共同构成者，称浆膜，见于胃、大部分小肠与大肠，其表面光滑，有利于胃肠活动。

## 二、消化管各部的形态

### （一）口腔

口腔（oral cavity）是以骨性口腔为基础形成的，前方的开口叫口裂，由上下唇围成；后方以咽峡和咽交通；上壁（顶）是腭；下壁是口底；两侧壁叫颊（图 12-3A）。整个口腔被上、下牙弓（包括牙槽突、牙龈和牙列）分隔为前部的口腔前庭和后部的固有口腔。在上、下牙列咬合时，两部可通过两侧第 3 磨牙后方的间隙相通，在牙关紧闭时可经此间隙插管或注入营养物质。口腔内有牙齿和舌，并有 3 对唾液腺开口于口腔黏膜表面。

1. **口腔各壁**　口唇和颊互相连续，都是以肌肉为基础，外面覆以皮肤，内面衬以口腔黏膜构成的。口唇内的肌肉是环绕口裂的口轮匝肌，颊的基础是颊肌。上、下唇两端的结合部叫口角，口角外方和鼻翼外侧之间的皮沟叫鼻唇沟，为上唇和颊的分界。上唇外面正中的纵行浅沟叫人中，急救时常在此处针刺。

口底以舌骨上肌群（下颌舌骨肌和颏舌骨肌）为基础内面覆以黏膜构成。在口底正中线上有一黏膜皱襞叫舌系带，连于下颌牙龈内面和舌下面之间。系带的两侧各有一黏膜隆起叫舌下阜，是下颌下腺和舌下腺导管的开口处（图 12-3B）。

腭（palate）构成口腔的顶壁，包括分隔口腔和鼻腔的硬腭（前 2/3）及其向后延伸的软腭（后 1/3）两部分。软腭后缘游离并垂向后下方呈帆状，故又叫做腭帆，软腭后缘中央有一乳头样突起叫腭垂或悬雍垂。悬雍垂两侧各有两条弓状皱襞，前方的叫腭舌弓，后方的叫腭咽弓。两弓之间的凹窝，称扁桃体窝，容纳腭扁桃体。软腭后缘、腭垂、两侧腭舌弓和舌根共同围成的空间叫咽峡，是口腔通向咽的门户（图 12-3A）。

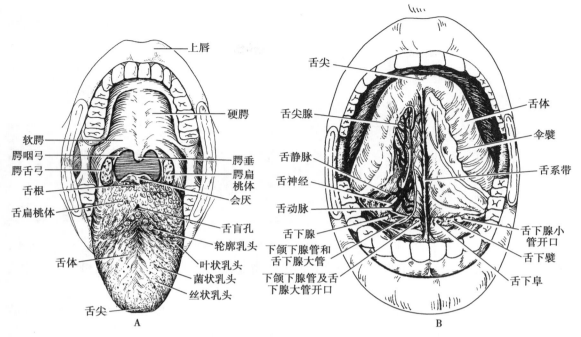

图 12-3　口腔前面观及咽峡(A)和口腔底和舌下面(B)

**2. 牙**　牙(teeth)是人体最坚硬的结构,嵌于上、下颌骨的牙槽内。呈弓状排列成上牙弓和下牙弓。牙具有机械加工(咬切、撕裂、磨碎)食物和辅助发音的作用。

每个牙均可分为牙冠、牙根和牙颈 3 部分(图 12-4)。牙主要由牙质构成。在牙冠,牙质外面还另有光亮坚硬的釉质,正常所见的釉质呈淡黄色,这是透过釉质所见牙质的色泽。牙内部的空腔叫牙腔或髓腔,牙根内部的细管叫做牙根管,牙根管末端的小孔叫根尖孔(图 12-4)。牙的神经、血管通过根尖孔和牙根管至牙腔,与结缔组织共同组成牙髓,当牙髓发炎时常引起剧烈疼痛。

牙周组织包括牙周膜、牙槽骨和牙龈 3 部分(图 12-4)。牙周膜介于牙和牙槽骨之间,借之将牙和牙槽骨紧密结合,能固定牙根和缓解咀嚼的压力。牙槽骨是牙根周围牙槽突的骨质。牙龈是紧贴牙槽骨外面的口腔黏膜,富含血管,其游离缘附于牙颈(图 12-4)。

人类的牙由于杂食而具有不同的形态特点。切牙的牙冠呈扁平凿子形;尖牙的牙冠呈锥形;前磨牙的牙冠呈立方形,咬合面上有 2~3 个结节,以上各牙均各有 1 个牙根;磨牙的牙冠大,也为立方形,咬合面上有 4~5 个结节,下颌磨牙有两个或 3 个牙根,上颌磨牙有 3 个牙根。人的一生中先后有两组牙萌生,第 1 次萌出的叫乳牙,第 2 次萌出的叫恒牙(表 12-1)。

乳牙共 20 个,上、下颌左右各 5 个,恒牙共 32 个,上、下颌左右各 8 个,见表 12-1。临床上为了便于记录病牙的位置,常以"十"符号划分 4 区表示上、下颌左、右侧的牙位,并以罗马数字(乳牙)或阿拉伯数字(恒牙)分别表示

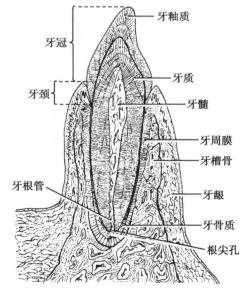

图 12-4　牙(下颌切牙)的构造模式图

从中切牙至最后磨牙的序号,如"Ⅲ⌐"代表右上颌的乳尖牙;"⌐6"代表左下颌第 1 恒磨牙。

**3. 舌**　舌(tongue)以骨骼肌为基础,表面覆以黏膜构成(图 12-3)。具有搅拌食物、协助吞咽、感受味觉和辅助发音等功能。

表 12-1　乳牙和恒牙的数量和萌出时间表

| 名　称 | 时间 | |
|---|---|---|
| | 乳　牙 | 恒　牙 |
| 中切牙 | 6~8 个月 | 6~8 岁 |
| 侧切牙 | 7~9 个月 | 7~9 岁 |
| 尖牙 | 16~20 个月 | 9~12 岁 |
| 第 1（前）磨牙 | 12~15 个月 | 10~12 岁 |
| 第 2（前）磨牙 | 20~30 个月 | 10~12 岁 |
| 第 1 磨牙 | | 6~7 岁 |
| 第 2 磨牙 | | 11~14 岁 |
| 第 3 磨牙 | | 17~25 岁或更晚 |

　　舌的上面叫舌背,其上有一向前开放的 V 型沟叫界沟,将舌分为前 2/3 的舌体和后 1/3 的舌根。舌体的前端叫舌尖,舌根对向口咽部。舌下面较舌背短,黏膜光滑而松软,与口底黏膜相续,在正中线上的黏膜皱襞称舌系带(图 12-3B)。

　　(1)舌黏膜:舌体黏膜上有密集的小突起叫舌乳头,根据其形态可将其分为 4 类:丝状乳头、菌状乳头、叶状乳头和轮廓乳头。后 3 种乳头以及软腭、会厌等处的黏膜上皮中有味觉感受器 —— 味蕾(taste buds),具有感受酸、甜、苦、咸等味觉功能。丝状乳头中无味蕾(图 12-3A)。

　　(2)舌肌:舌肌可分为舌内肌和舌外肌。舌内肌的起、止都在舌内,由上下垂直、前后纵行和左右横行的肌纤维束组成,且互相交错,收缩时可改变舌的形状。舌外肌是指起于舌外、止于舌的肌肉,包括颏舌肌、舌骨舌肌和茎突舌肌。舌内、外肌共同协调活动,使舌能向各方灵活运动。

　　**(二)咽**

　　咽(pharynx)是一个上宽下窄、前后略扁的漏斗形肌性管道(图 12-5),上端附着于颅底,下端平环状软骨弓(第 6 颈椎下缘平面)续于食管,全长约 12cm。后壁平整,前壁不完整,与鼻腔、口腔和喉腔相通。据此,以软腭和会厌上缘平面为界,咽腔可分为鼻咽部、口咽部和喉咽部。咽腔的口咽和喉咽两部是呼吸道和消化道的共同通道。

　　鼻咽(nasopharynx)是咽的上部,位于鼻腔后方,介于颅底与软腭之间,向前经鼻后孔与鼻腔相通(图 12-5)。顶壁后部黏膜下有丰富的淋巴组织,称咽扁桃体,在婴幼儿较发达,6~7 岁后开始萎缩,至 10 岁后完全退化。

　　鼻咽部的两侧壁位于下鼻甲后方约 1cm 处,各有一个咽鼓管咽口,经咽鼓管与中耳鼓室相通。咽部感染时,细菌可经此管波及中耳,引起中耳炎。咽鼓管咽口的前、上和后方有明显的半环形隆起,称咽鼓管圆枕,它是咽鼓管手术时寻找咽鼓管咽口的标志。咽鼓管圆枕的后上方有一凹陷称咽隐窝,是鼻咽癌的好发部位(图 12-5)。

　　口咽位于口腔的后方,介于软腭与会厌上缘之间,向上通鼻咽,向下通喉咽,向前经咽峡通口腔。口咽的前壁主要为舌根后部,在腭舌弓与腭咽弓之间的凹陷称腭扁桃体窝,容纳腭扁桃体(图 12-5)。

　　咽后上方的扁桃体、两侧的咽鼓管扁桃体、腭扁桃体和舌扁桃体共同围成咽淋巴环,是消化道和呼吸道的第一道防御结构。

　　喉咽是咽的最下部,上起会厌上缘,下至第 6 颈椎体下缘平面与食管相续。向前经喉口通喉腔。在喉口的两侧各有一个梨状隐窝,常为异物滞留的部位。

　　咽壁的肌层由属于横纹肌的咽缩肌和咽提肌互相交织而成,可协助吞咽和下推食团以及上提咽喉,协助吞咽。

　　**(三)食管**

　　食管(esophagus)是一个前后压扁的肌性管,位于脊柱前方,上端在第 6 颈椎下缘平面与咽相续,

笔记

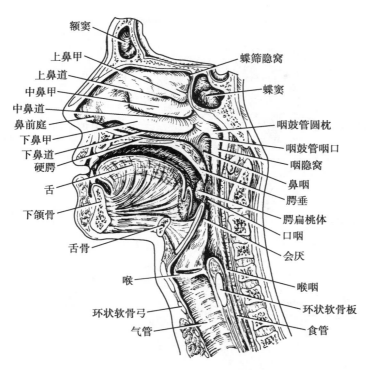

额窦
上鼻甲
上鼻道
中鼻甲
中鼻道
鼻前庭
下鼻甲
下鼻道
硬腭
舌
下颌骨
舌骨
喉
环状软骨弓
气管

蝶筛隐窝
蝶窦
咽鼓管圆枕
咽鼓管咽口
咽隐窝
鼻咽
腭垂
腭扁桃体
口咽
会厌
喉咽
环状软骨板
食管

图 12-5　头正中矢状断面(左侧观)

下端续于胃的贲门,全长约 25cm,依其行程可分为颈部、胸部和腹部 3 段。食管全程有 3 处较狭窄:第 1 个狭窄位于食管和咽的连接处,距中切牙约 15cm;第 2 个狭窄位于食管与左主支气管交叉处,距中切牙约 25cm;第 3 个狭窄为穿经膈肌处,距中切牙约 40cm 处(图 12-6)。这些狭窄处是异物容易滞留和食管癌的好发部位。

食管空虚时,前后壁贴近,黏膜表面形成 7~10 条纵行皱襞,当食团通过时,肌层松弛,皱襞平展。食管肌层由外层纵行、内层环行的肌纤维组成。肌层上 1/3 为横纹肌,下 1/3 为平滑肌,中 1/3 为横纹肌和平滑肌相混杂的混合肌。食管起端处环行肌纤维较厚,可起到括约肌作用。外膜为疏松结缔组织。整个食管管壁较薄,仅 0.3~0.6cm 厚,容易穿孔。

**(四)胃**

胃(stomach)是消化管的最膨大部分(图 12-7),由食管运送来的食团暂时贮存于胃内,进行部分消化后再运送入十二指肠,此外,胃还有内分泌的功能。胃大部分位于腹上部的左季肋区。上端与食管相续的入口处称贲门(cardia),下端连接十二指肠的出口处称幽门(pylorus)。上缘凹向右上方称胃小弯,其最低点弯度明显折转处,称角切迹,是胃体与幽门部在胃小弯的分界。下缘凸向左下方称胃大弯。

一般将胃分成 4 部:贲门附近的部分称贲门部;贲门平面以上向左上方膨出的部分称胃底;自胃底向下至角切迹处的中间大部分,称胃体;胃体下界与幽门之间的部分,称幽门部。在幽门部大弯侧有一不甚明显的浅沟称中间沟,此沟将幽门部分为右侧的幽门管和左侧的幽门窦(图 12-7)。临床上胃溃疡和胃癌多发生于胃的幽门窦近胃小弯处。

胃壁的黏膜在幽门处由于覆盖幽门括约肌的表面而形成环状的皱襞叫幽门瓣。胃肌层由外层纵形、中层环形、内层斜行的三层平滑肌构成,其中环行肌最发达,在幽门处特别增厚形成幽门括约肌。幽门括约肌和幽门瓣具有控制胃内容物排入十二指肠以及防止肠内容物逆流回胃的作用。

**(五)小肠**

小肠(small intestine)是消化管中最长的一段,成人全长约 5~7m(图 12-1)。上端起自幽门,下端在右髂窝与盲肠相接,可分为十二指肠、空肠和回肠 3 部分。十二指肠固定在腹后壁,空肠和回肠形

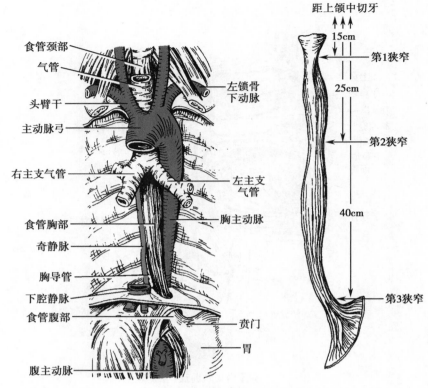

图 12-6 食管的位置及 3 个狭窄

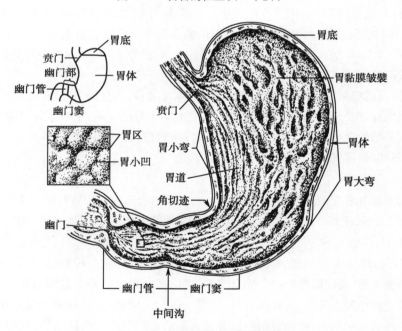

图 12-7 胃的形态、分部及黏膜

成很多肠袢,蟠曲于腹膜腔下部,被小肠系膜系于腹后壁,故合称为系膜小肠。

1. **十二指肠** 十二指肠(duodenum)介于胃和空肠之间,上端起自幽门,下端在第 2 腰椎体左侧续于空肠,长约 25~30cm,呈 C 形包绕胰头。按其部位不同,十二指肠可分为上部、降部、水平部和升部 4 部(图 12-8)。其中上部近侧与幽门相连接的一段肠管,由于其肠壁薄,管径大,黏膜面光滑平坦无环状襞,故临床上常称此段为十二指肠球部,是十二指肠溃疡的好发部位。降部(中部)内面黏膜环状襞发达,在其后内侧壁上有一纵行皱襞,皱襞下端有一突起称十二指肠大乳头( major duodenal

笔记

papilla），是胆总管和胰管的共同开口处，胆汁和胰液由此流入小肠。升部最短，自水平部末端起始，斜向左上方，至第 2 腰椎体左侧转向下移行为空肠（图 12-8）。十二指肠与空肠转折处形成的弯曲，称十二指肠空肠曲。

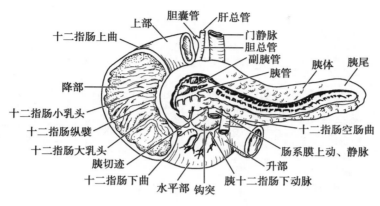

图 12-8　十二指肠与胰腺

十二指肠空肠曲的上后壁被十二指肠悬肌固定于右膈脚上。十二指肠悬肌和包绕于其下端表面的腹膜皱襞共同构成十二指肠悬韧带，又称 Treitz 韧带，是手术中确认空肠起始部的重要标志。

**2. 空肠和回肠**　空肠（jejunum）约占空回肠（ileum）全长的 2/5，主要占据腹膜腔的左上部。回肠占远侧 3/5，一般位于腹膜腔的右下部。空肠和回肠之间并无明显界限，在形态和结构上的变化是逐渐改变的（图 12-9）。

小肠黏膜，特别是空肠，具有许多环状皱襞和绒毛，大大扩大了黏膜的表面积，有利于营养物质的消化和吸收。黏膜下层中有由表层上皮下陷形成的肠腺，开口于黏膜表面，分泌肠液。空肠的黏膜下

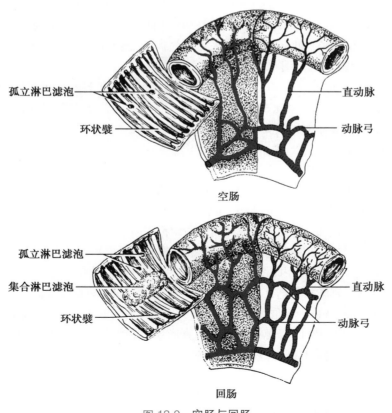

图 12-9　空肠与回肠

层有散在的孤立淋巴滤泡,而回肠的黏膜下层除了有散在的孤立淋巴滤泡外,还有集合淋巴滤泡,尤其是在回肠下部多见(图 12-9)。小肠的环肌层在回肠末端突入大肠并增厚,外覆黏膜形成两个半月形的皱襞叫回盲瓣,具有括约肌的作用(图 12-10)。

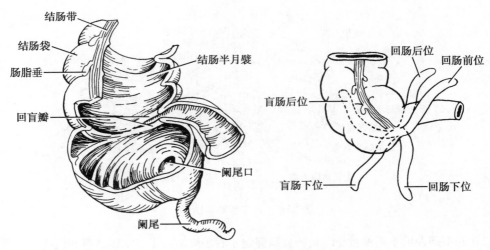

图 12-10　盲肠内腔及阑尾

### (六)大肠

大肠(large intestine)是消化管的下段,长约 1.5m,起自右髂窝,终于肛门,可分为盲肠、阑尾、结肠、直肠和肛管 5 部分(图 12-1)。

除直肠、肛管与阑尾外,结肠和盲肠具有 3 种特征性结构,即结肠带、结肠袋和肠脂垂(图 12-10)。这些特征是在腹部手术中鉴别大肠和小肠的主要标志。

1. **盲肠**　盲肠(caecum)是大肠的起始部,位于右髂窝内,左接回肠,上通升结肠,长约 6~8cm。回肠末端开口于盲肠处的肠壁内的环行肌增厚形成上、下两片唇样黏膜皱襞,称回盲瓣。此瓣既可防止内容物逆流回小肠,又可控制小肠内容物进入盲肠的速度,使食物在小肠内充分消化吸收,在回盲瓣下方约 2cm 处,有阑尾的开口(图 12-10)。

2. **阑尾**　阑尾(vermiform appendix)为一蚓状突起,其根部连于盲肠后内侧壁,并经阑尾孔通盲肠腔。远端游离,长约 6~8cm。阑尾的位置,一般常与盲肠一起位于右髂窝内,但通常变化也很大(图 12-10)。临床作阑尾手术时可沿 3 条结肠带向下寻找阑尾。阑尾根部的体表投影,通常在脐与右髂前上棘连线的中、外 1/3 交点处,称 McBurney 点。急性阑尾炎时,在此点附近常有明显压痛,对诊断具有一定帮助。

3. **结肠**　结肠(colon)围绕在空回肠的周围,可分为升结肠、横结肠、降结肠和乙状结肠 4 部分(图 12-11)。升结肠是盲肠向上延续的部分,至肝右叶下方弯向左形成结肠右曲或称肝曲,移行于横结肠。横结肠左端到脾的下部,折向下形成结肠左曲或称脾曲,续于降结肠。左髂嵴平面以下的一段结肠位于腹下部和小骨盆腔内,肠管弯曲,称乙状结肠,在第 3 骶椎平面续于直肠(图 12-11)。

(1)直肠(rectum):位于盆腔内(图 12-11),全长约 10~14cm,从第 3 骶椎平面贴骶尾骨前面下行,穿盆膈移行于肛管。直肠并非笔直,在矢状面上形成两个弯曲,即直肠骶曲和直肠会阴曲。前者凸向后,与骶骨盆面弯曲一致;后者是直肠绕过尾骨尖形成凸向前的弯曲。当临床进行直肠镜或乙状结肠镜检查时,应注意这些弯曲,以免损伤肠壁。直肠下段肠腔膨大,称直肠壶腹(rectal ampulla)。直肠内面常有 3 个直肠横襞,由黏膜及环行肌构成。

(2)肛管(anal canal):是盆膈以下的消化管,长约 3~4cm,上续直肠,末端终于肛门。肛管内面有 6~10 条纵行的黏膜皱襞,称肛柱,内有血管和纵行肌。肛柱下端之间有半月形的黏膜皱襞相连,称肛瓣。每一肛瓣与其相邻的两个肛柱下端之间形成开口向上的小隐窝,称肛窦,其底部有肛腺的开

笔记

口（图 12-11）。如粪屑积存在肛窦并发生感染,称肛窦炎。

通常将肛瓣边缘与肛柱下端的锯齿状环形线称齿状线（或称肛皮线）（图 12-11）。在齿状线的下方有一宽约 1cm 的环形区域称肛梳,外观光滑,呈浅蓝色,深部为静脉丛。肛梳下缘有一不甚明显的环形线称白线（或称 Hilton 线）,此处恰为肛门内、外括约肌的分界处,活体肛诊时可触得一环行浅沟。在肛梳部的皮下组织和肛柱部的黏膜下层内含有丰富的静脉丛,病理情况下静脉曲张,并向肛管腔内突起,称为痔（hemorrhoid）。发生在齿状线以上的称为内痔,齿状线以下的称为外痔,跨越齿状线上、下的称为混合痔。

肛管周围有内、外括约肌环绕（图 12-11）。肛门内括约肌属平滑肌,有协助排便的作用。肛门外括约肌为骨骼肌,有较强的控制排便功能。

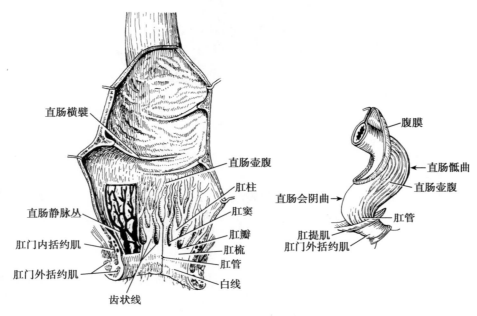

图 12-11　直肠和肛管

# 第三节　消 化 腺

消化腺（digestive glands）按体积的大小和位置不同,可分为大消化腺和小消化腺两种。大消化腺位于消化管壁外,成为一个独立的实质性器官,如肝等;小消化腺分布于消化管壁的黏膜层或黏膜下层,如肠腺等。

## 一、口腔唾液腺

口腔内有大、小两种唾液腺。小唾液腺散在于各部口腔黏膜内（如唇腺、颊腺、腭腺、舌腺）。大唾液腺包括腮腺、下颌下腺和舌下腺 3 对（图 12-12）,它们是位于口腔周围的独立的器官,但其导管均开口于口腔黏膜。

### （一）腮腺

腮腺（parotid gland）最大,略呈三角楔形,位于外耳道前下方,咬肌后部的表面,腺的后部特别肥厚,向后延伸（图 12-12）。腮腺管由腺的前端靠近上缘处发出,在距颧弓下方约一横指处经咬肌表面前行,穿过颊肌开口于平对上颌第 2 磨牙相对的颊部黏膜。

### （二）下颌下腺

下颌下腺（submandibular gland）略呈卵圆形,位于下颌下三角内,下颌下腺管沿口底黏膜深面前

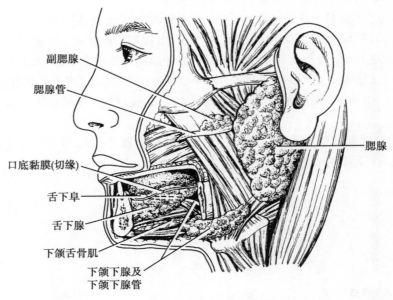

图 12-12　唾液腺

行,开口于舌下阜(图 12-12)。

### (三)舌下腺

舌下腺(sublingual gland)最小,位于口底黏膜深面。其腺管有大、小两种,多条小管可直接开口于口底黏膜;一条大管常与下颌下腺管汇合或单独开口于舌下肉阜(图 12-12)。

## 二、胃底腺

胃底腺(fundic gland)又称泌酸腺,分布于胃底和胃体部,是数量最多、功能最重要的胃腺。腺呈分支管状,可分为颈、体与底部。颈部短而细,与胃小凹衔接;体部较长;底部略膨大,伸至黏膜肌层。胃底腺由主细胞、壁细胞、颈黏液细胞、内分泌细胞组成(图 12-13)。

主细胞又称胃酶细胞,数量最多,主要分布于腺的底部。细胞呈柱状,核圆形,位于基部;胞质基部呈强嗜碱性,顶部充满酶原颗粒。主细胞分泌胃蛋白酶原(图 12-13)。

壁细胞又称泌酸细胞,在腺的颈、体部较多。此细胞较大,多呈圆锥形。核圆而深染,居中,可有

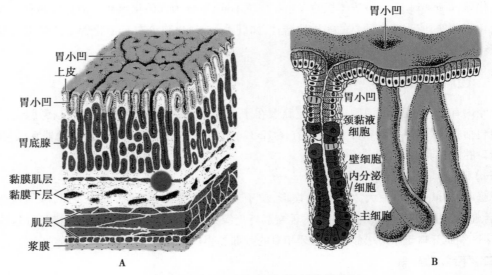

图 12-13　胃壁(A)和胃底腺(B)结构模式图

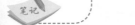

双核;胞质呈均质而明显的嗜酸性。壁细胞能分泌盐酸(图 12-13)。

颈黏液细胞数量很少,位于腺颈部,多呈楔形夹于其他细胞间。核多呈扁平形,居细胞基底,其分泌物为含酸性黏多糖的可溶性黏液(图 12-13)。

## 三、肝

肝(liver)是人体中最大的腺体,成人的肝约重 1200~1400g。肝大部分位于右季肋部和腹上部,小部分位于左季肋部。肝质软而脆,呈红褐色,受到暴力打击时容易破裂引起大出血。

肝呈楔形,其上面膨隆(图 12-14A),与膈相接触,故称膈面。膈面的前部被镰状韧带分为左、右两叶,右叶大而厚,左叶小而薄。膈面的后部没有腹膜被覆的部分称裸区。肝的下面朝向左下方(图 12-14B),凹凸不平,邻接腹腔一些重要脏器,故又称脏面。脏面的中部有一近似 H 形的 3 条沟,其中央的横沟称为肝门,是肝左、右管,肝固有动脉左、右支,肝门静脉左、右支以及神经和淋巴管出入的门户,这些结构被结缔组织包绕,构成肝蒂。左纵沟较窄而深,沟的前部有肝圆韧带,是胎儿时期脐静脉闭锁后的遗迹;后部有静脉韧带,是胎儿时期静脉导管萎缩形成。右纵沟较宽而浅,沟的前部为一浅窝,称胆囊窝,容纳胆囊;后部为腔静脉沟,有下腔静脉经过。在腔静脉沟的上端处,有肝左、中、右静脉出肝后立即注入下腔静脉,故临床上常称此沟上端为第二肝门。

肝的脏面,借 H 形沟将肝分为 4 叶,左纵沟左侧为肝左叶;右纵沟右侧为肝右叶;左、右纵沟之间在横沟前方为方叶;横沟后方为尾状叶(图 12-14B)。

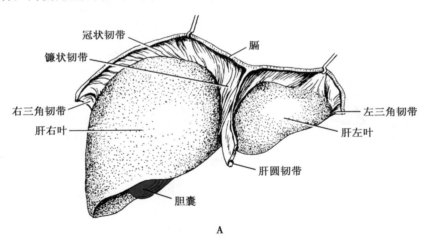

A

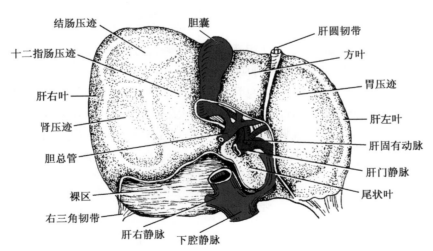

B

图 12-14　肝的上面观(A)和下面观(B)

肝由 50~100 万个基本结构单位——肝小叶构成（图 12-15A）。肝小叶呈六角柱状。肝小叶的中央有一中央静脉,中央静脉的周围有大致呈放射状排列的肝细胞板(肝板),肝板之间为肝血窦,相邻肝细胞之间有微细的胆小管(图 12-15B、C)。胆小管汇集成稍大的管道,再逐级汇集成更大的管道,最后形成左、右肝管经肝门出肝(图 12-15)。肝细胞分泌的胆汁进入胆小管,经各级胆管和肝管流出。门静脉和肝动脉入肝后反复分支,最终与肝血窦相连接,在此与肝细胞进行物质代谢。肝血窦中的血液经中央静脉及各级静脉,最后由肝静脉出肝,汇入下腔静脉。

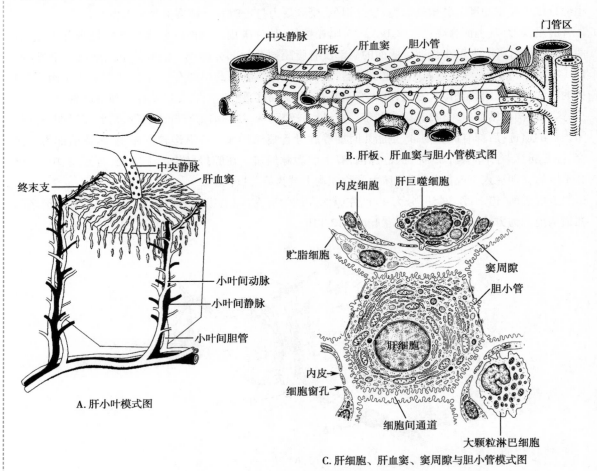

图 12-15　肝组织的微细结构模式图

胆汁(gall bile)从肝管出肝后先贮存于胆囊(gall bladder),再间断性地排放入十二指肠。胆汁流入十二指肠前在肝外流经的管道总称为肝外胆道系统(extrahepatic biliary system),包括肝管、肝总管、胆囊管、胆囊和胆总管(图 12-8、12-14)。胆总管由肝总管和胆囊管汇合而成,其向下与胰管汇合,共同斜穿十二指肠降部的后内侧壁,两者汇合处形成略膨大的肝胰壶腹(Vater 壶腹),开口于十二指肠大乳头。肝胰壶腹周围有增厚的环行平滑肌环绕,称肝胰壶腹括约肌(Oddi 括约肌)。

门静脉和肝动脉入肝后反复分支,最终与肝血窦相连接,在此与肝细胞进行物质交换。肝血窦中的血液经中央静脉及各级静脉,最后由肝静脉出肝,汇入下腔静脉。

## 四、胰

胰(pancreas)是人体的第二大腺体(图 12-8),横跨在第 1、2 腰椎的前面,质地柔软,呈灰红色,可分为头、颈、体、尾 4 部,各部之间无明显界限。胰头较膨大,被十二指肠包绕,其右后方与十二指肠降部之间常有胆总管经过。胰头的下份还向左侧伸出一钩突,肠系膜上动、静脉夹在胰头与钩突之间。

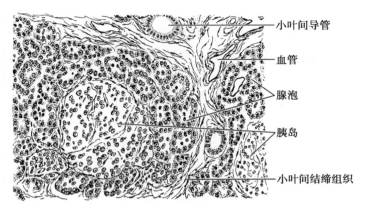

图 12-16　胰的外分泌和内分泌部模式图

胰体占胰的大部分,胰体前面隔网膜囊与胃相邻,故胃后壁的溃疡穿孔或癌肿常与胰体粘连。胰尾为伸向左上方较细的部分,紧贴脾门。

　　胰由外分泌部和内分泌部两部分组成,外分泌部的腺细胞呈囊泡状排列,叫腺泡(图 12-16),分泌胰液,经各级导管流入胰腺管,胰腺管与胆总管汇合后共同开口于十二指肠大乳头。在胰头上部,位于胰管上方常有一条副胰管,开口于十二指肠小乳头。胰液中含有多种消化酶,对消化食物起重要作用。内分泌部是指散在于外分泌部之间的细胞团 —— 胰岛(图 12-16),它分泌的激素直接进入血液和淋巴液,主要参与糖代谢的调节。

# 第四节　食物的消化

　　食物(food)的消化分为机械性消化和化学性消化两种。机械性消化(mechanical digestion)又称物理性消化,是指通过消化道的运动将食物磨碎,使之与消化液充分混合,同时将其推向消化管的远端的过程。化学性消化(chemical digestion)是指由消化腺所分泌的消化液将各种营养大分子物质分解为可以吸收的简单小分子化合物的过程。这两种消化方式相互配合,共同作用。

## 一、机械性消化

### (一)口腔和食管的运动

　　1. 咀嚼(mastication)　食物的消化是从口腔开始的,食物经前方的牙齿(切牙)切断和后面的牙齿(磨牙)(表 12-1)嚼碎成为易于消化的小颗粒。切碎的食物与唾液混合形成食团以便于吞咽。

　　2. 吞咽(swallowing)　食团由舌背推动经咽和食管进入胃的过程。

### (二)胃的运动

　　1. 胃的运动形式　分为以下三种:

　　(1)紧张性收缩(tonic contraction):胃壁平滑肌经常处于一定程度的缓慢持续收缩状态,这种运动能使胃保持一定的形状和位置,防止胃下垂。

　　(2)容受性舒张(receptive relaxation):进食时食物对口腔、咽、食管等处感受器的刺激反射性地引起胃头区肌肉[包括胃底和胃体的上 1/3(图 12-7)]舒张,使胃的容积增大的过程称为容受性舒张,是胃所特有的运动。这种运动可使胃容量由空腹时的 50ml 左右增大到进食后的 1.5L 左右,其生理意义在于能使胃容纳大量食物而胃内压不发生明显变化。

　　(3)蠕动(peristalsis):食物进入胃后约 5 分钟,蠕动即开始。蠕动从胃的中部开始,以尾区[胃体的下 2/3 和胃窦(图 12-7)]平滑肌收缩为主,有节律地向幽门方向进行,约每分钟 3 次,并需 1 分钟左右到达幽门。每次蠕动波到达幽门时,可将一部分食糜(约 1~2ml)排入十二指肠,而大部分的胃内容物将被幽门括约肌的有力收缩反向地推回到胃腔,被进一步磨碎。其生理意义在于磨碎食物,使食物与消化液充分混合形成食糜,并将食糜排入十二指肠。

2. **胃排空及其控制** 食物由胃排入十二指肠的过程称为胃的排空。不同食物的排空速度不同,稀的、流体食物比稠的或固体食物排空快;切碎的、颗粒小的食物比大块的食物排空快。糖类的排空时间较蛋白质为短,脂肪类食物排空最慢。对于混合食物,由胃完全排空通常需要 4~6 小时。

### (三)小肠的运动

1. **紧张性收缩** 是小肠进行其他各种运动的基础,有利于小肠内容物的混合与推进。

2. **分节运动** 分节运动(segmental motion)是以小肠壁环行肌为主的节律性收缩和舒张交替进行的运动。环行肌以一定的间隔交替收缩,把食糜分割成许多节段,随后原收缩处舒张,原舒张处收缩,使原来节段的食糜分成两半,临近的两半合在一起形成新的节段。如此反复,食糜不断分开融合,实现:①食糜与消化液充分混合,以便消化酶对食物进行消化;②食糜与肠壁紧密接触,为吸收创造有利条件;③挤压肠壁促进血液和淋巴回流,以利吸收(图 12-17)。

3. **蠕动** 蠕动的意义在于使经过分节运动作用后的食糜向前推进,到达一个新的节段后再开始分节运动。小肠的蠕动可发生在小肠的任何部位,蠕动速度很慢,约 0.5~2.0cm/s,近端比远端快,可以随时消失。小肠还有一种进行速度快、传播远的蠕动称为蠕动冲,它可将食糜从小肠始段一直推送到小肠末端,有时可至大肠,通常在急性腹泻或肠梗阻时发生。

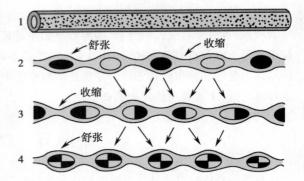

图 12-17 小肠分节运动示意图
1. 肠管表面观;2、3、4. 肠管纵切面观,表示不同阶段的食糜节段分割与合拢的情况

### (四)大肠的运动

大肠的运动少而慢,对刺激的反应也较迟缓,这些特点使大肠作为粪便的暂时储存场所。

1. **大肠的运动形式**

(1)袋状往返运动:它使结肠出现一串结肠袋,结肠袋内容物向前、后两个方向作短距离的位移,但不向前推进。

(2)分节推进和多袋推进运动:环行肌有规律地收缩,将一个结肠袋内容物推进到邻近肠段;如果一段结肠上同时发生多个结肠袋的收缩,并且将内容物推到下一段,则称为多袋推进运动。进食后或副交感神经兴奋可见这种运动。

(3)蠕动:大肠的蠕动速度慢,但也存在一种进行很快且前进很远的蠕动,称为集团蠕动,常见于进食后,最常发生在早餐后 60 分钟内。

2. **排便** 食物残渣在大肠内一般停留 10 个小时以上。在这一过程中,食物残渣中的一部分水分被结肠黏膜吸收,剩余部分经结肠内细菌的发酵和腐败作用形成粪便。正常人的直肠内通常没有粪便。当肠蠕动将粪便推入直肠时,引起排便反射。

## 二、化学性消化

### (一)口腔内的化学性消化

1. **唾液的性质和成分** 唾液由口腔内三对大唾液腺(腮腺、颌下腺和舌下腺)(图 12-12)及众多散在的小唾液腺所分泌。为无色无味近于中性(pH 6.6~7.1)的低渗液体,含有唾液淀粉酶。

2. **唾液的作用** ①润滑,其中含有黏液素,可使口腔保持润滑柔软;②冲洗,它能把食物残渣冲洗掉,以保持口腔的清洁;③浸湿,在吃干的食品时,它能使食物变成糊状,便于咽下;④消化,其内有大量淀粉酶,能把淀粉分解为麦芽糖,使之易被吸收。

### （二）胃内的化学性消化

**1. 胃液的性质、成分和作用**　　胃对食物的化学性消化通过多种外分泌腺,最重要的是胃底腺(泌酸腺,图 12-13)分泌的胃液实现。纯净胃液为无色透明液体,pH 0.9~1.5,比重为 1.006~1.009,正常成年人每日分泌量为 1.5~2.5 升,其主要成分有盐酸、胃蛋白酶原、黏液蛋白和内因子,其余主要为水、$Na^+$、$K^+$ 等无机物。

（1）盐酸:胃酸由胃底腺的壁细胞主动分泌,其生理作用为:①激活胃蛋白酶原,为其提供必要的酸性环境;②使蛋白质变性而易于消化;③杀死胃内细菌;④盐酸进入小肠后可以引起促胰液素的释放,从而促进胰液、小肠液和胆汁的分泌;⑤所造成的酸性环境有助于小肠对 $Fe^{2+}$ 和 $Ca^{2+}$ 的吸收。如果盐酸分泌过多,容易诱发胃溃疡和十二指肠溃疡。

（2）胃蛋白酶原:由胃底腺的主细胞分泌,其进入胃腔后,在盐酸作用下激活成有活性的胃蛋白酶。胃蛋白酶可消化水解食物中的蛋白质。胃蛋白酶只有在酸性条件下才能发挥作用,最适 pH 为 1.8~3.5。当 pH 超过 5.0 时,胃蛋白酶就完全失活。

（3）内因子:为由壁细胞分泌的糖蛋白,其作用是促进维生素 $B_{12}$ 在回肠吸收。若缺乏内因子,可因维生素 $B_{12}$ 吸收障碍引起巨幼红细胞性贫血。

（4）黏液和碳酸氢盐:胃黏膜可以分泌大量黏液,正常情况下,黏液覆盖在胃黏膜的表面,形成一个厚约 $500\mu m$ 的凝胶层。黏液具有较高的黏滞性,能减慢 $H^+$ 的扩散速度,胃黏膜上皮细胞可以向黏液层分泌少量 $HCO_3^-$,胃液中的 $H^+$ 在通过黏液层向胃黏膜扩散时逐渐被 $HCO_3^-$ 中和,从而减弱 $H^+$ 对胃黏膜的侵蚀,也使胃蛋白酶原在上皮细胞侧不被激活。胃黏液与 $HCO_3^-$ 一起形成了一道抵抗胃酸侵蚀的屏障,称为黏液-碳酸氢盐屏障(mucus bicarbonate barrier)(图 12-18)。

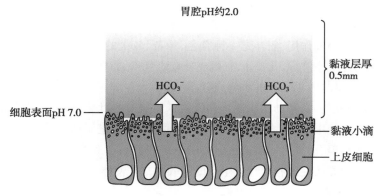

**胃腔pH约2.0**

黏液层厚 0.5mm

$HCO_3^-$　　$HCO_3^-$

细胞表面pH 7.0

黏液小滴

上皮细胞

图 12-18　胃黏液-碳酸氢盐屏障示意图

**2. 消化期胃液分泌特点**　　进食开始后胃液分泌增多,称为消化期胃液分泌。按接受食物刺激部位的先后可以人为分成三个时期,即头期、胃期和肠期。

（1）头期胃液分泌:主要由神经调节引起,通过条件反射和非条件反射引起迷走神经兴奋,刺激胃腺分泌大量胃液,约占消化期胃液分泌总量的 30%,酸度高,胃蛋白酶原含量高,消化力强。

（2）胃期胃液分泌:主要由食物扩张刺激胃底、胃体部壁内的感受器,引起神经反射和促胃液素的释放来实现。其分泌量约占总分泌量的 60%,酸度和胃蛋白酶的含量也高。

（3）肠期胃液分泌:胃液量少,约占总分泌量的 10%,酸度不高,胃蛋白酶原含量少,消化力不强。

### （三）小肠内的化学性消化

**1. 胰液的分泌**

（1）胰液的性质、成分和作用:胰液为无色、碱性液体,pH 约为 7.8~8.4,日分泌 1.5L 左右,为等渗液。胰液含有的无机物主要是 $HCO_3^-$。$HCO_3^-$ 的主要作用是中和进入十二指肠的胃酸,保护肠黏膜免受强酸的侵蚀;并为小肠内多种消化酶的活动提供最适的 pH 环境(pH 7~8)。

胰液中的有机成分主要有：

1）胰淀粉酶（pancreatic amylase）：可消化淀粉为双糖。

2）胰脂肪酶（pancreatic lipase）：分解脂肪，有赖于胆盐和辅脂酶的存在。

3）胰蛋白酶（trypsin）和糜蛋白酶（chymotrypsinogen）：两者都以无活性的酶原形式存在于胰液中。肠液中的肠致活酶可以激活胰蛋白酶原，使之变为有活性的胰蛋白酶。生成的胰蛋白酶进而激活糜蛋白酶原，两者共同作用使蛋白质分解为多肽及氨基酸。此外，胰液中还含有羧基肽酶，也被胰蛋白酶激活，其可以将多肽进一步分解成氨基酸。

4）核糖核酸酶、脱氧核糖核酸酶：以酶原形式存在，为胰蛋白酶所激活，使相应的核酸部分水解为单核苷酸。

由于胰液中含有消化蛋白质、脂肪和碳水化合物的水解酶，因而是所有消化液中消化力最强、消化功能最全面的一种消化液。当胰液分泌障碍时，即使其他消化腺的分泌都正常，食物中的蛋白质和脂肪仍不能完全消化，从而也影响吸收，但糖的消化和吸收一般不受影响。

（2）胰液分泌的调节：在非消化期，胰液几乎不分泌或很少分泌，进食后胰液开始分泌。胰液的分泌受神经和体液的双重调节。

1）神经调节：食物通过条件反射和非条件反射引起迷走神经兴奋，刺激胰腺分泌酶的含量丰富，而碳酸氢盐和水分的含量很少的胰液。

2）体液调节：食物进入小肠后，刺激促胰液素和缩胆囊素的释放。促胰液素可以引起胰腺分泌大量的水分和碳酸氢盐，因而使胰液量大为增加，但酶的含量很低。缩胆囊素促进胰腺分泌大量消化酶，而水分和碳酸氢盐含量少，故其又可被称为促胰酶素。

**2. 胆汁的分泌**　肝脏参与化学性消化的方式主要通过分泌胆汁。肝脏分泌的胆汁是连续的，胆汁通过胆囊管进入胆囊浓缩储存，需要时通过胆囊收缩释放。

（1）胆汁的性质、成分和作用：胆汁是一种有色、味苦、较稠的弱碱性液体，正常成年人每日分泌0.8~1L，含有水分和钠、钾、钙等无机成分，有机成分有胆色素、脂肪酸、胆盐、胆固醇、卵磷脂等，不含消化酶。胆盐是胆汁中参与消化吸收的主要成分。

胆汁有两个重要功能：一是帮助脂肪消化和吸收。胆盐作为乳化剂，减低脂肪的表面张力，使脂肪乳化成微滴，分散在肠腔中，这样增加了脂肪酶的作用面积，促进脂肪的消化。胆盐形成水溶性的微胶粒，与脂肪分解产物聚合，成为不溶于水的脂肪分解产物到达肠黏膜表面所必需的运载工具，促进其吸收，同样通过这种方法促进脂溶性维生素的吸收。二是使体内的一些废物排出体外，包括红细胞衰老破坏所产生的胆色素和过多的胆固醇。

（2）胆汁分泌的调节

1）神经调节：进食动作或食物对胃、小肠的刺激可通过神经反射引起肝胆汁分泌的少量增加，胆囊收缩轻度加强。

2）体液调节：胆囊收缩素可引起胆囊强烈收缩，Oddi 括约肌紧张性降低，因此可促进胆囊内胆汁通过肝外胆道系统（图 12-8、12-14）向消化管内大量排放。

胆汁排至小肠后，绝大部分仍可由小肠黏膜重新吸收入血，经门静脉进入肝脏，再组成胆汁排入肠腔，称之为胆盐的肠-肝循环（enterohepatic circulation of bile salts）。体内的所有胆盐一天大约循环10~12 次。返回到肝脏的胆盐有刺激肝胆汁分泌的作用，是为胆盐的利胆作用。

**3. 小肠液的分泌**　小肠液是一种弱碱性液体，pH 约为 7.6，渗透压与血浆相等。小肠液的分泌量变化范围很大，成人每日分泌量为 1~3L。大量的小肠液可稀释消化产物，使其渗透压下降，有利于吸收。除了肠致活酶，小肠还存在一些肽酶、蔗糖酶和麦芽糖酶等。这些酶可分别将多肽和双糖进一步分解为氨基酸和单糖。

# 第五节　营养物质的吸收

## 一、吸收的部位

食物在口腔和食管内一般不被吸收。胃仅能吸收乙醇和少量的水。小肠是吸收的主要部位,糖类、蛋白质和脂肪的消化产物大部分在十二指肠和空肠被吸收,回肠能主动吸收胆盐和维生素 $B_{12}$。食物中大部分营养在到达回肠时,通常已经吸收完毕,因此回肠是吸收功能的储备部分。大肠可吸收水和盐类。

小肠吸收的有利条件:①小肠具有巨大的吸收面积,正常成年人的小肠长 5~7m,小肠内黏膜具有许多环状皱襞,皱襞上有大量绒毛,绒毛长 0.5~1.5mm。每一条绒毛的外面是一层柱状上皮细胞,而每一柱状上皮细胞的顶端膜上约有 1700 条微绒毛。由于环状皱襞、绒毛和微毛的存在,最终使吸收面积比同样长短的简单圆筒的面积增加约 600 倍,可达 200~250m² (图 12-3);②食糜在小肠停留时间长(3~8 小时);③小肠内食物已被消化成适于吸收的小分子物质;④小肠绒毛节律性伸缩和摆动,加速绒毛内血液和淋巴流动,有助于吸收。

## 二、主要物质的吸收

### （一）水的吸收

在小肠被吸收的水不仅包括经口摄入的水,还包括各种消化腺分泌入消化道的水,由小肠每日吸收回体内的液体量可达 8L 以上。急性呕吐和腹泻时,短时间内损失大量的液体,使大量的水不能重新回到体内势必造成严重脱水,致使内环境稳态遭受破坏。水的吸收动力来源于渗透压。

### （二）无机盐的吸收

1. 钠的吸收　成人每日吸收的钠包括摄入的钠和消化腺分泌的钠,95%~99%被吸收,它是通过小肠黏膜上皮细胞主动吸收的。细胞基底膜上钠泵的活动消耗 ATP 造成细胞内低钠,肠腔中的钠可顺电化学梯度通过载体与其他物质如葡萄糖、氨基酸等联合转运进入细胞内。进入细胞内的钠再通过基底膜上钠泵进入血液。

2. 铁的吸收　影响铁吸收的因素主要有以下几个:①胃液的酸性环境使铁易溶解,促进铁的吸收,$Fe^{2+}$ 容易被吸收,$Fe^{3+}$ 不易被吸收;②当体内铁缺乏时,铁的吸收量增加;③动物性食物中的铁容易被吸收,植物性食物中的铁不易被吸收。

3. 钙的吸收　主要影响钙吸收的因素是维生素 D 和机体对钙的需要。维生素 D 有促进小肠对钙吸收的作用。酸性环境促进钙的吸收。若肠内容中磷酸过多,会形成不溶解的磷酸钙,使钙不能被吸收。

### （三）糖的吸收

食物中的糖需要消化成单糖后,才被吸收。在肠管中吸收的主要单糖是葡萄糖。葡萄糖伴随 $Na^+$ 一起联合转运进入小肠黏膜上皮细胞内,进而被吸收入血。

### （四）蛋白质的吸收

蛋白质被分解为氨基酸后被吸收入血。氨基酸与葡萄糖的吸收相似,也是伴随 $Na^+$ 一起被吸收。

### （五）脂肪的吸收

脂肪的吸收有淋巴途径和血液途径两种,以前者为主。脂肪在消化后主要形成甘油、游离脂肪酸和甘油一酯,在胆盐的帮助下进入小肠上皮细胞后,大部分又重新合成脂肪,与细胞内的载脂蛋白结合形成乳糜微粒,而后进入淋巴管(图 12-19)。部分甘油和中短链脂肪酸可溶于水,吸收后扩散入毛细血管。

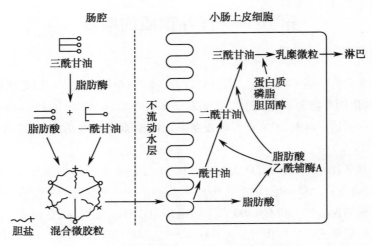

图 12-19 脂类在小肠内消化和吸收的示意图

### （六）维生素的吸收

除了维生素 $B_{12}$ 在回肠吸收外，其他大部分维生素在小肠上部吸收。脂溶性维生素 A、D、E、K 的吸收需有胆盐存在，与脂类消化产物相同。

### （七）胆固醇的吸收

进入肠道的胆固醇主要来自食物和胆汁。游离的胆固醇通过跟胆盐形成混合微胶粒，在小肠上部被吸收进入淋巴系统。

# 第六节　消化器官活动的调节

当人体摄入食物时，会刺激消化系统的激活，消化管运动加强同时消化液分泌增多，这主要由神经调节和体液调节两种调节方式完成。

## 一、神经调节

### （一）消化器官的神经支配及其作用

1. **外来神经系统**　大部分消化道受交感和副交感神经的双重支配。

（1）交感神经：支配消化器官的交感神经节前纤维是从胸腰段脊髓侧角发出，节后纤维末梢释放去甲肾上腺素。交感神经兴奋可抑制胃肠运动和消化腺分泌。

（2）副交感神经：主要包括迷走神经和盆神经。副交感神经节后纤维主要释放乙酰胆碱，支配胃肠各部分，使胃肠运动增强，腺体分泌增多。

2. **内在神经丛**　又称为壁内神经丛或肠神经系统（enteric nervous system，ENS），是一个由存在于消化道管壁内无数的神经元和神经纤维组成的复杂的神经网络。包括两组：①位于纵行肌和环行肌之间的肌间神经丛，主要调节胃肠道的运动；②位于黏膜下层的黏膜下神经丛，主要调节胃肠道的分泌和局部血流量。外来神经与内在神经元有突触联系，对内在神经丛具有调节作用，可使消化功能适应整体生理功能需要（图 12-20）。

### （二）消化活动的反射性调节

1. **非条件反射**　非条件反射是由食物的机械、化学刺激直接作用于消化管黏膜相应的感受器引起，一方面冲动沿传入纤维传至中枢，然后由迷走神经通过释放乙酰胆碱促进胃肠道的运动和消化腺的分泌；另一方面，通过壁内神经丛的局部反射，促进胃液和小肠液分泌和胃肠运动。

2. **条件反射**　在上述非条件反射基础上，与食物有关的形象、颜色、气味、声音等刺激分别作用

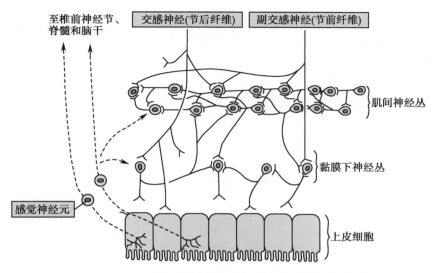

图 12-20　消化道内在神经丛与外来内脏神经关系示意图

于视、嗅、听觉感觉器,兴奋经传入神经传入中枢形成条件反射,引起消化腺分泌和消化管运动,例如"望梅止渴"。

## 二、体液调节

### （一）胃肠激素

消化道是体内最大也是最复杂的内分泌器官。释放的激素称为胃肠激素。胃肠激素的生理作用比较广泛,总体上讲有以下三个方面:

1. **调节消化腺分泌和消化道运动**　例如,促胃液素能促进胃液分泌和胃运动,而抑胃肽可抑制胃液分泌及胃运动。

2. **调节其他激素的释放**　例如进食后,促胃液素、促胰液素等可刺激胰岛素的释放,这对防止餐后血糖升高具有重要意义。

3. **营养作用**　有些胃肠激素可促进消化系统组织的生长,例如,促胃液素促进胃黏膜上皮的生长。

### （二）脑-肠肽

目前发现有些胃肠激素既存在于消化系统,又存在于脑,这些双重分布的肽被称为脑-肠肽（brain-gut peptide）。目前已知的脑-肠肽有促胃液素、胆囊收缩素、P 物质、生长抑素、神经降压素等20 余种。

## 本 章 小 结

消化系统由消化道和消化腺组成,其基本生理功能是摄取、消化食物和吸收营养、排泄废物,给机体提供生长发育和代谢等活动所需的物质和能量。食物中所含的糖、蛋白质、脂肪在消化管内分解成可吸收的小分子物质（单糖、氨基酸以及脂肪酸、甘油和甘油一酯等）的过程叫消化;这些经消化获得的小分子物质透过消化道（主要在小肠）黏膜上皮细胞进入血液和淋巴液的过程叫吸收。消化系统的运动和消化腺分泌以及食物的消化和吸收过程都需要复杂的神经和体液调控。

**思考题**

1. 试述消化系统的组成。
2. 试述胃和小肠的主要运动形式。
3. 试述淀粉、蛋白质和脂肪在消化道内的消化分解和吸收过程。

（韩莹 李云庆）

**参考文献**

1. 高英茂,李和. 组织学与胚胎学.2版.北京:人民卫生出版社,2011
2. 李云庆. 人体解剖学.2版.西安:第四军医大学出版社,2010
3. 朱大年,王庭槐. 生理学.8版.北京:人民卫生出版社,2013

笔记

| 第十三章 | 代谢与体温 |

机体各种功能活动所需要的能量是由摄入的营养物质进行代谢反应过程中产生的。糖、脂肪和蛋白质进行化学反应的同时伴有能量的转换，即作为生命的基本特征之一的新陈代谢包括物质代谢和能量代谢（energy metabolism）。构成生物体的生物大分子易受温度的影响，特别是作为生物反应催化剂参与体内物质代谢的各种酶，其活性与温度有关。人体在正常情况下具备保持体温恒定的调节能力，将代谢产生的热能一部分用于维持体温，其余部分通过散热途径释放到体外，为机体的正常生理功能活动提供相对稳定的内环境。

## 第一节 物 质 代 谢

物质代谢是指生物体与外界环境之间进行的物质交换及生物体内物质的转变过程，包括合成代谢（anabolism）和分解代谢（catabolism）两个方面。合成代谢是指机体在生命活动中利用从外界摄取的营养物质及分解代谢的部分产物，构筑和更新自身的结构成分；分解代谢是指机体分解自身的组成成分及体内储存的营养物质，并不断将代谢产物排出体外。机体依赖物质代谢获得生命活动所需的基本原料并维持内环境的相对稳定。本节主要介绍糖、脂肪和蛋白质三大营养物质在体内的代谢过程。

### 一、糖代谢

糖（carbohydrate）是机体主要的供能物质，一般情况下人体所需能量的 50%～70% 来源于糖类物质。此外，糖也是机体的碳源，可以转变成氨基酸、脂肪等非糖物质。糖还是组织细胞的结构成分，例如，在细胞膜上糖与蛋白质或脂类结合成糖蛋白、糖脂，执行各种生物学功能。体内一些激素、酶、血浆蛋白等也是以糖蛋白的形式存在。机体摄入食物中的糖经过消化被分解为单糖，主要为葡萄糖，再经过小肠黏膜细胞特定的葡萄糖转运体，以继发性主动转运的方式吸收进入体内。葡萄糖在体内的分解代谢有三条途径，即糖的无氧氧化、有氧氧化和磷酸戊糖途径。在肝和肌组织中葡萄糖可通过合成代谢聚合成糖原以备利用。乳酸、丙氨酸等非糖物质可以通过糖异生途径转变成葡萄糖或糖原。

#### （一）糖的无氧氧化

机体在缺氧条件下，葡萄糖在胞质中经过一系列酶促反应生成乳酸的过程称为糖的无氧氧化（anaerobic oxidation）。糖的无氧氧化反应过程如图 13-1 所示，可划分为两个阶段，第一阶段由 1 分子葡萄糖分解成 2 分子丙酮酸，称为糖酵解（glycolysis）；第二阶段是在缺氧条件下丙酮酸还原生成乳酸。在糖酵解途径中发生 2 次磷酸化反应：葡萄糖在己糖激酶催化下生成葡糖-6-磷酸；果糖-6-磷酸在磷酸果糖激酶-1 催化下生成果糖-1,6-二磷酸。以上过程消耗 2 分子高能化合物腺苷三磷酸（adenosine triphosphate，ATP）。果糖-1,6-二磷酸在醛缩酶作用下生成磷酸二羟丙酮和 3-磷酸甘油醛，二者是同分异构体，在磷酸丙糖异构酶的作用下磷酸二羟丙酮变成 3-磷酸甘油醛，至此，1 分子葡萄糖生

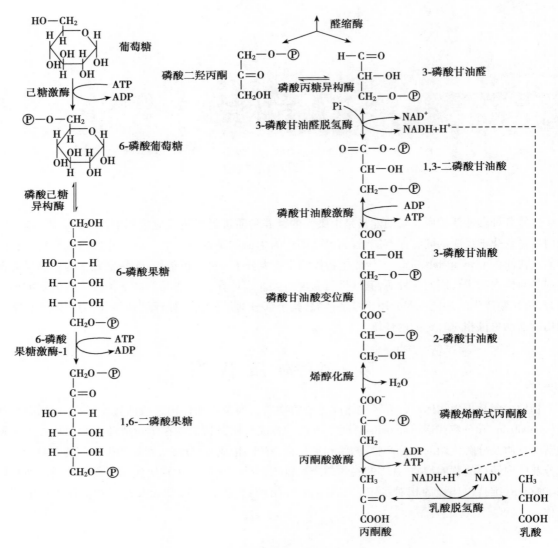

图 13-1 糖的无氧氧化代谢途径

成 2 分子 3-磷酸甘油醛。在其后反应中 2 分子 3-磷酸甘油醛经过 5 个反应步骤转变成 2 分子丙酮酸,丙酮酸在乳酸脱氢酶的催化下生成乳酸。在上述反应过程中通过 2 次底物水平磷酸化共生成 4 分子 ATP,在此前的磷酸化反应中消耗了 2 分子 ATP,因此,1mol 葡萄糖经过无氧氧化过程净生成 2molATP,可释放 196kJ/mol(46.9kcal/mol)的能量。

　　通常情况下大多数组织细胞可获得足够的氧供,因此,以糖的有氧氧化供能为主。然而,当人体处于缺氧状态时,糖无氧氧化虽然只能释放少量能量却极为重要,因为这是人体内唯一不利用氧的快速供能途径。例如,人在进行剧烈运动时,几秒钟即可耗尽骨骼肌内的 ATP,而葡萄糖有氧氧化过程较长,供能较慢,在这种情况下,糖无氧氧化可为机体快速提供能量。由于骨骼肌的耗氧量剧增,而循环、呼吸功能活动只能逐渐加强,不能很快满足机体对氧的需求量,骨骼肌因而处于相对缺氧的状态,这种现象称为氧债(oxygen debt),此时机体主要通过无氧氧化及动用储备在磷酸肌酸分子中的高能键获得能量。一般在肌肉活动停止后的一段时间内,机体为了摄取较多的氧以偿还氧债,循环、呼吸活动仍维持在较高水平,以补充能量的储备。此外,某些细胞,如成熟红细胞,由于没有线粒体,缺乏有氧氧化的酶系,主要依靠糖无氧氧化来供能。体内代谢旺盛的组织细胞,如神经细胞、白细胞等通常也依靠糖无氧氧化提供部分能量。

### （二）糖的有氧氧化

机体利用氧将葡萄糖彻底氧化成水和二氧化碳的反应过程称为糖的有氧氧化（aerobic oxidation）。糖的有氧氧化分为三个阶段，分别为糖酵解、丙酮酸脱羧和柠檬酸循环（citric acid cycle）。

第一阶段的糖酵解即为前述的葡萄糖无氧氧化时转变成 2 分子丙酮酸的反应过程，此反应过程除净产生的 2 分子 ATP 以外，在氧供应充足情况下由 3-磷酸甘油醛脱氢产生的 NADH+H$^+$ 进入线粒体呼吸链进行氧化磷酸化，根据进入线粒体的转运机制不同，2 分子 NADH+H$^+$ 可产生 3 分子或 5 分子 ATP，因此，在第一阶段共产生 5 分子或 7 分子 ATP。

第二阶段是丙酮酸氧化脱羧生成乙酰辅酶 A 的过程。丙酮酸进入线粒体，在丙酮酸脱氢酶复合体催化下脱氢、脱羧，生成乙酰辅酶 A、NADH+H$^+$ 和 CO$_2$。其中，乙酰辅酶 A 进入柠檬酸循环，而 1 分子 NADH+H$^+$ 通过线粒体呼吸链将氢传递给氧可生成 2.5 分子 ATP。

第三阶段是乙酰辅酶 A 进入柠檬酸循环的代谢过程。柠檬酸循环又称三羧酸循环（tricarboxylic acid cycle，TCA cycle），是指在线粒体基质中乙酰辅酶 A 和草酰乙酸缩合成具有三个羧基的柠檬酸，经过一系列的酶促反应，4 次脱氢、2 次脱羧，又重新生成草酰乙酸的反应过程。柠檬酸循环的详细代谢中间环节见图 13-2。

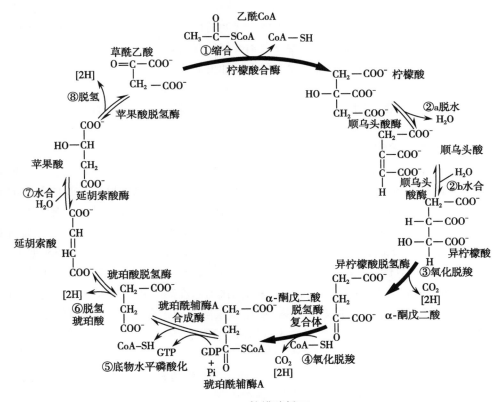

图 13-2 柠檬酸循环

经过一轮循环乙酰辅酶 A 的 2 个碳原子被氧化成 2 分子 CO$_2$，3 次脱氢以 NAD$^+$ 为氢受体，产生 3 分子的 NADH+H$^+$，1 次脱氢以 FAD 为氢受体，产生 1 分子的 FADH$_2$。NADH+H$^+$、FADH$_2$ 经过呼吸链电子传递，进行氧化磷酸化，1 分子 NADH+H$^+$ 可生成 2.5 分子 ATP、1 分子的 FADH$_2$ 可生成 1.5 分子 ATP（见第二节能量代谢）。另外，中间代谢产物琥珀酰辅酶 A 在琥珀酰辅酶 A 合成酶催化下生成琥珀酸时发生 1 次底物水平磷酸化，生成 1 分子 ATP。表 13-1 为葡萄糖经过有氧氧化产生 ATP 的具体环节和生成量，结果为 1mol 葡萄糖完全氧化生成 CO$_2$ 和 H$_2$O，所释放的能量可合成 30mol 或 32mol ATP。

表 13-1　1mol 葡萄糖经过有氧氧化生成的 ATP

| | 反应 | 辅酶 | 生成 ATP |
|---|---|---|---|
| 第一阶段 | 葡萄糖→葡糖-6-磷酸 | | −1 |
| | 果糖-6-磷酸→果糖-1,6-二磷酸 | | −1 |
| | 2×3-磷酸甘油醛→2×1,3-二磷酸甘油酸 | 2NADH | 3 或 5 |
| | 2×1,3-二磷酸甘油酸→2×3-磷酸甘油酸 | | 2 |
| | 2×磷酸烯醇式丙酮酸→2×丙酮酸 | | 2 |
| 第二阶段 | 2×丙酮酸→2×乙酰辅酶 A | 2NADH | 5 |
| 第三阶段 | 2×异柠檬酸→2×α-酮戊二酸 | 2NADH | 5 |
| | 2×α-酮戊二酸→2×琥珀酰辅酶 A | 2NADH | 5 |
| | 2×琥珀酰辅酶 A→2×琥珀酸 | | 2 |
| | 2×琥珀酸→2×延胡索酸 | 2FADH$_2$ | 3 |
| | 2×苹果酸→2×草酰乙酸 | 2NADH | 5 |
| | 总计 | | 30 或 32 |

　　有氧氧化是糖供能的主要方式。糖、脂肪和蛋白质经过氧化分解均能转变为乙酰辅酶 A,进而进入柠檬酸循环,因此,柠檬酸循环也是三大营养物质代谢的枢纽,是物质彻底氧化分解的途径,并能为其他代谢途径提供中间产物。人脑组织主要依赖葡萄糖的有氧氧化供能,当发生低血糖或缺氧时,可引起脑功能活动的障碍,出现头晕等症状,重者可发生抽搐甚至昏迷。

　　以上所述的糖的无氧氧化和有氧氧化是生物体内糖分解代谢的主要途径,此外还有磷酸戊糖途径,经过磷酸戊糖途径代谢可为机体提供合成核酸的基本原料及提供 NADPH 作为供氢体参与体内多种代谢反应。

**（三）糖原的合成和分解**

　　糖原合成(glycogenesis)是指由葡萄糖合成糖原的过程,主要在肝和肌肉组织中进行。糖原(glycogen)是葡萄糖的多聚体,分子呈树枝状,是糖在体内的储存形式。肌糖原作为骨骼肌中的储备能源,为肌肉收缩活动提供所需能量。肝糖原则在维持机体血糖浓度的相对稳定中起重要作用。糖原分解(glycogenolysis)是指糖原分解为葡糖-6-磷酸或葡萄糖的过程。由于肌肉组织中不含葡糖-6-磷酸酶,所以肌糖原分解后生成的葡糖-6-磷酸不能直接转变为葡萄糖,也就不能直接改变血糖水平,但可通过糖酵解途径转变成乳酸,乳酸入血,再经过糖异生转变成糖。当空腹血糖浓度降低时,由肝糖原分解,在葡糖-6-磷酸酶作用下最终可转变为葡萄糖,使血糖浓度升高到正常水平。反之,当血糖浓度升高时,血糖则在肝脏中合成肝糖原贮存起来,使血糖浓度回到正常水平。体内糖原的贮存量约为400g,如果依靠糖原分解氧化供能,只可提供 8~12 小时的能量消耗。

**（四）糖异生**

　　糖异生(gluconeogenesis)是指由非糖物质,如乳酸、甘油、生糖氨基酸等转变成葡萄糖或糖原的过程。乳酸等生糖物质首先转变成丙酮酸,丙酮酸逆糖酵解反应方向生成葡萄糖。糖异生主要在肝脏进行,在长期饥饿的情况下肾脏糖异生的能力也会增强。糖异生的重要生理意义是在机体能源供给不足的情况下维持血糖水平,以保证脑、红细胞等重要组织细胞的能量供应。因此,一般情况下机体饥饿 24~48 小时仍可以糖氧化供能为主。

**二、脂类代谢**

　　脂类(lipids)包括脂肪和类脂。类脂是指磷脂、糖脂、胆固醇及胆固醇酯等有机化合物,其主要功能是参与生物膜的构成、细胞识别及生物信息传递等,其中,胆固醇也是肾上腺皮质、性腺等内分泌腺合成类固醇激素的原料。脂肪(fat)又称三酰甘油,也称甘油三酯,在体内的主要功能是储存和供给能量,是机体能源物质储存的主要形式,一般情况下机体所消耗的能源有 30%~50% 来自脂肪。食物中的脂肪经胆汁乳化及脂肪酶的分解作用后在小肠吸收。体内储存的脂肪量较多,约占体重的20%左右。当机体需要时,脂肪首先在脂肪酶的催化下分解为甘油和脂肪酸。甘油在肝、肾、肠等组织被利用,经过磷酸化和脱氢反应,代谢产物进入糖的氧化分解途径供能,或经糖异生转变为葡萄糖或糖原。脂肪酸的氧化分解可在心、肝、骨骼肌等许多组织细胞内进行,脂肪酸与辅酶 A 在脂酰辅酶 A 合成酶的催化下生成脂酰辅酶 A,脂酰辅酶 A 由肉碱(carnitine)协助转运至线粒体基质中,经过β-氧化(图13-3),逐步分解出乙酰辅酶 A 而进入糖的有氧氧化途径。在体内每克脂肪氧化所释放的能量约为糖的 2 倍。通常成年人储存的脂肪所提供的能量可供机体使用 10 余天至 2 个月之久,在短期饥饿情况下,机体主要由体内储存的脂肪氧化分解供能。

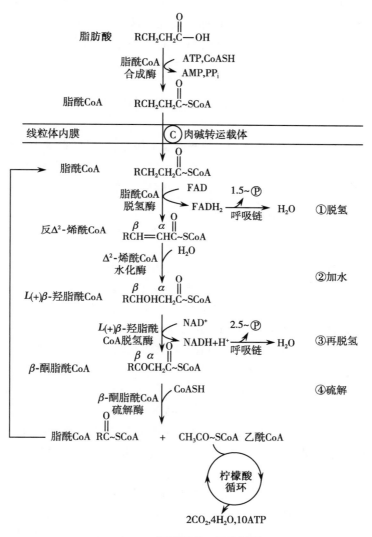

图 13-3　脂肪酸的β-氧化过程

在肝细胞中脂肪酸氧化生成的乙酰辅酶 A 一部分进入柠檬酸循环彻底氧化成 $CO_2$ 和 $H_2O$,还有一部分转变成乙酰乙酸、β-羟丁酸和丙酮,这三种中间代谢产物称为酮体(ketone bodies),酮体虽然在肝脏中产生,但由于肝脏氧化酮体的酶活性很低,因此不能利用酮体供能。在心、肾、骨骼肌及脑等组织细胞的线粒体中有活性很强的氧化酮体的酶类,可催化酮体代谢产能,可见酮体是肝脏输出能源的一种形式。脑组织主要依靠葡萄糖氧化供能,而不能分解脂肪酸,但可利用酮体。由于酮体溶于水、分子小,易于透过血-脑屏障,在糖供应不足时酮体成为脑组织的主要能源物质,以维持脑组织的功能活动。当肝脏酮体生成量超过肝外组织的利用能力时,则可导致酮症酸中毒,对机体造成严重的危害。

### 三、氨基酸代谢

蛋白质的基本组成单位是氨基酸,不论是由肠道吸收的氨基酸,还是由机体自身蛋白质分解所产生的氨基酸,都主要用于重新合成细胞的构成成分,以实现组织的自我更新,或用于合成酶、激素等生物活性物质。为机体提供能量则是氨基酸的次要功能,只有在某些特殊情况下,如长期不能进食或体力极度消耗时,机体才会依靠由蛋白质分解所产生的氨基酸供能,以维持基本的生理功能。在体内氨基酸主要在肝脏代谢,脱氨基后生成的 α-酮酸可以转变成乙酰辅酶 A 及其他柠檬酸循环的中间产物,这些代谢产物进入柠檬酸循环产生能量;也可以转变成糖、脂类或再合成某些非必需氨基酸。氨则以丙氨酸及谷氨酰胺的形式经血液运送至肝脏,在肝脏合成尿素,或在肾脏以铵盐的形式排出体外。由于蛋白质在体内的不完全氧化分解,造成了所释放的能量低于其在体外燃烧时产生的能量。

## 第二节　能　量　代　谢

机体进行物质代谢时,伴随合成代谢的过程有能量的吸收,能量储存于生物分子中;分解代谢的过程有能量的释放,能量供机体进行各种功能活动及维持体温。生理学中通常将生物体内物质代谢过程中伴随发生的能量的释放、转移、储存和利用称为能量代谢。

### 一、机体能量的来源与利用

#### (一)能量的来源

机体利用的能量来源于食物中一些生物大分子结构中蕴藏的化学能。糖、脂肪和蛋白质等营养物质在生物体内氧化分解成二氧化碳和水,同时释放能量的过程称为生物氧化(biological oxidation)。在前述的物质代谢过程已经提及,机体通过生物氧化产生的大部分能量通过底物水平磷酸化(substrate level phosphorylation)和氧化磷酸化(oxidative phosphorylation)生成 ATP。底物水平磷酸化是由底物分子脱氢,将能量在分子内重新分布产生高能键,并将高能键最终转移给 ADP 生成 ATP,这个反应过程可以发生在胞液或线粒体中。糖酵解途径产生的能量就是通过在胞液中进行的底物水平磷酸化获得的。氧化磷酸化是指营养物质在代谢过程中脱下的一对氢原子进入线粒体,经过线粒体氧化呼吸链的电子传递,释放的能量激活 ATP 合酶,催化 ADP 磷酸化生成 ATP,氢最终与氧结合生成水。氧化磷酸化是体内 ATP 生成的最主要方式,氧化(脱氢或失电子)与磷酸化这两个反应过程发生耦联是在线粒体内膜的呼吸链上进行的,呼吸链由四种具有传递电子功能的酶复合体组成,人线粒体呼吸链上的酶复合体包含的酶分别是复合体 Ⅰ 为 NADH-泛醌还原酶、复合体 Ⅱ 为琥珀酸-泛醌还原酶、复合体 Ⅲ 为泛醌-细胞色素 C 还原酶、复合体 Ⅳ 为细胞色素 C 氧化酶。如图 13-4 所示,四种复合体按照从 Ⅰ 到 Ⅳ 的顺序排列,其中复合体 Ⅰ、Ⅲ 和 Ⅳ 具有质子泵的作用,当进行 2 个电子的传递时从线粒体内膜的基质侧向胞质侧分别泵出 $4H^+$、$4H^+$ 和 $2H^+$,由于 $H^+$ 不能自由通过线粒体内膜,因而形成了膜内外的质子电化学梯度。在线粒体内膜上有 ATP 合酶(图 13-5),是由疏水的 $F_0$ 部分和亲水的 $F_1$ 部分组成的跨膜蛋白复合体,其中 $F_0$ 部分为质子通道,$F_1$ 部分突向线粒体基质侧,具有催化 ATP 合成的功能。当 $H^+$ 顺浓度梯度沿 $F_0$ 部分回流时驱动 ATP 合酶构象改变,使 ADP 磷酸化生成 ATP。每 4 个 $H^+$ 回流,生成 1 分子 ATP。因此,线粒体基质中的 $NADH+H^+$ 进入氧化呼吸链进行电子传递,可生产 2.5 分子 ATP;若细胞质中的 $NADH+H^+$ 通过 α-磷酸甘油穿梭进入线粒体内,由 FAD 接受脱下的 2H 生成 $FADH_2$,$FADH_2$ 则将 2H 交给泛醌进入琥珀酸氧化呼吸链,此途径不经过呼吸链中复合体 Ⅰ,因此,1 分子 $NADH+H^+$ 生成 1.5 分子 ATP。在体内褐色脂肪组织、心肌、骨骼肌等细胞的线粒体内膜中有解耦联蛋白(uncoupling protein,UCP),UCP 也是一种质子通道,当内膜胞质侧的 $H^+$ 经 UCP 回流而不

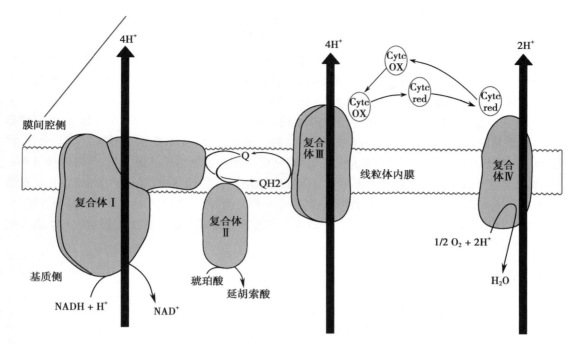

图 13-4 呼吸链各复合体位置示意图

经过 ATP 合酶的 $F_0$ 部分时，$H^+$ 的浓度势能将不能用于合成 ATP，而以热能的形式散失，使氧化和磷酸化的过程脱离，这一反应对于机体产热，维持体温具有一定的生理意义，特别是褐色脂肪组织在机体代谢性产热中发挥重要的作用。

在体内 ATP 是组织细胞能够直接利用的能量形式。当需要时作为能量载体的 ATP 水解为 ADP 及 Pi，同时释放出能量供机体利用，可见 ATP 既是机体直接的供能物质，又是能量储存的重要形式。人体在生命活动过程中不断消耗 ATP，同时营养物质氧化分解释放的能量将 ADP 磷酸化重新生成 ATP，形成 ATP 循环。在体内除 ATP 以外还有其他的高能化合物，如磷酸肌酸（creatine phosphate，CP）等。CP 主要存在于肌肉和脑组织中，当物质氧化分解释放的能量过剩时，ATP 可将高能磷酸键转给肌酸，在肌酸激酶催化下合成 CP。反之，当组织消耗 ATP 增多，超过营养物质氧化生成 ATP 的速度时，CP 的高能磷酸键又可快速转给 ADP，生成 ATP，以补充 ATP 的消耗。因此，可以认为

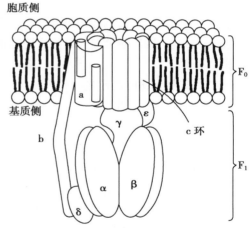

图 13-5 ATP 合酶结构模式图

CP 是体内 ATP 的储存库。ATP 还可以通过高能磷酸基团的转移生成 UTP、CTP、GTP，这些高能化合物为糖原、磷脂、蛋白质合成提供能量。总之，从机体能量代谢的整个过程来看，ATP 的合成与分解是体内能量转化和利用的关键环节。

### （二）能量的利用

各种能源物质在体内氧化过程中释放能量，其中 50% 以上直接转化为热能，其余部分是以化学能的形式储存于 ATP 等高能化合物的高能键中，供机体完成各种生理功能活动时使用，包括维持基础代谢、运动及各种活动、食物的特殊动力效应（见后述）及生长发育等。在进行物质的跨膜主动转运，产生生物电活动，腺体的分泌、递质的释放及肌肉的收缩和舒张等过程中，除骨骼肌收缩对外界物体做一定量的机械功（简称外功）外，其他所做的功最终也都将转化为热能。热能在体内除用于维持体

温,多余的体热则主要从体表散发到外界环境中去,也有一部分通过呼出气、排泄物等被带出体外。

### （三）能量平衡

人体的能量平衡是指摄入的能量与消耗的能量之间的平衡。若在一段时间内体重保持不变,可认为此时人体的能量达到了"收支"平衡,即这段时间内人体摄入的能量与消耗的能量基本相等。若摄入食物的能量少于消耗的能量,机体即动用储存的能源物质,因而出现体重减少,称为能量的负平衡;反之,若机体摄入的能量多于消耗的能量,多余的能量则转变为脂肪等组织,而使体重增加,可导致肥胖,称为能量的正平衡。肥胖可引发多种疾病,如心脑血管疾病、高脂血症、糖尿病等。因此,在日常生活中,人们应根据自身的实际生理状况、活动强度等调整营养物质的摄入量,使机体保持在有利于健康的能量代谢水平。在临床上常用体质指数和腰围作为判断肥胖的简易评价指标。体质指数（body mass index）是指体重（kg）除以身高（m）的平方所得之商,体质指数过大主要反映全身性肥胖。在我国,成人体质指数为 24 则视为超重界限,28 为肥胖界限。腰围主要反映腹部脂肪的分布,成人的腰围在男性不宜超过 85cm,女性不宜超过 80cm。

## 二、能量代谢的测定

### （一）能量代谢的测定原理

评价能量代谢水平通常采用测定能量代谢率的方法。能量代谢率（energy metabolism rate）是指机体在单位时间内的能量消耗量。机体的能量代谢遵循能量守恒定律,即在整个能量转化过程中,消耗的能源物质的化学能与最终转化的热能和所做的外功按能量来折算是完全相等的。因此,测定整体的能量代谢率,即可通过测定一定时间内消耗的营养物质的量,计算出所能产生的能量;也可通过测定一定时间内的产热量与所做的外功。实际上机体消耗的营养物质的量是很难测出的,通常采用间接的方法进行推算,即通过测定一定时间内用于营养物质代谢消耗的 $O_2$ 量和产生的 $CO_2$ 量,推算出营养物质的消耗量,并计算出产热量,这样就可以得到机体的能量代谢率。若使机体保持在安静状态下,避免做外功,则产热量即为总的消耗的能量,因此,通过测定机体在一定时间内的散热量也可得出能量代谢率。

### （二）能量代谢的测定方法

根据机体能量代谢的测定原理,测定机体能量代谢率通常采用两种方法,即直接测热法和间接测热法。

1. **直接测热法** 直接测热法（direct calorimetry）是指直接测定受试者安静状态下在一定时间内的散热量的方法。一般让受试者居于一个特殊的隔热小室内,保持安静的状态,通过测定一定时间内流经隔热室的水的温度变化及水的流量,计算出受试者单位时间内散发的总热量。由于直接测热法所使用的装置结构较为复杂,操作也很烦琐,故其应用受到很大限制,一般主要用于科学研究。

2. **间接测热法** 间接测热法（indirect calorimetry）是指根据受试者在安静状态下一定时间内的耗氧量和 $CO_2$ 产生量,推算出消耗的能源物质的量,进而计算出产热量的方法。此方法是依据化学反应的定比定律,即反应物与产物的量呈一定的比例关系,例如,氧化 1mol 葡萄糖时,需要消耗 6mol $O_2$,并将产生 6mol $CO_2$ 和 6mol $H_2O$,同时释放一定的热量（$\Delta H$）。其反应式如下：

$$C_6H_{12}O_6+6O_2 \longrightarrow 6CO_2+6H_2O+\Delta H \tag{13-1}$$

各种营养物质的分子组成不同其反应物和产物呈现不同的定比关系。利用在体内糖、脂肪和蛋白质氧化分解时的耗氧量、$CO_2$ 产生量以及释放的热量之间的比例关系,可推算出机体在一定时间内消耗的各种营养物质的量,计算出其产生的热量。

利用间接测热法测算单位时间内机体的产热量需要应用以下几个基本概念和数据。

食物的热价:1g 某种食物氧化时所释放的能量称为这种食物的热价（thermal equivalent of food）。食物的热价通常用焦耳（J）作为计量单位（1J = 0.239cal）。食物的热价分为生物热价和物理热价,分别指食物在体内氧化和体外燃烧时释放的能量。糖、脂肪和蛋白质三种主要营养物质的热价列于表 13-2 中。可见糖、脂肪各自的生物热价和物理热价相同,而蛋白质则不同,如前所述,这是由于蛋白质在体内不能完全被氧化,有一部分以尿素、尿酸和肌酐等形式从尿中排出,还有很少量含氮产物在粪便中排出,因此,其生物热价小于物理热价。

食物的氧热价:某种食物氧化时消耗 1 升 $O_2$ 所产生的热量称为这种食物的氧热价(thermal equivalent of oxygen)。氧热价表示某种物质氧化时的耗氧量和产热量之间的关系。由于各种营养物质分子组成的不同,因此,同样消耗 1 升 $O_2$,各种物质氧化时所释放的热量也不相同(表 13-2)。

表 13-2  糖、脂肪和蛋白质氧化时的热价、氧热价和呼吸商

| 营养物质 | 产热量(kJ/g) | | 耗氧量<br>(L/g) | $CO_2$ 产量<br>(L/g) | 呼吸商<br>(RQ) | 氧热价<br>(kJ/L) |
| --- | --- | --- | --- | --- | --- | --- |
| | 物理热价 | 生物热价 | | | | |
| 糖 | 17.2 | 17.2 | 0.83 | 0.83 | 1.00 | 21.1 |
| 脂肪 | 39.8 | 39.8 | 2.03 | 1.43 | 0.71 | 19.6 |
| 蛋白质 | 23.4 | 18.0 | 0.95 | 0.76 | 0.80 | 18.9 |

呼吸商:营养物质进行氧化供能时,需要消耗 $O_2$,并产生 $CO_2$。将一定时间内机体呼出的 $CO_2$ 量与吸入的 $O_2$ 量的比值称为呼吸商(respiratory quotient,RQ)。严格地说,应以 $CO_2$ 和 $O_2$ 的摩尔数来计算呼吸商,但由于在同一温度和气压条件下,摩尔数相同的不同气体,其容积也相等,因此,也可以采用 $CO_2$ 与 $O_2$ 的容积数(ml 或 L)来计算呼吸商,即

$$RQ = \frac{CO_2 \text{ 产生量(mol)}}{O_2 \text{ 消耗量(mol)}} = \frac{CO_2 \text{ 产生量(ml)}}{O_2 \text{ 消耗量(ml)}} \tag{13-2}$$

各种营养物质氧化时需 $O_2$ 量和产生的 $CO_2$ 量与其分子中所含碳、氢和氧元素的比例有关。葡萄糖氧化时产生的 $CO_2$ 量与消耗的 $O_2$ 量是相等的,其呼吸商为 1.00。蛋白质和脂肪氧化时的呼吸商分别为 0.80 和 0.71。如果测定某人的呼吸商接近于 1.00,说明此人在这段时间内所利用的能量主要来自糖的氧化。在糖尿病患者,因葡萄糖的利用发生障碍,机体主要依靠脂肪代谢供能,因此呼吸商偏低,接近于 0.71。在长期饥饿的情况下,人体还通过分解蛋白质产生的氨基酸氧化供能,故呼吸商接近于 0.80。正常人进食混合食物时,呼吸商约为 0.85。

在通常情况下,体内能量主要来自糖和脂肪的氧化,由糖和脂肪氧化时产生的 $CO_2$ 量和消耗的 $O_2$ 量的比值称为非蛋白呼吸商(non-protein respiratory quotient,NPRQ)。表 13-3 显示了不同比例的糖和脂肪氧化时的非蛋白呼吸商及相应的氧热价,利用这些数据可使能量代谢的测算更为简便。

间接测热法用于测定受试者的能量代谢水平简单易行,常被用于指导健康运动及临床上给患者制定营养补充计划的依据。下面介绍间接测热法的具体做法:

(1)间接测热法的步骤:通过测定机体在一定时间内蛋白质消耗量、非蛋白呼吸商,再分别计算出蛋白质及糖和脂肪产热量,进而得出能量代谢率。

1)蛋白质氧化的产热量:首先测定机体在一定时间内的尿氮排出量。蛋白质的含氮量一般为16%左右,即在体内氧化 1g 蛋白质可产生约 0.16g 的尿氮。将测出的尿氮量除以 0.16,即为体内蛋白质的氧化量。根据蛋白质的生物热价,就可计算出蛋白质氧化的产热量。

2)非蛋白物质氧化的产热量:测定机体在一定时间内的总的耗氧量和总的 $CO_2$ 产生量。根据每克蛋白质氧化时的耗氧量和 $CO_2$ 产生量,可算出受试者在这段时间内用于蛋白质氧化的耗氧量和 $CO_2$ 产生量。然后,分别从总量中减去相应的值,便获得非蛋白物质氧化时的耗氧量和 $CO_2$ 产生量,由此求得非蛋白呼吸商(NPRQ),查表 13-3 便可得知对应的非蛋白氧热价,从而计算出非蛋白物质氧化的产热量。

3)总产热量:将蛋白质氧化的产热量与非蛋白物质氧化的产热量相加,即可算出机体在一定时

表 13-3 非蛋白呼吸商和氧热价

| 呼吸商 | 糖(%) | 脂肪(%) | 氧热价（kJ/L） |
|---|---|---|---|
| 0.70 | 0.00 | 100.00 | 19.62 |
| 0.71 | 1.10 | 98.90 | 19.64 |
| 0.72 | 4.75 | 95.20 | 19.69 |
| 0.73 | 8.40 | 91.60 | 19.74 |
| 0.74 | 12.00 | 88.00 | 19.79 |
| 0.75 | 15.60 | 84.40 | 19.84 |
| 0.76 | 19.20 | 80.80 | 19.89 |
| 0.77 | 22.80 | 77.20 | 19.95 |
| 0.78 | 26.30 | 73.70 | 19.99 |
| 0.79 | 29.00 | 70.10 | 20.05 |
| 0.80 | 33.40 | 66.60 | 20.10 |
| 0.81 | 36.90 | 63.10 | 20.15 |
| 0.82 | 40.30 | 59.70 | 20.20 |
| 0.83 | 43.80 | 56.20 | 20.26 |
| 0.84 | 47.20 | 52.80 | 20.31 |
| 0.85 | 50.70 | 49.30 | 20.36 |
| 0.86 | 54.10 | 45.90 | 20.41 |
| 0.87 | 57.50 | 42.50 | 20.46 |
| 0.88 | 60.80 | 39.20 | 20.51 |
| 0.89 | 64.20 | 35.80 | 20.56 |
| 0.90 | 67.50 | 32.50 | 20.61 |
| 0.91 | 70.80 | 29.20 | 20.67 |
| 0.92 | 74.10 | 25.90 | 20.71 |
| 0.93 | 77.40 | 22.60 | 20.77 |
| 0.94 | 80.70 | 19.30 | 20.82 |
| 0.95 | 84.00 | 16.00 | 20.87 |
| 0.96 | 87.20 | 12.80 | 20.93 |
| 0.97 | 90.40 | 9.58 | 20.98 |
| 0.98 | 93.60 | 6.37 | 21.03 |
| 0.99 | 96.80 | 3.18 | 21.08 |
| 1.00 | 100.00 | 0.00 | 21.13 |

间内的总产热量,即能量代谢率。

现举一实例计算如下:假定某受试者 24 小时的耗氧量是 400L,$CO_2$ 产生量为 340L(已换算成标准状态的气体容积),尿氮排出量为 12g。根据以上数据,计算该受试者 1 小时的能量代谢量。

蛋白质氧化:

$$蛋白质氧化量 = 12g \div 0.16 = 75g$$

$$产热量 = 18kJ/g \times 75g = 1350kJ$$

$$耗氧量 = 0.95L/g \times 75g = 71.25L$$

$$CO_2\ 产生量 = 0.76L/g \times 75g = 57L$$

非蛋白物质氧化:

$$耗氧量 = 400L - 71.25L = 328.75L$$

笔记

$$CO_2 \text{ 产量} = 340L - 57L = 283L$$

$$NPRQ = 283L \div 328.75L = 0.86$$

查表 13-3,当 NPRQ 为 0.86 时,氧热价为 20.41kJ/L,因此,非蛋白物质氧化的产热量为:

$$\text{产热量} = 20.41kJ/L \times 328.75L = 6709.79kJ$$

该受试者 24 小时内的产热量为:

$$\text{总产热量} = 1350kJ + 6709.79kJ = 8059.79kJ$$

1 小时的能量代谢量为:

$$8059.79 \div 24 = 335.82kJ/h$$

在临床上、运动生理及劳动卫生工作实践中,能量代谢率的测定也常采用以下两种简化方法:一种方法是将蛋白质的氧化量忽略不计,用测得的一定时间内的耗氧量和 $CO_2$ 产生量求出的呼吸商即视为非蛋白呼吸商,经查表得出相对应的氧热价,耗氧量与氧热价相乘,这样便可计算出一定时间内的产热量。另一种更为简便的方法是仅测定一定时间内的耗氧量,根据国人的统计资料,受试者食用混合膳食时的非蛋白呼吸商约为 0.82,与此相对应的氧热价为 20.20kJ/L,直接将耗氧量乘以 20.20kJ/L,即可得出产热量。实际上用简化方法所得数值与上述经典测算方法所得数值非常接近,仅相差 1%~2%。

(2)测定机体耗氧量和 $CO_2$ 产生量的方法

1)开放式测定法:即气体分析法,该方法是让受试者自然呼吸空气,收集受试者一定时间内的呼出气,通过气体检测仪测出呼出气量,并分析呼出气中 $O_2$ 和 $CO_2$ 的容积百分比。由于吸入气为空气,而空气中的 $O_2$ 和 $CO_2$ 的容积百分比是已知的,因此可根据吸入气和呼出气中 $O_2$ 和 $CO_2$ 的容积百分比的差值及呼出气量,就可计算出该段时间内的耗氧量和 $CO_2$ 产生量。

2)闭合式测定法:传统的方法是采用肺量计测定耗氧量及 $CO_2$ 产生量,该装置的结构与原理如图 13-6 所示,在插入水中的肺量计上部气缸内充有一定量的 $O_2$,让受试者通过呼吸口瓣吸入装置中的 $O_2$,呼出气中的 $CO_2$ 和水蒸气则被气体回路中的吸收剂所吸收。记录装置与气缸的上盖相连,随着呼吸的进行肺量计内气体容积发生改变,吸气时上盖下降,呼气时则上盖上升,由于不断摄取 $O_2$,呼出气中的 $CO_2$ 又被吸收,因此,描记的呼吸曲线基线逐渐下降。在一定时间内(通常测试 6 分钟),以描笔下降的高度与容器的换算系数相乘,即为该时间内的耗氧量。根据实验前后 $CO_2$ 吸收剂的重量改变,即能算出单位时间内的 $CO_2$ 产生量。

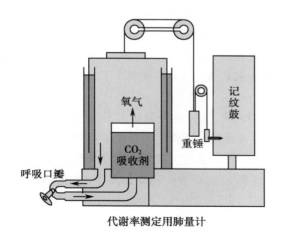

代谢率测定用肺量计

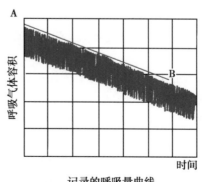

记录的呼吸量曲线
AB线表示耗氧速度

图 13-6 肺量计结构模式图

3）双标记水法（doubly labeled water，DLW）：该方法可以测定受试者在自由活动状态下的能量代谢率。给予受试者一定量的氘（$^2H$）和$^{18}$氧（$^{18}O$）标记水$^2H_2O$和$H_2^{18}O$，在一定期间内（通常约10天）间断采集尿液，测定$^2H$代谢率和$^{18}O$代谢率。由于$^2H$参与体内的水代谢，$^{18}O$除参与水的代谢外还参与$CO_2$代谢，因此，机体$CO_2$产生量可从$^{18}O$代谢率和$^2H$代谢率之差而求得。呼吸商则根据受试者实际摄入的食物组成推算。这样根据呼吸商和$CO_2$产生量即可求得耗氧量，进而求出每日能量消耗量。此法检测使用的双标记水是无放射性的，对健康无不良影响。

### 三、影响能量代谢的因素

在体内物质代谢与能量代谢相伴行，因此，凡能影响营养物质摄取、消化、吸收、代谢、生物氧化及能量利用的因素均能影响机体的能量代谢。下面介绍除上述诸因素以外整体水平影响能量代谢的主要因素。

**1. 肌肉活动** 肌肉活动对能量代谢的影响最为显著，机体任何轻微的活动都能提高代谢率。人在运动或劳动时，由于肌肉活动所消耗的能量需要通过营养物质的氧化来补充，因而可引起机体的耗氧量显著增加。耗氧量的增加与肌肉活动的强度成正比关系，当机体持续进行体育运动或劳动时耗氧量可达安静时的10~20倍。因此，通常可用能量代谢率作为评估肌肉活动强度的指标。表13-4列出了不同劳动强度或运动时的能量代谢率。

表 13-4 机体不同状态下的能量代谢率

| 机体的状态 | 产热量 kJ/（$m^2 \cdot min$） | 机体的状态 | 产热量 kJ/（$m^2 \cdot min$） |
| --- | --- | --- | --- |
| 静卧 | 2.73 | 扫地 | 11.37 |
| 开会 | 3.40 | 打排球 | 17.50 |
| 擦玻璃窗 | 8.30 | 打篮球 | 24.22 |
| 洗衣 | 9.89 | 踢足球 | 24.98 |

**2. 环境温度** 当人在20~30℃环境温度下安静、裸体或只穿薄衣，在这种条件下一般骨骼肌保持在比较松弛的状态，其能量代谢活动较为稳定。当环境温度低于20℃时，能量代谢率便开始增加；在10℃以下时，则显著增加。这是由于寒冷刺激反射性地引起机体出现肌肉紧张度的增强甚至出现战栗所致。当环境温度超过30℃时，能量代谢率也会出现逐渐增加，这与体内化学反应速度加快，出汗功能旺盛以及呼吸、循环功能增强等因素有关。

**3. 精神活动** 当人处于精神紧张状态时，如烦恼、恐惧或情绪激动时，能量代谢率可增高10%以上，这是由于机体出现的无意识的肌紧张，以及交感神经兴奋，甲状腺激素、肾上腺素等刺激代谢的激素释放增多，使机体代谢活动增强所致。虽然脑组织代谢水平高，但在不同精神活动状态下，脑组织本身的能量代谢率却变化不大。研究发现，在睡眠时和在精神活动活跃状态下，脑组织中葡萄糖的代谢率几乎没有差异。

**4. 食物的特殊动力作用** 人在进食后的一段时间内，即使在安静状态下，也会出现能量代谢率增高的现象，一般从进食后1小时左右开始，延续7~8小时。进食能刺激机体额外消耗能量的作用，称为食物的特殊动力作用（specific dynamic action of food）。食物的成分不同，所产生的特殊动力作用也不同。在三种主要营养物质中，进食蛋白质产生的特殊动力作用最为显著，当机体摄入可提供100kJ能量的蛋白质后，所产生的额外耗能可达30kJ，即蛋白质的特殊动力作用约为30%。糖和脂肪则分别为6%和4%左右，混合性食物约为10%。因此，在计算机体所需摄入的能量时，应注意额外消耗的这部分能量而给予相应的补充。有关食物的特殊动力作用产生的确切机制目前尚不清楚，动物实验表明，将氨基酸经静脉注入后仍可出现，但在切除肝脏后即消失，因而认为这与食物在消化道内的消化和吸收无关，可能主要与肝脏处理氨基酸或合成糖原等过程有关。

## 四、基础代谢

基础代谢（basal metabolism）是指基础状态下的能量代谢。基础代谢率（basal metabolism rate，BMR）则是指在基础状态下单位时间的能量消耗量。所谓基础状态是指人体处在清醒，安静，不受肌肉活动、环境温度、精神紧张及进食等因素影响的状态。在测定 BMR 时受试者保持清醒，静卧，肌肉放松，至少2小时以上无剧烈运动，无精神紧张，食后12～14小时，室温保持在20～25℃的条件下进行。机体在基础状态下的能量消耗主要用于维持血液循环、呼吸等基本生命活动，在这种情况下，代谢水平是比较稳定的。BMR 比一般安静时的代谢率低，是人体在清醒时的最低能量代谢水平。在熟睡时机体的各种生理功能活动减弱至更低水平，此时的能量代谢率也进一步降低，但在做梦时可增高。

不同身材的个体，其能量代谢量是有差别的。若以每公斤体重的产热量进行比较，则身材矮小的人每公斤体重的产热量要高于身材高大的人。研究表明，若以每平方米体表面积的产热量进行比较，则不论身材大小，单位时间每平方米体表面积的产热量非常接近。即能量代谢率的高低与体重不成比例关系，而是与体表面积成正比。因此，能量代谢率常以单位时间（每天或每小时）单位体表面积的产热量为计量单位，用 kJ/（m²·d）或 kJ/（m²·h）来表示。

人的体表面积可应用 Stevenson 公式进行测算，

即 $$体表面积(m^2)=0.0061×身高(cm)+0.0128×体重(kg)-0.1529 \qquad (13-3)$$

近年来对国人体表面积的测算结果显示，用 Stevenson 公式计算得到的数值略小于实际测量所得的数值，然而，目前尚无公认的更为确切的计算公式。

体表面积也可在体表面积测算图（图 13-7）上直接读取。具体做法是在图中分别找出受试者的身高值和体重值在各自标尺上的对应点，这两点的连线与体表面积标尺交点的读数就是该受试者的体表面积。

BMR 除与体表面积有关外，还因受试者性别、年龄的不同而有差异（表 13-5），一般男性较同龄组女性高；儿童比成人高，年龄越大，代谢率越低。

临床上在评价 BMR 时，通常将实测值和表 13-5 中对应的正常平均值进行比较，采用相对值来表示，

即 $$基础代谢率(相对值)=\frac{实测值-正常平均值}{正常平均值}×100\%$$

$$(13-4)$$

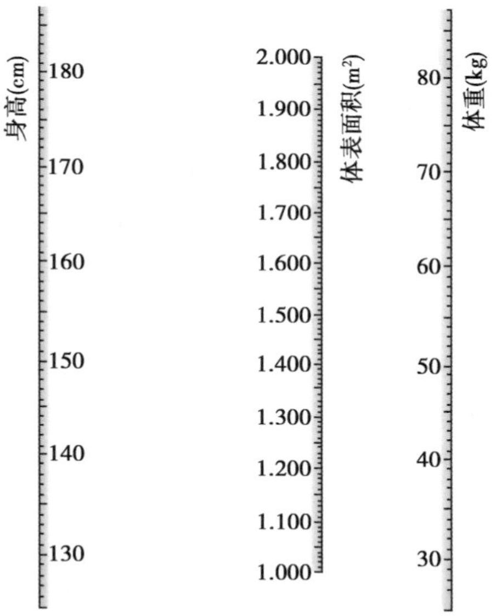

图 13-7 体表面积测算图

如果相对值在 ±15% 之内，认为在正常范围；相对值超过20%时，说明可能有病理性变化。在临床上发现很多疾病都伴有 BMR 的改变，特别是甲状腺功能障碍，BMR 可发生明显的变化。当甲状腺功能减退时，可比正常值低 20%～40%；而甲状腺功能亢进时，可比正常值高 25%～80%。其他如肾上腺皮质功能减退、垂体性肥胖、肾病综合征、病理性饥饿等可出现 BMR 降低；糖尿病、红细胞增多症、白血病以及伴有呼吸困难的心脏疾病等 BMR 可升高。当

表 13-5　我国人正常的基础代谢率平均值[ kJ/（m²·h）]

| 年龄（岁） | 11～15 | 16～17 | 18～19 | 20～30 | 31～40 | 41～50 | 51 以上 |
|---|---|---|---|---|---|---|---|
| 男性 | 195.5 | 193.4 | 166.2 | 157.8 | 158.6 | 154.0 | 149.0 |
| 女性 | 172.5 | 181.7 | 154.0 | 146.5 | 146.9 | 142.4 | 138.6 |

人体发热时,BMR 也升高,一般情况下,体温每升高 1℃,BMR 将升高 13% 左右。在临床上 BMR 的测定可作为某些疾病的辅助诊断方法,尤其是对于甲状腺疾病的诊断及疗效观察具有一定的意义。此外,测定能量代谢率还可以用于指导肥胖者控制摄入的食物热量及运动量,以达到适当降低体重的目的。

临床上在对不能自由进食的患者、特别是重症患者制定营养支持计划时需要掌握实时的能量消耗情况,以避免出现营养过度或不足,通常进行静息能量消耗(resting energy expenditure,REE)的测定,即在安静状态下维持机体组织细胞正常功能活动所消耗的能量。测定时要求受试者禁食 2 小时以上,在合适的温度下平卧或安坐 30 分钟以上。一般静息能量消耗量比基础代谢量高 10% 左右。随着科学技术的进步,目前已开发出多种便捷的能量代谢测定系统(又称代谢车)供临床使用,为能更好地给患者制定个性化营养补充方案提供科学依据。

# 第三节　体温及其调节

构成生物体基本成分的生物大分子如蛋白质、脂质、核酸等其结构均易受温度的影响,此外,温度还能影响体内催化各种生物化学反应的酶的生物活性,可见温度是影响细胞结构和功能的重要因素。鸟类、哺乳类动物和人的体温在环境温度波动较大时也可以保持相对稳定,故称为恒温动物(homeothermic animal)。而低等动物,如爬行类、两栖类的体温则随环境温度的变化而变化,称为变温动物(poikilothermic animal)。恒温动物是通过体内完善的体温调节机制,包括自主性体温调节和行为性体温调节,使体温不受环境温度变化的影响,通常保持在高于环境温度相对稳定的水平。变温动物通常表现为体温与环境温度相同或略高于环境温度,通过行为性体温调节活动,使机体与环境进行热交换。总之,温度是影响生命系统活动的重要因素,人的体温作为基本生命体征之一是判断健康状况的重要指标。

## 一、人体正常体温及其波动

在各种环境温度条件下,人体各部位的温度并不完全一致,但脑和躯干核心部位的温度能够保持相对稳定。因此,在研究体温时通常将人体分为核心与表层两个部分。核心部分的温度称为体核温度(core temperature);表层部分的温度称为体表温度(shell temperature)。生理学或临床医学中所说的体温(body temperature)通常是指机体核心部分的平均温度。

### (一)体表温度和体核温度

从观察体温的角度来划分的人体核心部分与表层部分并非固定不变,而是随环境温度的变化而发生改变。如图 13-8 所示,在寒冷环境中,核心部分的区域缩小,主要集中在头部与胸腹腔内脏,表层部分的区域相应扩大,表层与核心部分之间的温度梯度明显增大。相反,在炎热环境中,核心部分的区域扩大,可扩展到四肢,表层部分的区域明显缩小,表层与核心部分之间的温度梯度变小。

1. **体表温度**　体表温度一般低于体核温度,在各部位之间也有较大温差,且易受环境温度的影响。体表层最外侧的皮肤的温度称为皮肤温度(skin temperature)。四肢末梢皮肤温度较低,越近躯干、头部,皮肤温度越高。当气温升高时,皮肤温度的部位差异将变

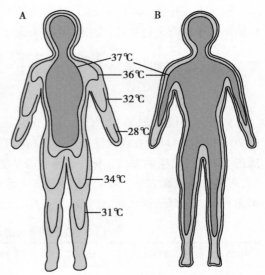

图 13-8　在不同环境温度下人体体温分布情况
A. 环境温度 20℃;B. 环境温度 35℃

小。相反,在寒冷环境中,皮肤温度的部位差异变大,即随着气温下降,手、足部皮肤温度降低显著,而头部皮肤温度的变动相对较小。

皮肤温度与局部血流量密切相关,在一定程度上可以反映血管的功能状态,因此,临床上利用红外线热影像仪检测皮肤的温度可辅助诊断外周血管疾病。

**2. 体核温度**　体核温度是相对稳定的,各部位之间的温差很小,其中肝和脑的代谢旺盛,在全身各器官中温度最高,约38℃;肾、胰腺及十二指肠等器官温度略低;直肠温度则更低,约37.5℃。由于核心部分各个器官通过血液循环交换热量而使温度趋于一致,因此,核心部分的血液温度可代表体核温度的平均值。

体核温度不易测量,临床上通常用直肠、口腔和腋下等部位的温度来代表体核温度。测量直肠温度(rectal temperature)时温度计应插入直肠6cm以上才能比较接近体核温度,正常值为36.9~37.9℃。测量口腔温度(oral temperature)时应将温度计含于舌下,正常值为36.7~37.7℃。口腔温度易受经口呼吸及食物温度等因素的影响,测量时要注意避免这些干扰因素。此外,对于不能配合测量者,如哭闹的小儿和精神病患者,则不宜测量口腔温度。测量腋下温度(axillary temperature)时需注意要让被测者将上臂紧贴胸廓,形成密闭的人工体腔,核心部分的热量经过一定时间传导至腋下,一般测量需要持续5~10分钟,同时还应注意保持腋下干燥,正常值为36.0~37.4℃。腋下温度的测量方便易行,在临床和日常生活中被广泛应用。随着电子鼓膜温度计的开发和利用,现在临床上也常进行鼓膜温度的测量,鼓膜温度可以反映脑组织的温度。

### (二)体温的生理性波动

在正常情况下,机体的体温可因一些内在因素而发生波动,但这种波动幅度一般不超过1℃。

**1. 体温的日节律**　体温在一昼夜之间有周期性的波动,表现为在清晨2~6时体温最低,午后1~6时最高。人体体温的昼夜周期性波动,称为体温的昼夜节律或日节律(circadian rhythm)。这主要是受下丘脑视交叉上核的控制,而与精神活动或肌肉活动等无关。如果让受试者在没有任何标志时间的外在因素的环境中,如去除昼夜明暗周期、环境温度的规律性变化、定时的进餐等,此时受试者的体温仍表现出昼夜节律性波动的特性。

**2. 性别的影响**　通常情况下,成年女性的体温平均高于男性0.3℃。此外,育龄期女性的基础体温随月经周期而变动(图13-9),表现为在卵泡期较低,排卵日最低,排卵后升高0.3~0.6℃,这可能与黄体分泌的孕激素作用有关。通过连续测定育龄期女性基础体温有助于了解有无排卵和排卵的时间。

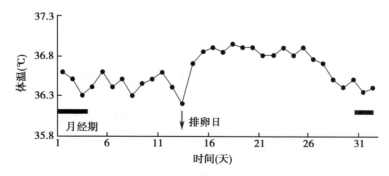

图 13-9　女性月经周期中的基础体温变化

**3. 年龄的影响**　儿童和青少年的体温较高,老年人因基础代谢率低而体温偏低。新生儿,特别是早产儿,由于体温调节机构尚未发育完善,调节体温的能力较差,易受环境温度的影响,故应注意保温护理。

**4. 运动的影响**　运动时肌肉活动使机体代谢增强,产热量增加,体温升高。所以,临床上测量体温时应让受试者先安静一段时间后再进行,测量小儿体温时应防止哭闹。

此外,情绪激动、精神紧张、进食等均可对体温产生一定的影响。

### （三）人体体温的变化范围

正常情况下,人的体温是相对稳定的,当某种原因使体温异常升高或降低时,若超过某一界限,将对机体造成损害甚至危及生命。脑组织对温度的变化非常敏感,当脑温超过42℃时,脑功能将严重受损,诱发脑电反应可完全消失,因此,发热、中暑等体温异常升高时,及时应用物理降温等方法防止脑温过度升高至关重要。当体温超过44~45℃时,可因体内蛋白质发生不可逆性变性而致死。反之,当体温过低时会导致神经系统功能降低,低于34℃时可出现意识障碍,低于30℃时可致神经反射消失,心脏兴奋传导系统功能障碍,可发生心室纤维性颤动。当体温进一步降低至28℃以下时,则可引起心脏活动停止。

## 二、机体的产热反应与散热反应

如前述,各种代谢活动产生的能量在体内经过转化与利用,除做外功以外,最终都转变成热能。热能在维持机体体温的基础上,通过循环血液被传送到体表散发到体外。恒温动物之所以能维持体温相对稳定,是因为产热(heat production)和散热(heat loss)两个生理反应过程在体温调节机构控制下取得动态平衡。

### （一）产热反应

**1. 主要产热器官** 机体在安静时主要由内脏产热,占总产热量的56%(表13-6)。在内脏各器官中肝脏的代谢最为旺盛,产热量最高。当进行体育运动或劳动时,骨骼肌则成为主要的产热器官。由于骨骼肌的总重量约占体重的40%,因而具有巨大的产热潜力。在运动时,骨骼肌的产热量由总产热量的18%增加到73%,剧烈运动时,可达总产热量的90%。此外,褐色脂肪组织在寒冷环境下发挥重要的代谢性产热作用。

表13-6 几种组织器官在不同状态下的产热量

| 组织器官 | 重量(占体重的%) | 产热量(占机体总产热量的%) | |
| --- | --- | --- | --- |
| | | 安静状态 | 运动或劳动 |
| 脑 | 2.5 | 16 | 3 |
| 内脏 | 34 | 56 | 22 |
| 肌肉 | 40 | 18 | 73 |
| 其他 | 7.5 | 10 | 2 |

**2. 产热的形式** 在寒冷环境中机体主要依靠战栗产热(shivering thermogenesis)和非战栗产热(non-shivering thermogenesis)来增加产热量,以维持体热平衡。

（1）战栗产热:战栗是指骨骼肌屈肌和伸肌同时发生不随意的节律性收缩,在肌电图上表现为成簇的高波幅群集放电。此时肌肉收缩活动不做外功,能量全部转化为热量。在寒冷环境下,机体首先出现肌紧张,或称战栗前肌紧张,此时代谢率有所增加,在此基础上出现战栗,可使代谢率增加4~5倍,产热量显著增加。

（2）非战栗产热:非战栗产热又称代谢性产热,是一种通过提高组织代谢率来增加产热的形式。非战栗产热作用最强的组织是分布在肩胛下区、颈部大血管周围、腹股沟等处的褐色脂肪组织。成年人体内仅有少量褐色脂肪组织,在新生儿体内则较多,新生儿体温调节功能尚不完善,不能发生战栗,故非战栗产热尤为重要。

**3. 产热活动的调节**

（1）神经调节:寒冷刺激可使位于下丘脑后部的战栗中枢兴奋,经传出通路到达脊髓前角运动神经元,引起战栗。还可通过交感神经系统兴奋,促进肾上腺髓质释放肾上腺素和去甲肾上腺素,使代谢性产热增加。

（2）体液调节：甲状腺激素是调节非战栗产热活动最重要的体液因素。如果机体暴露在寒冷环境中数周，甲状腺的活动明显增强，甲状腺激素大量分泌，可使代谢率增加 20%～30%。

#### （二）散热反应

**1. 散热的部位**　人体的主要散热部位是皮肤，通过辐射、传导、对流和蒸发的方式向外界发散热量，小部分体热随呼出气、尿、粪等排泄物排出体外。

**2. 散热的方式**

（1）辐射散热（thermal radiation）：是指机体通过热射线的形式将体热传给外界较冷物质的一种散热方式。人体在 21℃ 的环境中，在裸体情况下约有 60% 的热量是通过辐射方式发散的。辐射散热量的多少主要取决于皮肤与周围环境之间的温度差，当皮肤温度高于环境温度时，温度差越大，辐射散热量就越多；反之，温度差越小，辐射散热量就越少。若环境温度高于皮肤温度，则机体不仅不能通过辐射散热，反而将吸收周围环境中的热量。此外，辐射散热还取决于机体的有效散热面积，有效散热面积越大，散热量就越多。由于四肢的表面积较大，因而是辐射散热的重要部位。

（2）传导散热（thermal conduction）：是指机体的热量直接传给与之接触的温度较低物体的一种散热方式。传导散热量取决于皮肤温度与接触物体之间的温度差、接触面积以及与皮肤接触的物体的导热性能等。在体内由于脂肪的导热性较差，因而肥胖者身体深部的热量不易传向表层，在炎热的天气里容易出汗。由于水的比热较大，导热性能较好，在日常生活或临床上常利用水的热传导作用进行局部加温或利用冰帽、冰袋等给高热患者实施降温。

（3）对流散热（thermal convection）：是指通过气体流动而实现热量交换的一种散热方式。在人的体表周围有一薄层空气，当人体散发的热量传给这一层空气后，由于空气的不断流动，已被体表加温的空气移去，较冷的空气又移来，这样，体热将不断散发到体外空间。可见对流散热实际上是传导散热的一种特殊形式。散热量除取决于皮肤与周围环境之间的温度差和机体的有效散热面积外，受风速的影响较大。风速越大，散热量就越多；反之，风速越小，散热量也越少。衣服覆盖在皮肤表面，在棉毛纤维间的空气不易流动，这样就能减少对流散热量，起到保温作用。

（4）蒸发（evaporation）散热：是指水分从体表汽化时吸收热量而散发体热的一种方式。在正常体温条件下，蒸发 1g 水可使机体散发 2.43kJ 的热量，可见体表水分的蒸发是一种十分有效的散热形式，特别是当环境温度等于或高于皮肤温度时，蒸发将成为机体唯一有效的散热形式。许多的哺乳类动物（如狗）由于缺乏汗腺，在较低的环境温度下可维持体温的稳定，但在较高的温度下，则较难维持正常的体温不变。患有无汗症的人，在冷环境中的反应与正常人无异，但在热环境中，由于不能借助于汗液蒸发散热，因而较容易中暑。

蒸发散热可分为不感蒸发和出汗两种形式。

1）不感蒸发（insensible perspiration）：是指体内的水分从皮肤和呼吸道黏膜表面不断渗出进而被汽化的过程。由于这种蒸发不易被人们所察觉，且与汗腺活动无关，故此得名。水从皮肤表面的蒸发又称不显汗（insensible perspiration）。一般情况下人体 24 小时的不感蒸发量约为 1000ml，其中从皮肤表面蒸发 600～800ml，通过呼吸道黏膜蒸发 200～400ml。在肌肉活动或发热状态下，不显汗可增加。在有些不能分泌汗液的动物，不感蒸发是有效的散热途径，如狗在炎热环境下常采取热喘呼吸（panting）的方式来增加散热。

2）出汗（sweating）：是指汗腺主动分泌汗液的活动。通过汗液蒸发可有效带走大量体热。出汗可被意识到，故又称可感蒸发（sensible evaporation）。人体皮肤上分布有大汗腺和小汗腺。大汗腺局限于腋窝和阴部等处，与体温调节反应无关。小汗腺可见于全身皮肤，其分布密度因部位而异，手掌和足跖最多，额部和手背次之，四肢和躯干最少。然而，汗腺的分泌能力却以躯干为最强。小汗腺是体温调节反应的效应器，在炎热的环境下以及运动和劳动时对维持体热平衡起重要作用。

由温热性刺激引起的出汗称为温热性出汗（thermal sweating）。控制温热性出汗的中枢位于下丘脑的体温调节中枢，通过支配汗腺的交感胆碱能纤维使全身小汗腺分泌汗液。精神紧张或情绪激动时也会引起出汗,称为精神性出汗(mental sweating),其中枢位于大脑皮层的运动区,通过支配汗腺的交感肾上腺素能纤维引起出汗,出汗的部位主要在掌心、足底及前额等处。

### 3. 散热反应的调节

(1)皮肤血流量改变对散热的影响:如前所述,机体通过辐射、传导和对流的散热方式散失热量的多少主要取决于皮肤和环境之间的温度差,而皮肤温度的高低与皮肤的血流量有关。机体通过交感神经控制皮肤血管的口径,调节皮肤的血流量。如在炎热环境中,交感神经紧张性降低,皮肤小动脉舒张,动-静脉吻合支开放,皮肤血流量显著增多,较多的体热从机体深部被带到表层,使皮肤温度升高,散热增加。同时,皮肤血流量增多也给汗腺分泌带来必要的水源。在寒冷环境中,交感神经紧张性增强,皮肤血管收缩,皮肤血流量减少,此时身体表层宛如一个隔热器,可起到防止体热散失的作用。

(2)影响蒸发散热的因素:机体出汗量和出汗速度受环境温度、湿度及机体活动程度等因素的影响。正常人在安静状态下,当环境温度达到30℃左右时便开始出汗;如果空气湿度较高且衣着较多,气温在25℃时便可出汗,加之湿度较高时汗液不易被蒸发,体热不易散失,可反射性引起大量出汗。在劳动或运动时,气温虽在20℃以下也可出汗,而且出汗量往往较多。但若在高温环境中停留时间过久,出汗速度可因汗腺疲劳而明显减慢。

## 三、体温调节

### (一)体温调节的基本方式

机体的体温调节有自主性和行为性体温调节两种基本方式。自主性体温调节(autonomic thermoregulation)是指在体温调节中枢的控制下,通过增减皮肤的血流量、出汗、战栗和调控代谢水平等生理性调节反应,以维持产热和散热活动的动态平衡,使体温保持在相对稳定的水平。行为性体温调节(behavioral thermoregulation)是指有意识地进行的有利于建立体热平衡的行为活动,如改变姿势、增减衣物、人工改善局部环境气候条件等。

### (二)自主性体温调节

自主性体温调节主要是通过反馈控制系统实现对体温的调节作用,维持体温的相对稳定。在这个控制系统中,下丘脑的体温调节中枢属于控制部分,由此发出的传出信息控制受控系统的活动,如驱动骨骼肌战栗产热,改变皮肤血管口径,促进汗腺分泌等,从而使机体的产热量和散热量保持平衡。当内、外环境变化使体温波动时,通过温度检测装置,即存在于皮肤及机体深部(包括神经中枢)的温度感受器,将信息反馈至体温调节中枢,经过中枢的整合作用,发出适当的调整受控系统活动的信息,建立起当时条件下的体热平衡(图 13-10)。此外,通过前馈系统,及时启动体温调节机制,避免体温出现大幅度波动。

**1. 温度感受器** 根据感受器存在的部位,可将温度感受器分为外周温度感受器和中枢温度感受器;根据感受温度的性质,可分为热感受器和冷感受器。

(1)外周温度感受器(peripheral thermoreceptor):是存在于皮肤、黏膜和内脏中对温度变化敏感的游离神经末梢,包括热感受器和冷感受器。在一定温度范围内,当局部温度升高时,热感受器兴奋;反之,当温度降低时冷感受器兴奋。热感受器和冷感受器各自有特定的最敏感温度范围,热感受器的敏感温度在较高温度侧,冷感受器的敏感温度则在较低温度侧。当温度偏离各自敏感的温度时,感受器发放冲动的频率将降低。在皮肤的温度感受器呈点状分布,且冷感受器较多,大约是热感受器的 5~11 倍,因此,对冷刺激较为敏感。此外,皮肤的温度感受器表现为对温度的变化速率更为敏感。

(2)中枢温度感受器(central thermoreceptor):是存在于中枢神经系统内对温度变化敏感的神经元,包括热敏神经元(warm-sensitive neuron)和冷敏神经元(cold-sensitive neuron)。在一定范围内,热敏神经元表现为在局部组织温度升高时发放冲动频率增加;冷敏神经元则在局部组织温度降低时发放冲动频率增加。动物实验表明,下丘脑、脑干网状结构和脊髓等中枢神经系统中都含有温度敏感神经元,其中,在视前区-下丘脑前部(preoptic-anterior hypothalamus area,PO/AH)热敏神经元居多,而在

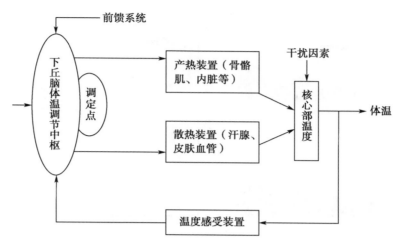

图 13-10　体温调节机构示意图

脑干网状结构和下丘脑的弓状核,则冷敏神经元较多。温度敏感神经元对局部温度的变化十分敏感,当局部组织温度变动 0.1℃时放电频率就会发生变化,且不出现适应现象。

瞬时受体电位(transient receptor potential,TRP)家族成员是一类非选择性阳离子通道,能调节细胞内的 $Ca^{2+}$、$Na^+$浓度和膜电位,其中部分成员具有感受温度刺激的功能,如 TRPV1 和 TRPV2 感受伤害性高温刺激,与产生痛觉有关,TRPV3、TRPV4、TRPM2、TRPM4 和 TRPM5 感受温和热刺激,而 TR-PM8 和 ANKTM1 则感受冷(凉)刺激。TRP 通道作为温度感受分子在体温调节过程中起重要的作用,但其详细的生物学机制目前还不十分清楚。

2. **体温调节中枢**　从脊髓到大脑皮层的整个中枢神经系统中都存在参与调节体温的神经元,但对恒温动物进行脑分段横断实验证明,只要保持下丘脑及以下的神经结构完整,动物虽然在行为等方面可能出现障碍,但仍能维持体温的相对稳定,说明调节体温的中枢主要位于下丘脑。现已证明,PO/AH 是机体最重要的体温调节中枢,PO/AH 的温度敏感神经元不仅能感受局部脑温的变化,对下丘脑以外的部位,如中脑、延髓、脊髓以及皮肤、内脏等处的温度变化也能发生反应,来自中枢和外周的温度信息会聚于此,经整合后发出传出信息,使机体产生相应的体温调节反应。此外,PO/AH 的温度敏感神经元还接受多种化学物质的刺激,包括致热原(pyrogen)、5-羟色胺、去甲肾上腺素和多种肽类物质,诱发体温调节反应。若破坏 PO/AH,与体温调节有关的产热和散热反应都将明显减弱或消失,说明 PO/AH 是体温调节中枢整合机构的重要部位。

3. **体温调节过程—体温调定点学说**　从 20 世纪 70 年代开始,人们用体温调节的调定点学说解释机体在各种环境温度下保持体温相对稳定的机制。该学说认为体温调节过程类似于恒温器的工作原理,体核温度作为控制变量,其变化信息反馈到体温调节中枢,与中枢的调定点水平(内设参考温度值)进行比较,体核温度与此参考温度之间的差值即为误差信号,机体据此调节产热和散热活动,使体温向着接近于调定点水平的方向变化。一般认为,人的正常体温调定点为 37℃,体温调节中枢按照这个设定温度进行调节活动。当体温与调定点的水平一致时,说明机体的产热量与散热量取得平衡。当体温高于调定点水平时,体温调节中枢促使机体产热活动减弱,散热活动加强;反之,当体温低于调定点水平时,促使机体产热活动加强,散热活动减弱,直到体温回到调定点水平。关于调定点设置,目前认为主要取决于热敏神经元和冷敏神经元的温度敏感特性,即两种温度敏感神经元随温度变化放电频率改变的特性。如图 13-11 所示,当热敏神经元反应曲线的斜率减小,或冷敏神经元反应曲线的斜率增大时,调定点上移;反之,热敏神经元反应曲线的斜率增大,或冷敏神经元反应曲线的斜率减小时,调定点下移。在临床上可见由调定点上移引起的发热及由于散热能力不足或体温调节中枢功能障碍所致的非调节性体温升高。

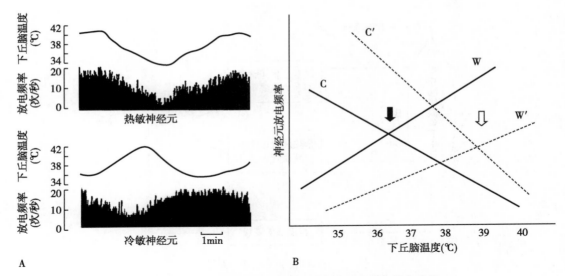

图 13-11　下丘脑温度变化与温度敏感神经元放电频率关系

A：下丘脑温度变化及温度敏感神经元放电活动实时记录曲线；B：下丘脑温度敏感神经元放电频率决定
调定点水平模式图。其中，W、W′表示正常及发热时热敏神经元放电特性。同样，C、C′表示冷敏神经元
放电特性。箭头表示体温调定点水平

### （三）行为性体温调节

恒温动物和变温动物都具有行为性体温调节的能力。例如，人能根据气候变化增减衣着，变换姿势或加强活动等。动物表现为在寒冷环境中具有日光趋向性行为，而在炎热环境下躲在树阴下或钻进洞穴中。行为性体温调节是变温动物的重要体温调节手段。在恒温动物，行为性体温调节也是体温调节过程的重要一环，一般当环境温度变化时，首先采取行为性体温调节，行为性体温调节和自主性体温调节互相补充，以保持体温的相对稳定。

机体是依据对温热刺激的舒适感而表现相应的体温调节行为。温热的舒适感（thermal comfort）是指来自于温度感受器的温度信息经高级神经中枢整合后产生的主观的舒适的感觉。机体采取的体温调节行为是向着有利于产生温热舒适的感觉方向进行的。

## 本章小结

在体内糖、脂肪和蛋白质通过分解代谢和合成代谢，维持机体正常的结构和功能，其中，糖可经无氧氧化和有氧氧化供能。在物质代谢过程中伴随发生能量的释放、转移、储存和利用，称为能量代谢。肌肉活动、环境温度、精神活动及食物的特殊动力作用是影响能量代谢的主要因素。相对稳定的体温对高等动物维持正常生理功能十分重要，机体在视前区-下丘脑前部体温调节中枢作用下，通过调节产热、散热活动，维持体热平衡。

思考题

1. 何谓酮体，酮体的生物作用是什么？
2. 简述在整体水平影响机体能量代谢的主要因素。
3. 试述体温调定点学说的主要内容。

（曹　宇）

## 参考文献

1. 朱大年,王庭槐主编. 生理学. 8 版. 北京:人民卫生出版社,2013
2. Guyton AC & Hall JE. Textbook of Medical Physiology. 13th edition. Philadelphia:WB Saunders. 2015
3. 查锡良、药立波主编. 生物化学与分子生物学. 8 版. 北京:人民卫生出版社,2013

# 第十四章

# 泌 尿 系 统

肾脏是机体重要的排泄器官,机体产生的大部分代谢终产物都通过肾脏生成的尿排出,从而维持机体水、电解质和酸碱平衡以及内环境的稳定。肾脏的泌尿功能包括肾小球滤过、肾小管和集合管的重吸收及肾小管、集合管的分泌与排泄三个过程。肾脏除排泄功能外,还具有内分泌功能。本章主要介绍泌尿系统的结构特点和排泄功能。

## 第一节 概 述

### 一、排泄的概念与途径

#### (一)排泄的概念

排泄(excretion)是指机体将体内代谢的终产物、过剩物质及进入内环境的异物排出体外的过程。

#### (二)排泄的途径

机体的排泄途径主要有四条:

1. **呼吸器官** 以气体的形式排出二氧化碳和少量水分。

2. **消化道** 以粪便的形式排出由肝脏代谢产生的胆色素及来自于大肠黏膜的无机盐类。

3. **皮肤** 以汗液的形式排出水分、少量的氯化钠和尿素等。

4. **肾脏** 以尿的形式排出水分、各种无机盐和有机物等,由于排泄物数量数大、种类最多,因此肾是机体最重要的排泄器官。

### 二、泌尿系统的组成和功能

#### (一)泌尿系统的组成

泌尿系统是由肾(kidney)、输尿管、膀胱和尿道组成。

#### (二)泌尿系统的功能

1. **排泄功能** 负责尿液的产生、运送、储存与排泄,机体根据需要选择性排出和保留各种物质,维持电解质和酸碱平衡,维持体液渗透压和血容量的稳定,从而在维持内环境稳态中起重要作用。肾的实质部分与尿的生成过程有关,肾的肾盏、肾盂部分及输尿管、膀胱和尿道则参与尿的收集、传输、储存和排出过程。

2. **内分泌功能** 肾脏能生成和释放多种生物活性物质,如促红细胞生成素、肾素、羟化维生素 $D_3$ 和前列腺素等,因此肾脏也是一个内分泌器官。

## 第二节 肾的形态和结构

### 一、肾的形态、位置和被膜

#### （一）肾的形态

肾呈蚕豆样，左右各一，为成对的实质性器官。肾有前、后两面，上、下两端及内、外侧两缘。内侧缘中部凹陷，为肾门（renal hilum），是肾盂、肾血管、神经、淋巴管等结构进出的部位。这些结构被结缔组织包裹形成肾蒂（renal pedicle）。肾门向肾内延伸呈不规则腔隙，容纳肾盂、肾盏、肾血管、神经、淋巴管和脂肪等组织，称肾窦（renal sinus）（图14-1）。

#### （二）肾的位置

肾位于脊柱腰段两侧，紧贴腹后壁，为腹膜外位器官（图14-2）。左肾在第11胸椎至第2腰椎之间，第12肋横过后面中部。受肝右叶的影响，右肾低于左肾1～2cm，于第12胸椎至第3腰椎之间，第12肋横过后面上部。肾门在腹后壁的体表投影点位于第12肋下缘与竖脊肌外侧缘交角，称肾区（肾角）。肾发生病变时，此区可出现压痛、叩击痛。

#### （三）肾的被膜

肾的表面有三层被膜，由内向外依次为纤维囊、脂肪囊和肾筋膜。

1. 纤维囊 纤维囊（fibrous capsule）肾固有膜，由致密结缔组织和弹性纤维构成，薄而坚韧，具有保护肾实质的作用。生理状态下易与实

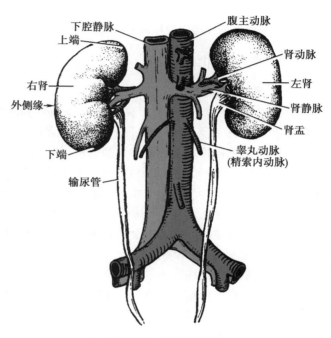

图 14-1 肾和输尿管

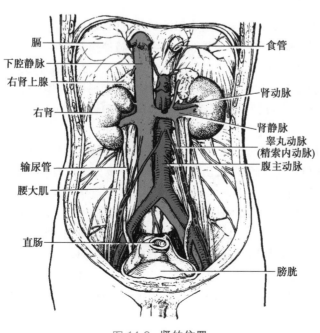

图 14-2 肾的位置

质分离,反之为病理现象。

2. **脂肪囊** 脂肪囊(adipose capsule)又称肾床。由脂肪组织构成,包裹肾和肾上腺,并经肾门进入肾窦填充于各结构之间,具有吸收震荡、保护、支持和固定肾的作用。

3. **肾筋膜** 肾筋膜(renal fascia)分前、后两层,包绕肾和肾上腺,并以结缔组织小梁穿过脂肪囊与纤维囊相连,有固定和保护肾的作用。前、后两层肾筋膜在外侧及上方均相互愈着,在下方则相互分离,其间有输尿管通过。在内侧,前层肾筋膜盖于肾血管表面,并与腹主动脉和下腔静脉周围的结缔组织及对侧前层肾筋膜相移行,后层在肾的后方汇入腰大肌、腰方肌筋膜,向内附着于椎体和椎间盘。

肾正常位置的维持主要依赖肾的被膜及邻近器官和肾血管,此外腹膜及腹压等也有固定作用。

## 二、肾的内部结构

### (一)肾的解剖结构

肾实质可分为位于表层的肾皮质(renal cortex)和内层的肾髓质(renal medulla)。皮质富含血管,呈红褐色,其深入髓质(肾锥体之间)的部分称肾柱(renal columns)。髓质血管较少,呈淡红色,主要由15~20个肾锥体构成。肾锥体尖端圆钝,伸向肾窦,为肾乳头(renal papillae),上有多个乳头孔。肾乳头被漏斗形的肾小盏包绕,2~3个肾小盏合成一个肾大盏,肾大盏最后汇合形成漏斗状的肾盂(renal pelvis),肾盂出肾门后逐渐变细与输尿管相移行。尿液依次经乳头孔、肾小盏、肾大盏、肾盂流向输尿管(图14-3)。

### (二)肾的功能结构

1. **肾单位和集合管** 肾单位(nephron)是肾脏最基本的结构和功能单位,与集合管(collecting duct)共同完成尿的生成过程。正常人两侧肾脏约有200万个肾单位。每个肾单位包括肾小体和肾小管两部分构成(图14-4)。

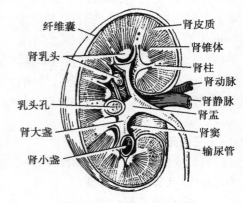

图14-3 肾的内部结构

肾小体由肾小球(glomerulus)和肾小囊(Bowman's capsule)组成(图14-5)。肾小球是位于入球小动脉和出球小动脉之间的毛细血管网。肾小囊有脏、壁两层,脏层和肾小球毛细血管共同构成生成尿液的滤过膜,壁层与肾小管延续。

肾小管包括近端小管、髓袢和远端小管(图14-4)。髓袢按其行走方向又分为降支(包括近端小管直段与髓袢降支细段)和升支(髓袢升支细段与升支粗段)。远端小管与集合管相连接。集合管不属于肾单位的组成,但功能上与远端小管一样,在尿的浓缩和稀释过程中起重要作用。

2. **肾单位的类型分为** 皮质肾单位(cortical nephron)和近髓肾单位(juxtamedullary nephron)(图14-4)。

皮质肾单位约占肾单位总数的85%~90%。此类肾单位的肾小体体积较小,髓袢较短,入球小动脉的口径与出球小动脉口径之比约2:1;出球小动脉进一步分支成肾小管周围毛细血管网。皮质肾单位的主要功能是生成尿液。

近髓肾单位约占肾单位总数的10%~15%,此类肾单位的肾小球体积较大,髓袢较长,可深入内髓,入球小动脉与出球小动脉的口径之比约1:1,出球小动脉可分成两种小血管,一种围绕在近端或远端小管周围,另一种形成与髓袢伴行的U形直小血管(vasa recta)。近髓肾单位的主要功能是参与尿的浓缩和稀释。

3. **球旁器** 球旁器(juxtaglomerular apparatus)由球旁细胞、致密斑(macula densa)和球外系膜细胞三部分组成(图14-5)。

(1)球旁细胞:又称颗粒细胞,是入球小动脉和出球小动脉中的平滑肌细胞,能接受致密斑的信

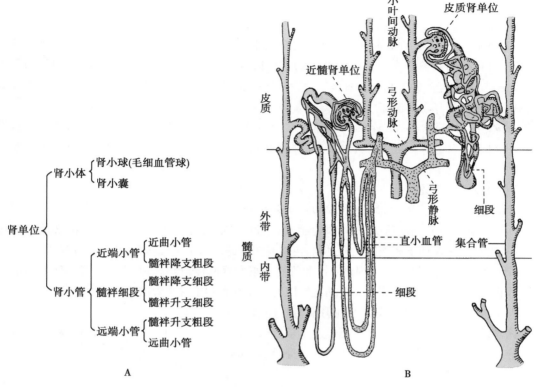

图 14-4　肾单位示意图

A. 肾单位的组成;B. 肾单位和肾血管的机构示意图,图中示处于肾皮质不同部位的肾单位和肾血管的结构显著不同

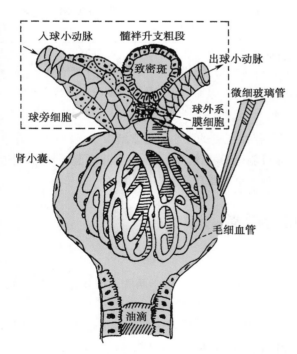

图 14-5　肾小球、肾小囊微穿刺和球旁器示意图

息而分泌肾素。

（2）致密斑:是远端小管起始部的管壁上皮细胞呈高柱状向管腔呈斑纹状隆起构成的组织。可感受小管液中 NaCl 含量的变化,将信息传递给球旁细胞调节肾素的分泌。

（3）球外系膜细胞:是位于入球小动脉、出球小动脉和致密斑之间的一群细胞,具有吞噬和收缩等功能。

### 三、肾的神经支配

肾接受交感神经和副交感神经双重支配,同时有内脏感觉分布。交感神经和副交感神经均来自肾丛,由肾丛分出的纤维沿肾的血管进入肾实质。一般认为肾的传出纤维主要是交感神经,而副交感神经在进入肾门后可能终止在肾盂及输尿管的平滑肌,而在肾实质内缺乏。

内脏感觉神经随交感神经和副交感神经分支走形,因经过肾丛,所以切断或封闭肾丛后,可消除起源于肾的疼痛。

## 四、肾的血管及血液循环特征

### （一）肾的血管

1. **肾动脉** 肾动脉（renal artery）肾动脉起自腹主动脉，经肾门入肾。在入肾门前，多分为前、后两干，前干又可分出4条分支。肾动脉分支的供血区具有节段性，相对独立，被称为肾段动脉（segmental artery），且相互间缺乏吻合。每条段动脉供给的实质区域称为肾段（renal segments）。肾段动脉阻塞，只引起相应的肾段缺血坏死。

2. **肾静脉** 肾静脉（renal veins）肾内静脉与动脉不同，无节段性，吻合广泛。且两侧肾静脉肾外属支各不相同，右肾静脉一般无肾外属支，左肾静脉则接受左生殖腺（睾丸或卵巢）静脉和左肾上腺静脉。

### （二）血液循环特征

1. 血流量大，正常安静时，每分钟1200ml血液流过两侧肾，相当于心输出量的20%~25%左右，其中约94%的血液分布在皮质层，其余供应髓质。充沛的血流量不仅保证了肾实质的必须的氧和营养物质，更重要的是保证了尿液的生成过程，包括肾小球滤过和肾小管的重吸收及分泌功能。

2. 肾血液循环包括肾小球毛细血管网和管周毛细血管网，两套毛细血管网。肾小球毛细血管网的高压保证了肾小球的滤过，而管周毛细血管网的低压则有利于肾小管的重吸收。

3. 肾血流量的调节，其意义在于使肾血流量能够适应肾脏泌尿功能的需要，以及全身血液循环发生较大改变时，又能适应全身血流量重新分布的需要。①自身调节，动脉血压在80~180mmHg范围变动时，肾血流量保持相对稳定。这种稳定，即使在去除神经体液因素的影响或离体肾脏中仍然存在。关于此种调节的具体机制，肌源学说认为，血压在一定范围内升高时，入球小动脉平滑肌紧张性增高，使入球小动脉口径缩小，对血流的阻力增加，因而使肾血流量不会随血压升高而增多。反之亦然。而80mmHg、180mmHg则是两个极值，此时肾血管舒张或收缩已达极限，无法进一步调节肾的血流量。②神经和体液调节，肾血流的神经调节主要表现为交感神经兴奋引起的缩血管反应。而体液调节则指体液因素，包括激素和代谢产物等作

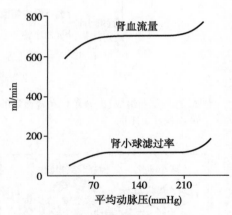

图14-6　肾血流量和肾小球滤过率与动脉血压的关系

用于肾血管，从而引起肾血管的收缩与舒张，进而调节肾血流量的大小。通常情况下，肾脏主要靠自身调节来保持肾血流量相对稳定，以维持正常的泌尿机能；在紧急情况下，全身血液将重新分配，通过神经体液因素的作用，使肾血流量减少，从而保证心、脑等重要器官的血供（图14-6）。

# 第三节　排 尿 管 道

## 一、输尿管

输尿管（ureter）为一对细长的肌性管道，起自肾盂，向下在盆腔内终于膀胱。按其行程可分为三部分，即腹部、盆部、壁内部（图14-1、14-7~14-9）。

输尿管腹部（abdominal part of ureter）：位于腹后壁腹膜的后方，沿腰大肌前方下行至小骨盆上口，左、右输尿管分别跨过左髂总动脉末端和右髂外动脉起始部的前面，进入盆腔移行为盆部。

输尿管盆部（pelvic part of ureter）：自小骨盆入口处起，至膀胱底止，此段仍下行于腹膜后方。在男性盆段绕过输精管后方，斜穿膀胱襞，进入膀胱。在女性输尿管经子宫颈外侧2.5cm处，从子宫动脉后下方绕过，行向下内至膀胱底穿入膀胱壁内。

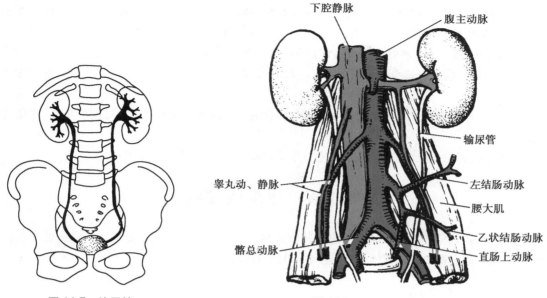

图 14-7　输尿管

图 14-8　男性输尿管走行

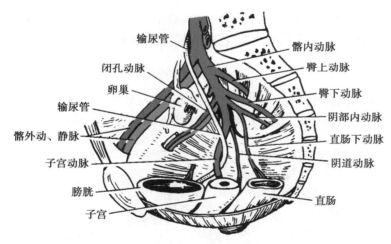

图 14-9　女性输尿管走行

输尿管壁内部(intermural part of ureter):是指输尿管斜穿膀胱壁的部分,以输尿管口开口于膀胱的内面。当膀胱充盈时,内压增高,压迫壁内段,使管腔闭合,以阻止尿液由膀胱向输尿管反流。由于输尿管的蠕动,尿液仍可不断的进入膀胱。

成人输尿管全程有三处狭窄,分别位于输尿管与肾盂移行处、越小骨盆上口处、穿膀胱壁处。这三处是尿路结石容易嵌顿的地方。

## 二、膀胱

膀胱(urinary bladder)为储存尿液的肌性囊状器官,伸缩性很大,其形状、大小、位置和壁的厚度,均随尿液充盈程度而异。一般平均容量为 350~500ml,最大可达 800ml,但达 500ml 以上时可引起疼痛。新生儿膀胱容量约为成人 1/10,老年人由于膀胱肌张力减低而容量增大。女性膀胱容量稍小于男性。

**1. 膀胱的形态**　膀胱空虚时呈椎体形,尖细小朝向前上方,底近似三角形朝向后下方。膀胱尖和膀胱底之间为膀胱体。膀胱的最下部为膀胱颈,以尿道内口与尿道相接。

**2. 膀胱壁的结构**　膀胱内面被覆黏膜,借疏松结缔组织与肌层连接。但膀胱底内面有一三角形区域,位于左、右输尿管口和尿道内口之间,缺少黏膜下组织,黏膜与肌层紧密结合,无论膀胱收缩或充盈,其黏膜均保持平滑,称膀胱三角(trigone of bladder),此三角是膀胱结核和肿瘤的好发部位。

**3. 膀胱的位置**　成人膀胱位于骨盆腔前部,前方为耻骨联合。膀胱空虚时全部位于盆腔内;充盈时膀胱腹膜返折线可上移至耻骨联合上方。此时可在耻骨联合上方行穿刺术,可避免损伤腹膜和污染腹膜腔。

**4. 尿道(urethra)**　为起于膀胱通向体外的管道。男性尿道兼有排尿和排精的功能,详见男性生殖系统。

女性尿道比男性尿道短、宽、直,是单纯的排尿管道,并更易引起逆行尿路感染。

# 第四节　尿生成过程

尿生成包括三个基本过程:肾小球的滤过形成超滤液(即原尿);原尿流经肾小管和集合管时的选择性重吸收;肾小管和集合管的分泌与排泄,最后形成尿液。

## 一、肾小球的滤过

当血液流经肾小球毛细血管时,血浆中除蛋白质外的其他成分通过滤过膜进入肾小囊腔而形成超滤液,即生成原尿,这是尿生成的第一步。在动物实验中,用微穿刺法获取肾小囊腔内的超滤液经过分析表明,肾小囊内的液体除蛋白质含量极少外,其他各种晶体物质的成分和浓度与血浆基本相似,证明囊内液是血浆的超滤液。

### (一)滤过膜

**1. 滤过膜的结构及通透性**　肾小球毛细血管内的血浆成分经滤过进入肾小囊,其间的结构称为滤过膜,由毛细血管内皮细胞、基膜和肾小囊脏层上皮细胞构成(图 14-10)。

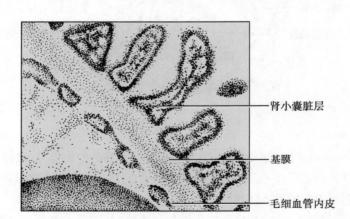

图 14-10　滤过膜结构示意图

电镜下观察,毛细血管内皮细胞上有许多直径为 70~90nm 的小孔,称为窗孔,水和小分子溶质可自由通过,血细胞不能通过;由于细胞表面富含唾液酸蛋白等带负电荷的糖蛋白,可阻碍带负电荷的蛋白质通过。

基膜层是非细胞性结构的间质层,含有的间质蛋白形成水合凝胶状的微纤维网膜,膜上有直径为 2~8nm 的多角形网孔,决定着能滤过分子的大小,另外,间质蛋白中的蛋白聚糖含负电荷,可阻碍带负电荷的血浆蛋白滤过。

肾小囊脏层上皮细胞是滤过膜的最后一道屏障,上皮细胞有很长突起,在突起之间形成滤过裂隙膜,膜上有直径 4~11nm 的裂隙孔,裂隙膜的主要蛋白成分 nephrin,可防止蛋白质的漏出。缺乏 nephrin,尿中将出现蛋白质。

综上所述,滤过膜既是一道机械屏障,又是一道电学屏障。其中以机械屏障为主。

2. **滤过膜的面积**　肾脏全部肾小球的总滤过面积达 1.5m² 左右,生理情况下,全部肾小球都具有滤过作用,可保证相对稳定的滤过面积,病理情况下,如急性肾小球肾炎时,肾小球毛细血管上皮细胞肿胀导致管腔变窄或完全阻塞,具有滤过作用的肾小球数目减少,有效滤过面积减小而出现少尿或无尿。

### （二）滤过的动力——有效滤过压

有效滤过压是指促进超滤的动力与对抗超滤的阻力之间的差值。超滤的动力包括肾小球毛细血管血压和肾小囊内超滤液胶体渗透压。正常情况下,因肾小球滤过膜对蛋白质几乎不通透,因此肾小囊内蛋白质极少,其胶体渗透压可忽略不计。超滤的阻力包括肾小球毛细血管内的血浆胶体渗透压和肾小囊内的静水压。因此肾小球有效滤过压 =
（肾小球毛细血管血压+囊内液胶体渗透压）－
（血浆胶体渗透压+肾小囊内压）(图 14-11)。

肾小球毛细血管不同部位的有效滤过压是不相同的,越靠近入球小动脉端,有效滤过压越大。是由于毛细血管血液从入球小动脉端流向出球小动脉端时,由于不断生成超滤液,血浆中蛋白质浓度会逐渐升高,血浆胶体渗透压逐渐升高,因而有效滤过压的值就逐渐减小。当滤过阻力等于滤过动力时,有效滤过压降低到零,称为滤过平衡,滤过停止。

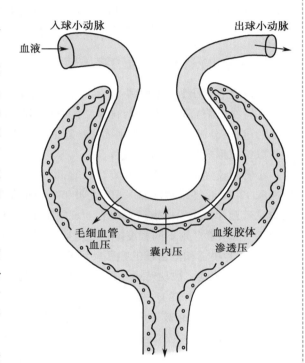

### （三）滤过功能的指标

1. **肾小球滤过率**　单位时间内（每分钟）两肾生成的超滤液量称为肾小球滤过率（glomerular filtration rate,GFR）。体表面积为 1.73m² 的正常成年人的肾小球滤过率为 125ml/min,故每天两肾的肾小球滤过液总量约 180L。

2. **滤过分数**　肾小球滤过率与肾血浆流量的比值称为滤过分数（filtration fraction,FF）。肾

图 14-11　肾小球有效滤过压示意图

血浆流量为 660ml/min,肾小球滤过率为 125ml/min,则滤过分数约为 19%。表明当血液流经肾脏时,约有 19% 的血浆经滤过进入肾小囊腔,形成超滤液。

### （四）影响肾小球滤过的因素

1. **肾小球毛细血管血压**　正常情况下,当血压在 80~180mmHg 范围内变动时,由于肾血流量的自身调节机制,肾小球毛细血管血压可保持稳定,故肾小球滤过率基本不变。当动脉血压低于 80mmHg 时,则进入肾内的血流量减少,肾小球毛细血管血压降低,有效滤过压减小,肾小球滤过率下降,尿量减少;如在血容量减少、剧烈运动、强烈的伤害性刺激或情绪激动等情况下,可使交感神经活动加强,入球小动脉强烈收缩,导致肾血流量、肾小球毛细血管血量和毛细血管血压下降,从而影响肾小球滤过率。当动脉血压低于 40mmHg 时,肾小球滤过率急剧下降,导致无尿。

2. **肾小囊内压**　正常情况下,原尿不断生成并及时流走,肾小囊内压一般比较稳定。当肾盂或输尿管结石、肿瘤压迫或任何原因引起输尿管阻塞时,使得肾小囊内原尿流出不畅,导致囊内压升高,有效滤过压和肾小球滤过率降低,尿量减少。

3. **血浆胶体渗透压**　血浆胶体渗透压取决于血浆蛋白的含量,一般比较稳定。当静脉输入大量生理盐水、或病理情况下肝功能严重受损致血浆蛋白合成减少等因素使得血浆蛋白浓度降低,血浆胶

体渗透压下降,有效滤过压和肾小球滤过率增加,尿量增加。

**4. 肾血浆流量** 肾血浆流量的增减,主要影响血浆胶体渗透压上升的速率,进而改变滤过平衡的位置。当肾血浆流量增大时,肾小球毛细血管中血浆胶体渗透压上升速度减缓,滤过平衡的位置移向出球小动脉端,肾小球滤过率增加;当肾血浆流量减少时,滤过平衡的位置则靠近入球小动脉端,肾小球滤过率减少。剧烈运动、失血、缺氧和中毒性休克等情况下可使肾交感神经强烈兴奋,肾血流量和肾血浆流量明显减少,肾小球滤过率也显著降低,尿量减少。

**5. 滤过膜的面积和通透性** 人体两肾约有 200 万个肾单位,滤过膜的面积较大且保持相对稳定。病理情况下,如急性肾小球肾炎时,由于肾小球毛细血管上皮细胞增生、肿胀,致使毛细血管管腔狭窄或阻塞,具有滤过作用的肾小球数目减少,滤过面积减少,肾小球滤过率降低而出现少尿或无尿。

肾小球滤过膜的通透性正常情况下也比较稳定。在某些肾脏疾病时,滤过膜上带负电荷的唾液酸蛋白减少,使其电学屏障作用减弱,蛋白滤出量比正常时明显增多,而出现蛋白尿。另外,某些肾脏疾病还可使滤过膜的机械屏障作用减弱,使正常不能透过滤过膜的红细胞被滤出而出现血尿。

## 二、肾小管和集合管的物质转运

原尿进入肾小管后称为小管液。肾小管和集合管的物质转运功能包括肾小管、集合管的重吸收功能和肾小管集合管的分泌与排泄功能,重吸收功能是指肾小管上皮细胞将小管液中的物质转运至血液的过程;分泌与排泄功能则为肾小管上皮细胞将自身产生的物质或血液中的物质转运至小管液最终以终尿形式排出体外的过程。

小管液流经肾小管各段和集合管时,量和质均发生了很大变化。如前所述,人两侧肾脏每天生成的原尿 180L,而终尿量仅为 1.5L,说明 99% 的水在流经肾小管和集合管时被重吸收。小管液中的其他物质被选择性重吸收或被肾小管上皮细胞主动分泌。如滤过的葡萄糖和氨基酸可全部被重吸收,$Na^+$、$Ca^{2+}$ 和尿素等则不同程度地被重吸收,而肌酐、$H^+$ 和 $K^+$ 则可被分泌到小管液中而排出体外。

### (一)肾小管和集合管的物质转运方式

**1. 被动转运** 被动转运是指肾小管上皮细胞不消耗能量,顺着电化学梯度将小管液中溶质转运到肾小管上皮细胞内的过程。包括扩散、渗透和易化扩散。此外,当水分子通过渗透被重吸收时有些溶质可随水分子一起被转运,这种方式称为溶剂拖曳。

**2. 主动转运** 主动转运是指肾小管上皮细胞消耗能量,逆着电化学梯度将小管液中溶质转运到肾小管上皮细胞内的过程。根据能量来源的不同,主动转运包括原发性主动转运和继发性主动转运。前者包括钠泵、钙泵等;继发性主动转运包括:$Na^+$-葡萄糖、$Na^+$-氨基酸同向转运,$K^+$-$Na^+$-$2Cl^-$ 同向转运;还有 $Na^+$-$H^+$ 和 $Na^+$- $K^+$ 逆向转运等。

上皮细胞的管腔面和基底侧膜对各种物质的转运情况不同,小管液中物质转运的途径可分跨细胞转运途径重吸收和细胞旁途径重吸收。

### (二)$Na^+$、$Cl^-$ 和水的重吸收

**1. 近端小管** 原尿中约 70% 的 NaCl 和水被重吸收。其中约 2/3 经跨细胞转运途径重吸收,其余经细胞旁途径重吸收。

在近端小管的前半段,$Na^+$ 进入上皮细胞的过程与 $H^+$ 的分泌以及与 X(葡萄糖、氨基酸)的转运相耦联。由于上皮细胞基底侧膜上钠泵的作用,使得肾小管上皮细胞内 $Na^+$ 浓度低于小管液中 $Na^+$ 的浓度,小管液中的 $Na^+$ 和细胞内的 $H^+$ 借助于管腔膜的 $Na^+$-$H^+$ 交换体进行逆向转运,$H^+$ 被分泌到小管液中,小管液中的 $Na^+$ 则顺浓度梯度进入上皮细胞内。另外,小管液中的 $Na^+$ 还可由管腔膜上的 $Na^+$-葡萄糖同向转运体和 $Na^+$-氨基酸同向转运体与葡萄糖、氨基酸共同转运,$Na^+$ 顺电化学梯度通过管腔膜进入细胞内,同时将葡萄糖和氨基酸转运入细胞内。进入细胞内的 $Na^+$ 经基底侧膜上的钠泵被泵出细胞,进入组织间隙。进入细胞内的葡萄糖和氨基酸则以易化扩散的方式通过基底侧膜离开上皮细胞,进入血液循环(图 14-12)。

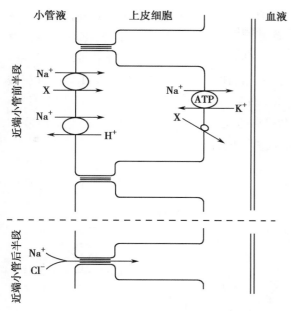

图 14-12 近端小管的物质转运示意图
X 代表葡萄糖、氨基酸

由于 $Na^+$、葡萄糖和氨基酸进入细胞间隙，提高了细胞间隙的渗透压，水则在渗透压作用也进入细胞间隙，随后进入管周毛细血管而被吸收。因此，近端小管中物质的重吸收为等渗性重吸收，小管液为等渗液。

由于 $Na^+$ 的主动重吸收形成小管内外的电位差，$Cl^-$ 则顺着电位差而被动重吸收；而且由于 $Na^+$-$H^+$ 交换使细胞内的 $H^+$ 进入小管液，与小管液中 $HCO_3^-$ 结合而促进 $HCO_3^-$ 重吸收，其结果使得小管液中 $Cl^-$ 的浓度高于管周组织间液中的浓度，此浓度差又进一步促使 $Cl^-$ 的重吸收。所以 $Cl^-$ 是顺着电化学梯度被动重吸收。

2. 髓袢　原尿中约 20% 的 NaCl 和 15% 的水是在髓袢重吸收的。

髓袢降支细段对 NaCl 不易通透，而对水通透性较高。因此，小管液沿髓袢降支流动时，在髓质渗透压梯度的作用下，水被重吸收，而小管液的渗透压逐渐升高。小管液进入髓袢升支细段后，由于管壁对水不通透，但对 NaCl 通透，因此 NaCl 扩散进入组织间液。伴随着溶质的重吸收，升支细段的小管液渗透压逐渐下降。

NaCl 在髓袢升支粗段是以主动重吸收的方式进行的。髓袢升支粗段管周膜上的 $Na^+$ 泵将 $Na^+$ 由管壁上皮细胞泵向组织间液，造成管壁上皮细胞内 $Na^+$ 浓度低于小管液的 $Na^+$ 浓度，$Na^+$ 扩散进入小管上皮细胞，但必须与 $Cl^-$、$K^+$ 一起由载体协同转运。该转运体可使小管液中 1 个 $Na^+$、1 个 $K^+$ 和 2 个 $Cl^-$ 同向转运进入上皮细胞（图 14-13）。进入细胞内的 $Na^+$ 通过管周膜的钠泵泵至组织间液，$Cl^-$ 由浓度梯度经管周膜上的 $Cl^-$ 通道进入组织间液，而 $K^+$ 则顺浓度梯度经管腔膜返回小管液中，并使小管液呈正电位。因此 $Na^+$ 的转运是主动的。能量抑制剂哇巴因可抑制钠泵活性，造成 $Na^+$ 和 $Cl^-$ 的重吸收明显减少；利尿剂呋喃苯胺酸（呋塞米，furosemide）可抑制 $Na^+$-$K^+$-$2Cl^-$ 同向转运功能，使升支粗段抑制 $Na^+$ 和 $Cl^-$ 的重吸收而发挥利尿作用。

髓袢升支粗段对水不通透。

3. 远端小管和集合管　原尿中约 12% 的 NaCl 在此处被重吸收，其重吸收主要受醛固酮调节，水的重吸收则主要受抗利尿激素的调节。

在远曲小管始段，上皮细胞对水不通透，但仍能主动重吸收 NaCl，小管液中的 $Na^+$ 和 $Cl^-$ 经 $Na^+$-$Cl^-$ 同向转运体进入小管上皮细胞内，再由钠泵泵出，伴随着溶质的重吸收，使小管液渗透压继续降低。$Na^+$ 在远曲小管和集合管的重吸收是逆电化学梯度进行的，属于主动转运。

水在远曲小管和集合管的重吸收量受血液中抗利尿激素的影响，体内缺水时，该段肾小管对水的重吸收增多，使尿量减少；体内水过剩时，水的重吸收减少，尿量增多，从而调节体内水平衡。

### （三）$HCO_3^-$ 的重吸收与 $H^+$ 的分泌

$HCO_3^-$ 是体液中调节酸碱平衡的重要缓冲成分，正常情况下，从肾小球滤过的 $HCO_3^-$ 几乎全部

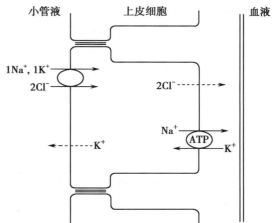

图 14-13　髓袢升支粗段对 $Na^+$ 和 $Cl^-$ 的重吸收机制示意图

被肾小管和集合管重吸,肾脏通过重吸收 $HCO_3^-$ 和分泌 $H^+$、分泌氨而维持机体的酸碱平衡。

**1. 近端小管** 原尿中约80%的 $HCO_3^-$ 在此处被重吸收。血液中的 $HCO_3^-$ 是以 $NaHCO_3$ 的形式存在,当滤过进入肾小囊后,离解为 $Na^+$ 和 $HCO_3^-$。$HCO_3^-$ 不易透过管腔膜,近端小管上皮细胞通过 $Na^+$-$H^+$ 交换使 $Na^+$ 主动转运至血浆的同时,$H^+$ 被分泌进入小管液,$HCO_3^-$ 则与 $H^+$ 结合生成 $H_2CO_3$,在碳酸酐酶(carbonic anhydrase,CA)催化下,$H_2CO_3$ 解离成 $CO_2$ 和水,由于 $CO_2$ 为高度脂溶性,很快以单纯扩散方式进入上皮细胞内,在细胞内,$CO_2$ 和水又在碳酸酐酶的催化下形成 $H_2CO_3$,离解成 $H^+$ 和 $HCO_3^-$,$HCO_3^-$ 随 $Na^+$ 被转运回血液,$H^+$ 则通过 $Na^+$-$H^+$ 交换分泌进入小管液。(图 14-14)

**2. 髓袢** 髓袢对 $HCO_3^-$ 的重吸收主要发生在升支粗段。机制同近端小管。

**3. 远端小管和集合管** 远曲小管和集合管的管腔膜上存在 $H^+$ 泵,可将肾小管上皮细胞内的 $H^+$ 泵入小管液中,而小管液中的 $H^+$ 浓度的增加使得小管液酸化,酸化的小管液可抑制 $H^+$ 的分泌。为了促进机体排酸,小管液的 $H^+$ 可与 $HCO_3^-$ 结合生成碳酸解离成 $CO_2$ 和水;也可与 $HPO_4^{2-}$ 结合生成 $H_2PO_4^-$;还可与 $NH_3$ 结合生成 $NH_4^+$,从而降低小管液中的 $H^+$ 浓度。

**(四)$NH_3$ 的分泌**

上皮细胞中的 $NH_3$ 主要来自于谷氨酰胺脱氨,$NH_3$ 通过细胞膜向小管周围组织间液和小管液扩散。扩散的方向决定于两种液体的 pH,由于

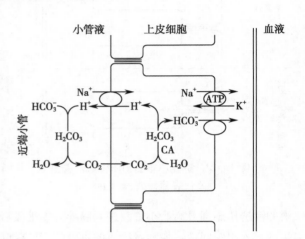

图 14-14 近端小管重吸收 $HCO_3^-$ 的细胞机制示意图(CA:碳酸酐酶)

$H^+$ 分泌使小管液的 pH 比小管周围组织液的低,故 $NH_3$ 通常向小管液扩散。分泌的 $NH_3$ 与小管液中的 $H^+$ 结合生成 $NH_4^+$,降低了小管液的 $H^+$ 和 $NH_3$ 的浓度,从而加速 $NH_3$ 向小管液内扩散。因此,$NH_3$ 的分泌与 $H^+$ 的分泌密切相关。

**(五)$K^+$ 的重吸收和分泌**

原尿中的 $K^+$ 有65%~70%在近端小管重吸收,25%~30%在髓袢重吸收,这些部位对 $K^+$ 的重吸收比例是比较固定的。远端小管和皮质集合管既能重吸收 $K^+$,也能分泌 $K^+$,但是以分泌为主。生理情况下,$K^+$ 的分泌随摄入量的多少而变动,并受醛固酮的调节。管壁上皮细胞基底膜上的钠泵可将细胞内的 $Na^+$ 泵出细胞,将细胞外液中的 $K^+$ 泵入细胞,造成细胞内 $K^+$ 浓度高于小管液 $K^+$ 浓度,$K^+$ 可顺电化学梯度分泌进入小管液。

$K^+$ 的分泌还与 $H^+$ 的分泌和 $Na^+$ 的重吸收密切相关。且 $K^+$-$Na^+$ 交换和 $H^+$-$Na^+$ 交换具有相互竞争现象,酸中毒时,$H^+$-$Na^+$ 交换增加,$K^+$-$Na^+$ 交换减少,可使机体出现高血钾;碱中毒可使 $H^+$-$Na^+$ 交换减少,$K^+$-$Na^+$ 交换增加,又出现低血钾的现象。血钾浓度过高或过低都会对心脏等器官的功能造成严重损害。

**(六)葡萄糖和氨基酸的重吸收**

原尿中的葡萄糖浓度与血浆中的浓度相等,但正常情况下,终尿中几乎不含葡萄糖,表明葡萄糖全部被重吸收。葡萄糖重吸收部位只限于近端小管,特别是近端小管的前半段,通过 $Na^+$-葡萄糖同向转运机制被转入小管上皮细胞内,属于继发性主动转运(图 14-15)。但近端小管对葡萄糖的重吸收是有一定限度的。当血糖浓度达到 $180mg/100ml$ 时,有一部分肾小管对葡萄糖的吸收已达极限,剩余的葡萄糖进入下游肾小管后将不能被重吸收,则尿中开始出现葡萄糖,生理学将尿中刚刚出现葡萄糖时的最低血浆葡萄糖浓度称为肾糖阈(renal threshold for glucose)。随着血糖浓度的升高时,尿中葡萄糖浓度也随之增高;当血糖浓度升至 $300mg/100ml$ 时,全部肾小管对葡萄糖的重吸收均已达到或超过近端小管对葡萄糖的最大转运率,尿糖排出率则随血糖浓度升高而平行增加。正常人两肾的葡萄糖

重吸收的极限量,男性平均为 375mg/min,女性平均为 300mg/min。

原尿中的氨基酸和葡萄糖一样,主要在近端小管被重吸收,其吸收方式是 $Na^+$-氨基酸同向转运机制的继发性主动重吸收。

### (七)影响肾小管和集合管重吸收的因素

1. **小管液中溶质的浓度** 小管液中的水是随溶质的重吸收形成的渗透浓度而被动重吸收的,因此小管液中溶质浓度的升高是对抗肾小管重吸收水分的力量,当小管液中的溶质浓度增加时,由于渗透浓度增高,使水的重吸收减少,因而尿量增加。这种通过增加小管液的溶质浓度而提高渗透浓度以对抗肾小管重吸收水分所引起的尿量增多现象,称为渗透性利尿(osmotic diuresis)。

糖尿病患者由于血糖浓度超过了肾糖阈,导致小管液中的葡萄糖不能完全被重吸收,未被重吸收的葡萄糖提高了小管液的渗透浓度,从而使水的重吸收减少,患者不仅出现糖尿,还会出现尿量增多的现象。临床上给病人静脉注射可被肾小球滤过、但不被肾小管重吸收的甘露醇或山梨醇,通过提高小管液中溶质的浓度而提高渗透浓度达到利尿消肿的目的也是利用渗透性利尿的效应。

2. **球管平衡** 近端小管对溶质和水的重吸收可随肾小球滤过率的变化而改变,当肾小球滤过率增大时,近端小管对 $Na^+$ 和水的重吸收率也增大;肾小球滤过率减少时,近端小管对 $Na^+$ 和水的重吸收率也减少,这种现象称为球-管平衡(glomerulotubular balance)。通常情况下,近端小管对 $Na^+$ 和水的重吸收率始终稳定在肾小球滤过率的 65%~70%,称为近端小管的定比重吸收(constant fraction reabsorption)。

球管平衡的生理意义在于使尿量和尿钠不会因肾小球滤过率的增减而出现大幅度的变动,保持尿量和尿钠的稳定,有利于内环境的稳定。

## 三、尿液的浓缩和稀释

原尿在流经肾小管各段时,由于其中的水和溶质通过各种形式被选择性重吸收,其渗透浓度也随之发生很大的变化,正常成年人终尿的排出量约 1.5L/日,其渗透浓度可在 50~1200mOsm/(kg·$H_2O$)范围内变动,所谓尿的浓缩和稀释是指的渗透浓度和血浆渗透浓度相比而言。血浆渗透浓度约为 300mOsm/(kg·$H_2O$),如果机体缺水,则终尿的渗透浓度高于血浆的渗透浓度,机体排出高渗尿,尿被浓缩;反之,机体水分过剩,尿的渗透浓度将低于血浆渗透浓度,机体排出低渗尿,尿被稀释。尿量和尿的渗透浓度可由多种因素影响而发生很大变化。若每日尿量长时间保持 2.5L 以上称为多尿,介于 100~400ml 之间,称为少尿,少于 100ml 则称为无尿。肾脏尿的浓缩和稀释功能,对维持机体的水平衡和内环境的稳定具有重要意义。

### (一)尿液浓缩机制的比较生理学研究

肾脏生成浓缩尿的能力是哺乳动物和某些鸟类所特有的,而且不同动物耐受缺水的能力有很大差别,这与它们具有的肾髓质结构和伸入内髓的肾单位有密切关系。髓质内层愈发达,深入内髓髓袢愈长者,生成浓缩尿的能力愈强。例如,沙漠生活的沙鼠,由于肾髓质内层特别厚,其肾脏能产生 20 倍于血浆渗透浓度的高渗尿;而猪的肾髓质很薄,只能产生 1.5 倍于血浆渗透浓度的尿液;人的肾髓质可生成 4~5 倍于血浆渗透浓度的高渗尿,即渗透浓度高达 1200~1400mOsm/(kg·$H_2O$)的浓缩尿液。

用冰点降低法测定鼠肾组织的渗透浓度,发现肾皮质与血浆渗透压浓度的比值为 1.0,说明皮质组织液是等渗的;由皮质向髓质逐步深入时,其渗透浓度分别比血浆高出 2 倍、3 倍、4 倍,这种现象称为肾髓质高渗梯度(图 14-15),表明肾髓质的组织液为高渗状态,而且由外向内,越接近肾乳头处,渗

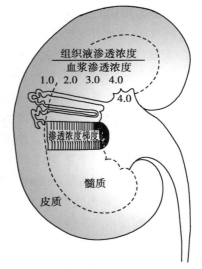

图 14-15 肾髓质渗透浓度梯度示意图
线条越密,表示渗透浓度越高

透浓度越高。而且微穿刺技术(micropuncture technique)也证实,小管液由皮质到髓质渗透浓度梯度的变化与髓质组织液的渗透浓度变化是一致的。

**（二）尿液的浓缩机制**

**1. 肾髓质渗透浓度梯度的形成** 髓袢的形态和功能特性是形成肾髓质渗透浓度梯度的重要条件,即髓质高渗梯度的形成与各段肾小管的不同生理特性有重要关系(表14-1)。

表 14-1　髓袢、远端小管和集合管通透性的阶段性差异

| 肾小管部分 | 水 | NaCl | 尿素 | 管内渗透浓度 | 管外渗透浓度 |
| --- | --- | --- | --- | --- | --- |
| 髓袢降支细段 | 易通透 | 不易通透 | 不易通透 | 逐渐升高 | 逐渐升高 |
| 髓袢升支细段 | 不通透 | 高度通透 | 中等通透 | 逐渐降低 | 逐渐降低 |
| 髓袢升支粗段 | 不通透 | 高度通透 | 不通透 | 降低至低渗 | 高渗 |
| 远曲小管 | 有 ADH 易通透 | $K^+$-$Na^+$ 交换 | 不易通透 | 低渗或等渗 | 等渗 |
| 皮质集合管 | 有 ADH 易通透 | 易通透 | 不通透 | 低渗或等渗 | 等渗 |
| 内髓集合管 | 有 ADH 易通透 | 易通透 | 易通透 | 低渗或等渗 | 逐渐升高 |

渗透浓度逐渐升高或逐渐降低均是指顺着小管液流动的方向而言

（1）髓袢的 U 形结构,其降支细段对水易通透,但对 NaCl 不易通透(表14-1),所以当小管液流经该段时,降支中的水不断进入组织间隙,使小管液从上至下渗透浓度逐渐升高,至髓袢折返处,达到峰值。而髓袢升支细段对 NaCl 易通透,所以,当小管液从内髓部向皮质方向流动时,NaCl 不断向组织间液扩散,导致小管外组织间液 NaCl 浓度升高。而小管液的 NaCl 浓度越来越低,管内渗透梯度逐渐降低。

（2）髓袢升支粗段位于外髓部,该段对水不易通透,但可主动重吸收 NaCl,因此,升支粗段内小管液流向皮质时,管腔内 NaCl 浓度逐渐降低,渗透浓度梯度不断降低,而管外渗透梯度由于 NaCl 的重吸收而变成高渗。所以外髓部的组织间液渗透压梯度主要是由升支粗段 NaCl 的重吸收所形成。

（3）髓袢升支细段和髓质集合管对尿素通透,当小管液流经远端小管时,由于水的重吸收使小管液尿素浓度逐渐升高,到达内髓集合管后,尿素从小管液扩散进入内髓组织液,使组织间液的尿素浓度升高,同时使内髓部的渗透浓度进一步增加。所以内髓部组织高渗是由 NaCl 和尿素共同构成。

（4）远曲小管、皮质部和外髓部的集合管继续重吸收 NaCl,对水的重吸收量受抗利尿激素的控制。

从髓质高渗梯度形成的全过程来看:各部肾小管对水、NaCl 和尿素的通透性不同是髓质高渗梯度形成的前提,髓袢升支粗段对 NaCl 的主动重吸收是高渗梯度形成的始动因素(图 14-16)。

**2. 肾髓质渗透浓度梯度的保持** 肾髓质高渗的建立主要是由于 NaCl 和尿素在小管外组织间液中积聚形成的。而肾髓质高渗环境的维持则有赖于 NaCl 和尿素能持续滞留在该部位而不被血液循环带走,这与直小血管的逆流交换作用密不可分。

直小血管是近髓肾单位的出球小动脉延续而成的"U"形血管,与髓袢相伴行,血流缓慢,且降支和升支在通透性方面没有差别。其降支伸入髓质后,由于血管外髓质组织液中 NaCl、尿素造成的渗透浓度梯度逐渐上升,于是 NaCl 和尿素顺浓度差进入直小血管的降支,而水分从降支血管进入髓质组织液,使直小血管内血浆渗透浓度逐渐升高,到折返处其渗透浓度达最高值[约 1200mOsm/(kg·$H_2O$)]。当血液流向升支管时,血液中 NaCl 和尿素浓度又高于同一水平的组织液,于是 NaCl 和尿素向组织液扩散,而水又从组织液返回直小血管升支血液。因此,通过 NaCl、尿素在直小血管的降支和升支之间的循环,既可保留肾髓质组织液高浓度的溶质,又可除去肾髓质重吸收的水分,从而使肾髓质的高渗透浓度梯度得以维持。这一作用称为直小血管的逆流交换作用。

**（三）尿液的稀释机制**

尿液的稀释主要发生在远端小管和集合管。小管液在到达髓袢升支粗段末端时是低渗液,如果

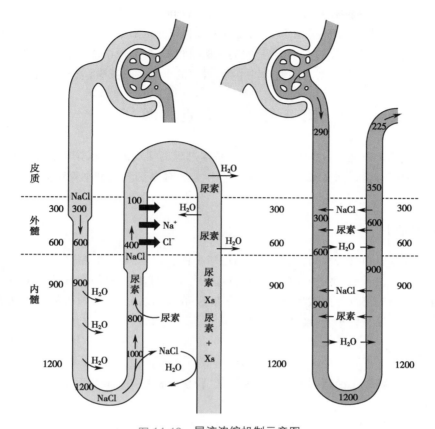

图 14-16  尿液浓缩机制示意图

粗箭头表示髓袢升支粗段主动重吸收 $Na^+$ 和 $Cl^-$，Xs 表示未被重吸收的溶质，
图中各个数字表示该处的渗透浓度 [mOsm/(kg·$H_2O$)]

体内水过多造成血浆晶体渗透压降低，可抑制 ADH 的释放，远曲小管和集合管对水的通透性降低，低渗的小管液在流经远曲小管和集合管时，水重吸收减少，但远曲小管和集合管还能继续主动重吸收 NaCl，这种溶质重吸收超过水的重吸收使小管液渗透浓度进一步下降。所以从集合管流出的小管液为低渗液，尿被稀释，尿量增多。

**（四）影响尿液浓缩和稀释的因素**

1. **肾髓质组织结构的因素**  肾髓质结构是决定尿浓缩能力主要原因，髓袢越长，从皮质到髓质的渗透梯度越大，则尿浓缩能力越强，髓袢越短，从皮质到髓质的渗透梯度越小，则尿浓缩能力越弱。婴儿期髓袢短于成人，故尿的浓缩能力较低，尿量较多，不能排出较高的浓缩尿。病理情况下，如肾髓质纤维化、肾囊肿引起肾髓质萎缩等，可因髓质结构不同程度损害而降低肾脏浓缩尿液的能力。

2. **肾髓质高渗形成的因素**  肾髓质高渗是尿液浓缩的重要条件，NaCl 和尿素是形成肾髓质高渗的重要因素，凡能影响肾小管和集合管对 NaCl 及尿素重吸收的因素都可以影响到髓质高渗的形成。利尿药如呋喃苯氨酸、利尿酸等，因能抑制髓袢升支粗段对 $Na^+$ 和 $Cl^-$ 的主动重吸收，从而抑制肾髓质高渗梯度的形成，使尿的浓缩能力降低而排出大量低渗尿。

3. **肾髓质高渗维持的因素**  直小血管通过保留肾髓质组织液高浓度的溶质和带走其重吸收多余的水分而维持了肾髓质高渗状态，故直小血管的逆流交换作用对维持髓质高渗极为重要。当直小血管的血液流量和血流速度发生改变时，可对髓质高渗的维持产生影响。如直小血管中血液流量增加和血流过快，可从肾髓质组织带走过多溶质，使肾髓质梯度下降，尿浓缩能力降低。如果肾血液流量明显减少，血流速度减慢，水分不能及时被血液带走，也可使肾髓质高渗梯度不易保持，降低肾脏的尿浓缩能力。

4. **远端小管和集合管对水通透性的因素** 远端小管和集合管对水的重吸收可直接影响到尿液的浓缩,依赖于血液中抗利尿激素的浓度。当血液中抗利尿激素浓度升高时,远端小管和集合管管壁对水的通透性增加,在髓质高渗的作用下,管内的水重吸收增多,尿液浓缩;当血液中抗利尿激素浓度降低时,远端小管和集合管管壁对水的通透性下降,管内的水重吸收减少,尿液被稀释,尿量增多。

# 第五节 尿生成的调节

机体对尿生成的调节是通过影响尿生成三个基本过程而实现的。肾小球滤过作用、肾小管和集合管重吸收作用的调节已在前文叙述,本节主要讨论神经、体液因素对肾小管和集合管重吸收和分泌的调节。

## 一、神经调节

肾交感神经支配肾血管、肾小管上皮细胞和近球小体。在剧烈运动、精神紧张、血容量减少等情况下,交感神经兴奋,使肾血管强烈收缩,肾血流量减少,肾小球滤过率下降,尿生成减少;交感神经的兴奋还刺激球旁细胞分泌肾素而激活肾素-血管紧张素-醛固酮系统(见后),引起 $Na^+$、水重吸收增多;神经兴奋还可直接作用于肾小管,增加 $Na^+$、水重吸收。

## 二、体液调节

参与尿生成的体液调节因素主要有抗利尿激素、肾素血管紧张素醛固酮系统、心房钠尿肽等。

### (一)抗利尿激素

1. **抗利尿激素的合成与释放** 抗利尿激素,也称血管升压素,是一种九肽激素。在下丘脑视上核和室旁核神经元胞体内合成,沿下丘脑-垂体束的轴突被运输到神经垂体储存,其神经元兴奋时释放入血。

2. **抗利尿激素的生理作用** 与抗利尿激素结合的受体有 $V_1$ 和 $V_2$ 两种,$V_1$ 受体分布于血管平滑肌,与抗利尿激素结合后可引起平滑肌收缩,血管阻力增加,血压升高;$V_2$ 受体主要分布在肾脏远端小管和集合管上皮细胞,与抗利尿激素结合后激活腺苷酸环化酶,使细胞内 cAMP 增加,促进上皮细胞内 Ⅱ 型水孔蛋白移位到管腔膜上形成水通道,增加管腔膜对水的通透性,使得小管液中的水在渗透浓度梯度的作用下被重吸收,尿液浓缩,尿量减少。当缺乏抗利尿激素时,细胞内 cAMP 浓度下降,管腔膜上水通道内移进入上皮细胞,管腔膜对水的通透性下降或不通透,水的重吸收就减少,尿量明显增加。病理情况、如下丘脑 ADH 合成和释放受到抑制,或者肾集合管上皮细胞 $V_2$ 受体缺损、对 ADH 的反应性下降等,可使机体排出大量、稀薄尿液,称为尿崩症,患者每日可排出高达 20L 的低渗尿。

3. **抗利尿激素分泌的调节** 抗利尿激素的释放受多种因素的调节和影响,其中最重要的是血浆晶体渗透压和循环血量的影响。

(1)血浆晶体渗透压:血浆晶体渗透压的改变是调节抗利尿激素分泌的最重要因素。下丘脑视上核及室旁核的神经元及其周围区域有渗透压感受器,对血浆晶体渗透压的改变非常敏感,血浆晶体液渗透压每升高 1% 至 2% 就可兴奋渗透压感受器,进而促进抗利尿激素的分泌。

大量出汗、严重呕吐或腹泻等情况可引起机体失水多于溶质丧失,使血浆晶体渗透压升高,刺激抗利尿激素的合成和分泌增多,肾小管和集合管对水的重吸收增加,尿量减少,尿液浓缩。相反,大量饮清水后,水经消化道黏膜被吸收进入血液循环,血液被稀释,血浆晶体渗透压降低,对渗透压感受器的刺激作用减弱,从而抑制 ADH 的合成和释放,肾小管和集合管对水的重吸收减少,尿量增多。正常人一次快速饮用 1000ml 清水后,在 15~30 分钟内尿量便开始增多,1 个小时达到高峰,2~3 个小时恢复正常。如果饮用等渗盐水则血浆晶体渗透压基本不变,不出现饮清水后明显的利尿现象。饮用大量清水引起尿量增多的现象,称为水利尿(图 14-17)。

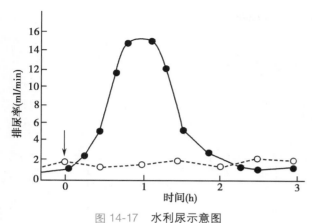

图 14-17　水利尿示意图

一次饮一升清水（实线）和一次饮一升等渗盐水（虚线）后的排尿率,箭头表示饮水时间

（2）循环血量:循环血量的改变可通过左心房和胸腔大静脉中的容量感受器的作用而反射性地调节抗利尿激素的释放。

当循环血量减少时,对心肺感受器的刺激减弱,反射性抗利尿激素释放增加,促进远端肾小管和集合管水的重吸收,有利于循环血量的恢复。反之,当循环血量增多,回心血量增加时,可刺激心肺感受器,反射性地抑制抗利尿激素释放,使机体排出过多的水分,恢复循环血量。

（3）其他因素

1）动脉血压:动脉血压的改变也可通过颈动脉窦、主动脉弓压力感受器对抗利尿激素的释放进行调节。当动脉血压低于正常水平时,可反射性地引起抗利尿激素释放。心肺感受器和压力感受器在调节抗利尿激素的释放时,其敏感性比渗透压感受器要低。

2）恶心、疼痛、应激刺激、血管紧张素 Ⅱ 和低血糖可刺激抗利尿激素的分泌;乙醇可抑制抗利尿激素的分泌,故饮酒后尿量增多。

**（二）肾素-血管紧张素-醛固酮系统**

**1. 肾素-血管紧张素-醛固酮系统的组成**　肾素是一种由肾脏的球旁细胞分泌的酸性蛋白酶,能催化血浆中肝脏合成的血管紧张素原生成血管紧张素 Ⅰ。血管紧张素 Ⅰ 流经肺循环时在血管紧张素转换酶的作用下,生成血管紧张素 Ⅱ（Ang Ⅱ）。血管紧张素 Ⅰ 有刺激肾上腺髓质激素分泌的作用。血管紧张素 Ⅱ 具有强烈的收缩血管、升高血压和刺激肾上腺皮质球状带分泌醛固酮的作用（图 14-18）。

**2. 肾素分泌的调节**　肾素的分泌受多方面因素的调节,包括肾内机制、神经和体液调节机制（图 14-18）。

（1）肾内机制:致密斑感受器可感受流经远曲小管起始部小管液中的 $Na^+$ 量,当肾小球滤过率减少而导致流经致密斑的小管液中 $Na^+$ 含量减少时,可刺激球旁细胞分泌肾素;反之,肾小球滤过率增多时,通过致密斑感受器的小管液中 $Na^+$ 含量增加,则球旁细胞分泌肾素减少。

（2）神经机制:肾交感神经兴奋时释放去甲肾上腺素,与球旁细胞 β 受体结合,引起肾素释放增加。在急性失血导致的循环血量减少、动脉血压下降时,可反射性引起肾交感神经兴奋,肾素释放增加。

（3）体液机制:血液循环中的儿茶酚胺（肾上腺素和去甲肾上腺素）可刺激球旁细胞释放肾素;血管紧张素 Ⅱ、抗利尿激素、心房钠尿肽等可抑制肾素的释放。

**3. 醛固酮的作用及调节**

（1）醛固酮的作用:醛固酮肾上腺皮质球状带合成和分泌的盐皮质激素。血管紧张素 Ⅱ 可刺激肾上腺皮质分泌醛固酮。醛固酮具有促进远曲小管和集合管对 $Na^+$ 的主动重吸收,同时促进 $K^+$ 的排出,即保 $Na^+$ 排 $K^+$ 作用。由于对 $Na^+$ 重吸收增强的同时,$Cl^-$ 和水的重吸收也增加,导致细胞外液量增多。

（2）醛固酮分泌的调节:醛固酮可作为肾素-血管紧张素-醛固酮系统的下游信号,接受血管紧张素的控制,也可以直接受血 $Na^+$、$K^+$ 浓度的调节。血 $K^+$ 浓度升高和血 $Na^+$ 浓度下降均可刺激醛固酮分泌。病理情况下,醛固酮分泌增多时,可造成机体水钠潴留、血容量增加、血压升高和血钾降低。

**（三）心房钠尿肽**

心房钠尿肽是由心房肌细胞合成并释放的肽类激素,主要作用是使血管平滑肌舒张和促进肾脏

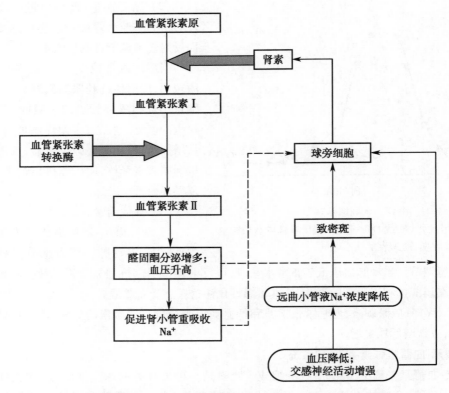

图 14-18 肾素-血管紧张素-醛固酮系统示意图(实线表示促进;虚线表示抑制)

排钠、排水,是体内调节水盐代谢、维持血容量、保持内环境相对稳定的重要激素之一。

# 第六节 尿 的 排 放

## 一、排尿反射

尿液是连续不断生成的,由集合管、肾盏、肾盂经输尿管送至膀胱贮存,达一定容量时,可引起反射性排尿。因此,排尿是间歇进行的。

排尿反射的初级中枢位于骶髓。当膀胱内尿量达 400~500ml 以上时,膀胱内压升高刺激膀胱牵张感受器,冲动沿盆神经传至骶髓初级中枢,同时,也上传到大脑皮层排尿反射高级中枢,并产生尿欲。排尿反射发生时,骶髓初级中枢发出冲动,沿盆神经传出,使膀胱逼尿肌收缩,内括约肌松弛,将尿液排入尿道。进入尿道的尿液刺激尿道感受器,冲动沿阴部神经再次传到脊髓排尿中枢,加强该中枢活动,并反射性地抑制阴部神经,使尿道外括约肌松弛,将尿液排出体外。这是一种正反馈调节,它使排尿反射一再加强,直至尿液排完为止。若条件不许可,则高级中枢对骶髓初级中枢起抑制作用,阻止排尿。随着尿液不断生成,膀胱内尿液继续增多,当达到 700ml 以上时,膀胱内牵张感受器不断传入冲动使排尿欲明显增强,但此时还可由意识控制而不排尿,若膀胱尿量继续增加,会出现明显痛感,以致不得不排尿(图 14-19)。

## 二、排尿异常

如前所述,排尿是一个反射过程,但受高位中枢的随意控制,反射弧的结构受损或失去高位中枢的联系都将出现排尿异常。常见的排尿异常包括尿频、尿潴留和尿失禁。

尿频指的是排尿次数过多,多由膀胱炎症及膀胱结石刺激引起;尿潴留指的是膀胱中尿液充盈过多而不能排出,多由腰骶部脊髓损伤使排尿反射初级中枢发生障碍所致,另外尿道受阻也能造成尿潴

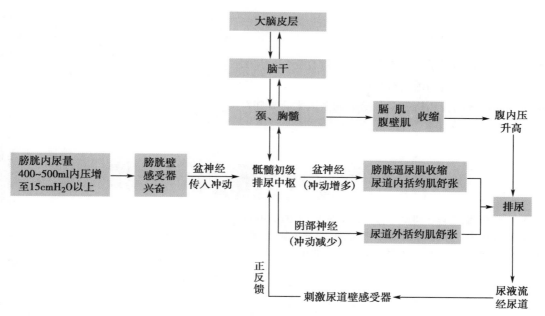

图 14-19　排尿反射过程示意图

留;尿失禁指的是排尿则失去意识控制,多由脊髓受损使初级中枢与大脑皮层失去功能联系所致。

# 第七节　肾在机体内环境稳态机制中的作用

## 一、在维持水平衡机制中的作用

肾脏主要是通过影响抗利尿激素的分泌而维持水的平衡。前已述及,抗利尿激素的分泌主要受到血浆晶体渗透压和循环血量的影响而反射性地引起远曲小管和集合管对水的重吸收。

## 二、在维持电解质平衡机制中的作用

细胞外液中各种离子浓度的相对稳定是维持神经和肌肉正常兴奋性和功能的必要条件。通过肾素-血管紧张素-醛固酮系统对体液的钠离子、钾离子及血容量的稳定起主要调节作用;维生素 D 和降钙素还可通过肾小管而参与钙磷代谢的调节。

## 三、在维持酸碱平衡机制中的作用

一般膳食情况下,机体代谢的酸性产物多于碱性产物。而其中的可挥发性酸(即 $CO_2$)主要由呼吸道排出。而不可挥发的部分,如磷酸、硫酸等,主要有血液中 $HCO_3^-$ 缓冲,因此会消耗一部分血浆 $HCO_3^-$,肾脏通过重吸收 $HCO_3^-$ 和分泌 $H^+$,以及分泌氨,回收 $HCO_3^-$,对机体酸碱平衡的维持起重要的调节作用。

## 本 章 小 结

肾是机体最重要的排泄器官,肾单位是泌尿功能最基本的结构和功能单位。尿的生成包括滤过、重吸收、分泌与排泄三个过程。肾小球滤过形成原尿;肾小管和集合管通过重吸收、分泌与排泄作用对原尿进行加工处理;机体对泌尿功能的调节有神经、体液调节,抗利尿激素通过提高远曲小管和集合管对水的通透性而引起尿量减少,肾素-血管紧张素-醛固酮系统主要通过血管收缩及增加远曲小管和集合管保钠、保水使机体的稳态得以维持。

## 思考题

1. 糖尿病患者的尿量与健康人相比有何改变？为什么？
2. 影响肾小球滤过的因素有哪些？
3. 抗利尿激素的作用机制及分泌的调节因素有哪些？

（佟晓波　赵志伟）

## 参考文献

1. 朱大年, 王庭槐. 生理学. 8 版. 北京：人民卫生出版社, 2013
2. 钮伟真, 樊小力. 基础医学概论. 3 版. 北京：科学出版社, 2016
3. 柏树令. 系统解剖学. 7 版. 人民卫生出版社 2010

# 第十五章　生殖与发育

//////////////////////////////////////////////

## 第一节　男性生殖器官及功能

### 一、男性生殖器官的结构

男性生殖器由内、外生殖器两部分组成。内生殖器包括生殖腺（睾丸）、输精管道（附睾、输精管、射精管、男性尿道）和附属腺体（精囊、前列腺、尿道球腺）。生殖腺可产生精子并分泌雄性激素，输精管道是储存、输送精子并将其排出体外的管道。附属腺体的分泌物则参与精液的组成，并供给精子营养增强其活动力。外生殖器包括阴囊和阴茎。

#### （一）内生殖器

1. **睾丸**　睾丸（testis）表面光滑呈扁椭圆形，分上、下两端，前、后两缘和内外侧两面。前缘游离，后缘和上端有附睾贴附，睾丸的血管、神经和淋巴管从后缘出入。

睾丸表面为一层致密结缔组织膜，称白膜，沿睾丸后缘白膜增厚并深入睾丸内形成睾丸纵隔。从纵隔呈放射状发出睾丸小隔将睾丸分成许多睾丸小叶，并与白膜相连。睾丸小叶内有盘曲的生精小管，其上皮产生精子。小管间结缔组织内有间质细胞，分泌雄激素。生精小管末端演变为直精小管，进入睾丸纵隔内吻合成睾丸网。从睾丸网发出多条睾丸输出小管，出睾丸入附睾头（图 15-1）。

附睾（epididymis）：呈新月形，紧贴睾丸后缘和上端。上端膨大称附睾头，中部为附睾体，下端为较细的附睾尾。附睾尾向后上弯曲移行为输精管。附睾可暂存精子，分泌液能营养精子，促进精子成熟（图 15-1）。

2. **输精管和射精管**　输精管（deferent duct）为一对细长的肌性管道，是附睾的直接延续，壁厚腔小，呈圆索状，按行

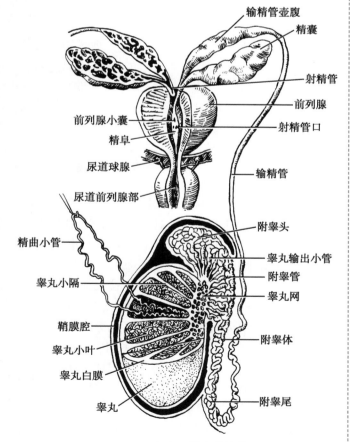

图 15-1　睾丸及附睾的结构

程分为四部。① 睾丸部,最短,在睾丸后缘,起自附睾尾至睾丸头水平移行为精索部;② 精索部,介于睾丸上端与腹股沟管浅环之间,此段位置表浅,经皮可触及,为男性绝育结扎输精管的部位;③ 腹股沟部,位于腹股沟管内的部分;④ 盆部,是从腹股沟管深环处起进入盆内至输精管壶腹止。此处输精管末端膨大形成输精管壶腹,其下端逐渐变细,与精囊腺的排泄管汇合形成射精管(ejaculatory duct)。射精管穿前列腺实质,开口于尿道前列腺部(图 15-1)。

精索(spermatic cord):为一柔软圆索,起自睾丸上端,经腹股沟管浅环入该管,至深环终止。其主要结构是输精管,输精管动、静脉,睾丸动脉,蔓状静脉丛,神经,淋巴管等。精索的被膜由内向外依次为精索内筋膜、提睾肌和精索外筋膜(图 15-2)。

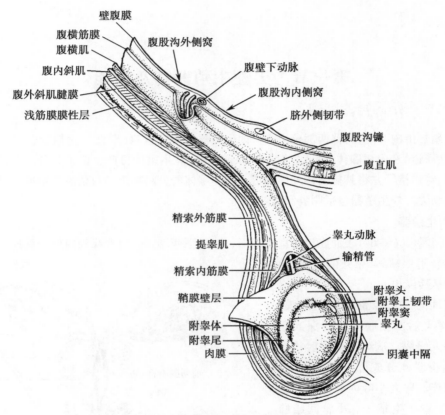

图 15-2　阴囊结构、睾丸及精索被膜

3. **精囊**　精囊(seminal vesicle)是一对长椭圆形囊状器官,位于膀胱底后方,输精管壶腹外侧。其排泄管与输精管末端汇合成射精管。精囊分泌液参与精液组成(图 15-1)。

4. **前列腺**　前列腺(prostate)由腺组织、平滑肌和纤维结缔组织构成的实质性器官。前列腺形似栗子,上端宽大为前列腺底,下端尖细称前列腺尖。尖与底之间的部分为前列腺体。前列腺排泄口开口于尿道前列腺部后壁,其分泌物是精液的主要成分。前列腺可分为前、中、后和两侧叶五个部分。前列腺可因结缔组织增生导致肥大,尤其是中、侧叶肥大常常压迫尿道导致排尿困难和尿潴留(图 15-1、15-3)。

5. **尿道球腺**　尿道球腺(bulbourethral gland)为一对包埋在尿生殖膈内,豌豆大的球形腺体。

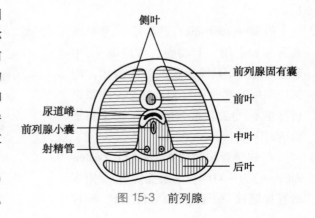

图 15-3　前列腺

排泄管开口于尿道球部,分泌物也参与精液组成(图15-1)。

### （二）外生殖器

**1. 阴囊** 阴囊(scrotum)由皮肤和肉膜组成。肉膜为浅筋膜,含平滑肌纤维,常随外界温度变化收缩和舒张,以调节阴囊内的温度,使之适于精子的生长和发育。肉膜向深部发出阴囊中隔,将阴囊腔分成左、右两部,分别容纳两侧的睾丸、附睾及输精管起始段。

在阴囊深面包被睾丸和精索的被膜,由外向内有:精索外筋膜、提睾肌、精索内筋膜。在它们的深方,睾丸还包有来自腹膜的睾丸鞘膜,鞘膜分脏层和壁层,脏层贴附于睾丸和附睾表面,壁层紧贴精索内筋膜。在睾丸后缘脏壁层相互移行,形成潜在的腔隙,鞘膜腔,内含少量浆液(图15-2)。

**2. 阴茎** 阴茎(penis)可分为三部分,后端位置固定为阴茎根,前端为膨大的阴茎头,中间为可活动的阴茎体。头的尖端有呈矢状位的尿道外口,头、体交界的峡细处为阴茎颈。

阴茎主要由两个阴茎海绵体和一个尿道海绵体构成,外包筋膜和皮肤。两个阴茎海绵体并列于阴茎背侧,后端左、右分离为阴茎脚,附着于两侧的耻骨下支和坐骨支。尿道海绵体则位于阴茎海绵体腹侧,尿道贯穿全长,尿道海绵体后端膨大为尿道球,前端则是阴茎头。

阴茎的皮肤在阴茎颈前方游离反折,形成包绕阴茎头的双层皮肤皱褶,称阴茎包皮。在尿道外口下方与包皮移行处,形成一条正中矢状位的皮肤皱襞,称包皮系带,实施包皮环切术时慎勿损伤(图15-4)。

### （三）男性尿道

兼有排尿和排精的功能,起自膀胱的尿道内口,止于阴茎头的尿道外口。全程分为三部分。前列腺部:为尿道穿经前列腺的部分,管径最宽。后壁上有一对射精管的开口和许多前列腺排泄管的开口。膜部:为尿道穿过尿生殖膈的部分,管腔最窄,周围有尿道括约肌环绕,属横纹肌,可随意控尿。因位置较固定,当骨盆骨折或会阴骑跨伤时,易损伤。海绵体部:为尿道穿过海绵体的部分。尿道球内的尿道最宽,尿道球腺腺管开口于此。在阴茎头处尿道扩大,称尿道舟状窝(图15-4)。临床习惯把尿道前列腺部和膜部称后尿道,海绵体部称前尿道。

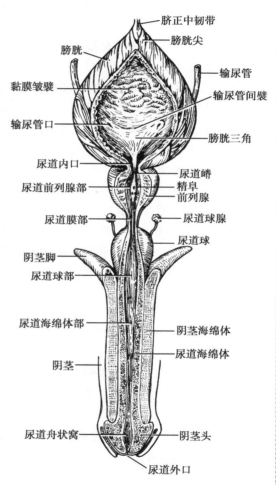

图15-4 男性尿道、海绵体

尿道全长有三个狭窄、三个扩大、两个弯曲。三个狭窄是:尿道内口、膜部、尿道外口。三个扩大是:前列腺部、尿道球部和舟状窝部。两个弯曲是:耻骨下弯和耻骨前弯,其中耻骨下弯在耻骨联合下方,弯曲固定;耻骨前弯在耻骨联合前下方,如将阴茎向前上提起,此弯曲可消失。

## 二、睾丸的功能及其调节

### （一）睾丸的功能

**1. 睾丸的生精作用** 精子(spermatozoa,sperm)是在睾丸小叶的曲细精管生成。男子自青春期开始,从原始生精细胞(精原细胞)依次经初级精母细胞、次级精母细胞、精子细胞等阶段,最终发育为成熟精子,这一过程称为睾丸的生精作用。精原细胞发育成为精子需两个半月左右。

精子形成时,丢失了大部分细胞器,没有核糖体、粗面内质网及高尔基复合体,细胞核高度浓缩变长。在显微镜下精子形状如蝌蚪,长约 $60\mu m$,分头、中、尾三部分,头部由核、顶体及后顶体鞘组成,中段含有丰富的线粒体,尾部又称鞭毛,可产生提供给精子运动的能量。新生成的精子自身没有运动能力,需被送至附睾进一步成熟,停留 18~24 小时后,才获得运动能力。精子的生成需要适宜的温度,阴囊内温度较腹腔内低 2℃ 左右,适合精子的生成。胚胎发育期间因某些原因致睾丸未能正常下降到阴囊者,被称为隐睾症,是男性不育的原因之一。男性从青春期到老年期,睾丸都有生精能力,但在 45 岁以后,由于曲细精管的萎缩,生精能力将逐渐减弱。

**2. 睾丸的内分泌功能**　睾丸分泌的激素主要由雄激素和抑制素。

(1)雄激素:主要有睾酮、脱氢表雄酮、雄烯二酮和雄酮等几种。其中睾酮的生物活性最强。睾酮的生理作用有:

1)维持生精作用:与生精细胞相应的受体结合,促进生精细胞的分化和精子的生成。

2)刺激附性器官的生长和维持性欲。

3)对代谢的影响:睾酮能促进蛋白质的合成,特别是促进肌肉和生殖器官的蛋白质合成,同时还具有促进骨骼生长与钙、磷沉积以及红细胞生成等作用。

4)影响胚胎分化,促进内生殖器的发育。

(2)抑制素:可选择性作用于腺垂体,对卵泡刺激素(FSH)的合成和分泌具有很强的抑制作用。

**(二)睾丸功能的调节**

睾丸的功能受下丘脑-腺垂体的调节,而睾丸分泌的激素又对下丘脑-腺垂体进行反馈调节。

**1. 下丘脑-腺垂体对睾丸活动的调节**

(1)下丘脑分泌的促性腺激素释放激素(GnRH)经垂体门脉系统运送到腺垂体,促进腺垂体促性腺细胞合成及调节 FSH 与 LH 的分泌,进而影响睾丸的功能(图 15-5)。

(2)腺垂体分泌的 FSH 与 LH 对生精过程均有调节作用。FSH 对生精过程有启动作用,而睾酮对生精过程则具有维持效应。LH 对生精过程的调节作用通过刺激睾丸间质细胞分泌睾酮而间接发挥作用。

**2. 睾丸激素对下丘脑-腺垂体的反馈调节**　睾丸分泌的雄激素和抑制素在血液中的浓度变化,也可对下丘脑和腺垂体的激素分泌进行负反馈调节。当血中睾酮浓度达到一定水平后,可作用于下丘脑和腺垂体,通过负反馈机制抑制 GnRH 和 LH 的分泌。

**3. 睾丸内的局部调节**　睾丸局部可产生一些细胞因子或生长因子,通过旁分泌或自分泌的方式参与睾丸功能的局部调节。

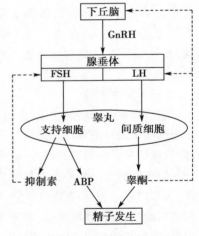

图 15-5　睾丸功能的调节示意图

# 第二节　女性生殖器官及功能

## 一、女性生殖器官的结构

女性生殖器由内生殖器和外生殖器两部分组成。内生殖器包括生殖腺(卵巢)、生殖管道(输卵管、子宫、阴道)和附属腺体(前庭大腺)。卵巢可产生卵子,并分泌雌、孕激素。生殖管道是受精、孕育胎儿、产生并排出月经的管道。

**(一)内生殖器**

**1. 卵巢**　卵巢(ovary)是成对的扁卵圆形实质性器官,儿童期表面光滑,性成熟后由于排卵后瘢痕形成,表面凹凸不平。卵巢位于盆腔侧壁,髂内、外动脉形成的夹角内。其被子宫阔韧带后叶完全包裹,属腹膜内位器官。卵巢分内、外侧面,前、后缘和上、下两端。内侧面朝向盆腔,外侧面与盆腔侧壁相接触。上端与输卵管伞相接,借卵巢悬韧带固定于盆壁,韧带内有卵巢动、静脉,淋巴管,神经等。下端借卵巢固有韧带连于子宫。前缘借卵巢系膜连于阔韧带,后缘游离,为独立缘(图 15-6)。

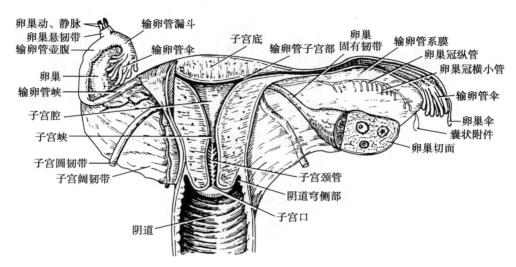

图 15-6　女性内生殖器

2. **输卵管**　输卵管(uterine tube)是一对肌性管道,是输送卵子和受精的部位。位于子宫底两侧,走行在子宫阔韧带上缘内。输卵管由内侧向外侧可以分为四部分。① 输卵管子宫部,位于子宫壁内的一段,管径最细,以输卵管子宫口开口于子宫腔;② 输卵管峡,短而直,壁厚腔窄,位置相对固定,输卵管结扎常在此部进行;③ 输卵管壶腹,管腔膨大而弯曲,占输卵管全长的 2/3,卵细胞多在此受精;④ 输卵管漏斗,为输卵管末端漏斗状膨大,漏斗边缘有许多细长突起,称输卵管伞,漏斗末端中央有输卵管腹腔口,开口于腹膜腔(图 15-6)。

3. **子宫**　子宫(uterus)壁厚、腔小,是孕育胎儿和产生月经的肌性器官。

1)形态:成年未孕子宫呈前后稍扁的倒置梨形。分为底、体、颈三部分。子宫底为两侧输卵管子宫口以上的部分。子宫颈为子宫下端的狭细的部分,包括突入阴道内的子宫颈阴道部和阴道以上的子宫颈阴道上部。子宫体为底与颈之间的部分。在子宫颈阴道上部与子宫体相移行部稍较狭细,称子宫峡(属子宫颈部分),非妊娠期长约 1cm,妊娠期伸展变长至 7~11cm,形成"子宫下段",为产科剖宫产手术的部位。子宫内腔狭窄,上部在子宫体内,称子宫腔,呈扁三角形的裂隙,两端通输卵管,尖向下,通子宫颈内腔—子宫颈管。子宫颈管下口通阴道,称子宫口,未产妇子宫口为圆形,经产妇呈横裂隙状。子宫口的前、后缘分别称前唇和后唇(图 15-6)。

2)位置:子宫位于盆腔中央,膀胱与直肠之间,下端通阴道,两侧有输卵管、阔韧带、圆韧带、卵巢固有韧带及卵巢(图 15-7)。正常子宫底高度不超过小骨盆入口平面。成年人正常子宫呈轻度的前倾前屈位,前倾是指子宫与阴道间形成一向前开放近似直角的角度,前屈是指子宫体与子宫颈间形成向前开放的钝角。

3)固定装置:子宫借韧带、阴道、尿生殖膈、盆底肌和会阴中心腱等保持正常位置和姿势(图 15-7)。

子宫阔韧带:子宫前、后面和子宫底的腹膜从子宫侧缘向两侧延伸,形成的双层腹膜襞,可限制子宫向两侧移动。阔韧带上缘包被输卵管,后层包裹卵巢,形成输卵管系膜和卵巢系膜。阔韧带其余部分被称为子宫系膜。阔韧带两层腹膜间有血管、神经、韧带等结构通过。

子宫圆韧带:由平滑肌和结缔组织构成,起自子宫侧面输卵管子宫口下方,在阔韧带两层间下行向前外,经腹股沟管出皮下环,分散成许多纤维束终止于阴阜和大阴唇皮下。其主要功能是维持子宫前倾。

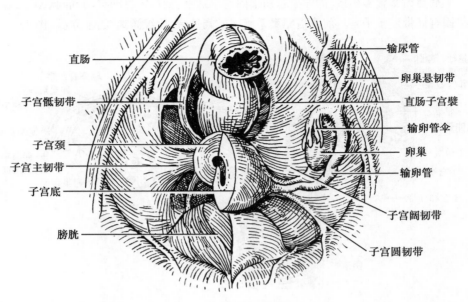

图 15-7　子宫的固定装置

子宫主韧带:也称子宫旁组织,由结缔组织束和少量平滑肌纤维构成,位于子宫阔韧带的下部,自子宫颈及阴道侧穹隆两侧连至骨盆侧壁,对子宫颈有一定的机械支撑作用。

骶子宫韧带:由结缔组织和平滑肌构成,起自宫颈后方,向后绕过直肠,止于骶骨前面。其表面覆盖腹膜形成直肠子宫襞。该韧带向后上方牵拉子宫颈,维持子宫前屈位。

**4. 阴道**　阴道(vagina)为娩出胎儿排出月经的肌性管道,上连子宫,下端以阴道口开口于阴道前庭。阴道有前后壁和两个侧壁,平时阴道前后壁相贴。阴道上端包绕子宫颈阴道部,阴道壁和子宫颈之间形成环形的阴道穹,可分为前、后和两个侧穹。后穹较宽深,其后上方为直肠子宫陷凹,两者间仅隔阴道后壁和一层腹膜。当腹腔积液时,可经阴道后穹穿刺或引流。处女阴道口周围有一环形黏膜皱襞,称处女膜。

**（二）外生殖器**

女性外生殖器即女阴,包括阴阜、大阴唇、小阴唇、阴蒂、阴道前庭和前庭球等。其中,小阴唇为位于大阴唇内侧的一对小而薄的纵行皮肤皱襞。两侧小阴唇之间的裂隙为阴道前庭,其前部有尿道外口,后部有阴道口。阴道口两侧黏膜深部有一对豌豆大小的前庭大腺,导管亦开口于阴道前庭,其分泌物有润滑阴道的作用(图 15-8)。

## 二、卵巢的功能及其调节

**（一）卵巢的功能**

**1. 卵巢**　卵巢的生卵作用是成熟女性最基本的生殖功能。卵子由卵巢内的原始卵泡发育而成。新生儿期卵巢内约有 200 万个未发育的原始卵泡,到青春期进一步减少到 30 万~40 万个,更年期时仅存几百个。原始卵泡在发育过程中,历经初级卵泡、次级卵泡的不同发育阶段,最终成为成熟卵泡。成熟卵泡在 LH 分泌作用下,向卵巢表面移动,卵泡壁破裂,出现排卵孔,卵细胞与卵泡液等排出,此过程称为排卵。排卵后 24~96 小时后残余的卵泡壁内陷形成黄体。若排出的卵子未能受精,黄体则在排卵后约两周左右变性成为白体而萎缩、溶解。若卵子受精成功,黄体则在胚胎分泌人绒毛膜促性腺激素(HCG)的作用下继续发育为妊娠黄体(图 15-9)。

**2. 卵巢的内分泌功能**　卵巢主要分泌雌激素和孕激素,此外还分泌少量抑制素和雄激素。

1）雌激素以雌二醇生理活性最强:其生理作用有,①促进女性生殖器官的发育,可协同 FSH 促进

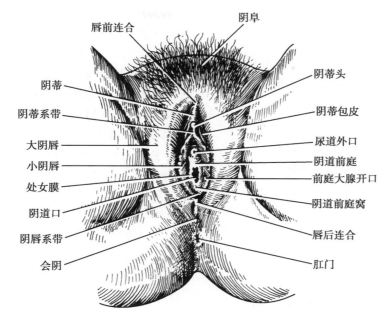

图 15-8　女性外生殖器

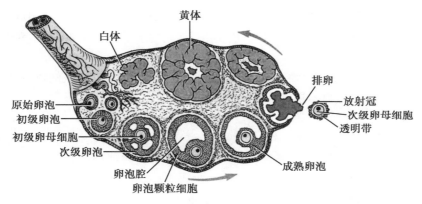

图 15-9　卵巢的生卵过程示意图

排卵；也能使子宫内膜发生增生期变化，增加宫颈黏液分泌；促进输卵管运动，有利于精子与卵子的运行，还可增强阴道的抗菌能力。②促进并维持第二性征。③对代谢的影响：可加速蛋白质合成，促进生长发育；降低血浆低密度脂蛋白、增加高密度脂蛋白含量，有一定的抗动脉硬化作用。

2）孕激素：主要以孕酮的生物活性最强。①调节腺垂体激素的分泌；②影响生殖器官的生长发育和功能活动；③促进乳腺发育；④产热作用：女性的基础体温在排卵日最低，排卵后可升高 0.5℃ 左右，临床上常将基础体温的变化作为判断排卵的标志之一。

### （二）卵巢功能的调节

卵巢的功能受下丘脑-腺垂体的调节，而卵巢分泌的激素又对下丘脑-腺垂体进行反馈调节（图15-10）。

**1. 下丘脑-腺垂体对卵巢活动的调节**

1）下丘脑分泌的 GnRH 经垂体门脉系统运送到腺垂体，促进腺垂体调节 FSH 和 LH 的合成和释放，进而影响到卵巢的功能。雌激素浓度升高，促进卵泡发育。

2）腺垂体分泌的 FSH 与 LH 在月经周期中呈现周期性变化，FSH 是卵泡生长发育的使动因素，可促使卵泡发育成熟，促进雌激素的合成和分泌。

**2. 卵巢的雌激素与抑制素对下丘脑和腺垂体的调节**　卵巢的雌激素与抑制素对下丘脑和腺垂

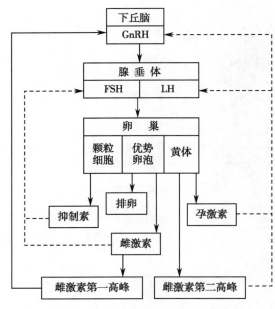

图 15-10 卵巢功能的调节示意图

体进行负反馈调节,抑制 FSH 的释放,此时虽然 FSH 浓度暂时处于低水平,但由于血中雌激素促进 LH 受体增加,使雄激素转化为雌激素的速率加快,形成月经周期中雌激素的第一高峰。然后,雌激素第一高峰对下丘脑 GnRH 神经元起正反馈作用,导致 LH 分泌增多并引起排卵。排卵后形成的雌激素第二个高峰及孕激素分泌峰又对下丘脑和腺垂体发挥负反馈作用,使 FSH、LH 及雌激素、孕激素水平下降。

### 三、月经周期

青春期,随着卵巢功能的周期性变化,在卵巢分泌激素的影响下,子宫内膜发生周期性剥落产生流血的现象,称为月经,由于月经表现是周期性的,因此女性的生殖周期又称月经周期。

月经周期一般为 28 天左右,通常将月经的第一天规定为月经周期的第一天。月经周期分为月经期、增殖期和分泌期,前两期处于卵巢周期的卵泡期,而分泌期则与黄体期相对应。

在一个月经周期中,血液中 GnRH、FSH、LH 及卵巢激素的水平均发生周期性的变化(图 15-11)。

#### (一)月经期

周期的第 1~5 天。由于血液中雌激素、孕激素水平下降而造成子宫内膜缺血、缺氧、剥离、出血。由于经血中富含纤溶酶,故经血不易凝固。

#### (二)增殖期

周期的第 6~14 天。月经期内雌、孕激素水平低下导致下丘脑和腺垂体的 GnRH、FSH 和 LH 分泌增加,使得雌激素分泌增加,子宫内膜修复、增生、变厚,此期雌激素对 FSH、LH 分泌有正反馈作用,使得 LH 分泌达到高峰,LH 峰是引发排卵的关键因素,排卵通常发生在周期的第 14 天。排卵前夕,女性基础体温最低,因此可根据基础体温的变化来判断排卵日。

#### (三)分泌期

周期的第 15~28 天。排卵后的卵泡残体转为黄体。在 LH 的调节下,黄体细胞分泌大量孕激素与雌激素,形成月经周期中雌激素分泌的第二高峰,子宫内膜在高水平的雌孕激素作用下进一步增生变厚,腺管分泌含有糖原的黏液,为受精卵着床提供适宜的环境。若卵子未受精,黄体萎缩、溶解,血中雌、孕激素水平显著下降,进入下次月经周期。若卵子受精,受精卵的细胞分泌人绒毛膜促性腺激素(HCG)可使黄体转化为妊娠黄体直至分娩。

### 四、卵巢功能的衰退

一般女性性成熟期约持续 30 年,45~50 岁的女性卵巢功能开始衰退,对 FSH 和 LH 的反应性下降,卵泡发育停滞,出现月经周期延长和月经不调,雌激素分泌减少,子宫内膜不再呈现周期性变化而进入更年期。

更年期是指妇女从性成熟期进入老年期的过渡时期,包括绝经前期、绝经期和绝经后期。约 2/3 的更年期妇女可出现以自主神经系统功能紊乱为主的更年期症候群,称为更年期综合征。月经周期紊乱,并有以潮红、出汗、失眠、眩晕、情绪不稳为主要表现的精神、神经症状等,伴有骨质疏松、尿失禁、反复发作的膀胱炎,以及诱发动脉硬化、冠心病等心血管系统变化,持续时间一般为 2~5 年。临床上,通常指月经周期不来潮时间超过一年以上者被判定为闭经。

笔记

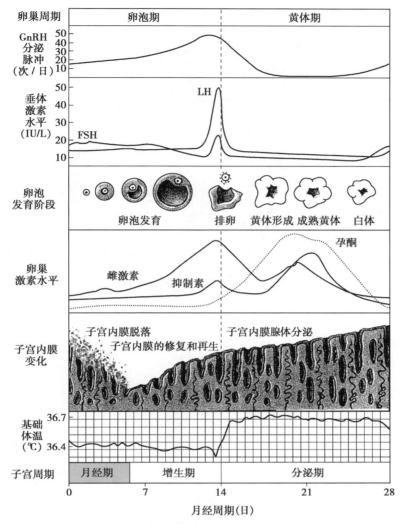

图 15-11　月经周期中激素含量和子宫内膜的变化示意图

# 第三节　人　体　发　育

人体发育学是研究人发育全过程的科学,本节从生物学的角度研究人体从受精卵形成到自然死亡各阶段人体细胞或器官的形态及其相应生理功能状态的变化。通常,人胚胎在母体子宫中的发育需经历 38 周,可分为胚前期(0~2 周末)胚期(3~8 周末)和胎期(9 周~出生)。

## 一、胚的发育

### (一)受精

受精(fertilization)指精子与卵子结合形成受精卵的过程,其前提是精子的获能,即精子通过子宫和输卵管时,其表层的精浆蛋白被溶解,从而使精子获得受精的能力。受精一般发生在输卵管壶腹部。受精的过程可分为三期(图 15-12):获能的精子释放顶体酶(即顶体反应),解离放射冠的卵泡细胞;精子与透明带的 ZP3 结合,经顶体反应而穿越透明带;精-卵膜接触,触发透明带反应,即卵子的皮质颗粒释放内容物至卵周隙,使透明带变构,保证单精受精;精-卵膜融合,同时,卵子迅速完成第二次减数分裂。精、卵的核分别形成雄原核和雌原核并融合形成受精卵,即合子(图 15-12),完成受精。

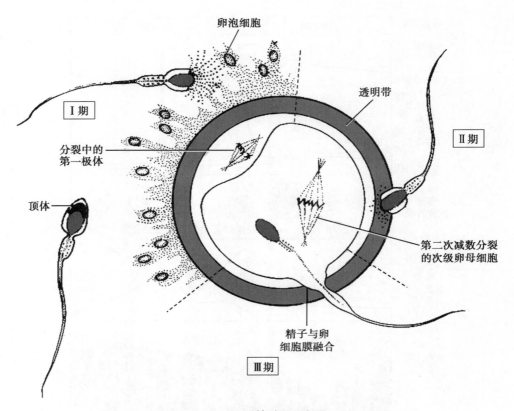

图 15-12　受精过程示意图

受精恢复了细胞的二倍体核型,维持遗传稳定,决定新个体的遗传性别,同时,能量代谢激活,受精卵开始分裂,启动了胚胎发育进程。

**（二）卵裂、胚泡形成与植入**

受精卵的有丝分裂称卵裂,卵裂产生的子细胞称卵裂球。到第 3 天,12~16 个卵裂球组成一个实心的桑葚胚。第 4 天,卵裂球数达到 100 个左右时,桑椹胚演变为胚泡:中央为胚泡腔;位于胚泡腔一端的细胞群称内细胞群,为胚胎干细胞;胚泡壁的单层细胞为滋养层,内细胞群外侧的滋养层称为极端滋养层。受精后第 5~6 天,胚泡进入宫腔,挣脱透明带的束缚,开始植入。

极端滋养层(分泌蛋白水解酶和透明质酸酶等)黏附并溶蚀子宫内膜,使胚泡逐渐埋入子宫内膜的过程称植入或着床。植入过程中,极端滋养层细胞迅速增殖、增厚,并分化为内(细胞滋养层)、外两层。外层细胞膜互相融合,形成合体滋养层。第 11~12 天,胚泡完全埋入后,子宫内膜缺口修复,植入完成(图 15-13)。

植入部位通常在子宫体和底,若在近子宫颈内口处植入并形成胎盘,称前置胎盘。若在子宫以外植入,称异位妊娠,即宫外孕最常发生在输卵管。

**（三）胚层形成及其分化**

第 2 周,胚泡植入过程中,内细胞群的细胞增殖分化,逐渐形成圆盘状的胚盘,由上、下两个胚层组成,中间隔以基膜,称二胚层胚盘,构成人体发生的原基。上、下胚层细胞增殖分别形成羊膜腔和卵黄囊。

第 3 周初,上胚层尾段中线附近细胞增殖较快,形成原条,原条中间出现的浅沟为原沟;原条头端略膨大为原结,其中心出现浅凹称原凹。增殖的原条细胞经原沟向下迁移形成中胚层(mesoderm)和内胚层(endoderm),原上胚层改称外胚层(ectoderm)。至第 3 周末形成三胚层胚盘,原条退化、消失。

增殖的原结细胞经原凹在中胚层内向头端迁移,形成脊索。脊索诱导神经管的形成,之后大部分

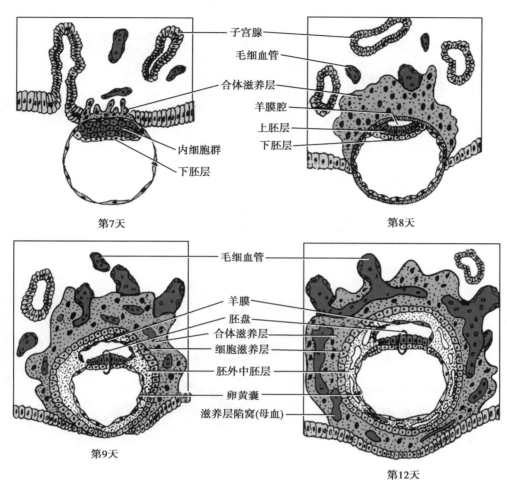

第7天       第8天

子宫腺
毛细血管
合体滋养层
羊膜腔
上胚层
下胚层
内细胞群
下胚层

毛细血管
羊膜
胚盘
合体滋养层
细胞滋养层
胚外中胚层
卵黄囊
滋养层陷窝(母血)

第9天       第12天

图 15-13　植入过程模式图

退化消失,仅在椎间盘内残留为髓核。

　　第4~8周,三个胚层逐渐分化形成各种细胞、组织和器官(表15-1,图15-14、15-15)。伴随胚层分化,由于不同胚层以及同一胚层不同部位细胞生长速度的差异,胚体卷折,凸入羊膜腔,浸泡于羊水

表 15-1　胚层分化

| 胚层 | 过度结构 | 分化结构 |
|---|---|---|
| 外胚层 | 神经管 | 中枢神经系统:脑、脊髓、松果体、神经垂体、视网膜 |
| | 神经嵴 | 脑神经节、脊神经节、自主神经节及周围神经;肾上腺髓质嗜铬细胞、黑素细胞;颅面部骨骼和结缔组织 |
| | 脊索 | 髓核 |
| | 表面外胚层 | 表皮及其附属器,牙釉质、角膜上皮、晶状体、内耳膜迷路、腺垂体、唾液腺、口腔、鼻腔及肛管下段的上皮 |
| 中胚层 | 轴旁中胚层:体节 | 背侧的皮肤真皮、骨骼肌和中轴骨骼 |
| | 间介中胚层 | 泌尿生殖系统的主要器官 |
| | 侧中胚层:体壁中胚层、脏壁中胚层和胚内体腔 | 胸腹部和四肢的真皮、骨骼肌、骨骼和血管等;消化、呼吸系统的肌组织、血管、结缔组织和间皮等;心包腔、胸膜腔和腹膜腔 |
| 内胚层 | 原始消化管 | 咽喉及其以下的消化管、消化腺、呼吸道和肺的上皮;中耳、甲状腺、甲状旁腺、胸腺、膀胱等器官的上皮 |

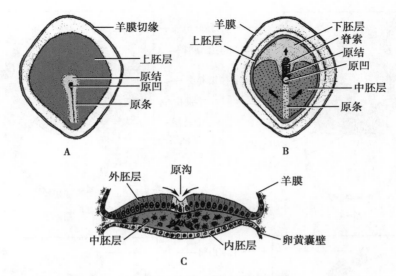

图 15-14　第 16 天的胚盘示意图

A. 胚盘背面观；B. 中胚层和脊索的形成（上胚层被去除，箭号示中胚层
和脊索细胞的迁移方向）；C. 通过原条的胚盘横切面，示中胚层形成

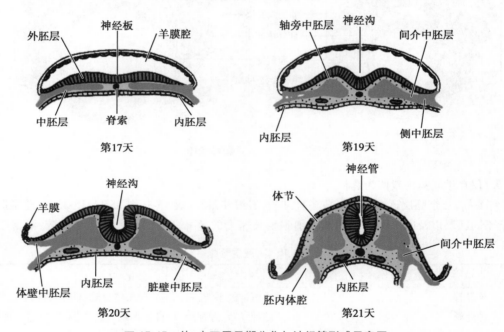

图 15-15　外、中胚层早期分化与神经管形成示意图

中。至第 8 周末，胚体初具人形。

### （四）胎膜和胎盘

胎膜包括绒毛膜、羊膜、卵黄囊、尿囊和脐带。绒毛膜（chorion）为胚外中胚层壁层和滋养层形成绒毛干和绒毛（图 15-16），基蜕膜侧的绒毛称丛密绒毛膜，与基蜕膜共同构成胎盘（图 15-17）。绒毛膜分泌绒毛膜促性腺激素。羊膜为半透膜，由一层羊膜上皮和胚外中胚层脏层构成，腔内充满羊水。卵黄囊壁的内胚层有原始生殖细胞和造血祖细胞。尿囊是从卵黄囊尾侧向体蒂内伸出的一个盲管，分化为脐中韧带、脐动脉和脐静脉。脐带内为黏液性结缔组织，行走有脐动脉和脐静脉。

胎盘（placenta）是由胎儿的丛密绒毛膜与母体的基蜕膜共同组成的圆盘形结构。胎盘内有母体

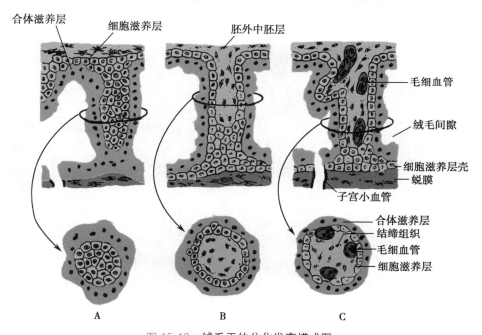

图 15-16　绒毛干的分化发育模式图
上行图为绒毛干纵切面,下行图为横切面;A. 初级绒毛干;B. 次级绒毛干;C. 三级绒毛干

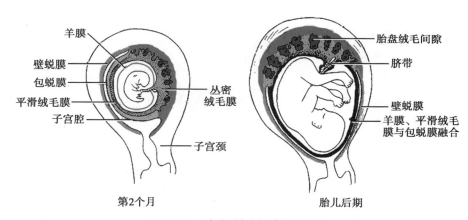

图 15-17　胎膜、蜕膜与胎盘模式图

和胎儿两套互不相通的血液循环系统,但可通过胎盘膜(胎盘屏障)进行物质交换(图 15-18)。胎盘膜由合体滋养层、细胞滋养层及其基膜、毛细血管基膜和内皮组成。胎盘尚可分泌催乳素、孕激素和雌激素等。

## 二、胎的发育

从第 9 周至出生,胎儿逐渐长大,各器官、系统继续发育,多数器官相继出现不同程度的功能活动。胎龄的推算,主要根据颜面、皮肤、毛发、四肢、外生殖器等的发育状况,并参照身长、足长和体重等(表 15-2)。

## 三、妊娠的维持

正常妊娠的维持依赖于垂体、卵巢及胎盘分泌的各种激素的相互配合。受精与着床之前,腺垂体 FSH 的作用可促使卵巢黄体分泌大量孕激素和雌激素,使子宫内膜进入分泌期,为妊娠做好准备。受精后第 6 天左右,胚泡开始分泌人绒毛膜促性腺激素(HCG),HCG 促使妊娠黄体发育,黄体分泌孕激

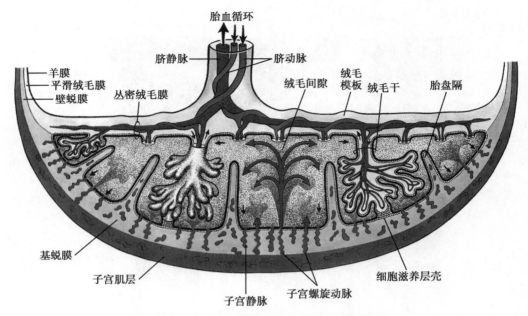

图 15-18 胎盘的结构与血液循环模式图
箭头示血流方向;红色示动脉血,蓝色示静脉血

表 15-2 胎儿外形主要特征及身长、足长与体重

| 胎龄<br>(周) | 外 形 特 征 | 身长<br>(CRL,mm) | 足长<br>(mm) | 体重<br>(g) |
|---|---|---|---|---|
| 9 | 眼睑闭合,外阴性别不可辨 | 50 | 7 | 8 |
| 10 | 肠袢退回腹腔,指甲开始发生,眼睑闭合 | 61 | 9 | 14 |
| 12 | 外阴可辨性别,颈明显 | 87 | 14 | 45 |
| 14 | 头竖直,下肢发育好,趾甲开始发生 | 120 | 20(22.0) | 110 |
| 16 | 耳竖起 | 140 | 27(26.3) | 200 |
| 18 | 胎脂出现 | 160 | 33(32.9) | 320 |
| 20 | 头与躯干出现胎毛 | 190 | 39(37.9) | 460 |
| 22 | 皮肤红、皱 | 210 | 45(43.2) | 630 |
| 24 | 指甲全出现,胎体瘦 | 230 | 50(49.8) | 820 |
| 26 | 眼睑部分打开,睫毛出现 | 250 | 55(54.0) | 1000 |
| 28 | 眼重新打开,头发出现,皮肤略皱 | 270 | 59(61.9) | 1300 |
| 30 | 趾甲全出现,胎体平滑,睾丸开始下降 | 280 | 63(63.4) | 1700 |
| 32 | 指甲平齐指尖,皮肤浅红光滑 | 300 | 68(67.4) | 2100 |
| 36 | 胎体丰满,胎毛基本消失,趾甲平齐趾尖,肢体弯曲 | 340 | 79(73.4) | 2900 |
| 38 | 胸部发育好,乳房略隆起,睾丸位于阴囊或腹股沟管,<br>指甲超过指尖 | 360 | 83(77.1) | 3400 |

注:足长括弧内数据是应用 B 超测国人妊娠胎儿所得均数,其他数据均参照 Moore(1988)直接测量胎儿结果

素和雌激素,还可抑制淋巴细胞活力,防止母体对胎儿产生排异反应。妊娠第 10 周左右,胎盘接替妊娠黄体开始分泌雌激素($E_3$)和孕激素以维持妊娠。母体血中 $E_3$ 浓度可用来判断胎儿是否存活。

在整个妊娠期内,孕妇血液中雌激素和孕激素水平都保持在较高水平,对下丘脑腺垂体系统起着负反馈作用,因此,卵巢内没有卵泡发育、成熟和排卵。故妊娠期无月经出现。

笔记

## 四、分娩

成熟胎儿及其附属物从母体子宫产出体外的过程称为分娩(parturition)。分娩是极其复杂的生理过程,子宫节律性收缩出现的阵痛是分娩的主要动力。但阵痛发动的确切机制尚不清楚。糖皮质激素、缩宫素、雌激素、孕激素等多种激素均参与分娩的启动和过程。

## 五、出生后发育

个体出生后,许多器官的结构和功能还远未发育完善,还要经历相当长时期的继续发育和生长方能成熟,然后维持一段时期,继而衰老死亡。出生后的这一过程可分为婴儿期(含新生儿期)、儿童期、少年期、青年期、成年期和老年期。

出生后到满一周岁为婴儿期,又称乳儿期,生长发育最迅速,体格生长迅速,脑发育也很快。1~3周岁为幼儿期,发育速度较前缓慢。前囟闭合,乳牙出齐。神经系统发育开始减慢,但语言、思维和应人应物的能力增强。学龄期(6岁~青春期始)体格发育稳步增长,脑形态与成人基本相同,智能发育更成熟,控制、理解、分析、综合能力增强。青春期(女11~18岁,男13~20岁)的特点为第二性征逐渐明显,生殖器官迅速发育并趋向成熟,但心理、行为、精神方面不稳定。至成年期(18~60岁),身心发展比较平稳,多数人身体功能在25~30岁时达到高峰,体力、灵敏度、反应时、手工技能等都处于最佳状态,30岁以后开始缓慢下降。成年期一个重要的身体变化是更年期变化,这在女性身上表现得更加明显,生理上表现为排卵停止,行经停止,有时伴随阵热和出汗,而且心理上表现为心情抑郁,情绪不稳定。老年期(60岁~),身体各器官组织出现明显的退行性变化,衰老现象逐渐明显,但在智力方面一般并不减退。

## 本 章 小 结

睾丸是男性生殖腺,其生精小管上皮内的生精细胞产生精子,之后运输至附睾内成熟。睾丸间质细胞分泌雄激素,睾丸的功能受下丘脑-腺垂体的调节。卵巢是女性生殖系统的主要器官,内含发育不同阶段的卵泡。在下丘脑-腺垂体-卵巢轴作用下,卵泡发育、排卵,子宫内膜发生周期性变化,即月经周期。月经周期分为月经期、增生期和分泌期。人体发育分为胚的发育、胎的发育及出生后发育三个阶段。妊娠过程包括受精、着床、妊娠的维持及胎儿的生长。胎儿及其附属物从子宫产出的过程称为分娩。出生后人体继续发育,直至死亡。

### 思考题

1. 简述雌激素的生理功能。
2. 卵巢主要功能是什么? 主要分泌何种激素?
3. 结合受精的过程和条件,举例说明避孕的措施,分析不孕不育症的结构基础。

(佟晓波　赵志伟　董为人)

## 参考文献

1. 邹仲之,李继承. 组织学与胚胎学. 8 版. 北京:人民卫生出版社,2013
2. 朱大年、王庭槐. 生理学. 8 版. 北京:人民卫生出版社,2013
3. 钮伟真、樊小力. 基础医学概论. 3 版. 北京:科学出版社,2016

# 第十六章　人体的免疫系统

人类对免疫的认识首先是从与传染病作斗争开始的。2000 多年前，人类就发现曾在瘟疫流行中患过病而康复的人，往往对同种疾病有抵抗力，而不会再患病，人们把这种能力叫"免疫"（immunity）。当时的人类虽然还不知道具体的原因，但是仍然从观察和经验中摸索到一些防病的方法，如我国古代医术记载，将天花患者康复后的皮肤痂皮磨碎成粉，用竹管吹入未患病儿童的鼻腔可预防天花，不少儿童在后续的天花流行中成功避免了感染，史称种人痘。该法传到朝鲜、日本，还随丝绸之路传到欧洲，英国医生 Edward Jenner 在人痘基础上发明了牛痘，这是地球上第一种疫苗。随后人类不断改进和广泛使用天花疫苗，经过 180 年的努力，世界卫生组织于 1980 年宣布天花在地球上被消灭了。

现在我们已经知道人体有一个完善的免疫系统执行这种功能。

"免疫"是机体通过免疫系统识别"自己"和"非己"，对非己物质进行识别、应答和予以清除（可称"正应答"），对"自己"的物质产生耐受（低或不应答，也称"负应答"），正/负应答构成的生物学效应的总和。这个总和在健康人体处于平衡状态，既清除了异物，又保护了正常的组织结构不会受到正免疫应答的病理性损伤。

本章我们讨论的范畴主要是"正应答"，也就是免疫系统如何识别区分"自己"和"非己"，对非己物质进行识别、应答和予以清除的过程，这个过程称为免疫应答。

## 第一节　免 疫 概 述

### 一、免疫类型

根据免疫应答的特点分为固有免疫（innate immunity）和适应性免疫（adaptive immunity）（表 16-1）。

表 16-1　固有免疫和适应性免疫比较

| | 固有免疫 | 适应性免疫 |
|---|---|---|
| 获得形式 | 固有性（或先天性） | 获得性免疫 |
| | 无需抗原激发 | 需抗原激发 |
| 发挥作用时相 | 早期，快速（数分钟至 4 天） | 4~5 天后发挥效应 |
| 免疫原识别受体 | 模式识别受体 | 特异性抗原识别受体 |
| | | 由于细胞发育中基因重排产生多样性 |
| 免疫记忆 | 无 | 有，产生记忆细胞 |
| 举例 | 抑菌，杀菌物质，补体，炎症因子 | T 细胞（细胞免疫-效应 T 细胞等） |
| | 吞噬细胞，NK 细胞，NKT 细胞 | B 细胞（体液免疫-抗体） |

### （一）固有免疫

固有免疫又称先天性免疫或非特异性免疫（non-specific immunity）。固有免疫是生物在长期进化中逐渐形成的,是机体抵御病原体入侵的第一道防线。如单核巨噬细胞、中性粒细胞对细菌的吞噬作用。其主要特点是:先天具有、作用广泛、无特异性、无免疫记忆。

参与固有免疫主要的组分有屏障结构、固有免疫细胞及固有免疫分子等。

1. **屏障结构**　主要包括皮肤、黏膜构成的物理屏障;血脑屏障、血胸屏障及胎盘等构成的解剖学屏障;皮肤黏膜表面正常菌群构成的生物性屏障;汗液、胃酸、体液中的杀菌物质等构成的化学屏障等。屏障结构可有效地阻止、干扰或限制,甚至杀死病原体,达到阻止病原体入侵、定居和繁殖的目的。

2. **固有免疫细胞**　主要包括吞噬细胞、自然杀伤细胞(natural killer cell,NK cell)、树突状细胞(dendritic cell,DC)、粒细胞、NKT 细胞、B-l 细胞及 γδT 细胞等。这些细胞在清除抗原时往往不需要对抗原进行精确识别,只需要区分病原体为"异物",即可通过吞噬、杀伤、酶解等清除病原体。在免疫应答的早期(应答发生的 96 小时内)发挥积极的抗病作用。

3. **固有免疫分子**　主要包括补体系统、急性期蛋白、细胞因子、抗菌肽和溶菌酶等具有抗菌作用的酶类物质。

### (二)适应性免疫

适应性免疫又称获得性免疫(acquired immunity)或特异性免疫(specific immunity)。是在个体发育过程中,免疫系统受到抗原刺激后产生的,其目的是针对特定抗原异物的反应和清除。其主要特点是:后天获得、有特异性和记忆性、同种抗原再次刺激可产生增强的免疫应答、清除异物作用明显增强、个体反应有差异。

参与适应性免疫的主要组分有抗原、抗原提呈细胞、淋巴细胞(T 细胞、B 细胞和 NK 细胞)和免疫分子(抗体、细胞因子、MHC 分子、黏附分子等)。通常适应性免疫在固有免疫应答发生 96 小时之后发挥作用。

**抗原**

(1)抗原的概念:抗原(antigens,Ag)是指能刺激机体免疫系统产生特异性免疫应答,并能与相应的免疫应答产物[抗体和(或)效应淋巴细胞]在体内或体外特异性结合的物质。抗原具备两种特性:①免疫原性,即抗原刺激机体产生免疫应答,诱导产生抗体或效应淋巴细胞的能力;②抗原性,即抗原与相应抗体或效应淋巴细胞特异性结合的能力。同时具有免疫原性和抗原性的物质称为完全抗原,自然界大多数抗原属于完全抗原;只具有抗原性不具有免疫原性的物质,称为半抗原,常见一些小分子抗原,如小分子药物等。

(2)影响抗原免疫原性的因素:抗原诱导免疫反应的强弱,即抗原的免疫原性受抗原的异物性;其本身的理化性质;机体免疫系统的状态;抗原进入机体的途径等四方面因素的影响。

1)抗原的异物性:即抗原必须是免疫系统识别的异物(非己的物质)。通常抗原与机体之间的亲缘关系越远,组织结构差异越大,其诱导免疫应答的能力越强(免疫原性就越强)。

2)抗原的理化性质:其中包括抗原分子量、化学组成及结构、分子结构和构象、物理性状等。一般而言,抗原的分子量越大,结构越复杂,特别具备复杂的侧链基团,如苯环等,在体内降解速度慢,与免疫系统接触时间长,往往免疫原性越强。天然抗原多为大分子有机物。如蛋白质是良好的抗原,糖、脂、核酸等独立刺激免疫应答的能力很弱。但糖蛋白、脂蛋白、多糖类和脂多糖都有明显的免疫原性。聚合物较单体有更强的免疫原性,颗粒性抗原的免疫原性较强,可溶性抗原相对较弱。

3)宿主的遗传因素、年龄、性别与健康状态:如个体的遗传背景差异,导致 MHC 等免疫控制基因不同,对同种病原体的应答存在或多或少的差异,这种差异为人群抵抗未知的病原体创造了可能,也就是在未知病原体攻击下,人群中总会存在有能清除病原体的个体。青壮年的应答能力要高于老年人。婴儿对细菌多糖类抗原无应答,所以易患脓疱疮。雌性动物的抗体生成反应要比雄性强。

4)抗原进入机体的方式:涉及剂量、途径、次数、频率及免疫佐剂的应用等。如抗原进入机体的途径,一般来说免疫原性产生的强度是皮内>皮下>肌内>静脉>口服。

（3）抗原的特异性：抗原是诱导免疫应答发生的物质，如细菌、病毒、真菌等病原体，体内特殊的抗原包括突变的细胞、损伤衰老的细胞和分子（如抗体）等。天然的抗原往往是大分子的蛋白质，或者糖蛋白、核蛋白等复合物，在介导免疫应答时往往只有抗原大分子结构中一部分结构基团起到诱导免疫反应的作用，这部分结构称为表位（epitope），也称抗原决定基（antigenic determinant），并非所有的抗原分子结构基团均能刺激免疫系统产生应答。一个抗原分子可以有多种结构不同的表位，也可以有多个同样结构的重复表位。

（4）表位的类型：抗原表位通常由 5~15 个氨基酸残基或 5~7 个多糖残基或核苷酸组成。根据其结构特点，可分为顺序表位（sequential epitope）和构象表位（conformational epitope）。前者是由连续性线性连接的短肽构成，又称为线性表位（linear epitope）；后者指短肽或多糖残基在立体空间上形成的构象，又称为非线性表位（non-linear epitope）。另外，根据淋巴细胞识别表位的特点，抗原表位可分为 T 细胞抗原表位和 B 细胞抗原表位。

（5）共同抗原和交叉反应：不同来源的抗原之间含有的相同或相似的抗原表位，称为共同抗原表位，如链球菌的 M 蛋白与人心内膜/肾小球基底膜有共同抗原。抗体或效应淋巴细胞对具有相同和相似表位的不同抗原的反应，称为交叉反应。针对链球菌的 M 蛋白产生的抗体或致敏淋巴细胞也会对心内膜或肾小球基底膜的共同抗原产生清除作用，从而引发链球菌感染后的心内膜炎或肾小球肾炎。

（6）医学上重要的抗原：根据刺激 B 细胞产生抗体时是否需要 Th 细胞（辅助性 T 细胞）辅助，抗原可分为两类：①胸腺依赖性抗原（thymus-dependent antigen，TD-Ag）。此类抗原刺激 B 细胞产生抗体时需要 T 细胞辅助。绝大多数蛋白质抗原如细菌、病毒等病原微生物属 TD-Ag；②胸腺非依赖性抗原（thymus-independent antigen，TI-Ag）。此类抗原刺激 B 细胞产生抗体时无需 T 细胞的辅助，常见一些细菌成分如细菌脂多糖、荚膜多糖、多聚鞭毛素等。

与医学关系密切的抗原主要有：①病原生物，包括病原微生物和寄生虫。病原微生物如细菌、病毒等及微生物的代谢产物如细菌外毒素等，对人来说均属于异物，都具有很强的免疫原性；刺激机体可产生较好的免疫应答，最终将其清除。因此，感染病原体后体内往往可以查到相关抗体。临床上可通过检测相关抗体辅助诊断疾病。另外，病原体及其代谢产物也可以制备成疫苗，用于预防疾病。②动物免疫血清，是含抗毒素的动物免疫血清，如防治破伤风、白喉等疾病的抗毒素针剂。这种抗毒素注入人体后给患者即刻提供了特异性抗毒素抗体，可以中和体内相应的外毒素，起到治疗（或紧急预防）疾病的作用；但是，对人体而言，动物的免疫血清具备较好的免疫原性，能诱导人体免疫应答，产生抗动物血清蛋白的抗体，严重的可以引起血清病及血清过敏性休克。③异嗜性抗原，存在于人、动物及微生物等不同种属之间的共同抗原。异嗜性抗原与某些疾病的病理损伤密切相关。如上述溶血性链球菌与人体的心内膜或肾小球基底膜存在的共同抗原。④同种异型抗原，其指同一种属不同个体间所存在的不同类型的抗原，常见的包括 ABO 血型抗原、Rh 血型抗原及人白细胞抗原（human leukocyte antigen，HLA）。⑤自身抗原：常见的隐蔽的自身抗原。如人眼晶状体蛋白和精子等。正常情况下自身抗原不会诱导免疫应答，但是在隐蔽的自身抗原暴露、感染或药物修饰自身抗原等情况下会诱导较强的自身免疫应答，容易产生自身免疫性疾病。

## 二、人体免疫功能

人体免疫系统通过固有免疫和适应性免疫，可以完成的免疫功能有免疫防御、免疫自稳、免疫监视，这三方面功能可以理解为分别针对 3 种不同类型的"异物"发生免疫应答的结果，如果功能异常/失调会导致不同类型的疾病（表 16-2）。

### （一）免疫防御（immune defense）

正常的免疫反应可阻止和清除入侵的病原体（病原微生物和寄生虫）及其毒素，发挥抗感染的作用。

表 16-2　免疫系统功能的生理与病理表现

| 免疫功能 | 正常情况（生理性） | 异常情况（病理性） |
|---|---|---|
| 免疫防御 | 抗病原体的侵袭 | 超敏反应、免疫缺陷病 |
| 免疫自稳 | 对自身损伤、衰老的细胞和分子的清除 | 自身免疫性疾病 |
| 免疫监视 | 防止细胞癌变或持续感染 | 肿瘤或持续性病毒感染 |

### （二）免疫自稳（immune homeostasis）

免疫系统对自身成分的耐受以及不断地识别和清除体内损伤和衰老的细胞，保持机体内环境及生理功能的稳定。如红细胞的寿命为 120 天，抗体 IgG 的半衰期约为 23 天，脾内的单核-巨噬细胞能识别和清除这些损伤衰老的红细胞和 IgG，维持体内红细胞和 IgG 处于健康状态。

### （三）免疫监视（immune surveillance）

突变是自然界生物普遍存在的功能，是生物适应环境变化的法宝。但过度的突变会导致细胞癌变，免疫系统可识别、杀伤并清除体内过度突变的细胞，防止肿瘤的发生。

一般情况下，免疫系统对识别为"自身抗原"的自身组织细胞不产生免疫应答，称为免疫耐受，这赋予了免疫系统有区别"自身"和"非己"的能力。一旦免疫耐受被打破，会导致自身免疫性疾病和过敏性疾病的发生。此外，免疫系统与神经系统和内分泌系统一起组成了神经-内分泌-免疫调节网络，在维持整个机体内环境的稳态中发挥重要作用，也使得整个免疫系统的功能处于正常稳定的状态。

## 第二节　免疫系统的组成

免疫系统（immune system）由免疫器官、免疫细胞及免疫分子组成。免疫系统是免疫功能的物质基础。免疫器官是免疫细胞成熟和工作的场所；免疫细胞是担负免疫功能的主体；免疫分子是免疫细胞发挥功能的物质基础。三者紧密联系，构成执行免疫功能的免疫系统（表 16-3）。

表 16-3　免疫系统的组成

| 免疫器官 | | 免疫细胞 | 免疫分子 | |
|---|---|---|---|---|
| 中枢 | 外周 | | 膜型分子 | 分泌型分子 |
| 胸腺 | 脾脏 | 固有免疫的组成细胞 | TCR | 免疫球蛋白 |
| 骨髓 | 淋巴结 | 吞噬细胞 | BCR | 补体 |
| 法氏囊（禽类） | 黏膜相关淋巴细胞 | 树突状细胞 | CD 分子 | 细胞因子 |
| | 皮肤相关淋巴细胞 | NK 细胞 | 黏附分子 | |
| | | NKT 细胞 | MHC 分子 | |
| | | 其他（嗜酸性粒细胞和嗜碱性粒细胞等） | 细胞因子受体 | |
| | | 适应性免疫应答细胞 | | |
| | | T 细胞 | | |
| | | B 细胞 | | |

### 一、免疫器官

根据功能不同分为中枢免疫器官和外周免疫器官。中枢免疫器官是免疫细胞生成、发育成熟的场所，包括骨髓、胸腺。外周免疫器官是成熟免疫细胞定居、感受抗原刺激、介导免疫应答发生的场所，包括淋巴结、扁桃体、脾脏、黏膜相关淋巴组织（图 16-1）。

### （一）中枢免疫器官

中枢免疫器官又称初级淋巴器官，在人类与其他哺乳类动物包括骨髓和胸腺。在鸟类为腔上（法

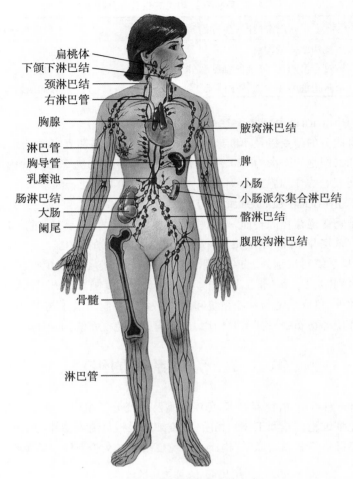

图 16-1 人体的免疫器官和组织

氏囊)与胸腺。

**1. 骨髓** 骨髓(bone marrow)是各类血细胞(包括免疫细胞)发生的场所,也是 B 细胞分化成熟的场所。

(1)骨髓的结构:骨髓分为红骨髓和黄骨髓。仅红骨髓有活跃的造血功能,由造血组织和血窦组成。造血组织主要包括造血细胞和基质细胞。基质细胞包括网状细胞、成纤维细胞、血窦内皮细胞、巨噬细胞等,其所分泌的 IL-3、IL-4、IL-6、IL-7、SCF、GM-CSF 等多种细胞因子与细胞外基质共同构成造血微环境,是造血细胞生长、分化、成熟的必备场所。骨髓中的多能造血干细胞具备高度自我更新能力和多能分化潜能。

(2)骨髓的功能

1)造血:多能造血干细胞首先分化为髓系祖细胞和淋巴系祖细胞。髓系祖细胞最终分化成熟为粒细胞、单核细胞、红细胞和血小板。淋巴系祖细胞一部分经血液迁入胸腺,发育成熟为具有免疫功能的 T 细胞;另一部分则在骨髓内继续分化为 B 细胞或自然杀伤细胞(NK 细胞),然后经血液循环迁移至外周免疫器官。

2)发生再次体液免疫应答和产生抗体的主要部位:在再次免疫应答中,可缓慢、持久地产生大量抗体,成为血清抗体的主要来源。

骨髓功能缺陷时,不仅会严重损害机体的造血功能,而且将导致严重的细胞免疫和体液免疫功能缺陷。例如,大剂量放射线照射或化疗药物等作用可抑制骨髓功能,使机体的造血功能和免疫功能同时受到抑制或丧失,严重时只有植入正常骨髓才能重建造血和免疫功能。另外,利用骨髓移植可以重建免疫功能,将免疫功能正常个体的造血干细胞移植给免疫缺陷个体,可使病人的造血功能和免疫功能全部或部分得到恢复,可用于治疗免疫缺陷病和白血病等。近年来自体干细胞移植术在治疗一些自身免疫性疾病的成功应用,克服了配型合适的移植物供体稀缺的问题,具有良好的应用前景。

2. **胸腺**　胸腺(thymus)是 T 细胞分化、发育、成熟的场所。位于胸骨后、心脏上方,由两叶扁平的淋巴组织组成。随年龄不同,胸腺的大小、结构和功能水平有明显的差别。新生儿期胸腺重 15~20g,青春期可达 30~40g,之后胸腺随年龄增长而逐渐萎缩退化,表现为胸腺细胞减少,间质细胞增多;老年期胸腺萎缩,多被脂肪组织取代,胸腺功能衰退,造成细胞免疫力下降,容易发生感染和肿瘤。

(1)胸腺的结构:胸腺小叶分为外层的皮质和内层的髓质。皮质主要由胸腺上皮细胞、密集的淋巴细胞、巨噬细胞和树突状细胞组成。

胸腺微环境主要由胸腺基质细胞、细胞外基质及局部活性因子组成,是决定 T 细胞分化、增殖和选择性发育的重要条件。

(2)胸腺的功能

1)T 细胞发育的主要场所:从骨髓迁入到胸腺的 T 细胞前体(胸腺细胞)沿被膜下→皮质→髓质移行,在胸腺微环境中联合作用因子的诱导下,经过选择性发育(阳性选择和阴性选择)过程,90%以上的胸腺细胞发生凋亡,而只有少部分胸腺细胞最终获得自身免疫耐受和 MHC 限制性抗原识别能力,发育分化为成熟的初始 T 细胞(naive T cell),离开胸腺进入血循环,分布到外周免疫器官。若胸腺发育不全或缺失,可导致 T 细胞缺乏和细胞免疫功能缺陷,极易发生病毒和真菌的感染,如 Di-George 综合征。

2)免疫调节:胸腺微环境中的多种细胞因子和胸腺肽类分子,不仅能促进胸腺细胞的分化发育,也可以调节外周免疫器官和免疫细胞。临床上已有胸腺肽针剂,用于免疫力低下病人的辅助治疗。

3)自身耐受的建立与维持。

**(二)外周免疫器官**

外周免疫器官又称次级淋巴器官,包括淋巴结、脾及皮肤黏膜相关淋巴组织(MALT)等。其主要功能是成熟的免疫细胞定居场所,也是免疫细胞接受抗原刺激后,发生增殖、分化,产生特异性抗体和致敏淋巴细胞等产生免疫应答的场所。

1. **淋巴结**　人体有 500~600 个淋巴结(lymph node),广泛分布于全身非黏膜部位的淋巴通道汇集处。在身体浅表部位,常位于凹陷隐蔽处,如颈部、腋窝、腹股沟等部位;在内脏多成群分布于器官门部附近,如肺门淋巴结。组织器官的淋巴液均引流至局部淋巴结,某个部位的淋巴结肿大或疼痛,通常提示其所引流区域内的器官或组织发生炎症或其他病变。如咽喉部炎症引起颌下淋巴结肿大/疼痛。

1)淋巴结的结构:淋巴结的实质分为皮质区和髓质区。浅皮质区是 B 细胞定居的场所。该区内含大量 B 细胞与 M 细胞、滤泡 DC 细胞,聚集并形成初级淋巴滤泡(淋巴小结),主要含初始 B 细胞,无生发中心;受抗原刺激后,初始 B 细胞增殖分化为 B 淋巴母细胞,向内转移至髓质,分化为浆细胞和产生抗体。若 B 细胞缺陷时,皮质缺乏初级淋巴滤泡和生发中心。深皮质区又称副皮质区,是 T 细胞定居的场所,称为胸腺依赖区。该区含有许多由内皮细胞组成的毛细血管后微静脉(也称为高内皮微静脉,high endothelial venule,HEV)。HEV 呈非连续状,允许淋巴细胞穿过,是沟通血循环与淋巴循环的重要通道。髓质由髓索和髓窦组成。髓索内含有致密聚集的淋巴细胞组成,主要为 B 细胞和浆细胞,也有部分 T 细胞和巨噬细胞。髓窦内富含巨噬细胞,对病原体有很强的捕捉、清除作用(图 16-2)。

2)淋巴结的功能:①成熟 T 细胞和 B 细胞的主要定居部位:其中,T 细胞约占淋巴结内淋巴细胞总数的 75%,B 细胞约占 25%。②免疫应答场所:淋巴结中规律分布的各类免疫细胞,其结构适于感受淋巴管回流的抗原刺激并介导免疫应答发生。免疫应答发生过程中,T/B 细胞大量增殖可引起局部淋巴结肿大和疼痛,对炎症发生部位的定位以及炎症的性质、严重程度等相关检查和诊断提供重要

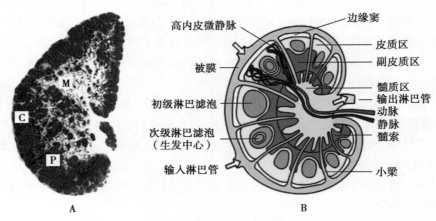

图 16-2　淋巴结的结构

的参考信息。③参与淋巴细胞再循环:来自血液循环的淋巴细胞在副皮质区穿越 HEV 进入淋巴结实质,然后通过输出淋巴管汇入胸导管,最终经左锁骨下静脉返回血液循环。该循环使淋巴细胞动态分布于全身的。④过滤作用:淋巴液在淋巴窦中缓慢移动,有利于窦内巨噬细胞吞噬、清除回流淋巴液中的病原体等抗原性异物,防止病原体入侵和扩散。

2. **脾**　脾(spleen)是胚胎时期的造血器官,自骨髓开始造血后,脾演变成人体最大的外周免疫器官。脾具有与淋巴结类似的免疫功能,但其结构上不与淋巴管相连,也无淋巴窦,但含有大量血窦。

1)脾的结构:脾实质可分为白髓和红髓。白髓为密集的淋巴组织,由沿中央小动脉分布的动脉周围淋巴鞘、脾小结和边缘区组成——相当于淋巴结的皮质。

2)脾的功能:脾既是储存红细胞的血库,也具有重要的免疫功能。①T 细胞和 B 细胞定居的场所:B 细胞约占脾淋巴细胞总数的 60%,T 细胞约占 40%。②免疫应答场所:血液中的病原体等抗原性异物经血液循环进入脾,可刺激 T、B 细胞活化、增殖,产生效应 T 细胞和浆细胞,并分泌抗体,介导免疫效应。而淋巴结主要感应淋巴液引流来的抗原。③脾能合成生物活性物质,如补体、细胞因子等。④过滤作用:脾可清除血液中的病原体,以及衰老死亡的自身红细胞、白细胞和免疫复合物等,从而使血液得到净化。脾切除后肝脏可代偿其部分功能,但缺乏脾,使个体易患严重的感染。

3. **皮肤黏膜相关淋巴组织**　皮肤黏膜相关淋巴组织(mucosal-associated lymphoid tissue,MALT)也称黏膜免疫系统,指呼吸道、胃肠道及泌尿生殖道黏膜固有层和上皮细胞下散在的淋巴组织,如扁桃体、小肠的派氏集合淋巴结及阑尾等。MALT 主要包括肠相关淋巴组织、鼻相关淋巴组织和支气管相关淋巴组织等。黏膜是病原体等抗原性异物入侵的主要通道,人体黏膜表面积约 400m$^2$,占体内淋巴组织的 50%。其免疫功能主要为:①构成机体防御外来入侵抗原的第一道防线;②产生分泌型 IgA,成为黏膜局部抵御病原微生物特异性抗感染的重要力量。

## 二、免疫细胞

免疫细胞(immunocyte)指所有参与免疫应答或与免疫应答有关的细胞及其前体细胞,主要包括造血干细胞、淋巴细胞、单核/巨噬细胞、粒细胞、抗原提呈细胞、肥大细胞和红细胞等,这些细胞主要分布于骨髓、外周血以及外周免疫器官中,介导免疫应答各个环节,是执行免疫功能的主体。

### (一)造血干细胞

造血干细胞(hemopoietic stem cell,HSC)是存在于组织中的一群原始造血细胞,具有自我更新和分化两种重要潜能,HSC 使机体在生命过程中始终保持造血能力,是机体各种血细胞的共同来源。HSC 在人胚胎 2~3 周时出现于卵黄囊,4 周时开始转移至胚肝,继而转移到脾,3~7 个月胚肝和脾是主要造血器官。5 个月时骨髓开始造血,出生后骨髓成为 HSC 的主要来源。成年人 HSC 主要分布在红骨髓、脾及淋巴结。

骨髓、胸腺造血微环境是造血干细胞发育分化的必要条件。造血干细胞包括原始造血干细胞(称多能干细胞)、定向干细胞和成熟的子代细胞3种处于不同分化水平的细胞。在多能干细胞发育为各种成熟血细胞的过程中,每一阶段均需多种细胞因子的参与。髓系干细胞可分化为红系干细胞、粒细胞-单核细胞系干细胞、巨核干细胞,并进一步分化成熟为相应血细胞;淋系干细胞可分化为前体B细胞(pro-B cell)和前体T细胞(pro-T cell),它们分别在骨髓和胸腺内发育为成熟B细胞和T细胞。

### (二)淋巴细胞

淋巴细胞主要包括T细胞和B细胞,NK细胞也属于淋巴细胞。T、B细胞在免疫应答过程中起关键作用。特别是特异性免疫应答,它们通过表达在细胞膜上的特异性抗原受体识别抗原,成功接受抗原刺激后能发生活化、增殖和分化,产生特异性免疫应答,故称免疫活性细胞(immunocompetent cell,ICC),也称抗原特异性淋巴细胞。

1. T淋巴细胞　T淋巴细胞简称T细胞,来源于骨髓中的淋巴样干细胞,在胸腺中发育成熟。T细胞可介导细胞免疫应答,在TD-Ag诱导的体液免疫应答中也发挥不可缺少的辅助作用。

(1)T细胞的分化发育:T细胞在胸腺发育过程中最核心的事件是获得功能性TCR的表达、自身MHC限制及自身免疫耐受。

(2)T细胞的主要表面分子和作用:T细胞表面有许多重要的膜分子,它们参与T细胞识别抗原,T细胞的活化、增殖和分化,以及免疫效应功能的发挥。主要包括各种表面受体、表面抗原和黏附分子。

①TCR:是T细胞特异性识别抗原的受体,也是T细胞的特征性标志。TCR是由α、β或γ、δ两条不同肽链构成的异二聚体。根据TCR所含肽链的不同,T细胞可分为αβT细胞和γδT细胞两种类型。αβT细胞占T细胞总数的95%~99%,γδT细胞占1%~5%。②CD3分子:由5种肽链构成的六聚体。该六聚体与TCR呈非共价键结合,形成TCR-CD3复合体,CD3分子的功能是转导TCR识别抗原所产生的跨膜活化信号。③CD4分子和CD8分子:成熟的T细胞一般只表达CD4或CD8分子。CD4和CD8分子分别与MHC Ⅱ类和MHC Ⅰ类分子的结合,可增强T细胞与抗原提呈细胞或靶细胞之间的相互作用并辅助TCR识别抗原。另外,CD4分子还是人类免疫缺陷病毒(HIV)受体,与CD4分子结合是HIV选择性入侵并感染CD4$^+$T细胞或巨噬细胞的机制之一。TCR-CD3、CD4/CD8传导的的信号称为T细胞活化的第一信号,这是T细胞活化的必备条件。④协同刺激分子:是指与相应配体结合,相互作用,并产生协同刺激信号的分子。主要成员有CD28(或CTLA-4)、CD2和ICAM等分子。⑤丝裂原受体:该受体可使T细胞感受丝裂原刺激而发生有丝分裂。⑥细胞因子受体(CKR):IL-1、IL-2、IL-4、IL-6等多种细胞因子通过与相应CKR结合,可参与调节T细胞的活化、增殖和分化。

(3)T细胞亚群及功能:T细胞是不均一的细胞群体,即具有高度的异质性,根据其表面标志及功能特点,可分为不同亚群。各亚群之间相互调节,协同发挥免疫学功能。

根据表达TCR的类型,可分为αβT细胞和γδT细胞。αβT细胞参与适应性免疫,根据CD抗原的表达进一步分为以下几种。

1)CD4$^+$T细胞:其识别的抗原是抗原肽-MHC Ⅱ类分子复合体,按其产生的细胞因子种类又可分为Th1、Th2两个亚群,Th1细胞主要分泌IL-2、IFN-γ和TNF,介导炎症反应,参与细胞免疫和迟发型超敏反应。病理情况下,Th1参与许多自身免疫病的发生和发展,如类风湿关节炎和多发性硬化症。Th2细胞主要分泌IL-4、IL-5、IL-6和IL-10,主要功能是刺激B细胞增殖并产生抗体,介导体液免疫。Th2在变态反应及抗寄生虫感染中发挥重要作用:IL-4和IL-5可诱导IgE生成和嗜酸性粒细胞活化。

CD4$^+$T细胞可诱导分化为调节性T细胞(regulatory T cell,Treg)与Th17等不同的亚群。Treg细胞通过直接接触抑制,或者分泌IL-10、TGF-β等细胞因子下调免疫应答。在感染、自身免疫病、器官移植排斥、肿瘤等多种疾病中发挥重要作用。Th17细胞分泌的IL-17参与固有免疫和某些炎症的发生,如可刺激上皮细胞、内皮细胞、成纤维细胞和巨噬细胞等分泌IL-1β、IL-6、TNF-α、IL-8、MCP-1、PGE2等多种炎症性细胞因子诱导局部炎症反应,在自身免疫病的发生和发展中起重要的作用。

2）CD8⁺T 细胞：其识别的抗原是抗原肽-MHC I 类分子复合体。CD8⁺T 细胞主要是细胞毒性 T 细胞（CTL），又称杀伤性淋巴细胞（Tc），可特异性杀伤病毒感染的细胞及肿瘤细胞。活化的 CD8⁺T 细胞 TCR 识别靶细胞膜上的抗原肽-MHC I 分子复合体，TCR 必须同时识别复合物中抗原肽序列和 MHC I 类分子的非多肽区，称 MHC 限制识别，另外 CD8 也要识别 MHC I 分子。此时，CD8⁺T 细胞胞内微管微丝变构将细胞内胞浆颗粒导向靶细胞，开始对靶细胞杀伤：①释放穿孔素，在靶细胞膜上打孔；②通过打出的孔道释放颗粒，颗粒内含有活性物质直接杀伤靶细胞，如颗粒酶可以降解靶细胞的核酸，特别对入侵细胞内病毒核酸的降解可以彻底清除病毒；通过 Fas/FasL 途径诱导靶细胞凋亡。活化的 CD8⁺T 细胞可以连续杀伤多个靶细胞，自身活性仍保持较好状态。

γδT 细胞参与固有性免疫，主要分布于皮肤和黏膜组织，是皮肤的表皮内淋巴细胞和黏膜组织的上皮内淋巴细胞的主要组成部分。γδT 细胞的抗原识别受体缺乏多样性，识别抗原无 MHC 限制性，为大多 CD4⁻CD8⁻，少数 CD4⁻CD8⁺。γδT 细胞具有抗感染和抗肿瘤作用，可杀伤病毒或胞内菌感染的靶细胞，以及杀伤某些肿瘤细胞。活化的 γδT 细胞通过分泌多种细胞因子发挥免疫调节作用和介导炎症反应，如 IL-2、IL-3、IL-4、IL-5、IL-6、GM-CSF、TNF-α、IFN-γ 等。

此外，根据活化阶段不同，T 细胞可分为初始 T 细胞、效应 T 细胞和记忆性 T 细胞。初始 T 细胞是指从未接受过抗原刺激的成熟 T 细胞，处于细胞周期的 $G_0$ 期，存活期短，主要功能是识别抗原。初始 T 细胞在外周淋巴器官内接受 DC 细胞提呈的抗原刺激才能被成功激活，产生活化并分化为效应 T 细胞，介导免疫应答，部分效应 T 细胞在应答后分化为记忆性 T 细胞，维持特异性免疫的记忆功能。

**2. B 淋巴细胞**　B 淋巴细胞简称 B 细胞，由哺乳动物骨髓或鸟类法氏囊中的淋巴样干细胞分化发育而来。成熟 B 细胞约占外周淋巴细胞总数的 20%。B 细胞不仅能通过产生抗体介导特异性体液免疫功能，也是重要的抗原提呈细胞。

（1）B 细胞的发育：B 细胞的分化发育分为抗原非依赖期（在骨髓发育）和抗原依赖期（在外周免疫器官）两期。

（2）B 细胞的主要表面分子和作用：B 细胞表面有众多的膜分子，它们在 B 细胞识别抗原，B 细胞的活化、增殖，以及抗体产生等过程中发挥着作用。①B 细胞抗原受体（BCR）：BCR 识别抗原的结构是嵌入细胞膜磷脂双分子层中的膜型 Ig（mIg），是 B 细胞的特征性表面标志。BCR 可特异性识别不同抗原分子，介导体液免疫应答。未成熟 B 细胞仅表达 mIgM；成熟 B 细胞同时表达 mIgM 和 mIgD。②Igα/Igβ：与 BCR 呈非共价键结合，形成 BCR-Igα/Igβ 复合体，Igα 和 Igβ 将 BCR 的特异性识别信号传递至胞内，它们功能类似于 T 细胞的 TCR-CD3 复合物中的 CD3 分子。③B 细胞共受体：包括 CD19/CD21/CD81 分子，能大幅度提高 B 细胞对抗原刺激的敏感性。另外，CD21 也是 B 细胞上的 EB 病毒受体，与 EB 病毒选择性感染 B 细胞有关。④协同刺激分子：主要成员有 CD40、B7 分子。CD40 与 CD40L（活化的 Th 细胞）的结合可产生 B 细胞活化的第二信号，对于 B 细胞分化成熟和抗体产生起着十分重要的作用。B7 与 CD28 分子结合可产生 T 细胞活化第二信号，但 B7 与 CTLA-4 分子结合产生抑制性信号。⑤细胞因子受体（CKR）：B 细胞表面可表达 IL-1R、IL-2R、IL-4R、IL-5R、IL-6R、IL-7R 及 IFN-γR 等多种细胞因子受体参与调节 B 细胞活化、增殖和分化。⑥补体受体（CR）：可与补体 C3b 和 C3d 结合，促进 B 细胞活化。

（3）B 细胞亚群及功能：根据是否表达 CD5 分子，B 细胞可分为 CD5⁺B-1 细胞和 CD5⁻B-2 细胞两个亚群。①CD5⁺B-1 细胞：占 B 细胞总数的 5%~10%，主要分布于腹膜腔、胸膜腔和肠道黏膜固有层中，具有自我更新的能力。主要针对碳水化合物类抗原（如细菌多糖）产生较强的应答，无需 Th 细胞的辅助，不发生免疫球蛋白的类别转换，产生低亲和力 IgM，表现为与多种不同抗原结合的多反应性。CD5⁺B-1 细胞属固有免疫细胞，在免疫应答的早期发挥作用，尤其在腹膜腔等部位能对微生物感染迅速产生抗体，参与构成机体抗感染免疫的第一道防线。CD5⁺B-1 细胞也能产生多种针对自身抗原的抗体，与自身免疫病的发生有关。②CD5⁻B-2 细胞：是分泌抗体参与特异性体液免疫应答的主要细

笔记

胞,在抗原刺激和 Th 细胞的辅助下,CD5⁻B-2 细胞最终分化为合成分泌抗体的浆细胞,产生高亲和力的抗体,发挥特异性体液免疫功能。

3. NK 细胞　NK 细胞是不同于 T、B 细胞的第三群淋巴细胞,来源于骨髓淋巴样干细胞,主要分布于骨髓、外周血、肝脏、脾和淋巴结。NK 细胞表达杀伤细胞活化和抑制性受体,可介导 NK 细胞直接选择性杀伤某些肿瘤细胞和病毒感染细胞,故在机体抗肿瘤、早期抗病毒或胞内寄生菌感染的免疫应答中起重要作用。另外,NK 细胞也可借助 IgG Fc 受体通过 ADCC 作用杀伤靶细胞。其杀伤机制与 CTL 细胞类似。

### (三)吞噬细胞

吞噬细胞主要包括中性粒细胞和单核/巨噬细胞。

1. 中性粒细胞　中性粒细胞是白细胞中数量最多的一种,占白细胞总数的 60%～70%,存活期短,为 2～3 天,产生快(1×10⁷ 个/分钟)。胞质中含有髓过氧化物酶、酸性磷酸酶和溶菌酶等多种酶类及防御素等杀菌物质。中性粒细胞具有很强的趋化作用和吞噬功能,在局部感染引发的 10 几分钟内,它们可迅速穿越血管内皮细胞进入感染部位,对入侵的病原体发挥吞噬杀伤和清除作用。中性粒细胞表面表达 IgG Fc 受体和补体 C3b 受体,也可通过调理作用促进和增强中性粒细胞的吞噬、杀菌作用。中性粒细胞吞噬了化脓性细菌后易死亡,形成脓细胞。坏死的脓细胞是脓液的主要成分。

2. 单核/巨噬细胞　单核/巨噬细胞包括血液中的单核细胞(monocyte)和组织器官中的巨噬细胞。单核巨噬细胞可表达甘露糖受体、清道夫受体和 Toll 样受体等多种模式识别受体(pattern recognition receptor,PRR),IgG Fc 受体以及与其趋化和活化相关的细胞因子受体。PRR 能够识别病原相关模式分子(PAMP)和损伤相关模式分子(DAMP)。单核/巨噬细胞借助 PRR 摄取、清除外界入侵的病原微生物及自身的衰老死亡细胞,发挥免疫防御与免疫稳定作用。IgG Fc 受体能够与覆盖在病原体表面的抗体结合,介导调理吞噬作用与 ADCC 效应。同时,单核/巨噬细胞自身可被活化并释放多种具有生物活性的物质,如细胞因子等,进而促进局部的炎症反应。如炎症发生时伴有血管扩张、通透性增强、血流量增多及局部渗出增加,继发大量趋化因子的产生,会吸引更多的炎症细胞到达病原体侵入部位,更有效地完成吞噬、清除作用,达到控制局部炎症最终目的。此外,巨噬细胞也是一种重要的抗原提呈细胞,在外源性抗原的加工提呈中发挥作用。

### (四)抗原提呈细胞

抗原提呈细胞(antigen-presenting cell,APC)是指能摄取、加工、处理抗原,并将抗原肽-MHC 分子复合物提呈给淋巴细胞特异性识别的一类免疫细胞。APC 可分为两类:①"专职"APC,包括树突状细胞、巨噬细胞和 B 细胞,它们均可组成性表达 MHC Ⅱ类分子;②"非专职"APC,包括内皮细胞、上皮细胞等,它们在炎症过程或某些细胞因子的作用下可诱导表达 MHC Ⅱ类分子,并具有抗原提呈功能。另外,所有有核细胞均表达 MHC Ⅰ类分子,具有提呈内源性抗原能力,广义上也属于 APC。本节主要介绍 DC 细胞。

DC 细胞是一类重要的专职 APC,成熟的 DC 因细胞膜向外伸展形成许多树枝状突起而得名,可通过胞饮作用摄取抗原,并高效的提呈抗原肽-MHC 分子复合物。体内 DC 分布很广,其抗原提呈能力远强于 MΦ、B 细胞等其他抗原提呈细胞,且是体内唯一可以活化初始 T 细胞的 APC。

1. DC 的来源和分类　DC 来源于骨髓多能造血干细胞,根据其来源于髓样干细胞还是淋巴样干细胞,分别将 DC 称为髓系 DC 和淋巴系 DC。通常所提的 DC 即髓系 DC。

根据其分布部位不同可分为 3 类:①淋巴样组织中的 DC,包括滤泡树突状细胞(FDC)、并指状DC 和胸腺 DC;②非淋巴样组织中的 DC,包括朗格汉斯细胞和间质 DC;③循环 DC,包括外周血 DC 和隐蔽 DC。不同部位的 DC 其生物学特征及功能有所差异。

2. DC 的迁徙与成熟　从骨髓前体细胞分化的 DC 释放到外周血,分布到外周组织器官。其分化发育需经过一个从未成熟(immature)阶段到成熟(mature)阶段的过程。

DC 在成熟过程中同时发生迁移,由外周组织(获取抗原信号)通过淋巴管和(或)血循环进入次级淋巴器官,通过细胞表面高表达的抗原肽-MHC 分子复合物、协同刺激分子和黏附分子等活化抗原特异性 T 细胞,从而启动特异性免疫应答。

**3. DC 的生物学功能**　①加工处理提呈抗原;②参与 T 细胞发育、分化;③参与 B 细胞发育、分化;④免疫调节作用。

### 三、免疫分子

免疫分子包括分泌型和膜型分子两类。分泌型免疫分子是由免疫细胞合成并分泌于胞外体液中的免疫应答效应分子,如抗体、补体和细胞因子等;膜型分子是免疫细胞表达在细胞膜上的膜分子,通过与其他细胞直接接触或是感受/结合配体分子发挥生物学效应,如 TCR、BCR、MHC 分子、CD 抗原、细胞黏附分子、细胞因子受体、IgFc 受体、补体受体等。

#### (一)抗体

抗体(antibody,Ab)是 B 细胞接受抗原刺激后增殖分化为浆细胞所产生的能与相应抗原特异性结合的免疫球蛋白(immunoglobulin,Ig)。抗体有分泌型和膜型。分泌型主要存在于血液、组织液和外分泌液等体液中,通过与相应抗原特异性地结合,发挥体液免疫功能。故 Ab 是介导体液免疫的重要效应分子。膜型抗体分布在 B 细胞表面,是 BCR 识别抗原的分子结构。

**1. 免疫球蛋白的基本结构**　免疫球蛋白分子的基本结构是由两条完全相同的重链(H 链)和两条完全相同的轻链 (L 链)以二硫键连接而成(图 16-3)。轻链分两型:λ 和 κ 链。重链有 5 类,分别是 γ、μ、α、δ、ε 链,分别参与构成 IgG、IgM、IgA、IgD 和 IgE 5 类免疫球蛋白。重链近 N 端的 1/4 和轻链近 N 端的 1/2 氨基酸的组成与序列的变化很大,称可变区(V 区);其他部分的氨基酸序列相对恒定,称恒定区(C 区)。重链可变区(VH)和轻链可变区(VL)各有 3 个高变区(HVR),或称互补决定区(CDR),共同组成 Ig 的抗原结合部位,识别及结合抗原。除上述基本结构外,部分 Ig 尚含有其他成分:①连接链:即 J 链(joining chain),J 链可连接单体成为二聚体或多聚体。分泌型 IgA (SIgA) 和 IgM 均含 J 链。②分泌片(secretory component,SP):为含糖肽链,以非共价形式结合于 SIgA。SP 的作用是保护 SIgA 的铰链区,使其免受分泌液中蛋白水解酶的降解。

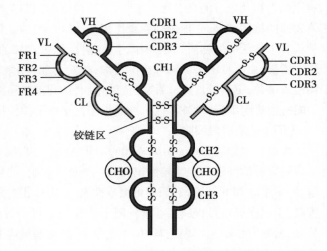

**2. 免疫球蛋白的功能区及其功能**　Ig 的重链包括 VH、CH1、CH2、CH3 及 CH4 等功能区;轻链分 VL、CL 2 个功能区;它们分别与

图 16-3　抗体分子的结构示意图

Ig 的生物学功能相关。VH 和 VL 为特异性抗原结合位点,识别并特异性结合抗原;CH2(IgG)和 CH3(IgM)是补体结合点,可与补体结合,激活补体系统;CH2(IgG)可与巨噬细胞上的 IgG Fc 受体结合,介导调理作用;与 NK 细胞 FcR 结合,介导 ADCC 效应;CH4 (IgE)与肥大细胞和嗜碱性粒细胞表面的 FcεR 结合,与 I 型超敏反应发生有关。IgG 的 CH2 可选择性与滋养层细胞的 FcγR 结合,使 IgG 穿过胎盘,转移给胎儿,对于新生儿抗感染具有重要意义。CH1 与 CH2 连接处的肽链富含脯氨酸,易伸展弯曲,称铰链区。能改变两个结合抗原的 Y 形臂之间的距离,有利于两臂同时结合两个间距不同的相同抗原表位。

**3. 各类免疫球蛋白的特性与功能**　抗体的生物学功能包括:与抗原特异性结合,发挥中和毒素、中和病毒和去除细菌对黏膜的黏附作用;与细胞膜表面 Fc 受体结合,介导免疫调理、ADCC 和 I 型超敏反应;激活补体,产生溶解病原体或靶细胞,介导炎症作用;通过黏膜和胎盘,介导局部黏膜抗感染

（SIgA）和胎儿的天然被动免疫（IgG）。

五类免疫球蛋白的特性和功能如下（表 16-4）。

表 16-4　五类免疫球蛋白的特性和功能

| 性质 | IgM | IgD | IgG | IgA | IgE |
|---|---|---|---|---|---|
| 分子量（kD） | 950 | 184 | 150 | 160 | 190 |
| 重链 | μ | δ | γ | α | ε |
| 亚类数 | 无 | 无 | 4 | 2 | 无 |
| C 区结构域数 | 4 | 3 | 3 | 3 | 4 |
| 辅助成分 | J | 无 | 无 | J,SP | 无 |
| 糖基化修饰率 | 10% | 9% | 3% | 7% | 13% |
| 主要存在形式 | 五聚体 | 单体 | 单体 | 单体/二聚体 | 单体 |
| 开始合成时间 | 胚胎后期 | 随时 | 生后 3 个月 | 生后 4~6 个月 | 较晚 |
| 合成率[mg/(kg·d)] | 7 | 0.4 | 33 | 65 | 0.016 |
| 占总血清 Ig 的比例 | 5%~10% | 0.3% | 75%~85% | 10%~15% | 0.02% |
| 血清含量（mg/ml） | 0.7~1.7 | 0.03 | 9.5~12.5 | 1.5~2.6 | 0.0003 |
| 半寿期（天） | 10 | 3 | 23 | 6 | 2.5 |
| 抗原结合价 | 5 | 2 | 2 | 2,4 | 2 |
| 溶细菌作用 | + | ? | + | + | ? |
| 胎盘转运 | － | － | + | － | － |
| 结合吞噬细胞 | － | － | + | － | － |
| 结合肥大细胞、嗜碱性粒细胞 | － | － | － | － | + |
| 结合 SPA | | | | | |
| 介导 ADCC | － | － | + | ± | － |
| 经典途径补体激活 | + | － | + | － | － |
| 旁路途径补体激活 | － | ? | +（IgG4） | +（IgA1） | － |
| 其他作用 | 初次应答早期防御 | B 细胞标志 | 再次应答抗感染 | 黏膜免疫 | Ⅰ型超敏反应抗寄生虫 |

## （二）补体

补体（complement，C）是存在于正常人和动物血清与组织液中的一组经活化后具有酶活性的蛋白质，介导溶菌、靶细胞溶解（如溶血）作用，故称为补体。其是由 30 余种可溶性蛋白、膜结合性蛋白和补体受体组成的多组分系统，故也称为补体系统。补体性质极不稳定，易受多种理化因素的影响而被灭活。多种微生物成分、抗原-抗体复合物及其他外源性或内源性物质通过替代途径、凝集素途径、经典途径激活补体，所形成的膜攻击复合物具有溶解靶细胞、细菌、病毒等细胞毒作用；其他活化产物具有调理吞噬、介导炎症、调节免疫应答和清除免疫复合物等生物学功能。补体在血清中含量相对恒定，但在某些病理情况下其含量可发生改变，可用于相应疾病的辅助诊断。遗传性补体缺陷病约占原发性免疫缺陷病的 2%，补体缺陷导致患者对病原体易感。

## （三）细胞因子

细胞因子是由活化的免疫细胞（单核/巨噬细胞、T 细胞、B 细胞、NK 细胞等）或间质细胞（血管内皮细胞、表皮细胞、纤维母细胞等）所合成、分泌，具有调节细胞生长、分化成熟、调节免疫应答、参与炎症反应、促进创伤愈合等广泛生物效应的小分子多肽或糖蛋白。本章内容主要涉及免疫应答以及免疫细胞发育成熟的细胞因子。

1. 细胞因子的共同特点　细胞因子种类繁多，来源广泛，各自有其主要的功能，但发挥生物学功能时有一些共同特性,如其作用方式通常以自分泌(autocrine)和旁分泌两种方式发挥作用,影响产生细胞自身或其邻近的细胞的功能。仅少数细胞因子在一定条件下可以内分泌(endocrine)形式作用于全身。另外,还有高效性、多样性、短暂性、重叠性、双向性和网络性等特点。

2. **细胞因子的分类**　根据结构与功能,可将细胞因子分为白细胞介素、干扰素、肿瘤坏死因子、集落刺激因子、生长因子和趋化因子6类。

(1)白细胞介素(interleukin,IL):目前已命名38余种(IL-1~IL-38),主要介导细胞间相互作用,参与免疫调节、造血、炎症反应等过程。

(2)干扰素(interferon,IFN):因其具有干扰病毒复制的功能而得名,根据来源及理化性质不同,分为IFN-α、IFN-β和IFN-γ三种类型。IFN-α、IFN-β属于Ⅰ型干扰素,IFN-γ属于Ⅱ型干扰素。干扰素具有抗病毒、抗肿瘤及免疫调节作用。

(3)肿瘤坏死因子(tumor necrosis factor,TNF):因最初被发现其能造成肿瘤组织坏死而得名。分为TNF-α和TNF-β两种。TNF-α主要由单核/巨噬细胞及其他多种细胞产生;TNF-β又称淋巴毒素(lymphotoxin,LT),主要由淋巴细胞、NK细胞产生。TNF主要参与免疫应答、介导炎症反应、抗肿瘤、抗病毒、参与内毒素休克、引起恶液质等。

(4)集落刺激因子(colony stimulating factor,CSF):主要包括粒细胞集落刺激因子(G-CSF)、巨噬细胞集落刺激因子(M-CSF)、粒细胞/巨噬细胞集落刺激因子(GM-CSF)、多能集落刺激因子(multi-CSF)、干细胞因子(CSF)、促红细胞生成素(EPO)等,它们均可选择性刺激造血干细胞或不同分化阶段的造血前体细胞分化增殖。

(5)生长因子(growth factor,GF):是指一类可促进相应细胞生长和分化的细胞因子。生长因子种类较多,包括转化生长因子β(TGF-β)、表皮生长因子(EGF)、血管内皮细胞生长因子(VEGF)、成纤维细胞生长因子(FGF)、神经生长因子(NGF)、血小板源生长因子(PDGF)等。其中TGF-β来源广泛,功能多样,在调节细胞生长分化及调节免疫功能方面也起重要作用。

(6)趋化因子(chemokine):是具有50多个成员的蛋白质家族,是一类对不同靶细胞具有趋化作用的细胞因子。趋化因子可由白细胞与许多组织细胞分泌,分为CXC、CC、C和CX3C共4个亚家族。趋化因子除具体调节免疫细胞迁移的功能外,还具有多种其他重要的功能,包括调节血细胞发育、促进血管生成、细胞凋亡的调节等,并在肿瘤的发生发展(转移)、病原微生物感染、移植排斥反应等病理过程中均发挥重要的作用。

3. **细胞因子的功能**　细胞因子具有多种生物学功能:①介导、调节天然免疫和特异性免疫应答;②参与抗肿瘤、抗感染和诱导凋亡;③刺激造血;④促进血管的生成等。

临床上已应用某些重组细胞因子治疗肿瘤、自身免疫病、免疫缺陷疾病等,成为一类重要的生物学功能调节剂,对相关疾病的治疗起到积极的作用。因细胞因子的作用极为多样且以特定形式发挥作用,故在临床应用细胞因子治疗疾病时,往往全身应用,用量较生理剂量大,因此使用时要注意观察和控制副作用。

# 第三节　免疫应答

感染指病原体突破机体的防御屏障,通过与机体免疫系统相互作用,造成机体不同程度损伤的病理过程。感染性疾病的共同特点为:病原体入侵并定植于某一组织;通过适应宿主环境而在该部位增殖;抵抗或逃避机体防御机制,并试图向其他部位扩散;释放毒性物质(毒素、侵袭性酶等)或诱发机体病理性免疫应答;如感染持续,最终导致机体组织产生明显的病理损伤。

抗感染免疫指机体通过固有免疫及适应性免疫,与入侵的病原体进行斗争的全过程。在遭遇病原体感染的早期,机体通常借助固有免疫机制(如屏障结构、吞噬细胞、NK细胞、补体等)发挥防御作用;继而,病原体抗原使T、B细胞致敏,产生特异性抗体及效应细胞;介导特异性免疫效应最终清除感染的病原体。由于病原体种类、特点及其在体内所处微环境不同,抗感染的适应性免疫应答类型各异:可以体液免疫(Th2 型应答)为主,或以细胞免疫(Th1 型应答)为主。

## 一、针对微生物的天然免疫应答

某些病原菌感染宿主机体后,主要定植于细胞外的血液、淋巴液和组织液中,并在宿主细胞外组织间隙中繁殖,称胞外菌,其占病原菌的大多数。胞外菌在致病机制或诱导宿主免疫应答等方面均与胞内菌有明显不同,其主要致病特点是:往往引起局部明显的化脓性炎症,并通过产生内/外毒素及侵袭性胞外酶,导致组织细胞损害或坏死。针对胞外菌的免疫主要为:皮肤黏膜屏障;吞噬细胞的吞噬杀伤作用;补体的溶菌与调理作用。

胞内菌进入宿主机体后,大部分时间寄生于细胞内,抗体和补体都难以发挥作用,未激活的吞噬细胞虽能吞噬胞内菌,但难以将其全部杀灭。因此宿主抗胞内菌感染的效应机制主要以特异性细胞免疫为主,固有免疫和某些细胞因子也发挥一定作用。

病毒感染机体可诱导固有免疫及适应性免疫:固有免疫在病毒感染早期发挥干扰病毒复制、限制病毒扩散的作用;适应性免疫在清除病毒和防止再感染方面发挥决定性作用。

### (一)宿主抗胞外菌感染的非特异性免疫作用

**1. 皮肤黏膜的屏障作用**　皮肤黏膜是机体抗感染的第一道防线,主要通过机械阻挡、分泌杀菌物质、正常菌群的拮抗及黏膜局部产生的 SIgA 等发挥抗感染作用。

**2. 吞噬细胞的作用**　细菌一旦突破皮肤或黏膜屏障入侵组织,吞噬细胞即发挥主要作用。如中性粒细胞对胞外菌的吞噬、杀灭。在病原体入侵的部位,由于感染或坏死组织使宿主细胞特别是吞噬细胞产生的趋化因子可使中性粒细胞等趋化聚集至炎症部位,对抗胞外菌感染的。一般情况下细菌均可被吞噬消灭,仅毒力强、数量多的细菌才能在局部定居繁殖,甚至扩散进入血液或其他器官,由血液、肝、脾等处吞噬细胞继续吞噬和杀灭。

**3. 补体的作用**　补体系统是抗胞外菌感染的重要因素之一。其机制为溶菌作用、调理作用和介导炎症反应。

### (二)宿主抗胞内菌感染的非特异性免疫作用

**1. 吞噬细胞**　中性粒细胞对胞内菌所致慢性感染作用不大。静止状态的单核/巨噬细胞杀菌能力微弱,其在识别、吞噬细菌后被活化,从而对胞内菌发挥较强杀菌作用。

**2. NK 细胞**　胞内菌可直接活化 NK 细胞,活化的巨噬细胞释放的 IL-12、IFN-γ 也可激活 NK 细胞,从而有效杀伤感染胞内菌的靶细胞。另一方面,激活的 NK 细胞可通过产生 IFN-γ 等细胞因子而进一步激活巨噬细胞,形成正反馈激活环路,增强对胞内菌的应答。因此,NK 细胞构成抗病毒和抗胞内菌感染重要的力量。

**3. γδT 细胞**　γδT 细胞在抗胞内菌免疫中发挥重要作用,已发现:TCRδ 基因敲除小鼠对 BCG 感染无抵抗力;借助 TCRδ 基因缺失突变或用抗 γδTCR 单抗处理的小鼠模型,证明 γδT 细胞参与抗李斯特菌感染的效应机制。

### (三)机体抗病毒的固有免疫防御机制

多种固有免疫效应机制参与抗病毒感染,其中干扰素和 NK 细胞的作用尤为重要。

**1. 干扰素**　干扰素具有广谱抗病毒活性,主要通过阻断病毒复制而发挥效应。受病毒感染的细胞在病毒复制的同时,即产生和释放干扰素,并很快渗入邻近细胞,使之产生抗病毒蛋白干扰病毒的复制。因此,干扰素既可阻断受染细胞的感染,又能限制病毒扩散。

各类干扰素均有抗病毒作用,IFN-α 及 IFN-β 的抗病毒作用强于 IFN-γ,干扰素不能直接抗病毒而须经宿主细胞介导,其机制为:病毒感染细胞产生 IFN-α/β,以旁分泌方式作用于旁邻正常细胞,通过与相应受体结合而启动信号转导,使细胞合成多种抗病毒蛋白,阻断病毒蛋白合成。同时,三种干扰素均能激活巨噬细胞和 NK 细胞,增强其抗病毒活性。

另外,IFN-γ还具有较强免疫调节作用;Ⅰ型和Ⅱ型干扰素还能分别诱导 MHC Ⅰ类和Ⅱ类分子表达,从而增强后续的适应性免疫应答,最终清除病毒。

**2. NK 细胞** NK 细胞效应发生于适应性免疫应答之前,甚至可发生于病毒复制之前,故在机体早期抗病毒中发挥重要作用。其效应机制为:①病毒诱生的内源性 IFN-α/β 可激活 NK 细胞,从而杀伤病毒感染的靶细胞;②NK 细胞可产生 IFN-γ、TNF 等细胞因子,发挥细胞毒效应;③体内产生抗病毒抗体后,NK 细胞可借助 ADCC 效应而杀伤病毒感染细胞。

另外,巨噬细胞也具有直接或间接的抗病毒作用,其机制为:①激活的巨噬细胞可产生 TNF-α 或通过 iNOS 依赖途径介导抗病毒作用;②激活的巨噬细胞可产生 IL-12、TNF-α、IL-1 等细胞因子,发挥重要的免疫调节作用;③巨噬细胞可加工、提呈病毒抗原给 T 细胞,启动适应性免疫应答。

## 二、针对微生物的适应性免疫应答

如上所述,机体感染病原微生物后,首先借助固有免疫防御机制,若其难以彻底清除感染的病原体,则启动适应性免疫应答。

### (一)宿主抗胞外菌感染的特异性免疫作用

对于胞外菌感染,特异性抗体是清除胞外菌的主要防御机制。

**1. 阻挡致病菌的黏附与定植** 病原菌吸附至黏膜上皮细胞是造成感染的先决条件。存在于黏膜表面的 SIgA 与相应病原体结合,可阻断病原菌在黏膜上皮细胞表面黏附与定植,并随着黏膜部位的绒毛/微绒毛清洁系统清除。

**2. 中和作用** 抗毒素抗体与外毒素结合,可封闭外毒素结合部位,阻止其吸附于敏感细胞表面特异性受体,所形成的免疫复合物最终易于被吞噬细胞吞噬清除。

**3. 调理吞噬作用** IgG 借助吞噬细胞表面受体与中性粒细胞、巨噬细胞结合,其 Fab 段则与相应细菌结合,增加巨噬细胞捕捉细菌、吞噬和杀伤细菌的活力。

**4. 激活补体** 感染过程中,机体产生的 IgG、IgM 抗体可与相应细菌结合而激活补体经典途径,从而发挥溶菌作用。

### (二)宿主抗胞内菌感染的特异性免疫作用

胞内菌进入宿主机体后,大部分时间寄生于细胞内,存在于胞外的抗体和补体难以发挥作用,未激活的吞噬细胞虽能吞噬胞内菌,但难以将其杀灭。因此,宿主抗胞内菌感染的效应机制主要以特异性细胞免疫为主,固有免疫和某些细胞因子也发挥一定作用。特异性免疫抗胞内菌感染主要有赖于特异性细胞免疫效应机制。

**1. CD4⁺T 细胞** 胞内菌入侵机体后,多数被单核/巨噬细胞摄取,细菌抗原成分由 MHC Ⅱ类分子途径被加工处理、提呈给 CD4⁺T 细胞,由此激发 T 细胞应答。Th1 细胞是抗胞内菌的主要效应细胞,其通过产生大量炎性细胞因子趋化、募集、激活巨噬细胞;激活 NK 细胞;促进 CD8⁺T 细胞增殖活化,产生清除靶细胞的能力。

**2. CD8⁺T 细胞** 寄居于宿主细胞内的胞内菌,其可溶性抗原可由 MHC Ⅰ类分子途径被提呈给CD8⁺T 细胞。激活的 CD8⁺CTL 可杀伤胞内菌寄生的靶细胞或诱导靶细胞凋亡。

### (三)机体抗病毒的适应性免疫防御机制

病毒感染机体可诱导固有免疫及适应性免疫:固有免疫在病毒感染早期发挥干扰病毒复制、限制病毒扩散的作用;适应性免疫在清除病毒和防止再感染方面发挥决定性作用。

病毒抗原经 APC 处理和提呈,可诱导机体适性免疫应答:体液免疫主要针对游离病毒,在预防病毒感染及再感染中起重要作用;细胞免疫可通过杀伤病毒感染的靶细胞而清除病毒。

**1. 抗病毒的体液免疫效应** 病毒在细胞内复制的特点决定体液免疫在抗病毒感染中作用有限(抗体对胞内病毒无直接作用),其主要效应为:①阻止病毒吸附侵入易感细胞;②限制病毒在组织细胞间及经血流播散;③通过激活补体、调理作用、ADCC 等机制破坏病毒感染细胞。

一般而言,病毒基因编码的所有蛋白均可诱导抗体产生,但仅针对表达于病毒或受染细胞表面糖蛋白的抗体(即中和抗体)才具有控制感染的作用。

(1)SIgA:由黏膜局部 B 细胞产生,主要功能是阻止病毒吸附于易感的黏膜细胞。另外,产生 SIgA 的记忆性 B 细胞可再循环至肠道的其他部位。

(2)IgG:是最主要的抗病毒抗体。病毒感染的不同阶段(急性或持续性),可诱生不同 IgG 亚类,例如:HIV 感染静止期,以 IgG1 为主,疾病进展时 IgG1 比例下降;HBV 感染时,急性阶段以 IgG1 和 IgG2 为主,慢性阶段以 IgG4 为主。上述转变过程可能与不同 Th 细胞亚群被激活有关。

预防型病毒疫苗接种后往往以产生保护性抗体作为接种成功的标志。如 HBV 疫苗,接种成功后体内会产生抗 HBsAg 抗体。

### 2. 抗病毒的细胞免疫效应

(1)CD8$^+$T 细胞的作用:CTL 抗病毒效应的机制与前述相似,如 CTL 释放的效应分子可激活靶细胞内核酸酶,通过破坏靶细胞 DNA 而杀死靶细胞,并降解病毒核酸,彻底清除病毒。

CTL 杀伤效应具有特异性,对旁邻细胞无损害,并可连续杀伤多个靶细胞,彻底清除病毒,从而在病毒感染恢复中起决定性作用。

(2)CD4$^+$T 细胞的作用:活化的 Th1 细胞可通过释放 TNF、IFN-γ 而参与巨噬细胞的募集和活化,并可促进 CTL 增殖、分化,从而发挥抗病毒作用。另外,病毒特异性 CD4$^+$ CTL 也参与对感染病毒的杀伤作用。

## 本 章 小 结

"免疫"是机体识别"自己"和"非己",对非己物质予以清除,对"自己"的物质产生耐受,这种生物学效应总和是维持人体健康的重要机制。免疫分为固有免疫和适应性免疫。按照免疫反应作用的对象不同,分为免疫防御、免疫稳定和免疫监视三种功能。当免疫反应不当或机体异常时,会产生感染、免疫缺陷、肿瘤、自免病等免疫相关疾病。免疫细胞和免疫分子是免疫应答的物质基础。新的免疫学机制的发现,对临床疾病的诊断和治疗有极好的推动作用。

### 思考题

1. 请简述抗体的基本结构和抗体的主要功能。
2. 细胞因子按照功能可以分为几类?请各列举一例说明。

(唐 深)

## 参考文献

1. 曹雪涛. 医学免疫学. 6 版. 北京:人民卫生出版社,2013
2. 龚非力. 医学免疫学. 3 版. 北京:科学出版社,2012
3. 钮伟真,樊小力. 基础医学概论. 3 版. 北京:科学出版社,2016

# 第十七章 病原微生物

　　微生物(microorganism)是一群体形微小、结构简单、增殖迅速、肉眼直接看不见,必须借助显微镜放大数百至数万倍才能观察到的微小生物。微生物在自然界分布广泛,种类繁多,在数十万种以上,按其结构和组成等不同可分为三大类:非细胞型微生物,如病毒;原核细胞型微生物,如细菌、支原体、衣原体、立克次体、螺旋体和放线菌;真核细胞型微生物,如真菌等。

　　绝大多数微生物对人和动植物是有益的,为非病原微生物,如正常人体体表及与外界相通的口腔、鼻咽腔、肠道、泌尿生殖道等腔道中寄居的正常菌群。少数微生物能引起人类或动植物的病害,称为病原微生物(pathogenic microbes)。有些微生物在正常情况下不致病,而在特定条件下(如寄居部位改变、宿主免疫功能低下、菌群失调等)可引起疾病,称为条件致病微生物(conditioned pathogen)。

## 第一节　概　　述

### 一、常见病原微生物的种类和特征

　　病原微生物种类较多,包括细菌、病毒和其他病原微生物。

　　细菌(bacterium)属于单细胞原核细胞型微生物。常见病原性细菌有病原性球菌、肠杆菌科、霍乱弧菌、破伤风梭菌、结核分枝杆菌和炭疽芽孢杆菌等。

　　病毒(virus)是一类仅由一种类型核酸(DNA/RNA)与蛋白质构成、结构简单、严格活细胞内寄生的非细胞型微生物。常见的病原性病毒有呼吸道病毒、肠道病毒、肝炎病毒、人类免疫缺陷病毒、狂犬病病毒等。

　　其他病原微生物包括支原体、立克次体、衣原体、螺旋体、真菌等。

### 二、微生物对人体的作用

　　病原微生物所引发的传染病可威胁人类健康并带来巨大经济损失,历史上由病原微生物引起的烈性传染病屡见不鲜,如天花、鼠疫等。据世界卫生组织(WHO)报道,近年全球平均每年有1700多万人死于传染病。

　　除了与人类健康密切相关外,人类可利用微生物资源于生产实践中:在农业生产中,微生物可用于制造菌肥、防治病虫害等;在工业方面,微生物可用于食品、皮革、石油化工等;在医药工业上,可用于生产药品和生物制剂等;在环境保护方面,微生物能降解塑料、甲苯等有机物及污水处理;在生命科学中,微生物被作为研究生命现象的一些模型和工具,历史上很多研究成果与病原生物学相关。但微生物也可引起工农业原材料、产品、药品、食品等腐败变质。

### 三、医学微生物学的研究进展

　　医学微生物学是微生物学的一个分支,也是重要的医学基础学科,主要研究病原微生物的生物学性状、致病性、免疫性、诊断、防治原则等,以控制和消灭感染性疾病,为人类健康服务。近几十年来,随着相关学科和技术的发展与进步,医学微生物学也得到了极大的发展。

1. 新病原微生物不断发现。由于人类不断努力,某些病原微生物虽被有效控制和消灭,但多种新现/再现病原微生物及相关传染病相继被发现,如幽门螺杆菌、人类免疫缺陷病毒、SARS 冠状病毒、禽流感病毒、埃博拉病毒等,由病原微生物引起的感染性疾病仍严重威胁着人类健康。

2. 微生物诊断技术的发展。免疫标记技术、分子生物学技术的广泛应用,使得人们发现感染性疾病到确认其病原体的周期显著缩短。

3. 新型疫苗研制快速发展。经历了死菌苗、减毒活疫苗、亚单位疫苗、基因工程疫苗以及核酸疫苗(又称 DNA 疫苗)等发展阶段,疫苗研制也向多联疫苗、黏膜疫苗、缓释疫苗等多样化发展,极大地促进了相关疾病的预防。

4. 微生物全基因组研究的重大进展。人类对 900 多株细菌及已发现的病毒基本上都完成了基因测序,这对病原微生物致病物质基础及其与宿主的相互作用等研究更加深入,有助于新型疫苗、抗感染药物和诊断技术的开发。

# 第二节 细 菌

细菌是一类原核细胞型单细胞微生物,个体微小,结构简单,具有细胞壁和原始核质,无核膜、核仁,除核糖体外无其他细胞器。细菌种类繁多、自然界分布广泛。了解细菌的形态和结构,对研究细菌生理活动、致病性、免疫性以及鉴别细菌、诊断和防治细菌感染等具有重要意义。

## 一、细菌的生物学性状

### (一)细菌的大小与形态

1. **细菌的大小** 细菌个体微小,通常以微米(μm)为测量单位。观察细菌需用光学显微镜放大数百倍至数千倍才能看到。

2. **细菌的形态** 细菌按其基本形态,可分为球菌(coccus)、杆菌(bacillus)和螺形菌(spiralbacterium)三大类(图 17-1)。

(1)球菌:外观呈球形或近似球形,直径一般约 1μm。根据繁殖时细菌分裂平面及分裂后菌体间黏附及排列方式不同,可分为双球菌、链球菌、葡萄球菌、四联球菌、八叠球菌等。

(2)杆菌:不同杆菌的大小、长短、粗细不一致,大的如炭疽芽孢杆菌长 3~10μm,中等如大肠埃希菌长 2~3μm,小的如布鲁菌长 0.6~1.5μm。杆菌形态多呈直杆状,有的稍弯;菌体两端多呈钝圆形,少数平齐(如炭疽芽孢杆菌),也有两端尖细(如梭杆菌)、末端膨大成棒状(如棒状杆菌)或呈分叉状(如双歧杆菌),也有的呈分支生长趋势(如分枝杆菌)等。

(3)螺形菌:菌体弯曲,有的只有一个弯曲,呈弧形或逗点状,称为弧菌,如霍乱弧菌;有的有多个弯曲,称为螺菌,如鼠咬热螺

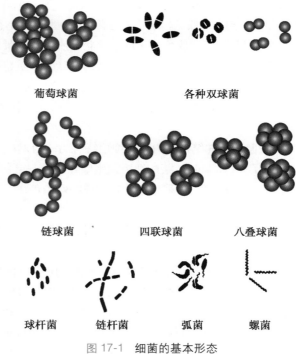

葡萄球菌　　　　各种双球菌

链球菌　　　四联球菌　　　八叠球菌

球杆菌　　　链杆菌　　　弧菌　　　螺菌

图 17-1　细菌的基本形态

菌;有的细长弯曲呈弧形或螺旋形,称为螺杆菌(helicobacterpylori),如幽门螺杆菌。

## (二)细菌的结构

细菌的结构包括基本结构和特殊结构(图 17-2)。

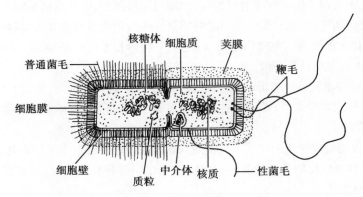

图 17-2　细菌细胞结构模式图

**1. 细菌基本结构**　为所有细菌均具有的结构,包括细胞壁、细胞膜、细胞质和核质等。

(1)细胞壁(cell wall):位于细菌细胞最外层,紧贴细胞膜外,为一无色透明、坚韧而有弹性的网状结构。其组成较复杂,用革兰染色法可将细菌分为革兰氏阳性细菌($G^+$)和革兰氏阴性细菌($G^-$)两大类。两类细菌细胞壁均具有肽聚糖(peptidoglycan),但各有其特殊组分。

肽聚糖是细胞壁的主要成分,为原核细胞所特有;$G^+$菌有 15~50 层肽聚糖,由聚糖骨架、四肽侧链和五肽交联桥三部分组成;$G^-$菌的肽聚糖仅 1~2 层,由聚糖骨架和四肽侧链两部分组成。磷壁酸(teichoic-acid)为 $G^+$菌细胞壁的特殊组分。外膜为 $G^-$菌细胞壁特殊组分,由脂蛋白、脂质双层和脂多糖(即 $G^-$菌内毒素)三部分组成。

$G^+$菌和 $G^-$菌细胞壁结构不同,导致两类细菌在染色性、抗原性、致病性及药物敏感性等方面有很大差异。细胞壁是细菌赖以生存的重要结构,其主要功能有:维持菌体固有形态,保护细菌抵抗低渗环境;参与菌细胞内外物质交换;与细菌致病性、免疫原性、耐药性等有关。

(2)细胞膜:细胞膜位于细胞壁内侧,是一层紧包着细胞质的柔韧致密、富有弹性的半渗透性脂质双层生物膜。细菌胞膜结构及功能与真核细胞胞膜基本相同,由磷脂和多种蛋白质组成,但不含胆固醇。

(3)细胞质:细胞膜所包裹的溶胶状物质,由水、蛋白质、脂类、核酸及少量糖和无机盐组成,是细菌新陈代谢的主要场所。细胞质内还含有核糖体、质粒和胞质颗粒等重要结构。

(4)核质(nuclear material):细菌的遗传物质称为核质,为细菌的染色体,控制细菌的遗传特征。多位于菌体中央,由单一密闭环状 DNA 组成松散网状结构,无核膜、核仁,不具成形的核,故又称拟核(nucleoid)。

**2. 细菌的特殊结构**　为某些细菌特有的结构,包括荚膜、鞭毛、菌毛、芽孢等(图 17-3)。

(1)荚膜(capsule):某些细菌细胞壁外包绕一层黏液性物质,多为多糖成分,称为荚膜。荚膜用一般染色法不易着色,需采用墨汁负染或特殊染色法。荚膜并非细菌生存所必须,一般在机体内或营养丰富的培养基中形成。

荚膜具有抗吞噬作用,与细菌毒力有关;荚膜具有黏附作用,如某些链球菌的荚膜可黏附于牙齿,引起龋齿;此外,荚膜具有抗原性,可帮助鉴别细菌。

(2)鞭毛(flagellum):许多细菌在菌体上附有细长呈波状弯曲的丝状物,称为鞭毛。鞭毛长度常超过菌体若干倍,直径纤细,需用电子显微镜或经特殊染色后用普通光学显微镜观察。根据鞭毛数量和部位不同,可将鞭毛菌分为单毛菌、双毛菌、丛毛菌和周毛菌等。

鞭毛是细菌的运动器官,具有鞭毛的细菌能在液体中迅速、自由游动;根据鞭毛菌的动力和抗原性,可用于细菌的鉴定、分型和分类;有些细菌的鞭毛与其致病性有关,如霍乱弧菌的鞭毛。

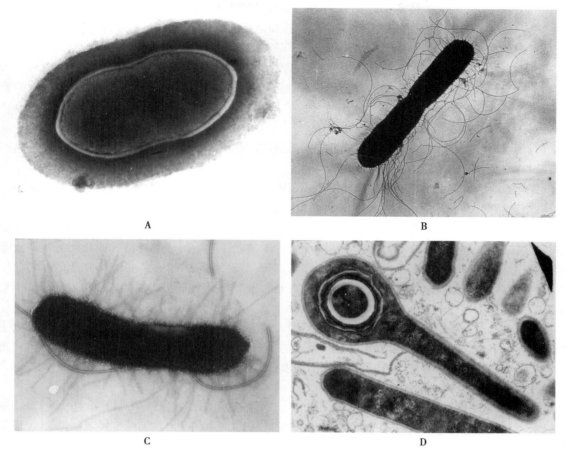

图 17-3　细菌的特殊结构

A. 肺炎链球菌荚膜(透射电镜×42 000);B. 破伤风梭菌的周鞭毛(透射电镜×16 000);C. 大肠埃希菌的普通菌毛和性菌毛(透射电镜×42 500);D. 破伤风梭菌芽胞(透射电镜×21 000)

（3）菌毛（pilus）：许多 $G^-$ 和少数 $G^+$ 菌体存在着比鞭毛更细、短、直、硬的丝状物,称为菌毛。菌毛与细菌运动无关,需用电子显微镜才能观察到。菌毛由菌毛蛋白组成,根据功能不同,可分为普通菌毛和性菌毛两类:普通菌毛数量多,遍布菌体表面,具有黏附功能,与细菌致病密切相关;性菌毛仅见于少数 $G^-$ 菌,数量少,可传递质粒等遗传物质,与细菌毒力、耐药性等性状的传递有关。

（4）芽胞（spore）：某些细菌在一定环境条件下,胞质脱水浓缩,在菌体内部形成一个圆形或卵圆形小体,称为芽胞。产生芽胞的细菌都是 $G^+$ 菌,主要有芽胞杆菌属(炭疽芽胞杆菌等)和梭菌属(破伤风梭菌等)。芽胞是细菌的休眠状态,芽胞形成后,细菌即失去繁殖能力。芽胞发芽可形成新的菌体,一个细菌仅形成一个芽胞,一个芽胞发芽也只生成一个菌体。细菌芽胞对热、干燥、辐射、化学消毒剂等有很强抵抗力,杀灭芽胞最可靠的方法是高压蒸汽灭菌法,故临床上常把杀死芽胞作为判断灭菌效果的指标。芽胞的大小、形状和在菌体中的位置因菌种而异,是鉴别细菌的重要指标。

3. **细菌形态学检查方法**　细菌标本直接镜检可观察活菌形态和运动情况。对标本进行染色后,可清楚观察细菌形态和结构。常用的细菌染色方法有革兰染色法和抗酸染色法。

### （三）细菌的生理

1. 细菌的营养与生长繁殖

（1）细菌的营养物质:细菌需要的营养物质包括水、碳源、氮源、无机盐和生长因子等,但各类细菌对营养物质的要求存在差别。

（2）细菌生长繁殖的条件:①充足的营养物质;②合适的酸碱度:多数病原菌最适 pH 为 7.2~

7.6;③适宜的温度:病原菌最适生长温度为37℃;④必要的气体环境:主要是对氧和二氧化碳的需求。有些细菌只能在有氧环境下生长,称为专性需氧菌,如结核分枝杆菌;有些仅能在无氧环境下生长,称为专性厌氧菌,如破伤风梭菌;而大多数病原菌在有氧及无氧环境中均能生长,称为兼性厌氧菌。

(3)细菌的生长繁殖方式和速度:细菌一般以简单的二分裂方式进行无性繁殖。在适宜条件下,细菌繁殖速度很快,多数为20~30分钟/代,一个细菌繁殖10小时后可达10亿个以上。个别细菌繁殖速度较慢,如结核分枝杆菌为18~20小时/代。

**2. 细菌的代谢产物**

(1)分解代谢产物:各种细菌所含酶系统不同,对营养物质的分解代谢能力存在差异。故根据细菌此特性,可用于鉴别不同的细菌。

(2)合成代谢产物:细菌通过新陈代谢合成菌体自身成分外,还合成在医学上具有重要意义的产物。如细胞壁中的脂多糖,注入人体或动物体内能引起发热反应,称为热原质(pyrogen);产生的毒素与侵袭性酶,为细菌的重要致病物质;有些细菌可产生色素(pigment),有助于鉴别细菌;少部分细菌可产生抗生素(antibiotic),抗生素为某些微生物代谢过程中产生的一类能抑制或杀死某些其他微生物或肿瘤细胞的物质,大多由放线菌和真菌产生,如青霉素、链霉素等;某些细菌能产生的一类仅作用于近缘细菌的抗菌物质,称细菌素(bacteriocin),如大肠菌素;人体肠道内的某些细菌可合成维生素供人体利用,如大肠埃希菌可合成B族维生素和维生素K。

**3. 细菌的人工培养**　细菌的人工培养是指用人工方法提供细菌生长所需的营养物质和环境条件来培养细菌。人工配制的专供微生物生长繁殖的混合营养基质,称为培养基。可根据营养组成和用途不同,配制不同的培养基,从而满足不同的需求。

**(四)细菌的遗传与变异**

细菌与其他生物一样,具有遗传和变异的性能。遗传使细菌的性状保持相对稳定,且代代相传,使其种属得以保存。变异可使细菌产生新变种,并使物种得以发展和进化。细菌的变异现象包括:①形态结构变异;②毒力变异,包括毒力的增强和减弱。如卡-介二人将有毒的牛分枝杆菌接种于含有胆汁的甘油、马铃薯培养基中,经过13年连续传230代,获得了一株毒力减弱但仍保持免疫原性的变异株,即卡介苗(BCG);③耐药性变异,细菌的耐药性变异给临床治疗带来极大的困难,是医学关注的重要问题。

**(五)细菌的感染与抗细菌免疫**

细菌侵入宿主机体,进行繁殖、释放毒性物质,引起疾病的过程,称为细菌的感染(bacterial infection)。能使宿主感染的为致病菌(pathogenic bacterium)或病原菌(pathogen),不能造成宿主感染的为非致病菌(nonpathogenic bacterium)或非病原菌(nonpathogen)。

**1. 细菌的致病作用**　细菌引起感染的能力称为细菌的致病性(pathogenicity)。细菌致病性强弱的程度称为毒力(virulence)。致病菌侵入宿主后能否致病与细菌的毒力、侵入数量、侵入途径及机体的免疫力密切相关。

(1)细菌的毒力:构成细菌毒力的物质基础主要是侵袭力和毒素(toxin)。侵袭力是指致病菌突破宿主防御机制进入机体并在体内定植、繁殖和扩散的能力,主要由菌体表面结构和侵袭性物质等构成。毒素可分为外毒素和内毒素两大类(表17-1)。

表 17-1　外毒素与内毒素的主要区别

| 区别要点 | 外毒素 | 内毒素 |
| --- | --- | --- |
| 存在部位 | 多数由活菌释放至菌体外 | 为细胞壁组分,菌体裂解后释出 |
| 来源 | 革兰氏阳性菌多见 | 革兰氏阴性菌 |
| 化学组成 | 蛋白质 | 脂多糖(LPS) |
| 稳定性 | 不稳定,60℃以上能迅速破坏 | 耐热,160℃ 2~4小时才被破坏 |
| 毒性作用 | 强,各种外毒素对组织器官有选择性毒害效应,引起特殊病变 | 弱,各种细菌内毒素的毒性效应大致相同,引起发热、白细胞增多、DIC、休克等 |

（2）细菌侵入的数量和适当的侵入部位：多数致病菌需要一定的数量才能引起感染。有些致病菌毒力极强，极少量侵入即可引起感染，如数个鼠疫耶尔森菌侵入机体即可发病。

各种致病菌有其特定的侵入部位，这与致病菌需要特定的生长繁殖微环境有关。如破伤风梭菌只有经深部伤口侵入才能引发疾病，如经口进入则不能引起感染。

2. **感染的发生与发展**　细菌的感染源可来自宿主体外，如病人、带菌者、病畜和带菌动物，称外源性感染。外源性感染的致病菌可通过呼吸道、消化道、泌尿生殖道、破损伤口、接触、节肢动物叮咬等途径传播感染。有些感染源来自患者自身体内或体表，在一定条件下可引起感染，称内源性感染。

感染的发生、发展和结局是宿主和致病菌相互作用的复杂过程。根据双方力量对比，可出现不同的感染类型，导致不同后果。

（1）不感染：侵入的致病菌可被机体免疫系统消灭，不发生感染。

（2）隐性感染：致病菌入侵后不出现或只出现不明显临床症状，称为隐性感染（inapparent infection）或称亚临床感染（subclinical infection）。隐性感染后，机体常可产生特异免疫力。

（3）显性感染：致病菌入侵后出现一系列临床症状和体征，称为显性感染（apparent infection）。

显性感染按病情缓急不同可分为急性感染和慢性感染。急性感染发病急、病程较短、一般数日至数周，如霍乱、伤寒病。慢性感染病程缓慢，病程长，常持续数月至数月，如结核病、麻风病。

显性感染按感染部位不同可分为局部感染和全身感染。致病菌仅引起局部病变，称局部感染。致病菌及其毒性代谢产物向全身播散引起全身症状，称全身感染。全身感染又可分为以下几种：①毒血症（toxemia），指致病菌在局部繁殖，不进入血循环，但其产生的毒素经血到达易感组织和细胞，引起特殊毒性症状；②菌血症（bactermia），指致病菌由局部侵入血流，但未在其中繁殖，只是短暂一过性通过血循环到达体内适宜部位再进行繁殖而致病；③败血症（septicemia），指致病菌侵入血流并在其中大量繁殖、产生毒性产物，引起全身中毒症状，如致病菌是化脓性细菌，则称脓毒血症（sepsis）。

（4）带菌状态：感染后致病菌并未立即消失，而在体内继续存在一定时间，经常或间歇向体外排菌，称为带菌状态，该宿主称为带菌者。

3. **细菌感染的检查方法与防治原则**

（1）细菌感染的诊断：细菌感染的诊断除可根据临床症状、体征和一般检验外，还需进行微生物学检测，这对感染性疾病的病因确诊、指导用药等具有重要意义。微生物学检测的实验室检验程序一般包括：采集标本、病原体的形态学检查、分离培养、生化反应、血清学鉴定、药物敏感试验、病原体抗原及其核酸检测等。

（2）细菌感染的防治原则：细菌感染的特异性预防主要是通过人工免疫接种疫苗、类毒素等抗原或注射特异性抗体，使机体获得特异性免疫力，以达到预防感染性疾病的目的。注射抗原类的人工免疫称为人工主动免疫（预防接种或疫苗接种）；注射特异性抗体或淋巴细胞的称人工被动免疫。细菌感染后可适当使用敏感抗生素进行有效的治疗。

4. **宿主的抗菌免疫**　机体的抗菌免疫由机体的固有免疫和适应性免疫共同协调来完成。病原菌侵入机体后，首先遇到的是固有免疫的防御；一般经 7~10 天后，才产生适应性免疫；两者密切配合，共同杀灭致病菌。致病菌侵入机体后是否发病，取决于其致病能力和机体免疫能力的综合作用（详见第十六章）。

## 二、常见病原性细菌

### （一）球菌

球菌自然界分布广泛，对人类有致病性的病原性球菌主要引起化脓性炎症，故又称为化脓性球菌，主要包括葡萄球菌、链球菌、肺炎链球菌等革兰氏阳性菌和脑膜炎奈瑟菌、淋病奈瑟菌等革兰氏阴性菌。

**1. 葡萄球菌**　葡萄球菌(staphylococcus)呈球形或椭圆形,因堆聚成葡萄串状而得名。革兰染色阳性,是最常见的化脓性球菌。广泛分布于人体体表及与外界相通的腔道中,是医院内交叉感染的重要传染源。

根据生化反应和产生色素不同分为金黄色葡萄球菌(致病菌)、表皮葡萄球菌(条件致病菌)和腐生葡萄球菌(非致病菌)三种。其中金黄色葡萄球菌毒力最强,其主要致病物质包括多种侵袭性酶和毒素,如血浆凝固酶、透明质酸酶、表皮剥脱毒素、毒性休克综合征毒素、肠毒素等。

致病性葡萄球菌可引起毛囊炎、疖、痈、伤口化脓、肺炎、中耳炎等皮肤软组织和内脏器官的化脓性炎症;进食含葡萄球菌肠毒素的食物可引起食物中毒;婴幼儿及免疫力低下的成人可引起烫伤样皮肤综合征、毒性休克综合征等疾病。

人类对致病性葡萄球菌有一定天然免疫力。当皮肤黏膜破损或机体抵抗力下降时才易引起感染。患病恢复后所获免疫力不强,难以防止再次感染。

**2. 链球菌**　链球菌(streptococcus)是另一大类常见革兰氏阳性化脓性球菌,多呈链状排列。链球菌根据溶血现象分为甲型溶血性链球菌(条件致病菌)、乙型溶血性链球菌(致病菌)、丙型链球菌(非致病菌)3 类。根据抗原结构可分为 A、B、C、D 等 20 个群,对人致病的链球菌株90%属于 A 群。

致病性链球菌可产生多种侵袭性酶和外毒素,如黏附素、M 蛋白、链球菌溶血素、致热外毒素、透明质酸酶等可引起多种疾病:①化脓性炎症:如蜂窝组织炎、疖痈、脓疱疮、丹毒等局部皮肤和皮下组织化脓性炎症;扁桃体炎、咽炎、鼻窦炎、中耳炎、肺炎等呼吸道感染等。②中毒性疾病:如猩红热,是一种经呼吸道传播的急性传染病,常见于儿童。③超敏反应性疾病:如感染某些 A 群链球菌所致的风湿热和急性肾小球肾炎。

感染链球菌后可获得一定免疫力,但因其型别多,各型间无交叉免疫力,故常可反复感染。

**3. 脑膜炎奈瑟菌**　俗称脑膜炎球菌,是流行性脑脊膜炎(流脑)的病原菌。本菌为革兰氏阴性双球菌,肾形或豆形,常成双排列。营养要求较高,专性需氧。对理化因素的抵抗力极弱,室温中 3 小时即可死亡。

脑膜炎球菌的主要致病物质是荚膜、菌毛和内毒素。人类是脑膜炎球菌的唯一易感宿主,传染源为病人和带菌者。通过飞沫传播,5 岁以下儿童和老年人为易感人群。可引起上呼吸道炎症、菌血症或败血症、化脓性脑脊髓膜炎。

机体对脑膜炎奈瑟菌的免疫性以体液免疫为主,病后可获较牢固免疫力。儿童因免疫力弱,发病率较高。对儿童注射四价混合流脑荚膜多糖疫苗进行特异性预防,保护率达90%以上。流行期间儿童可口服磺胺药物等预防。

**4. 淋病奈瑟菌**　俗称淋球菌,是人类淋病的病原菌,淋病是我国目前发病人数最多的性传播疾病。

淋球菌的生物学性状类似于脑膜炎球菌。致病物质主要是其表面结构,如菌毛、外膜蛋白、内毒素等。人类为淋球菌的唯一宿主。主要通过性接触传播,侵入尿道和生殖道而引起化脓性感染。男性表现为尿道炎,女性可引起尿道炎和子宫颈炎。胎儿可经患病母体产道感染,导致新生儿淋菌性结膜炎,有大量脓性分泌物,又称为脓漏眼。

人类对淋球菌普遍易感,病后免疫力不强,不能预防再感染。

**(二)肠道杆菌**

肠道杆菌是一大群生物学性状近似的革兰氏阴性杆菌,常寄居在人和动物的肠道内。大多数为肠道正常菌群,少数为致病菌,如伤寒沙门菌、志贺菌、致病性大肠埃希菌等。肠道杆菌生化反应活泼,不同细菌分解糖类和蛋白质的能力存在差异,可用于鉴别肠道细菌。

**1. 大肠埃希菌属**　俗称大肠杆菌,是肠道最重要的正常菌群。当宿主免疫力下降或细菌侵入肠道外组织后,可成为条件致病菌,引起肠道外感染。某些血清型致病力强,可引起人类胃肠炎,称为致病性大肠埃希菌。

寄居于肠道中的大肠埃希菌随粪便排出,可污染周围环境、水源、食品等。故卫生细菌学常以"大肠菌群数"作为饮水、食品等粪便污染的指标之一。

**2. 志贺菌属**　俗称痢疾杆菌,是人类细菌性痢疾的病原菌。无芽孢、无鞭毛,有菌毛。根据 O 抗原(菌体抗原)不同,志贺菌属可分为 4 群,40 余个血清型。志贺菌抵抗力较弱,56℃ 10 分钟即可杀死,对酸敏感,粪便中数小时内即死亡。

细菌性痢疾的传染源为病人和带菌者,主要通过粪-口途径传播。致病物质主要是菌毛和内毒素,有些菌株可产生外毒素。人类对志贺菌普遍易感,常见急性和慢性细菌性痢疾;小儿可见中毒性痢疾,死亡率高。

志贺菌感染后获得的免疫力弱,各型间无交叉免疫,易再感染。

**3. 沙门菌属**　该属细菌有 2500 多种血清型,但仅少数对人类致病,如引起肠热症的伤寒沙门菌、甲型副伤寒沙门菌、肖氏沙门菌和希氏沙门菌。

沙门菌的致病物质主要是侵袭力和内毒素,个别菌尚能产生肠毒素。人群对沙门菌普遍易感,人类沙门菌感染主要有 4 种类型。

(1)肠热症:包括伤寒沙门菌引起的伤寒,以及甲型副伤寒沙门菌、肖氏沙门菌(原称乙型副伤寒沙门菌)、希氏沙门菌引起的副伤寒。伤寒和副伤寒致病机制和临床症状基本相似,但副伤寒的病情较轻,病程较短。沙门菌随污染的食物和饮水经口感染并进入血流,形成菌血症。患者出现持续高热(>39℃),相对缓脉,肝脾肿大及全身中毒症状,皮肤出现玫瑰疹,外周血白细胞下降或正常。疾病晚期,可在肠壁组织引起超敏反应,导致局部坏死和溃疡,严重者可出现肠出血或肠穿孔等并发症。典型伤寒病程较长,如无并发症,自第 3~4 周后病情开始好转。肠热症后可获较牢固免疫力,很少再感染。

(2)胃肠炎(食物中毒):是最常见的沙门菌感染。多为集体食源性疾病,起病急,病程较短,一般 2~3 天可自愈。

(3)败血症:多见于儿童和免疫力低下的成人。

(4)无症状带菌者:约 3% 的肠热症患者,在症状消失后 1 年仍可随粪便排菌,转变为无症状带菌者,成为重要传染源。

### (三)弧菌——霍乱弧菌

弧菌属(Vibrio)细菌自然界分布广泛,以水中最多,有 100 余种。人类致病菌主要有霍乱弧菌和副溶血性弧菌。前者引起霍乱;后者引起食物中毒,常由摄入被该菌污染的海产品及盐渍食品所致。霍乱为烈性肠道传染病,曾引起人类七次世界性大流行,为我国甲类法定传染病,被列为国境检疫传染病。

霍乱弧菌(V. cholerae)为革兰氏阴性菌,菌体呈弧型或逗点状,有菌毛,无芽孢,菌体一端有单鞭毛。取病人米泔水样粪便做活菌悬滴观察,可见细菌运动非常活泼,呈穿梭样或流星状运动。涂片染色呈鱼群状排列。

人类是霍乱弧菌的唯一易感者。传染源为患者及无症状感染者,主要通过污染的水源或食物经口感染。致病物质主要是鞭毛、菌毛和霍乱肠毒素。霍乱肠毒素是目前已知最强烈的致泻毒素,其作用于肠黏膜细胞,导致肠液大量分泌,出现剧烈的腹泻与呕吐,腹泻物如米泔水样。大量水分和电解质丧失,引起代谢性酸中毒、低容量性休克、血循环和肾衰竭,如未及时治疗,死亡率高达 60%。

霍乱病后可获牢固免疫力,再感染者少见。

### (四)厌氧菌——破伤风梭菌

厌氧菌(anaerobe)是一群必须在无氧环境下才能生长繁殖的细菌。根据能否形成芽孢分为两类:①无芽孢厌氧菌,绝大多数存在于人和动物体内,为人体内优势正常菌群;②厌氧芽孢梭菌属,为一类革兰氏阳性大杆菌,均能产生芽孢,芽孢直径比菌体粗,使菌体膨大呈梭状而得名;多数为腐生菌,少数如破伤风梭菌、产气荚膜梭菌和肉毒梭菌等为致病菌。

破伤风梭菌(clostridium tetani)是破伤风的病原菌。该菌广泛分布于土壤、人和动物肠道内,可经伤口侵入机体。破伤风梭菌感染的重要条件是伤口局部形成厌氧微环境,如伤口窄而深(如刺伤),有泥土或异物污染等易造成厌氧微环境,有利于病菌生长繁殖,释放外毒素,即破伤风痉挛毒素,导致屈肌、伸肌同时强烈收缩,造成特有的苦笑面容、牙关紧闭、角弓反张症状,可因窒息或呼吸衰竭而死亡。

破伤风病后不会获得牢固免疫力,获得有效破伤风抗毒素的途径是对儿童、军人和易受外伤的高危人群及时进行人工免疫。

### (五)结核分枝杆菌

结核分枝杆菌(M. tuberculosis)属于分枝杆菌属,为人类和动物结核病的病原菌,俗称结核杆菌。该菌可侵犯全身各器官、组织,以肺结核最多见。

结核分枝杆菌细长微弯,呈单个或分枝状排列。菌体脂质含量高,一般染色不易着色,常用抗酸染色法染色,菌体染成红色,为抗酸阳性菌。专性需氧,营养要求高,生长缓慢,繁殖一代约需18h。该菌对干燥的抵抗力特别强,在干燥痰中可存活6~8个月,但对湿热、紫外线、酒精抵抗力弱,如液体中加热62~63℃ 15min、直射阳光下2~7h、75%乙醇数分钟即死亡。

结核分枝杆菌不产生毒素和侵袭性酶类,其致病性与细菌在组织细胞内顽强增殖引起的炎症、菌体成分和代谢产物的毒性以及诱导机体产生迟发型超敏反应性损伤有关。

结核分枝杆菌可通过呼吸道、消化道和破损的皮肤黏膜等多途径侵入机体,侵犯多种组织器官,引起相应器官的结核病,以肺结核最为常见,此外尚可引起脑、肾、骨、生殖系统、关节等肺外组织器官结核病。

结核分枝杆菌感染或接种卡介苗后,机体可产生抗结核免疫力,主要是细胞免疫。结核的免疫属于感染免疫或带菌免疫,即只有当结核分枝杆菌或菌体成分在体内存在时才有免疫力;一旦体内的结核分枝杆菌或菌体成分全部消失,抗结核免疫力也随之消失。结核分枝杆菌感染时,感染、免疫、超敏反应同时存在,故可用结核菌素试验来测定机体是否对结核菌素发生迟发型超敏反应,以判断机体有无结核分枝杆菌感染和对该菌的免疫力。

接种卡介苗是特异性预防结核病的有效措施,接种对象主要是新生儿和结核菌素试验阴性儿童。对结核病的治疗采用联合用药,常用药物有利福平、链霉素、异烟肼、乙胺丁醇等。

### (六)动物源性细菌——炭疽芽孢杆菌

动物源性细菌是以动物作为传染源,能引起动物和人发生感染的病原菌,主要有布鲁菌、鼠疫耶氏菌和炭疽芽孢杆菌等。

炭疽芽孢杆菌(B. anthracis)俗称炭疽杆菌,是引起动物和人类炭疽病的病原菌。该菌专性需氧,革兰氏阳性粗大杆菌,两端平切,呈链状排列似行竹节状,为致病菌中最大的细菌。芽孢位于菌体中央,小于菌体宽度;抵抗力强,在干燥的土壤或皮毛中可存活数年至数十年。

炭疽杆菌的致病物质是荚膜和炭疽毒素,主要引起草食动物炭疽病,可经接触、呼吸道及消化道等途径侵入人体导致皮肤炭疽、肺炭疽、肠炭疽等。严重者可并发败血症,偶见炭疽性脑膜炎,死亡率高。

炭疽病的预防主要是有效控制家畜感染和牧场污染。对病畜应严格隔离或处死焚毁、深埋、严禁剥皮或煮食,对疫区家畜进行疫苗接种。

# 第三节　病　毒

病毒是一类形态微小、结构简单,仅有一种类型核酸(DNA或RNA),严格活细胞内寄生,以复制方式增殖,对抗生素不敏感的非细胞型微生物。病毒与人类疾病关系密切,在微生物所致的传染性疾病中,大约75%是由病毒引起。其发病率高、传染性强、流行广泛且缺乏特效药物。

## 一、病毒的基本性状

### （一）病毒的大小与形态完整的成熟病毒颗粒

病毒的大小与形态完整的成熟病毒颗粒称为病毒体（virion），其测量单位是纳米（nm）。各种病毒体大小差异悬殊，大的约 200~300nm，如痘类病毒；小的约为 20~30nm，如脊髓灰质炎病毒；多数介于 30~200nm 之间。病毒体形态多样，大多数呈球形或近似球形、少数呈杆状、丝状、子弹状、砖块状和蝌蚪状（图 17-4）。

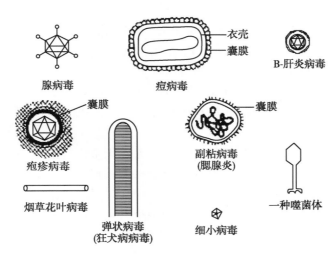

图 17-4  各类病毒体形态、结构示意图

### （二）病毒的结构与化学组成

病毒的基本结构由核心和衣壳构成，称为核衣壳。有些病毒在衣壳外尚有一层包膜。

1. 核心位于病毒中心，其内含有一种核酸（DNA 或 RNA），借此将病毒分为 DNA 病毒和 RNA 病毒。病毒核酸是病毒的基因组，决定病毒遗传、变异、感染和复制等生命活动。

2. 衣壳是包绕在核酸外的一层蛋白质，由一定数量的壳粒聚合组成。其作用是：保护病毒核酸；参与病毒感染；具有免疫原性。

3. 包膜是病毒以出芽方式从细胞内穿过核膜或胞质膜释放时获得的宿主细胞膜成分。包膜含有病毒蛋白，还含有宿主细胞膜脂类和多糖，其主要作用与衣壳类似。

### （三）病毒的增殖

病毒缺乏增殖所需的酶系统，只能在活细胞内以复制方式增殖。病毒借助宿主细胞提供的能量、原料、酶系统和生物合成的场所，以病毒基因为模版进行基因复制和蛋白合成，再装配释放出子代病毒体，这一过程称为病毒的复制周期。包括 5 个步骤：吸附、穿入、脱壳、生物合成及组装、成熟和释放。无包膜病毒其核衣壳构成成熟的病毒体。而有包膜病毒，核衣壳以出芽方式释放，获得宿主细胞的核膜或胞质膜成为成熟病毒体。

## 二、病毒的感染与免疫

### （一）病毒感染的传播方式与途径

1. **水平传播病毒**  在人群不同个体间的传播称为水平传播，是大多数病毒的传播方式。常见的传播途径包括：皮肤（昆虫叮咬或动物咬伤）、黏膜（呼吸道、消化道或泌尿生殖道）和医源性传播（如输血、手术、拔牙等）。

2. **垂直传播病毒**  通过胎盘或产道从亲代传给子代的方式称为垂直传播。常见的可垂直传播的病毒有：乙型肝炎病毒、人类免疫缺陷病毒（HIV）、风疹病毒、巨细胞病毒等。

**（二）病毒感染的类型**

病毒进入机体后,因病毒种类、毒力和宿主免疫力有差异,可表现出不同感染类型。

1. **隐性感染和显性感染** 隐性感染指病毒进入机体不引起临床症状,又称为亚临床感染,是重要的传染源。显性感染指病毒感染后可引起明显临床症状。隐性或显性感染后均可获得免疫力。

2. **急性感染** 潜伏期短,发病急,病程仅数日至数周。病毒入侵后引起组织细胞损伤和功能障碍,出现典型临床症状。如流行性感冒病毒、甲型肝炎病毒等。

3. **病毒的持续性感染** 即病毒可在机体内持续数月至数年、甚至数十年。可出现症状,也可不出现症状而长期带病毒,成为重要的传染源。持续感染可分为慢性感染、潜伏感染和慢发病毒感染。①慢性感染是在显性或隐性感染后,病毒可长期存在于血液或组织中并不断排出体外,机体表现出临床症状,并可查出病毒,病程可长达数月,如 HBV 引起的乙型肝炎。②潜伏感染是指原发病毒感染后,病毒基因存在于组织或细胞中,并不产生感染性病毒,也不出现临床症状,在某些条件下病毒可被激活增殖,急性发作出现症状,如单纯疱疹病毒感染。③慢发病毒感染是指病毒感染后有很长潜伏期,达数月、数年甚至数十年,一旦出现症状,疾病呈亚急性进行性加重,直至死亡,如麻疹病毒感染。

**（三）病毒的致病性**

病毒进入宿主易感细胞,在细胞内增殖可通过干扰细胞正常代谢、破坏细胞正常结构、病毒核酸插入宿主细胞基因组导致细胞转化、诱导细胞凋亡等途径直接损伤破坏细胞。有些病毒感染宿主细胞后,还可导致宿主细胞出现新抗原或自身抗原变异,从而诱发机体发生病理性免疫损伤。有些病毒（如人类免疫缺陷病毒）还可以直接损伤免疫细胞或免疫器官。病毒感染后通过上述损伤途径可造成宿主组织器官的病理损伤或功能障碍而引发相应疾病。

**（四）抗病毒免疫**

机体抗病毒免疫包括固有免疫及适应性免疫,两者在体内发挥协同作用。不同的病毒感染所获得的免疫力持续时间不同。详见第十六章第三节。

## 三、病毒感染的检测方法和防治原则

目前常用的病毒感染检查方法包括病毒的分离鉴定、血清学检查、病毒抗原和核酸的检测等。标本的采集应根据临床诊断和病期采集合适部位的标本,如鼻咽分泌物、脑脊液、粪便或血液等。病毒分离培养的方法有细胞培养、鸡胚接种和动物接种。多用 ELISA 法检测血清中特异性抗原或抗体。可采用核酸杂交、PCR 以及基因芯片技术等检测病毒 DNA 或 RNA。

病毒性疾病传播快、危害大,且大多尚无有效治疗药物,因此预防显得尤为重要。防治原则是避免接触传染源,切断传播途径,做好疫苗接种工作。

## 四、常见致病性病毒

### （一）呼吸道病毒

呼吸道病毒指主要以呼吸道为侵入门户,在呼吸道黏膜上皮细胞增殖引起呼吸道局部感染或呼吸道以外组织器官病变的病毒的总称。呼吸道病毒包括正粘病毒科中的流行性感冒病毒;副粘病毒科中的副流感病毒、呼吸道合胞病毒、麻疹病毒、腮腺炎病毒、腺病毒、风疹病毒、鼻病毒、冠状病毒和呼肠病毒等。以下仅介绍流行性感冒病毒。

流行性感冒病毒（influenza virus）,简称流感病毒,包括人流感病毒和动物流感病毒,有甲（A）、乙（B）、丙（C）3 型,人流感病毒是人类流行性感冒（简称流感）的病原体。

1. **流感病毒的形态与结构** 病毒颗粒多呈球形,直径 80~120nm。核心由分节段的单负链 RNA、核蛋白及 RNA 多聚酶组成。核酸有 7~8 个片段,易发生基因重组,导致新型病毒株出现。包膜包括内层的基质蛋白和外层的脂质双层,镶嵌有血凝素（HA）和神经氨酸酶（NA）两种糖蛋白刺突（图 17-5）。HA 与病毒吸附和穿入宿主细胞有关,NA 能促使病毒释放,它们是划分流感病毒亚型的依据。

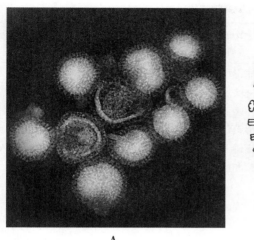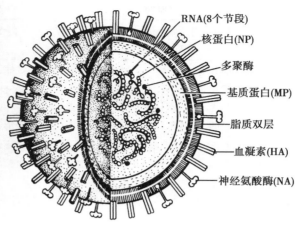

图 17-5 甲型流感病毒形态及结构模式图

A. 流感病毒的形态(×31 500)　B. 甲型流感病毒结构模式图

2. **变异与流行**　流感病毒分为甲、乙、丙 3 型;甲型又可根据 HA 和 NA 抗原性不同,分为若干亚型。甲型流感病毒易发生变异。变异有两种方式,抗原性漂移(antigenic drift)和抗原性转变(antigenic shift)。抗原性漂移一般变异幅度小,属量变,可引起局部中小型流行;抗原性转变则变异幅度大,形成新亚型,属于质变,可引起流感大流行,甚至世界性大流行。1997 年以来发现的 H5N1、H7N2、H7N7、H9N2 等新型禽、猪流感病毒也可以感染人。

3. **致病性**　甲型流感病毒除感染人类外,还可以感染禽、猪、马等动物;乙型流感病毒在人和猪间有流行;丙型流感病毒只感染人类。传染源主要是急性期患者和隐性感染者,通过空气飞沫传播。人群普遍易感,潜伏期一般为 1~4 天。病毒仅在局部呼吸道增殖,不引起病毒血症。患者突然发病,可出现畏寒、发热、头疼、肌痛、浑身酸痛、厌食、乏力、鼻塞、流涕、咽痛和咳嗽等症状。一般数日内自愈。少数抵抗力低下者,易继发细菌感染,特别是肺炎,可危及生命。

4. **免疫性**　流感病毒感染或疫苗接种后,机体可获得对同型病毒的特异性免疫力,一般维持 1~2 年。但各亚型间无交叉免疫。

5. **防治原则**　流感病毒传染性强、传播迅速,流行期间应尽量避免人群聚集,公共场所用乳酸熏蒸进行空气消毒。免疫接种是预防流感最有效的方法,但必须与当前流行株的抗原型别基本相同。盐酸金刚烷胺及其衍生物甲基金刚烷胺可用于甲型流感的治疗,干扰素滴鼻及中药板蓝根、大青叶等有一定疗效。

**（二）肠道病毒**

肠道病毒(enterovirus)是一类生物学性状相似、通过消化道感染和传播,能够在肠道内复制,引起人类肠道内或肠道外感染的小 RNA 病毒。人类肠道病毒包括脊髓灰质炎病毒、柯萨奇病毒、埃可病毒和新型肠道病毒。具有如下共同特征:无包膜,直径 24~30nm,核心为单股正链 RNA;抵抗力较强,耐酸、耐乙醚等;主要经粪-口途径传播,隐性感染多见;病毒在肠道中增殖,却引起多种肠道外感染性疾病,如无菌性脑膜炎、心肌炎、脊髓灰质炎、急性出血性结膜炎等。

**（三）肝炎病毒**

肝炎病毒(hepatitis virus)是引起人类病毒性肝炎的病原体,主要包括甲型肝炎病毒(HAV)、乙型肝炎病毒(HBV)、丙型肝炎病毒(HCV)、丁型肝炎病毒(HDV)、戊型肝炎病毒(HEV)等(表 17-2)。

乙型肝炎病毒(HBV)是乙型肝炎的病原体,HBV 在世界范围内传播,我国 HBV 感染者及携带者约为 10%,近年来有下降趋势。乙型肝炎危害较大,易发展成慢性肝炎,部分可演变为肝硬化和原发性肝癌,是我国重点防治的严重传染病之一。

表 17-2 各型肝炎病毒主要特性比较

| 肝炎病毒 | 甲型肝炎病毒（HAV） | 乙型肝炎病毒（HBV） | 丙型肝炎病毒（HCV） | 丁型肝炎病毒（HDV） | 戊型肝炎病毒（HEV） |
|---|---|---|---|---|---|
| 病毒科 | 小 RNA 病毒科 | 嗜肝 DNA 病毒科 | 黄病毒科 | 尚未确定 | 尚未确定 |
| 病毒大小／nm | 27～32 | 42 | 55～65 | 35～37 | 30～32 |
| 形态 | 球形,无包膜 | 球形,双层衣壳 | 球形,有包膜 | 球形,有包膜 | 球形,无包膜 |
| 核酸类型 | 单正链 RNA | 双链 DNA | 单正链 RNA | 单负链 RNA | 单正链 RNA |
| 传播途径 | 粪-口 | 血液和血制品、母-婴垂直 | 血液和血制品 | 性传播及密切接触 | 粪-口 |
| 急性肝炎 | + | + | + | + | + |
| 慢性肝炎 | − | + | + | + | − |
| 重型肝炎 | 少 | 少 | 少 | 经常 | 妊娠期间 |
| 携带者 | − | + | + | + | − |
| 诱发肝癌 | − | + | + | + | − |
| 主动免疫 | 灭活或减毒疫苗 | 基因工程疫苗（HBsAg） | 无 | HBsAg | 无 |

1. **形态与结构** 电镜下 HBV 颗粒呈 3 种不同形态,即大球形颗粒、小球形颗粒和管形颗粒。其中大球形颗粒(又称 Dane 颗粒)是完整的病毒颗粒,具有传染性。呈球形,具有双层衣壳。外衣壳含表面抗原(HBsAg),内衣壳含有核心抗原(HBcAg)。核心含有病毒 DNA 和 DNA 多聚酶。

2. **抗原组成及临床意义** HBsAg 存在于 HBV 感染者血液中,是 HBV 感染的标志之一。HBsAg 刺激机体产生的抗-HBs 抗体,可以中和 HBV,是保护性抗体。HBcAg 存在于 HBV 内衣壳或受感染肝细胞核内,血清中不易检出。HBcAg 刺激机体产生抗-HBc,为非保护性抗体,血清中若检测到抗-HBcIgM,提示 HBV 处于复制状态。HBeAg 存在于血液中,其与 HBV 颗粒及 DNA 多聚酶的消长基本一致,故可作为 HBV 复制及血清具有传染性的指标。HBeAg 刺激机体产生抗-HBe 抗体,对 HBV 感染有一定的保护作用。

3. **致病性** 患者或无症状 HBsAg 携带者是主要的传染源。传播途径主要包括三条途径:血源传播(如输血、共用注射器、血液透析、外科或牙科手术、针刺、共用剃刀或牙刷等);母婴垂直传播;性传播及密切接触传播。

一般认为,在肝细胞内增殖的 HBV 对肝细胞无明显损伤作用,病毒感染引起的病理性免疫应答是引起肝细胞损伤的主要原因,肝细胞损伤的程度与免疫反应的强弱相关。乙型肝炎在临床上可表现为无症状携带者、急性肝炎、慢性肝炎、重症肝炎、甚至转化为肝硬化及诱发原发性肝癌等。

4. **免疫性** 感染后机体可对 HBV 产生特异性免疫力。

5. **HBV 抗原抗体系统的检查** 乙肝抗原抗体系统检测包括 HBsAg、抗-HBs、HBeAg、抗-HBe 及抗-HBc,俗称"两对半"。检测 HBV 抗原抗体系统可用于 HBV 感染的实验室诊断及判断乙肝患者的预后、筛选献血员、判断疫苗接种效果以及流行病学调查等。

6. **防治原则** 严格筛选献血员,提倡使用一次性注射器具,患者血液、分泌液及排泄物和医疗器械等必须严格消毒,防止密切接触传播和医源性传播。对高危人群进行特异性预防,包括人工主动免疫和被动免疫。注射乙肝疫苗是最有效的特异性预防措施。乙肝的治疗至今尚无特效药物和方法。

**（四）人类免疫缺陷病毒**

人类免疫缺陷病毒(human immunodeficiency virus,HIV)归类于反转录病毒,是获得性免疫缺陷综合征(acquired immunodeficiency syndrome,AIDS),即艾滋病的病原体。AIDS 首次报道于 1981 年,1984 年证实其病原为 HIV。HIV 有 HIV-1 和 HIV-2 两型。HIV-1 是引起全球艾滋病流行的病原体;HIV-2

主要局限于西部非洲。1985 年我国发现首例 AIDS。目前,AIDS 已成为全球最严重的公共卫生问题之一。

**1. HIV 的形态与结构**　HIV 为 RNA 病毒。电镜下病毒颗粒呈球形,直径 100~120nm。核心圆锥状,内含病毒 RNA,反转录酶等。病毒外层为脂蛋白包膜,镶嵌有 gp120 和 gp41 两种糖蛋白,gp120 与 HIV 吸附穿入细胞有关。HIV 糖蛋白易变异,给 HIV 疫苗的研制带来困难。

**2. 致病性与免疫性**　AIDS 的传染源是 HIV 感染者和 AIDS 患者。主要传播方式有三种:①性接触传播,是艾滋病传播的主要途径;②血源传播(包括输血、共用注射器、血液透析、使用不洁的医疗器械、外科或牙科手术、针刺、共用剃刀或牙刷等);③母婴垂直传播等。

HIV 主要感染 CD4$^+$ T 细胞,引起机体免疫系统进行性损伤。HIV 感染后病程可分为四个时期。①急性期:无明显症状,一部分人可出现类似感冒症状;②无症状潜伏期:此期可长达 6 个月至 10 年;③艾滋病相关综合征期:免疫系统损伤进行性加重,各种症状开始出现,如淋巴结肿大、低热、盗汗、全身倦怠、体重减轻、腹泻等,随后出现各种非致命性感染;④典型艾滋病期:患者出现中枢神经系统等损害,并发生各种致命性机会感染和恶性肿瘤。

**3. AIDS 的实验室诊断**　常用 ELISA 对 HIV 抗体进行筛查,如为阳性,需采用蛋白印迹法进行确认。

**4. 防治原则**　目前尚无理想疫苗上市,亦无特效治疗方法。控制 AIDS 的有效预防是采取综合措施,包括:广泛开展宣传教育,普及 AIDS 预防知识,增强自我保护和防病意识,消除对感染者和患者的社会歧视;建立全球和地区性 HIV 感染监测网,及时掌握疫情;对献血者、器官捐献者、精液捐献者进行严格的 HIV 抗体检测,加强管理、确保安全;杜绝吸毒和性乱交;加强国境检疫,对高危人群进行 HIV 抗体检测等。

**（五）其他病毒**

**1. 虫媒病毒**　指一群通过吸血节肢动物(蚊、蜱等)叮咬人、家畜及野生动物而传播的病毒,是具有包膜的单正链 RNA 病毒。该病毒能在节肢动物体内增殖,并可经卵传代,节肢动物既是传播媒介,又是储存宿主。大多数虫媒病毒性疾病是自然疫源性疾病,发病具有明显的地方性和季节性。目前在我国流行的虫媒病毒有流行性乙型脑炎病毒(致流行性乙型脑炎,简称“乙脑”)、森林脑炎病毒(致森林脑炎)、登革病毒(致登革热)等。

**2. 出血热病毒**　种类较多,主要有汉坦病毒、新疆出血热病毒和埃博拉病毒。主要引起发热、皮肤黏膜及不同脏器出血,可伴有低血压和休克等。

**3. 人类疱疹病毒**　人类疱疹病毒是一群中等大小、结构相似、有包膜的 DNA 病毒,包括 α、β、γ 病毒亚科。

α 疱疹病毒亚科包括单纯疱疹病毒(HSV)和水痘-带状疱疹病毒(VZV),主要感染上皮细胞,潜伏在神经细胞中。HSV 通过破损皮肤、黏膜的直接接触或性接触进入体内,多潜伏在感觉神经节内;人免疫力下降时病毒增殖,导致皮肤、黏膜出现水疱。儿童初次感染 VZV 引起水痘,恢复后病毒可潜伏于体内,少数人在青春期或成年后复发表现为带状疱疹,故称水痘-带状疱疹病毒。

β 疱疹病毒亚科包括巨细胞病毒(CMV)、人疱疹病毒 6 型和 7 型。CMV 是引起先天性感染最常见的病原体之一。人群中 CMV 感染非常普遍,多呈隐性或潜伏感染。CMV 可通过口腔、胎盘、产道、哺乳、输血和器官移植等多途径传播,引起传染性单核细胞增多症、肝炎、先天畸形等多种疾病。

γ 疱疹病毒亚科包括 EB 病毒和人疱疹病毒 8 型。EB 病毒主要感染 B 细胞并长期潜伏,少数人感染 EB 病毒可使 B 细胞恶性转化,导致鼻咽癌的发生。

**4. 狂犬病病毒**　是一种嗜神经 RNA 病毒,有包膜,形似子弹状。

该病毒感染导致狂犬病,是人兽共患的自然疫源性传染病,主要在野生动物(狼、狐狸、臭鼬和蝙蝠)及家养动物(犬、猫)中传播。人狂犬病主要被患病动物咬伤或抓伤所致。在动物发病前 5 天,其唾液中即含有大量病毒,人被其咬伤后,病毒经伤口侵入,先在损伤部位横纹肌细胞内增殖,进而沿神经末梢上行至脊髓和中枢神经系统,在神经细胞内增殖并广泛损伤脑和脊髓,然后病毒再沿传出神经侵犯唾液腺及其他组织器官。

该病潜伏期约为1~2个月,短者5~10天,长者1年至数年。人发病时,先感不安、发热、头疼,侵入部位有刺痛或蚁爬感等;继而出现神经兴奋性增强,吞咽时咽喉肌肉发生痉挛,听见水声或其他轻微刺激可引起痉挛发作,故又称恐水症;最后转入麻痹、昏迷、呼吸和循环衰竭,病程5~7日,病死率近乎100%。

预防家畜及野生动物狂犬病是防止人狂犬病的根本措施,可采取捕杀野犬、加强家犬管理、接种兽用疫苗等措施。人被疑似狂犬咬伤时,应立即用15%的肥皂水反复冲洗或浸泡伤口、再用75%乙醇或碘酊涂擦;应及时注射人狂犬病免疫球蛋白或抗狂犬病血清;同时在1、3、7、14、28天肌内注射人狂犬病疫苗进行预防。

# 第四节　其他病原微生物

病原微生物中除细菌、病毒外,还有支原体、衣原体、立克次体、螺旋体及真菌等,也能引起人类疾病。

## 一、支原体

支原体(mycoplasma)是一类缺乏细胞壁、呈多形性、能在无生命培养基中繁殖的最小原核细胞型微生物。对人致病的主要有肺炎支原体、溶脲脲原体、人型支原体和生殖器支原体。肺炎支原体可经呼吸道传播,引起人支原体肺炎,多发于夏末秋初,患者以儿童及青少年多见。溶脲脲原体、人型支原体和生殖器支原体是正常人群泌尿生殖道常见寄生菌,但可引起机会感染。

## 二、立克次体

立克次体(rickettsia)是一类严格细胞内寄生、以吸血节肢动物为传播媒介的原核细胞型微生物。立克次体生物学特性与细菌相似,大多数立克次体病为人兽共患病,动物感染后常不发病。人类感染立克次体主要通过人虱、鼠蚤、蜱或螨等吸血节肢动物叮咬或粪便污染伤口感染,或经呼吸道、消化道等侵入人体而传播。我国主要的立克次体病有普氏立克次体导致的流行性斑疹伤寒、莫氏立克次体引起的地方性斑疹伤寒、恙虫病立克次体导致的恙虫病。

## 三、衣原体

衣原体(chlamydiae)是一类严格真核细胞内寄生,有独特发育周期,并能通过细菌滤器的原核细胞型微生物。圆形或椭圆形,革兰氏阴性,有类似革兰氏阴性菌的细胞壁。衣原体广泛寄生于人、禽类和哺乳动物,仅少数致病。对人致病的有沙眼衣原体、肺炎衣原体、鹦鹉热衣原体。病原体通过性接触和密切接触传播,可以累及人体多个不同组织和器官,引起沙眼、包涵体结膜炎、泌尿生殖道感染及呼吸道感染等疾病。

## 四、螺旋体

螺旋体(spirochete)是一类细长、柔软、弯曲成螺旋状、运动活泼的原核细胞型微生物。对人致病的主要有钩端螺旋体属、密螺旋体属、疏螺旋体属三个属。钩端螺旋体,简称钩体(图17-6),能引起钩端螺旋体病,简称钩体病。钩体病是全球性分布的人畜共患病,我国绝大多数地区均有钩体病流行,尤以南方地区最为严重,是我国重点监控的传染病之一。苍白密螺旋体苍白亚种,俗称梅毒螺旋体,是人类梅毒的病原体,梅毒患者是唯一的传染源。梅毒是对人类危害较大的性传播疾病,由于感染方式不同可分为先天性梅毒和后天性梅毒,前者从母体通过胎盘传染给胎儿;后者主要经性接触传染。疏螺旋体属中对人致病的主要有伯氏疏螺旋体和回归热疏螺旋体,分别引起莱姆病和回归热。

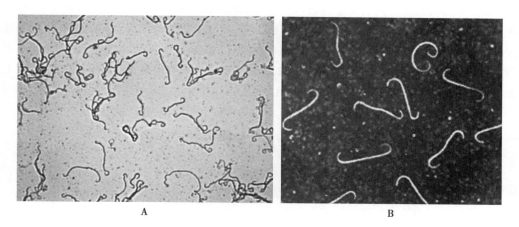

图 17-6　钩端螺旋体的形态

A. 感染动物尿液的钩端螺旋体(镀银染色,×1000);B. 培养基中的钩端螺旋体(悬滴标本,暗视野显微镜,×2000)

## 五、真菌

真菌(fungus)是一类真核细胞型微生物。不含叶绿素,无根、茎、叶分化,有典型的细胞核、细胞壁和完善的细胞器等。真菌广泛分布于自然界,约 10 万余种。大多数真菌对人有益,如食用蕈类,有的真菌可用于医药、食品、化工及农业等领域,如生产抗生素和酿酒等。某些真菌可导致食品、衣物、农产品等霉变,少数还能引起人类及动、植物疾病。能引起人类疾病的真菌约 100 余种,可引起人类感染性、超敏反应性疾病,甚至可诱发肿瘤。

根据真菌形态,可分单细胞和多细胞真菌两类。单细胞真菌呈圆形或卵圆形,对人致病的主要有新生隐球菌和白假丝酵母菌,可引起机会性感染,如白假丝酵母菌引起鹅口疮。多细胞真菌由菌丝和孢子组成,交织成团,称丝状菌或霉菌(mold),如引起各种癣病的皮肤癣菌(图 17-7)。

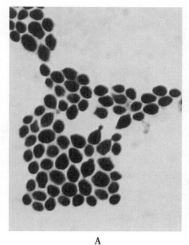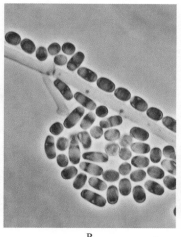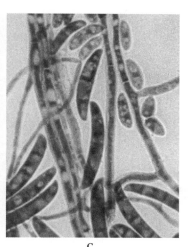

图 17-7　真菌的形态

A. 酵母型;B. 类酵母型;C. 多细胞真菌

## 本章小结

　　微生物是一类肉眼不能直接观察到的微小生物,少数微生物可引起人和(或)动物感染,称病原微生物。微生物分为三大类:非细胞型微生物,如病毒;原核细胞型微生物,如细菌等;真核细胞型微生物,如真菌等。微生物致病的途径多样,如呼吸道、消化道、血源性、母婴传播等,不同微生物感染的性质、累及的器官以及感染的特点互有异同。了解微生物的生物学特点、致病性与免疫性,制订有效的预防和治疗措施,是现代医学不可缺少的领域。

### 思考题

1. 简述细菌特殊结构的种类和功能。
2. 各举一例疾病说明病毒持续性感染的类型。
3. 简述 HIV 的传播途径和防治措施。

(唐　深)

### 参考文献

1. 钮伟真,樊小力. 基础医学概论. 3 版. 北京:科学出版社,2016
2. 贾文祥. 医学微生物学. 3 版. 北京:人民卫生出版社,2015
3. 杨帆,王岚. 医学微生物学. 6 版. 北京:人民卫生出版社,2016

# 第十八章　人体病理学基础

病理学是研究疾病病因、发病机制、病理变化与结局的基础医学学科。通过病理学的学习可以掌握疾病发生发展的基本规律，为疾病预防、诊断和治疗提供基础。

## 第一节　细胞和组织的适应与损伤

当机体遭受体内外刺激时，细胞和组织会产生一系列适应性反应。适应性反应在结构和功能上不会对细胞造成明显损伤。但如果刺激的强度超过了细胞和组织的适应能力，则可能造成细胞的损伤，表现出代谢、结构和功能上的变化。短暂较轻的刺激造成的细胞损伤是可逆性的，当病因去除后受损细胞可恢复正常，如细胞水肿、脂肪变等。然而，持续严重的病理性刺激，就会造成不可逆性损伤，导致受累细胞死亡，如坏死或凋亡等。适应、可逆性损伤和不可逆性损伤与正常细胞之间的关系见图18-1。

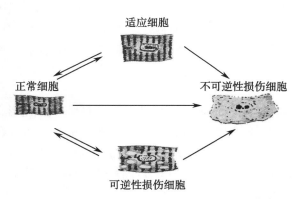

图 18-1　正常细胞、适应细胞、可逆性损伤细胞和不可逆性损伤细胞的关系

### 一、细胞和组织的适应

细胞和组织对内外界刺激产生的非损伤性应答反应，称为适应，适应在形态学上一般表现为萎缩、肥大、增生和化生改变。

#### （一）萎缩

萎缩（atrophy）是指已发育正常的细胞、组织或器官体积缩小，伴原有功能下降。萎缩的组织或器官体积缩小，重量减轻，色泽变深。如心脏萎缩时，心脏体积缩小，重量减轻，颜色变深，当脂褐素明显增多时，整个器官呈棕褐色，故有褐色萎缩（brown atrophy）之称。

1. **生理性萎缩**　生理性萎缩（physiologic atrophy）很常见，如女性绝经期雌激素水平降低导致的卵巢萎缩，成年人青春期后胸腺的退化萎缩等。

2. **病理性萎缩**　病理性萎缩（pathologic atrophy）根据病因不同，有以下几种类型：

（1）营养不良性萎缩：常由营养缺乏或缺血缺氧所致。如脑动脉粥样硬化引起大脑血供和营养减少可致脑萎缩。

（2）压迫性萎缩：长期持续的推挤压迫能引起局部细胞组织的萎缩。如结石等上尿路梗阻可导致肾盂积水，造成肾实质压迫性萎缩（图18-2）。

（3）失用性萎缩：由于长期工作负荷下降所致的细胞、组织和器官萎缩，是临床上最常见的萎缩类型。如长期卧床时肢体的骨骼肌随之萎缩。

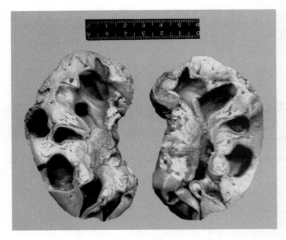

图 18-2　肾压迫性萎缩

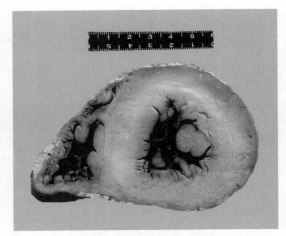

图 18-3　心脏向心性肥大

心脏横断面,示左室壁及室间隔明显增厚,乳头肌增粗

（4）去神经性萎缩:如脊髓灰质炎时脊髓前角运动神经元受损或引起截瘫时,相应的肢体肌肉会发生萎缩。

（5）内分泌性萎缩:由于内分泌腺功能下降,导致激素靶器官的萎缩。如下丘脑局部缺血坏死后,促肾上腺皮质激素（ACTH）释放减少,导致肾上腺皮质细胞萎缩。

### （二）肥大

由于功能增强,合成代谢旺盛,使细胞、组织或器官体积增大,称为肥大（hypertrophy）。肥大细胞体积增大,细胞核肥大深染。

病理性肥大（pathologic hypertrophy）也包括内分泌性肥大和代偿性肥大。病理情况下,当食物中碘缺乏时,垂体促甲状腺素（TSH）产生过量,可引起甲状腺滤泡上皮细胞肥大并增生,形成甲状腺肿。代偿性肥大是由于工作负荷的增加而引起的肥大,又称功能性肥大。需求旺盛、负荷增加,是代偿性肥大最常见的原因（图 18-3）。

### （三）增生

组织或器官内实质细胞数目增多的现象称为增生（hyperplasia）。增生时细胞数量增多,细胞形态正常或稍增大。细胞增生可为弥漫性或局限性,分别表现为增生组织器官的均匀弥漫性增大,或在组织器官中形成单发或多发性增生结节,后者更多见于前列腺、甲状腺、乳腺等激素靶器官。大部分生理性或病理性的细胞增生,一旦引发因素去除,增生即可停止。但有些持续性病理性增生会孕育肿瘤性增生,如某些增生会转变为癌前病变,继而发展成癌。

### （四）化生

化生（metaplasia）是一种分化成熟的细胞类型被另一种分化成熟的细胞类型所取代的过程。

#### 1. 上皮细胞化生

（1）鳞状上皮化生:简称鳞化,最常见。如气管或支气管黏膜受到长期吸烟等慢性刺激后,假复层纤毛柱状上皮化生为复层鳞状上皮（图 18-4）;慢性宫颈炎时子宫颈管的柱状上皮化生为鳞状上皮等。

（2）柱状上皮化生:有时鳞状上皮也会向柱状上皮化生,如 Barrett 食管时,食管下段鳞状上皮被类似胃腺的柱状细胞取代,以适应胃

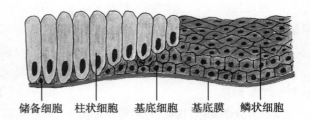

储备细胞　柱状细胞　基底细胞　基底膜　鳞状细胞

图 18-4　柱状上皮的鳞状化生

柱状上皮基底部的储备细胞分裂增殖,分化成熟形成复层鳞状上皮

笔记

酸和胃蛋白酶对食管的消化作用。

（3）肠上皮化生：简称肠化。如慢性萎缩性胃炎时，胃腺可被类似于大肠腺或小肠腺的腺体所取代，分别称为大肠型肠上皮化生和小肠型肠上皮化生。

**2. 间叶组织的化生**　间叶组织中不成熟的成纤维细胞可分化为成软骨细胞或成骨细胞，并产生相应的软骨基质和骨基质，分别称为软骨化生或骨化生。这类化生多见于骨化性肌炎等一些局部受损的软组织中，也可出现在某些肿瘤的间质。

上皮细胞的化生在原因消除后大多可恢复正常，但间叶细胞的化生则多不易逆转。

## 二、细胞和组织的损伤

当内外环境改变超出组织细胞自身适应或维持自稳态的能力时，即可引起组织细胞的损伤（injury），在物质代谢、结构和功能等多个层面上出现异常变化。损伤的程度取决于损伤因素的性质、持续时间、强度，受损细胞、组织的再生能力等。轻度损伤是可逆的，当病因去除后可基本恢复原有正常结构与功能，称为可逆性损伤（reversible injury）。严重的损伤是不可逆的，或经过可逆性阶段最终会导致细胞坏死、细胞凋亡，称为不可逆性损伤（irreversible injury）。

### （一）细胞和组织的可逆性损伤

大部分轻度的细胞和组织损伤在应激和有害因素去除后可恢复正常，称为可逆性损伤。可逆性损伤引起的形态学变化称为变性，是指细胞内和（或）细胞间质中出现异常物质或正常物质过度蓄积的现象，常伴有细胞、组织或器官的功能下降。

**1. 水变性**　细胞水变性（hydropic degeneration）又称水肿（swelling），是细胞损伤中最早出现的形态学改变。可由缺血、缺氧、感染、中毒等引起，造成细胞内大量水和钠潴留。

肉眼观，细胞水肿的器官体积增大，苍白，肿胀，胞膜紧张，切面隆起，重量增加，颜色变淡。光镜下，细胞肿胀，胞质疏松、淡染。细胞水肿的早期胞质中可见嗜伊红小颗粒，称为颗粒变性；当水钠进一步潴留，则细胞体积进一步变大，胞质疏松淡染，甚至出现空泡，称为空泡变性。电镜下，这些颗粒和空泡是肿胀的线粒体和扩张的内质网。重度细胞水肿，细胞极度肿胀，变圆如气球，胞质透明，称气球样变，常见于病毒性肝炎和四氯化碳中毒（图18-5）。

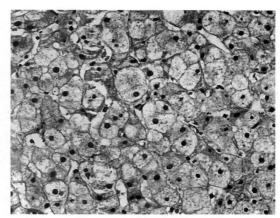

图 18-5　肝细胞水变性

去除病因后，多数水肿的细胞结构和功能可完全恢复正常，但是严重的细胞水肿可发展为坏死。

**2. 脂肪变**　脂肪变（fatty change）是指非脂肪细胞内中性脂肪（主要是三酰甘油）的异常蓄积。脂肪主要在肝脏代谢，故脂肪变多发生于肝细胞，也可见于心肌细胞、骨骼肌细胞及肾小管上皮细胞等。脂肪变的原因包括感染、中毒、营养障碍、糖尿病、肥胖症、酗酒及缺氧等。一般认为脂肪变是可逆转的。

脂肪变最初，电镜下可见到有膜结构包绕的均质状的脂质体，之后逐渐融合成较大脂滴，无膜结构包绕，光镜下可观察到。HE切片中，发生脂肪变的细胞质内可见大小不等的空泡（图18-6），该空泡是脂滴在制片过程中被脂溶性试剂溶解所致。为了证实胞质内蓄积物是脂肪成分，可用冰冻切片进行苏丹Ⅲ、苏丹Ⅳ或油红O染色，脂质被染成橙红色，也可被苏丹黑或锇酸染成黑色；而同样为胞质空泡样改变的细胞水肿和糖原沉积,却不被着染。如 PAS 染色为阳性,可确定为糖原沉积,非脂肪、非糖原的空泡可能为水分蓄积。

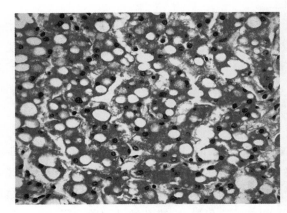

图 18-6　肝细胞脂肪变性

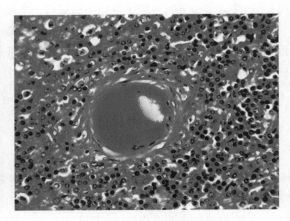

图 18-7　脾中央动脉玻璃样变

**3. 玻璃样变**　玻璃样变又称透明变性(hyaline degeneration),是指在 HE 染色切片中细胞内或细胞间质中出现均质状、红染、半透明的嗜酸性小滴、颗粒或者条索状物质。玻璃样变是一组形态相似,但化学成分和发生机制各不相同的病变。

根据病变累及的部位,玻璃样变常可分为:

(1)细胞内玻璃样变:细胞内蛋白质异常蓄积所致的形态学改变。慢性炎症时,浆细胞糙面内质网中大量免疫球蛋白蓄积,内质网明显扩张,形成均质状、嗜酸性的 Russell 小体。酒精性肝病时,肝细胞细胞骨架成分中间丝前角蛋白变性聚集,形成 Mallory 小体。

(2)结缔组织玻璃样变:见于陈旧的瘢痕组织、动脉粥样硬化的纤维斑块、机化的坏死组织以及萎缩的子宫和乳腺间质中,其发生机制尚不清楚。

(3)细小动脉壁玻璃样变:原发性高血压和糖尿病时,细小动脉管壁,尤其是脑、肾、脾的细小动脉管壁,可发生玻璃样变,称为细动脉硬化(arteriolosclerosis)。这是由于血浆蛋白渗入内皮细胞下,加之基底膜样物质沉积于细小动脉壁,形成均质状、嗜伊红无结构的物质。玻璃样变的细小动脉管壁不同程度的增厚,管腔狭窄,导致受累脏器和组织局部缺血(图 18-7)。

**4. 淀粉样变**　淀粉样变(amyloid change)是细胞间质内出现淀粉样物质的蓄积,因其具有淀粉样染色特征而得名,即遇碘为棕褐色,再加稀硫酸则呈蓝色。

光镜下,淀粉样物质主要蓄积于细胞间质、小血管基膜下或沿网状纤维支架分布,HE 染色呈淡红染、均质状。局部性淀粉样变可见于阿尔茨海默病的脑组织、2 型糖尿病的胰岛及甲状腺髓样癌的间质等。

**5. 黏液样变**　黏液样变(mucoid change)又称黏液样变性(mucoid degeneration)是指细胞间质中黏多糖类物质和蛋白质的蓄积。黏液样变的镜下特点是在疏松的间质内,有多突起的星芒状细胞散布于灰蓝色的黏液基质中。局限性黏液样变见于间叶组织肿瘤、动脉粥样硬化斑块、风湿病和营养不良患者的骨髓和脂肪组织等。

**6. 病理性色素沉着**　病理状态下,某些色素在细胞内、外异常蓄积,称为病理性色素沉着(pathological pigmentation)。色素可以是体内自身合成的(内源性色素),如脂褐素、含铁血黄素、黑色素及胆红素等;也可来源于体外(外源性色素),如纹身色素、碳尘等。

**7. 病理性钙化**　病理性钙化(pathological calcification)是指在骨和牙之外的组织中有固态钙盐沉积,可位于细胞内或细胞间质,细胞间质多见。病理性钙化是许多疾病的常见伴随病变。肉眼观,病理性钙化灶为细小、白色颗粒或团块,触之常有沙粒感或硬石感。镜下,钙化物为嗜碱性、无定形的颗粒或团块,HE 染色呈蓝色。严重钙化造成的组织硬化可导致器官功能的障碍。

### （二）细胞和组织的不可逆性损伤

当受到严重损伤时,细胞出现代谢停止、结构破坏、功能丧失等不可逆性损伤,即细胞死亡。目前细胞死亡有两种主要的形态学类型,即坏死、凋亡。坏死是细胞病理性死亡的主要形式,凋亡主要见于细胞生理性死亡,但也出现于许多病理性情况下。两者具有不同的发生机制、形态变化、生化特点以及生理病理意义。

1. **坏死**　坏死是以酶溶性变化为主的活体内局部组织细胞死亡的表现形式。坏死可因致病因素较强直接发生,但大多数则由可逆性损伤发展而来。

（1）坏死的形态学改变

1）细胞核改变:是细胞坏死的主要形态学标志(图18-8),表现为:①核固缩(pyknosis),核皱缩浓聚,体积缩小、深染,嗜碱性增强;②核碎裂(karyorrhexis),表现为核膜破裂,核染色质崩解呈碎块状分散在胞质中;③核溶解(karyolysis),是细胞内pH降低,使DNA酶和蛋白酶活化,导致染色质和核蛋白溶解,核嗜碱性减弱、浅染,仅能见到核的轮廓。在坏死后一两天内,细胞核完全消失。

2）细胞质变化:细胞坏死后,胞质嗜酸性明显增强。

3）间质的变化:间质的基质逐渐崩解,胶原纤维肿胀、断裂、崩解、液化,最后融合成片状模糊的、无结构的红染物质。

（2）坏死的类型:致病因子的性质和组织本身的结构决定了坏死的类型。一般而言,当组织以蛋白质变性为主,易发生凝固性坏死;如果组织内有大量水解消化酶,多导致液化性

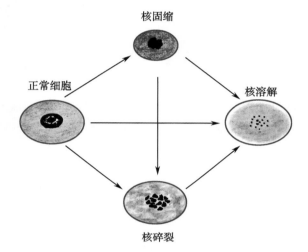

图 18-8　坏死时细胞核的变化

坏死。凝固性坏死、液化性坏死和纤维素样坏死是三种最基本的坏死类型。此外,还有干酪样坏死、脂肪坏死、坏疽等一些特殊类型的坏死。

1）凝固性坏死(coagulative necrosis):是细胞坏死的最常见类型。多见于心、肝、脾、肾等实质性器官。常因局部缺血缺氧、细菌毒素、感染、某些物理性和化学性损伤引起。肉眼观,早期坏死组织肿胀,随后坏死区呈灰黄色或灰白色、干燥、质实变硬,坏死灶周围常出现一暗红色的炎性充血出血带,与正常组织界限清楚。镜下,坏死组织的细胞细微结构消失,但组织结构轮廓可保存数天。

2）液化性坏死(liquefactive necrosis):组织坏死后迅速被酶分解变成液体状态称为液化性坏死。常发生在可凝固蛋白质少,富含水分、磷脂和溶酶体酶的组织中。如缺血缺氧引起的脑软化,由细菌或偶尔由真菌感染引起的脓肿,由细胞水肿发展而来的溶解性坏死(lytic necrosis)和脂肪坏死均属于液化性坏死。

3）纤维素样坏死(fibrinoid necrosis):旧称纤维素样变性,是结缔组织及小血管壁常见的坏死类型。病变部位组织结构消失,形成细丝状、颗粒状或小条块状、深红染的无结构物质,因其染色性质与纤维素相似,故名纤维素样坏死。常见于急性风湿病、结节性多动脉炎、系统性红斑狼疮、肾小球肾炎等变态反应性疾病,以及急进型高血压、胃溃疡底部小血管等。

4）干酪样坏死(caseous necrosis):是凝固性坏死一种特殊表现形式,常见于结核病,偶见于某些梗死灶、肿瘤和结核样麻风等。干酪样坏死得名于坏死区淡黄色、松脆、奶酪样的肉眼形态。镜下,坏死区表现为无定形、粉染的颗粒状碎屑,结构完全消失,不见任何组织和细胞的原有形态轮廓。干酪样坏死常见于结核病。

5）坏疽(gangrene):是指较大块组织坏死并继发腐败菌感染所形成的特殊形态改变。分为干性

坏疽、湿性坏疽和气性坏疽三种类型。前两者多为继发于血液循环障碍引起的缺血性坏死。湿性坏疽和气性坏疽常伴有全身中毒症状。

（3）坏死的结局

1）溶解吸收：大多数坏死细胞及其碎片首先由坏死组织及周围中性粒细胞等释放的水解酶进行消化溶解，然后通过淋巴管和血管被吸收，不能吸收者可被巨噬细胞吞噬消化。坏死范围较大不易完全吸收时，可形成囊腔（cyst）。

2）分离排出：分离排出是指病变组织与健康存活组织解离并排出。坏死区较大且位于体表或与外界相通器官，不易完全溶解吸收，其周围渗出的中性粒细胞释放水解酶，加速坏死灶周边组织的溶解，使坏死灶与健康组织分离，形成组织缺损。皮肤、黏膜处浅表的缺损称为糜烂（erosion），深达皮下或黏膜下的缺损则称为溃疡（ulcer）。窦道（sinus）是指深部组织坏死后形成开口于皮肤或黏膜表面的异常盲管。瘘管（fistula）通常是指两个空腔脏器间或空腔脏器与体表间两端开口的异常通道。空洞（cavity）为液化性坏死物质从天然管道如支气管、输尿管排出后，肺、肾等器官或组织内遗留下的空腔。

3）机化包裹：机化（organization）是新生肉芽组织长入并取代坏死组织、血栓及异物的过程。若坏死灶太大，肉芽组织难以向中心部位完全长入，则由周围增生的肉芽组织将其环绕，称为包裹（encapsulation）。机化和包裹的肉芽组织最终都可形成瘢痕组织。

4）钙化：如果坏死细胞和细胞碎片未被迅速清除，它们易吸引钙盐及其他矿物质，并沉积于坏死区域，继发营养不良性钙化。

（4）坏死的影响：坏死对机体的影响与下列因素有关：

1）坏死细胞的生理重要性，例如心、脑组织的坏死，后果严重。

2）坏死细胞的数量，如广泛的肝细胞坏死，可致机体死亡。

3）坏死细胞周围同类细胞的再生情况，如肝、表皮等易于再生的细胞，坏死组织的结构和功能容易恢复；而神经细胞、心肌细胞等坏死后，则无法再生修复。

4）坏死器官的储备代偿能力，如肾、肺等成对器官，储备代偿能力较强。

2. **凋亡**  凋亡是单个细胞的程序性细胞死亡。凋亡是有别于坏死的另一种重要的细胞死亡形式，可存在于生理性及病理性细胞死亡过程中。两者在发生机制、生物化学、形态改变上有明显不同（表 18-1）。

表 18-1  凋亡和坏死的主要特征

| 特征 | 凋亡 | 坏死 |
| --- | --- | --- |
| 诱因 | 生理性或弱的病理性刺激 | 病理性刺激 |
| 机制 | 多基因参与调控的主动细胞死亡 | 酶解性的被动细胞死亡 |
| 形态学 | 细胞皱缩，嗜酸性增强，核染色质凝集、边集，形成凋亡小体，质膜完整 | 细胞肿胀，核固缩、碎裂、溶解，质膜完整性丧失 |
| 范围 | 多为散在的单个细胞 | 常为集聚的多个细胞 |
| 周围反应 | 不引起周围组织炎症反应和修复再生 | 伴周围组织炎症反应和修复再生 |
| 生物化学 | 耗能，规律性 DNA 降解，有新蛋白合成 | 不耗能，溶酶体酶非特异性降解核酸、蛋白质等，无新蛋白合成 |

# 第二节  损伤的修复

机体对细胞组织损伤进行修补复原的过程，称为修复（repair）。修复有两种不同的形式：①再生（regeneration）：由损伤周围的同种细胞进行修复。②纤维性修复（fibrous repair）：由肉芽组织进行的修复,如果形成瘢痕,也叫瘢痕修复。在多数情况下,上述两种修复形式同时存在。

## 一、再生

再生可分为生理性再生及病理性再生。生理性再生指生理过程中有些细胞和组织不断消耗,老化,由新生的同种细胞不断补充,以保持原有的结构和功能。例如红细胞寿命120天,中性粒细胞只能存活1~3天,因此需要不断从淋巴造血器官再生补充新生细胞进行补充;子宫内膜周期性脱落,由基底部细胞增生加以恢复等。

### (一)不同细胞具有不同的再生潜能

一般而言,低等动物比高等动物细胞再生能力强;幼稚组织比成熟组织再生能力强;生理状态下经常更新的组织有较强的再生能力。

按再生能力的强弱,可将人体细胞分为三类。

1. **不稳定细胞(labile cells)**　又称持续分裂细胞。这类细胞不断增殖,以代替衰亡或者被破坏的细胞。这类细胞如表皮细胞、淋巴造血细胞、间质细胞、呼吸道和消化道黏膜上皮细胞、生殖器官管腔被覆细胞等。

2. **稳定细胞(stable cells)**　又称静止细胞。生理状态下细胞增殖不明显,但当组织收到明显刺激时,则表现出较强的再生能力。这类细胞包括腺体或腺样器官的实质细胞,如胰腺、内分泌腺以及肾小管上皮细胞等。

3. **永久性细胞(permanent cells)**　又称非分裂细胞。这类细胞一般遭受破坏后不能分裂增生,成为永久性缺失,这类细胞有神经细胞、骨骼肌细胞及心肌细胞。

### (二)各种组织的再生过程

1. **被覆上皮的再生**　鳞状上皮缺损时,由创缘或底部基底层细胞分裂增生,向缺损中心迁移,先形成单层上皮,以后增生分化为鳞状上皮。

2. **纤维组织的再生**　由受损处的成纤维细胞分裂增生。成纤维可由静止状态的纤维细胞转变人来,或由未分化的间叶细胞分化而来。当成纤维细胞停止分裂后,开始合成并分泌前胶原蛋白,在细胞周围形成胶原纤维,细胞逐渐成熟变成细长梭形的纤维细胞。

3. **软骨组织和骨组织的再生**　软骨组织再生能力弱,骨组织再生能力强。软骨再生起始于软骨膜的增生,骨组织再生起始于骨母细胞。

4. **血管再生**　毛细血管以出芽的方式完成再生;大血管离断后需要手术吻合,吻合处两侧内皮细胞分裂增生,互相连接,恢复原来内膜结构,但离断的肌层不易完全再生,由结缔组织增生连接,形成瘢痕修复。

5. **肌组织的再生**　肌组织的再生能力很弱。横纹肌的再生依据肌膜是否存在以及肌纤维是否完全断裂而有所不同。损伤不太重而肌膜未被破坏时,残存的肌细胞分裂分化出肌原纤维,从而恢复正常横纹肌的结构;然而如果肌纤维断端不能直接连接或者肌膜破坏,则靠纤维瘢痕修复。平滑肌也有一定的分裂再生能力,如小动脉再生中就有平滑肌的再生,但较大的血管或者肠管断裂则主要通过纤维瘢痕修复。心肌再生能力非常弱,破坏后一般都是纤维瘢痕修复。

6. **神经组织再生**　脑以及脊髓内的神经细胞破坏后不能再生,由神经胶质细胞及其纤维修补,形成胶质瘢痕。而外周神经受损时,如果与其相连的神经细胞仍存活,则可完全再生。

## 二、纤维性修复

纤维性修复是指由肉芽组织进行的修复,以后肉芽组织转化为以胶原纤维为主的瘢痕,也叫瘢痕修复。

### (一)肉芽组织的形态与成分

肉芽组织(granulation tissue)是由新生薄壁毛细血管以及增生的成纤维细胞、炎细胞(常以巨噬细胞为主,也有多少不等的中性粒细胞以及淋巴细胞)等成分构成的一种纤维结缔组织(图18-9),肉眼上鲜红、湿润柔软呈颗粒状,形似鲜嫩的肉芽故名肉芽组织。

### (二)肉芽组织的作用及结局

肉芽组织在组织损伤修复过程中主要有:①抗感染保护创面;②填补创口及其他组织缺损;③机化或包裹坏死、血栓、炎性渗出物以及其他异物。

肉芽组织在组织损伤后 2~3 天即可出现,自下而上或从周围向中心生长推进,填补伤口或取代异物。随着时间的推移,肉芽组织依据其生长的先后顺序经过三少一增多的变化逐渐成熟,即间质的水分逐渐吸收减少;炎细胞逐渐减少或消失;毛细血管管腔闭塞数目减少;胶原纤维逐渐增多等改变。最后

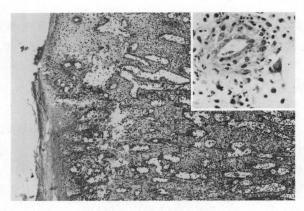

图 18-9　肉芽组织

肉芽组织将改建成熟形成由大量平行或交错分布的胶原纤维束组成的瘢痕组织(scar)。

### (三)瘢痕组织对机体的影响

**1. 瘢痕组织对机体有利的一面**　①填补伤口和缺损,可使组织器官保持完整性;②由于瘢痕组织含有大量胶原纤维,可使组织器官保持其坚固性。

**2. 瘢痕组织形成对机体不利的一面**　①瘢痕收缩。特别是发生于关节附近和重要器官的瘢痕,常引起关节挛缩或活动受限。②瘢痕性粘连。特别是在器官之间或器官与体腔壁之间发生的纤维性粘连,会不同程度的影响器官功能。③器官硬化:器官内广泛的纤维化玻璃样变,可发生器官硬化。④瘢痕组织过度增生:又称肥大性瘢痕,这种肥大性瘢痕突出于皮肤表面并向周围不规则扩延,称为瘢痕疙瘩(keloid),临床上也称为蟹足肿。

## 三、创伤愈合

创伤愈合(wound healing)是指机体遭受外力作用,皮肤等组织出现离断或缺损后的愈合过程,包含各种组织的再生和肉芽组织增生、瘢痕形成的复杂组合,表现出各种过程的协同过程。

### (一)皮肤的创伤愈合基本过程

最轻度的创伤仅限于皮肤表皮层,可通过上皮再生愈合。稍重者有皮肤和皮下组织的离断,并出现伤口;严重创伤有肌肉肌腱以及神经的断裂和骨折等。在此以皮肤手术切口为例,叙述创伤愈合的基本过程。

**1. 伤口的早期变化**　伤口局部有不同程度的组织坏死和血管断裂出血,数小时内有验证反应,局部红肿结痂。

**2. 伤口收缩**　2~3 日后边缘的整层皮肤即皮下组织向中心移动,于是伤口迅速缩小,直到 14 天左右停止。

**3. 肉芽组织增生与瘢痕形成**　大约从 3 天开始从伤口底部和边缘长出肉芽组织,第 5~6 天成纤维细胞产生胶原纤维,其后一周胶原纤维形成最为活跃,大约伤后一个月瘢痕完全形成。

**4. 表皮与其他组织再生**　创伤发生 24 小时内,创口边缘基底细胞开始增生,并向伤口中心迁移,形成单层上皮,覆盖在肉芽表面。当细胞彼此相遇时,则停止迁移,并增生分化为鳞状上皮。

皮肤附属器(毛囊、汗腺和皮脂腺)如完全破坏,则不能完全再生,出现瘢痕修复。

### (二)创伤愈合的类型

根据损伤程度以及有无感染,创伤愈合有以下两种类型。

**1. 一期愈合(healing by first intention)**　组织缺损少,创缘整齐,无感染,缝合严密,出血少,

炎症反应轻微,形成瘢痕常为白色线状瘢痕。

**2. 二期愈合(healing by second intention)**　见于组织缺损大、创缘不整,哆开,无法整齐对合,或伴伤口感染。愈合时间上,瘢痕大而不整齐。

# 第三节　局部血液循环障碍

血液循环的主要功能是运送氧和营养物质到各组织、器官,同时将组织中的二氧化碳和代谢产物运送到肺、肾等器官排出体外,因此,正常的血液循环是保持机体进行正常的新陈代谢和功能活动的基本条件之一。血液循环障碍包括全身性和局部性两种,前者多见于心力衰竭,后者常见于充血、淤血、出血、血栓形成、栓塞、梗死等。局部表现局部血液循环障碍可以是局部因素所致,也可能是全身血液循环障碍的局部表现。

## 一、充血和淤血

充血(hyperemia)和淤血(congestion)都是指局部组织血管内血液含量的增多。

### (一)充血

器官或组织因动脉输入血量的增多而发生的充血,称动脉性充血,一主动过程,表现为局部组织或器官小动脉和毛细血管扩张,血液输入量增加。

**1. 类型**

(1)生理性充血:指因器官生理需要和代谢增强而发生的器官和局部组织的充血。例如进食后的胃肠道黏膜充血和妊娠时的子宫充血等。

(2)病理性充血:指各种病理状态下器官或局部组织的充血。

①炎症性充血:是较为常见的病理性充血,特别是在炎症反应的早期,致炎因子的作用引起轴突反射使血管舒张神经兴奋,以及组胺、缓激肽等血管活性物质的作用,使细动脉充血,局部组织变红和肿胀。

②减压后充血:局部组织和器官长期受压,当压力突然解除,细小动脉发生反射性扩张充血,称为减压后充血。

**2. 病理变化**　动脉性充血的组织和器官体积轻度增大,颜色鲜红,温度升高。镜下可见扩张的细动脉和毛细血管内充满血液。

**3. 结局**　动脉性充血是短暂的血管反应,原因消除后,局部血量恢复正常,通常对机体无不良后果。但在有高血压或动脉粥样硬化等疾病的基础上,由于情绪激动等原因可造成脑血管充血、破裂,后果严重。

### (二)淤血

器官或局部组织静脉血液回流受阻,血液淤积于小静脉和毛细血管内,导致血量增加,称淤血(congestion),又称静脉性充血(venous hyperemia)。淤血是一被动过程,可发生于局部或全身。

**1. 原因**

(1)静脉受压:静脉受压使管腔发生狭窄或闭塞,引起相应器官或组织淤血。例如,妊娠后期子宫压迫髂静脉引起的下肢静脉性充血。

(2)静脉腔阻塞:静脉血栓形成或肿瘤细胞瘤栓等可阻塞静脉血液回流,引起局部淤血。由于组织静脉分支较多,相互联通,静脉淤血不易发生,只有在侧支循环不能有效地建立的情况下,静脉腔的阻塞才会出现淤血。

(3)心力衰竭:心力衰竭时心脏不能排出正常容量的血液进入动脉,心腔内血液滞留,压力增高,阻碍了静脉的回流,造成淤血。二尖瓣狭窄和高血压病引起左心衰竭时,可导致肺淤血;肺动脉狭窄、肺源性心脏病引起的右心衰竭,可导致体循环淤血。

2. **病理变化**　淤血的局部组织和器官肿胀。发生于体表时,由于微循环的灌注量减少,血液内氧合血红蛋白减少,局部皮肤呈紫红色,称发绀(cyanosis)。由于局部血液循环停滞、毛细血管扩张,散热增加,使体表温度下降。镜下观,淤血区的小静脉和毛细血管扩张,过多的红细胞积聚。

3. **结局**　淤血的后果取决于器官或组织的性质、淤血的范围、部位、程度、发生的速度以及侧支循环建立的状况等。长期淤血可出现以下后果:

(1)淤血性水肿及出血:由于缺氧,毛细血管壁通透性增高,血浆由血管内进入组织间隙,形成淤血性水肿。毛细血管通透性进一步增高或破裂,引起红细胞漏出,称淤血性出血。

(2)实质细胞萎缩、变性、坏死:由于长期淤血,实质细胞因缺氧、营养不足、中间代谢产物堆积而萎缩、变性,甚至坏死。

(3)淤血性硬化:长时间的淤血使局部组织长期缺氧,实质细胞萎缩、变性、坏死,间质纤维组织增生,网状纤维胶原化,器官逐渐变硬,出现淤血性硬化。

4. **重要器官的淤血**

(1)肺淤血:由左心衰竭引起,左房腔内压力升高,阻碍肺静脉回流,造成肺淤血。肉眼观,肺体积增大,暗红色,切面流出泡沫状红色血性液体。镜下观,肺泡壁增厚,毛细血管高度扩张充血,肺泡腔内可见少量漏出液和多少不等的红细胞、巨噬细胞。部分巨噬细胞吞噬红细胞后,红细胞崩解,血红蛋白分解成含铁血黄素存留在巨噬细胞内,称"心衰细胞"(heart failure cells)(图18-10)。肺淤血的临床患者有明显的气促、缺氧、发绀、咳粉红色泡沫痰等症状。肺淤血性硬化时质地变硬,呈棕褐色,称为肺褐色硬化(brown induration)。

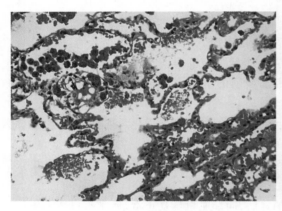

图18-10　慢性肺淤血

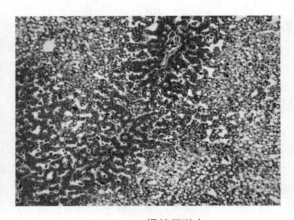

图18-11　慢性肝淤血

(2)肝淤血:常常由右心衰竭引起,极少数情况下见于肝静脉或下腔静脉的阻塞。肉眼观,肝脏体积增大,重量增加,包膜紧张,呈暗红色。镜下观,小叶中央静脉和肝窦扩张,充满红细胞,但小叶外周汇管区肝细胞由于靠近肝小动脉,缺氧程度较轻,可仅出现脂肪变性。在慢性肝淤血时,肝小叶中央区因严重淤血呈暗红色,两个或多个肝小叶中央淤血区可相连,而肝小叶周边肝细胞则因脂肪变性呈黄色,致使在肝的切面上出现红(淤血区)、黄(肝脂肪变区)相间的状似槟榔切面的条纹,称为槟榔肝(nutmeg liver)(图18-11)。患者可出现肝区疼痛、肝功能障碍等表现。长期慢性肝淤血,除小叶中央肝细胞萎缩消失外,间质纤维组织明显增生,可形成淤血性肝硬化(congestive liver cirrhosis)。

## 二、血栓形成

在活体的心脏和血管内血液发生凝固或血液中某些有形成分凝集形成固体质块的过程,称血栓形成(thrombosis)。所形成的固体质块称为血栓(thrombus)。

在生理状态下,血液中存在着相互拮抗的凝血系统和抗凝血系统(纤维蛋白溶解系统),两系统的动态平衡,既保证了血液潜在的可凝固性,又保证了血液的流动状态。若在某些促凝因素的作用下,打破了平衡,触发内源性或外源性凝血系统,即可形成血栓。

**（一）血栓形成的条件和机制**

血栓形成是血液在流动状态由于血小板的活化和凝血因子被激活致血液发生凝固。血栓形成的条件包括:

1. **心血管内皮细胞的损伤**　这是血栓形成的主要条件。正常心血管内膜由完整内皮细胞构成,它具有抗凝和促凝两种特性。在生理情况下,内皮细胞构成细胞薄膜屏障,把血液中的凝血因子、血小板和有促凝作用的内皮下胶原隔离,起到抗凝血的作用,阻止血栓形成。当心血管内膜受损时,内皮细胞变性、坏死、脱落,屏障作用消失,暴露出内皮下的胶原纤维,激活血小板,使血小板黏附在裸露的胶原纤维上。已黏集的血小板和损伤的内皮细胞均可释放 ADP 等物质,加速血小板的活化,促使更多的血小板黏附及凝集,形成血小板凝集堆。同时,内皮下胶原暴露激活Ⅻ因子以及损伤的内皮释放组织因子,启动了内、外源性凝血系统,从而引起凝血过程。内皮损伤导致血栓形成多于静脉内膜炎、动脉粥样硬化性溃疡、风湿性和细菌性心内膜炎、心肌梗死等。

2. **血流状态的改变**　正常血流由于比重的关系而分层,红细胞和白细胞在血管的中轴,构成轴流;血小板在轴流外围;周边为流得较慢的血浆,构成边流。血浆将血液的有形成分和血管内膜隔开,阻止血小板和内膜接触而激活。当血流缓慢或形成旋涡,血小板进入边流,易于接触内膜而凝集,同时活化的凝血因子和凝血酶在局部易达到凝血所需浓度,有利于血栓的形成。

3. **血液凝固性增加**　血液凝固性增加指血液中血小板和凝血因子增多,或纤维蛋白溶解系统活性降低,导致血液呈高凝状态。此状态可见于原发性（遗传性）和继发性疾病。遗传性高凝状态最常见于第 V 因子基因突变,患有复发性深静脉血栓形成的患者第 V 因子基因突变率高达 60%。多种原因可导致患者出现获得性高凝状态,如严重创伤、大面积烧伤、大手术后或产后导致大失血时,血液浓缩,血中纤维蛋白原、凝血酶原及其他凝血因子（Ⅻ、Ⅶ）的含量增多,血中补充大量幼稚的血小板,其粘附性增加,易于发生黏集形成血栓。

**（二）血栓形成的过程及血栓的形态**

1. **形成过程**　在血栓形成的过程中,首先是血小板黏附于内膜损伤后裸露的胶原表面,被胶原激活后发生肿胀变形,随后释出血小板颗粒,再从颗粒中释放出 ADP、血栓素 $A_2$、5-HT 及血小板第Ⅳ因子等物质,使血流中的血小板不断地在局部黏附,形成血小板小堆,此时血小板的黏附是可逆的,可被血流冲散消失。但随着内源及外源性凝血途径启动,凝血酶原转变为凝血酶,凝血酶将纤维蛋白原转变为纤维蛋白,后者与受损内膜处基质中的纤维连接蛋白结合,使黏附的血小板堆牢牢固定于受损的血管内膜表面,成为不可逆的血小板血栓,并作为血栓的起始点。

血小板血栓在镜下呈无结构的淡红色,其间可见少量纤维蛋白。电镜下见血小板的轮廓,但颗粒消失,由于不断生成的凝血酶、ADP 和血栓素 $A_2$ 的协同作用,使血流中的血小板不断激活和黏附于血小板血栓上,致其不断增大。由于血小板血栓的阻碍,血流在其下游形成漩涡,形成新的血小板小堆。如此反复进行,血小板黏附形成不规则梁索状或珊瑚状突起,称为血小板小梁。在血小板小梁间则由有大量红细胞的纤维蛋白网填充（图 18-12）。

由血小板黏附小堆形成的血小板血栓是血栓形成的第一步,血栓形成后的发展、形态和组成以及血栓的大小则于血栓发生的部位和局部血流状态。

2. **血栓的类型和形态**　血栓类型可分为以下四种:

（1）白色血栓:白色血栓（pale thrombus）常位于血流较快的心瓣膜、心腔内和动脉内。肉眼观察白色血栓呈灰白色小结节或赘生物状,表面粗糙、质实,与血管壁紧密黏着不易脱落。镜下主要由血小板及少量纤维蛋白构成,又称析出性血栓。

（2）混合血栓:静脉血栓在形成血栓头部后,其下游的血流变慢和出现漩涡,导致另一个血小板小梁状的凝集堆形成。在血小板小梁之间的血液发生凝固,纤维蛋白形成网状结构,网内充满大量的红细胞。由于这一过程反复交替进行,致使所形成的血栓在肉眼观察时呈灰白色和红褐色层状交替

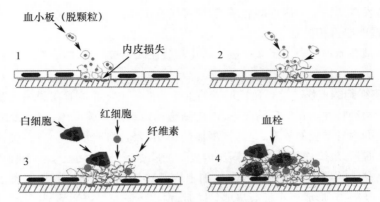

图 18-12 血栓形成过程示意图

结构,称为层状血栓,即混合血栓(mixed thrombus)。静脉内的延续性血栓的体部体部为混合血栓,呈粗糙、干燥、圆柱状,与血管壁粘连。有时可辨认出灰白与褐色相间的条纹状结构。

(3)红色血栓:红色血栓(red thrombus)主要见于静脉内,当混合血栓逐渐增大并阻塞血管腔时,血栓下游局部血流终止,血液发生凝固,成为延续性血栓的尾部。镜下见在纤维蛋白网眼内充满血细胞,其细胞比例与正常血液相似,绝大多数为红细胞和呈均匀分布的少量白细胞。肉眼上红色血栓呈暗红色,新鲜时湿润,有一定弹性,与血管壁无粘连,与死后血凝块相似。经过一定时间后,由于血栓内的水分被吸收而变得干燥、无弹性、质脆易碎,可脱落形成栓塞。

(4)透明血栓:透明血栓(hyaline thrombus)发生于微循环的血管内,主要在毛细血管,因此只能在显微镜下观察到,又称为微血栓(microthrombus)。透明血栓主要由嗜酸性同质性的纤维蛋白构成,又称为纤维素性血栓(fibrinous thrombus),最常见于 DIC。

**(三)血栓的结局**

1. **软化溶解和吸收** 新近形成的血栓,由于血栓内的纤溶酶的激活和白细胞崩解释放的溶蛋白酶,可使血栓软化并逐渐被溶解。血栓的溶解快慢取决于血栓的大小和新旧程度。小的新鲜的血栓可被快速完全溶解;大的血栓多为部分软化,若被血液冲击可形成碎片状或整个脱落,随血流运行到组织器官中,在与血栓大小相应的血管中停留,造成血栓栓塞。

2. **机化和再通** 在血栓形成后的 1~2 天,已开始有内皮细胞、成纤维细胞和肌成纤维细胞从血管壁长入血栓并逐渐取代血栓。这种由肉芽组织逐渐取代血栓的过程,称为血栓机化。在血栓机化过程中,由于水分被吸收,血栓干燥收缩或部分溶解而出现裂隙,周围新生的血管内皮细胞长入并被覆盖于裂隙表面形成新的血管,并相互吻合沟通,使被阻塞的血管部分地重建血流的过程即再通(recanalization)。

3. **钙化** 若血栓未能软化又未完全机化,可发生钙盐沉着,称为钙化(calcification)。血栓钙化后成为静脉石(phlebolith)或动脉石(arteriolith)。机化的血栓,在纤维组织玻璃样变的基础上也可发生钙化。

**(四)血栓对机体的影响**

血栓形成对机体有利的一面是对破裂的血管起止血的作用。但多数情况下血栓形成对机体有不同程度的不利影响,这取决于血栓的部位、大小类型和血管腔阻塞的程度,以及有无侧支循环的建立。

1. **阻塞血管** 动脉血管管腔未完全阻塞时,可引起局部器官或组织缺血,实质细胞萎缩。若完全阻塞而又无有效的侧支循环时,则引起局部器官或组织缺血性坏死。

2. **栓塞** 当血栓与血管壁黏着不牢或在血栓软化、碎裂过程中,血栓的整体或部分脱落成为栓子,随血流运行,引起栓塞。

3. **心瓣膜变形** 风湿性心内膜炎和感染性心内膜炎时,心瓣膜上反复形成的血栓发生机化,可使瓣膜增厚变硬、瓣叶之间粘连,造成瓣膜口狭窄;瓣膜增厚、卷缩,腱索增粗缩短,则引起瓣膜关闭不全。

**4. 广泛性出血**　DIC 时微循环内广泛性纤维素性血栓形成可导致广泛性出血。主要发生在肺、肾、脑、肝、胃肠、肾上腺等器官。

## 三、栓塞

在循环血液中出现的不溶于血液的异常物质,随血流运行阻塞血管腔的现象称为栓塞(embolism)。阻塞血管的异常物质称为栓子(embolus)。最常见的栓子是脱落的血栓或其节段。罕见的为脂肪滴、空气、羊水和肿瘤细胞团。

### (一)栓子的运行途径

栓子一般随血流方向运行,最终停留在口径与其相当的血管并阻断血流。来自不同血管系统的栓子,其运行途径不同。

**1. 静脉系统及右心栓子**　来自体静脉系统及右心的栓子随血流进入肺动脉主干及其分支,引起肺栓塞。某些体积小而又富于弹性的栓子(如脂肪栓子)可通过肺泡壁毛细血管回流入左心,再进入体循环系统,阻塞动脉小分支。

**2. 主动脉系统及左心栓子**　来自主动脉系统及左心的栓子,随动脉血流运行,阻塞于各器官的小动脉内,常见于脑、脾、肾及四肢的指、趾部等。

**3. 门静脉系统栓子**　来自肠系膜静脉等门静脉系统的栓子,可引起肝内门静脉分支的栓塞。

**4. 交叉性栓塞**　交叉性栓塞(crossed embolism)又称反常性栓塞,偶见来自右心或腔静脉系统的栓子,在右心压力升高的情况下通过先天性房(室)间隔缺损到达左心,再进入体循环系统引起栓塞。

**5. 逆行性栓塞**　逆行性栓塞(retrograde embodism)极罕见于腔静脉内血栓,在胸、腹压突然升高(如咳嗽或深呼吸)时,使血栓一时性逆流至肝、肾、髂静脉分支并引起栓塞。

### (二)栓塞的类型和对机体的影响

栓塞有以下几种类型,对机体影响大致相同。

**1. 血栓栓塞**　由血栓或血栓的一部分脱落引起的栓塞称为血栓栓塞(thromboembolism),是栓塞最常见的原因。由于血栓栓子的来源、大小和栓塞部位的不同,对机体的影响也有所不同。

(1)肺动脉栓塞:造成肺动脉栓塞(pulmonary embolism)的栓子绝大多数(95%以上)来自下肢膝以上的深部静脉,特别是腘静脉、股静脉和髂静脉。根据栓子的大小和数量,其引起栓塞的后果不同:①中、小栓子多栓塞肺动脉的小分支:常见于肺下叶,除多发性或短期内多次发生栓塞外,因为肺有双重血液循环,肺动脉和支气管动脉间有丰富的吻合支,侧支循环可起代偿作用,一般不引起严重后果。若在栓塞前,肺已有严重的淤血,微循环内压升高,使支气管动脉供血受阻,可引起肺组织的出血性梗死。②大的血栓栓子栓塞肺动脉主干或大分支(图 18-13):较长的栓子可栓塞左右肺动脉干,称为骑跨性栓塞(saddle embolism)。患者可突然出现呼吸困难、发绀、休克等症状。严重者可因急性呼吸和循环衰竭死亡(猝死)。③若栓子小但数目多,可广泛地栓塞肺动脉多数小分支,亦可引起右心衰竭猝死。

(2)体循环动脉栓塞:80%体循环动脉栓塞的栓子来自左心腔,常见有亚急性感染性心内膜炎时心瓣膜上的赘生物、二尖瓣狭窄时左心房附壁血栓。动脉栓塞的主要部位为下肢、脑、肠、肾和脾。栓塞的后果取决于栓塞的部位和局部的侧支循环情况以及组织对缺血的耐受性。

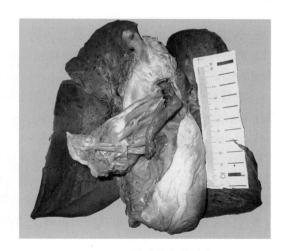

图 18-13　**肺动脉血栓栓塞**

**2. 脂肪栓塞**　循环血流中出现脂肪滴阻塞小血管,称为脂肪栓塞(fat embolism)。脂肪栓塞的栓子常来源于长骨骨折、脂肪组织严重挫伤和烧伤,这些损伤可导致脂肪细胞破裂和释出脂肪滴,由破裂的骨髓血管窦状隙或静脉进入血液循环引起脂肪栓塞。脂肪肝时,由于上腹部猛烈挤压、撞击,使肝细胞破裂释出脂滴进入血流。

脂肪栓塞的后果,取决于栓塞部位及脂滴数量的多少。少量脂滴入血,可被巨噬细胞吞噬吸收,或由血中脂酶分解清除,无不良后果。若大量脂滴(9～20g)短期内进入肺循环,使75%的肺循环面积受阻时,可引起窒息和因急性右心衰竭而死亡。

**3. 气体栓塞**　大量空气迅速进入血液循环或原溶于血液内的气体迅速游离,形成气泡阻塞心血管,称为气体栓塞(gas embolism)。前者为空气栓塞,后者是在高气压环境急速转到低气压环境的减压过程中发生的气体栓塞,称减压病(decompression sickness)。

空气进入血液循环的后果取决于进入的速度和气体量。少量气体入血,可溶解于血液内,不会发生气体栓塞。若大量气体(多于100ml)迅速进入静脉,随血流到右心后,因心脏搏动,将空气与血液搅拌形成大量血气泡,使血液变成泡沫状充满心腔,阻碍了静脉血的回流和向肺动脉的输出,造成了严重的循环障碍。患者可出现呼吸困难、发绀,致猝死。

减压病又称沉箱病(caisson disease),是人体从高气压环境迅速进入常压或低气压环境,原来溶于血液、组织液和脂肪组织的气体包括氧气、二氧化碳和氮气迅速游离形成气泡。

**4. 羊水栓塞**　羊水栓塞(amniotic fluid embolism)是分娩过程中一种罕见严重并发症(1/50 000),死亡率大于80%。在分娩过程中,羊膜破裂、早破或胎盘早期剥离,又逢胎儿阻塞产道时,由于子宫强烈收缩,宫内压增高,可将羊水压入子宫壁破裂的静脉窦内,经血液循环进入肺动脉分支、小动脉及毛细血管内引起羊水栓塞。少量羊水可通过肺的毛细血管经肺静脉到达左心,引起体循环器官的小血管栓塞。羊水栓塞的证据是在显微镜下观察到肺小动脉和毛细血管内有羊水的成分,包括角化鳞状上皮、胎毛、胎脂、胎粪和黏液。亦可在母体血液涂片中找到羊水的成分。本病发病急,后果严重,患者常在分娩过程中或分娩后突然出现呼吸困难、发绀、抽搐、休克、昏迷,甚至死亡。

**5. 其他栓塞**　肿瘤细胞和寄生虫等均可引起相应血管栓塞。

## 四、梗死

器官或局部组织由于血管阻塞、血流停止导致缺氧而发生的坏死,称为梗死(infarction)。梗死一般是由于动脉的阻塞而引起的局部组织缺血坏死。静脉阻塞使局部血流停滞缺氧,也可引起梗死。

### (一)梗死形成的原因和条件

**1. 血栓形成**　血管血栓形成导致动脉血流中断或灌流不足是梗死形成的最常见原因。主要见于冠状动脉、脑血栓形成时引起的心肌梗死和脑组织梗死。

**2. 动脉栓塞**　多为动脉血栓栓塞,亦可为气体、羊水、脂肪栓塞,常引起脾、肾、肺和脑的梗死。

**3. 动脉痉挛**　在严重的冠状动脉粥样硬化或合并硬化灶内出血的基础上,冠状动脉可发生强烈和持续的痉挛,引起心肌梗死。

**4. 血管受压闭塞**　如位于血管外的肿瘤压迫血管;肠扭转、肠套叠时,肠系膜静脉和动脉受压或血流中断引起的坏死。

### (二)梗死的病理变化

**1. 梗死灶的形状**　取决于发生梗死的器官血管分布方式。多数器官的血管呈锥形分支,如脾、肾、肺等。故梗死灶也呈锥形,切面呈扇面形,或三角形,其尖端位于血管阻塞处,常指向脾门、肾门、肺门,底部为器官的表面;肠系膜血管呈扇形分支和支配某一肠段,故肠梗死灶呈节段形;心冠状动脉分支不规则,故心肌梗死灶的形状也不规则,呈地图状。

**2. 梗死灶的质地**　取决于坏死的类型。实质器官如心、脾、肾的梗死为凝固性坏死。新鲜时,由于组织崩解,局部胶体渗透压升高而吸收水分,使局部肿胀,表面和切面均有微隆起。梗死若靠近浆膜面,则浆膜表面常有一层纤维素性渗出物被覆。陈旧性梗死因含水分较少而略呈干燥,质地变硬,表面下陷。脑梗死为液化性坏死,新鲜时质软疏松,日久后逐渐液化成囊状。

3. **梗死的颜色**　取决于病灶内的含血量,含血量少时颜色灰白,称为贫血性梗死(anemic infarct)或白色梗死(white infarct)。含血量多时,颜色暗红,称为出血性梗死(hemorrhagic infarct)或红色梗死(red infarct)。

### (三)梗死的类型

根据梗死灶内含血量的多少和有无合并细菌感染,将梗死分为以下三种类型。

1. **贫血性梗死**　发生于组织结构较致密,侧支循环不充分的实质器官,如脾、肾、心和脑组织。由于梗死灶组织致密,梗死灶呈灰白色。发生于脾、肾的梗死灶呈锥形,尖端向血管阻塞的部位,底部靠脏器表面,浆膜面常有纤维素性渗出物被覆(图18-14)。心肌梗死灶呈不规则地图状。梗死的早期,梗死灶与正常组织交界处因炎症反应常见一充血出血带,数日后因红细胞被巨噬细胞吞噬后转变为含铁血黄素而变成黄褐色。晚期病灶表面下陷,质地变坚实,梗死灶发生机化,初由肉芽组织取代,以后形成瘢痕组织。镜下贫血性梗死

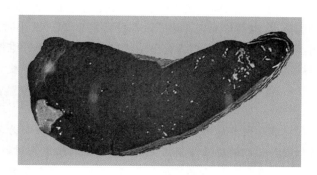

图 18-14　脾梗死

灶呈凝固性坏死,早期细胞尚可见核固缩、核碎裂和核溶解等改变,胞质嗜伊红染色,均匀一致,组织轮廓尚保存。晚期病灶呈均质性结构,边缘有肉芽组织长入和瘢痕组织形成,最终被瘢痕组织代替。

2. **出血性梗死**

(1)发生条件

①严重淤血:当器官原有严重淤血时,血管阻塞引起的梗死为出血性梗死,如肺淤血。严重淤血是肺梗死形成的重要先决条件,因为在肺淤血情况下,肺静脉和毛细血管内压增高,影响了肺动脉分支阻塞后建立有效的肺动脉和支气管动脉侧支循环,致肺出血性梗死。

②组织疏松:肠和肺的组织较疏松,梗死初期疏松的组织间隙内可容纳多量漏出的血液,当组织坏死吸收水分而膨胀时,也不能把漏出的血液挤出梗死灶外,因梗死灶为出血性。若肺因有炎症而实变时,所发生的肺梗死一般为贫血性梗死。

(2)常见类型

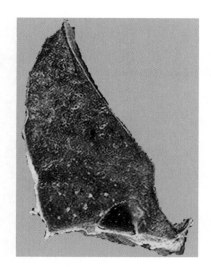

图 18-15　肺出血性梗死

1)肺出血性梗死:常位于肺下叶,尤好发于肋膈缘,常多发,病灶大小不等,呈锥形(楔形),尖端朝向肺门,底部紧靠肺膜,肺膜表面有纤维素性渗出物(图18-15)。梗死灶质实,因弥漫性出血呈暗红色,略向表面隆起,时间久后由于红细胞崩解颜色变浅,肉芽组织长入逐渐机化。梗死灶变成灰白色。由于瘢痕组织收缩使病灶表面局部下陷。镜下梗死灶呈凝固性坏死,可见肺泡轮廓,肺泡腔、小支气管腔及肺间质充满红细胞。早期(48小时内)红细胞轮廓尚保存,以后崩解。梗死灶边缘与正常肺组织交界处的肺组织充血、水肿及出血。

2)肠出血性梗死:多见于肠系膜动脉栓塞和静脉血栓形成,或在肠套叠、肠扭转、嵌顿疝、肿瘤压迫等情况下引起出血性梗死。肠梗死灶呈节段性暗红色,肠壁因淤血、水肿和出血呈明显增厚,随之肠壁坏死,质脆易破裂,肠浆膜面可有纤维素性脓性渗出物被覆。临床上,肠壁全层坏死可致穿孔及腹膜

炎,引起严重后果。

**3. 败血性梗死** 由含有细菌的栓子阻塞血管引起。常见于急性感染性心内膜炎,含细菌的栓子从心内膜脱落,顺血流运行而引起相应组织器官动脉栓塞所致。梗死灶内可见有细菌团及大量炎细胞浸润,若有化脓性细菌感染时,可出现脓肿形成。

### (四)梗死对机体的影响和结局

**1. 梗死对机体的影响** 梗死对机体的影响大小取决于发生梗死的器官、梗死灶的大小和部位,以及有无细菌感染等因素。重要器官的大面积梗死可引起器官严重功能障碍,甚至导致患者死亡。例如大面积心肌梗死可导致心功能不全或死亡。

**2. 梗死的结局** 梗死灶形成后,引起病灶周围的炎症反应,血管扩张、充血,中性粒细胞和巨噬细胞渗出,继而形成肉芽组织。在梗死发生 24~48 小时后,肉芽组织已开始从梗死灶周围长入病灶内。梗死灶可被肉芽组织完全取代机化,日久变为纤维瘢痕;大的梗死灶不能完全机化时,则由肉芽组织和日后转变成的瘢痕组织加以包裹,病灶内部可发生钙化。

## 本 章 小 结

　　病理学主要从形态学角度阐明疾病的本质,从而为掌握疾病发生发展规律提供理论基础。第一节细胞和组织的适应与损伤主要讲述细胞和组织遇到刺激后发生的不同程度的反应,主要包括适应,可逆性损伤(变性)和不可逆性损伤(坏死)。第二节损伤的修复讲述机体对所形成缺损进行修补恢复的过程,其中肉芽组织起关键作用。第三节局部血液循环障碍讲述体液内环境失衡后机体的各种反应,包括血栓的形成与类型,栓塞和梗死等变化。

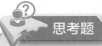
### 思考题

1. 什么是细胞适应,有什么常见类型?
2. 细胞坏死的形态学改变是什么?
3. 血栓的形成过程是如何进行的?

（周党侠）

### 参考文献

1. 李玉林. 病理学. 8 版. 北京:人民卫生出版社,2013
2. 王连唐. 病理学. 3 版. 北京:高等教育出版社,2018
3. Kumar V, Abbas AK, Aster JC, et al. Robbins Basic Pathology. 9th ed. Philadelphia:Saunders,2011

# 第十九章　常见代谢与功能紊乱

人体疾病的发展过程中都有一些共同的病理生理变化,对疾病的发生发展有着重要的影响,如发热、缺氧、水电解质代谢紊乱、休克等,分析其发生原因、发生机制以及对机体功能代谢的影响,揭示疾病本质,对疾病的诊断和治疗有重要意义。

## 第一节　发　　热

发热(fever)是指机体在致热原作用下,因体温调定点上移所引起的调节性体温升高(超过正常体温 0.5℃)病理过程。发热也是很多临床疾病的一个重要体征。

### 一、发热的原因

能引起发热的原因可分为感染性病因和非感染性病因。

**（一）感染性病因**

各种致病微生物及其产物均可致发热,其中细菌感染是最常见原因。①革兰氏阳性菌,致热物质包括全菌体、菌壁肽聚糖及分泌的外毒素等;②革兰氏阴性菌,致热物质包括菌体和细菌壁中的肽聚糖和脂多糖(LPS)。脂多糖又称内毒素(endotoxin,ET),耐热性强,不易清除,是临床输液过程中出现发热的主要原因;③病毒、真菌、寄生虫等。

**（二）非感染性原因**

部分临床病人没感染病原微生物,也可出现发热:①恶性肿瘤患者;②外科手术后患者,因手术过程中破坏的组织细胞,导致无菌性炎症;③异常免疫反应因抗原抗体复合物产生导致发热;如过敏反应、自身免疫性疾病、异型输血等。

### 二、发热的发生机制

发热的发生机制是通过体温调定点重置理论解释。为四个环节:①发热激活物的作用,激活体内产内生致热原(endogenous pyrogen,EP)细胞;②产内生致热原细胞合成并释放 EP;③EP 进入脑内在下丘脑通过发热中枢介质,使体温调定点上移;④调节效应器反应,使体温与新的调定点水平相适应。

**（一）发热激活物**

凡能激活体内产内生致热原细胞产生和释放 EP,进而引起体温升高的物质称为发热激活物(pyrogenic activator)。包括外致热原和体内产物。

1. **外致热原（exogenous pyrogen）**　就是来自体外的发热激活物。主要是各种致病微生物及其代谢产物。非病原微生物主要是一些药物、植物血凝素等。

2. **体内产物**　主要是组织分解产物、抗原-抗体复合物、类固醇代谢产物、硅酸盐结晶和尿酸盐结晶等。

### （二）内生致热原

在发热激活物作用下，体内某些细胞产生和释放的能引起体温升高的物质，称为内生致热原（EP）。

**1. 产EP细胞**　主要单核巨噬细胞、内皮细胞、淋巴细胞、神经胶质细胞以是及肿瘤细胞等。

**2. EP种类**　主要是白细胞介素-1（interleukin-1，IL-1）、肿瘤坏死因子、干扰素和白细胞介素-6（interleukin-6，IL-6）等。

### （三）发热中枢调节机制

体温调节的高级中枢位于视前区下丘脑前部（POAH）。研究证明，EP不是引起体温调定点上移的最终物质，它作用体温调节中枢，引起发热中枢释放介质，中枢体温调定点变化。根据调节效应不同分为正调节介质和负调节介质。

**1. 正调节介质**　包括：前列腺素E（prostaglandin E，PGE）、环磷酸腺苷、$Na^+/Ca^{2+}$比值、促皮质激素释放激素（corticotrophin releasing hormone，CRH）、一氧化氮等。

**2. 负调节介质**　临床观察发现，各种发热患者体温升高很少超过41℃。动物实验也证实，发热时，体温上升的高度被限定在特定范围，这个现象称为热限（febrile ceiling）。当致热信息传递到中枢时，体温调节中枢还通过分泌负调节介质限制体温升高。负调节介质主要包括：精氨酸加压素（arginine vasopressin，AVP）、α-黑素细胞刺激素（α-melanocyte stimulating hormone，α-MSH）、脂皮质蛋白-1（lipocortin-1）等。

## 三、发热时相

发热过程根据体温变化特点分为三个时相：

### （一）体温上升期

发热初期，体温中枢调定点上移以后，原有的正常体温低于调定点水平，调节中枢发出调节指令，机体产热增加、散热减少，体温逐渐上升至与新调定点一致水平的过程。热代谢特点：产热增加，散热减少，产热大于散热，体温升高。临床表现：畏寒、皮肤苍白，可有寒战，皮肤"鸡皮疙瘩"。

### （二）高温持续期

当体温上升到与新的中枢调定点水平时，体温维持在新调定点相适应的高水平。热代谢特点：产热和散热在较高水平上保持相对平衡。临床表现：患者自觉酷热，皮肤颜色发红、干燥。

### （三）体温下降期

由于发热激活物、内生致热原的消除或得到控制，体温调节中枢的调定点重新回到正常水平，但体温高于调定点水平，调节效应器官，机体出现明显的散热反应。热代谢特点：散热增强，产热减少，体温开始下降，逐渐恢复到与正常体温调定点相适应水平。临床表现：体温下降，皮肤潮红、出汗，严重者出现脱水。

## 四、发热时机体功能与代谢变化

### （一）物质代谢变化

体温升高1℃，基础代谢率约提高13%。发热病人物质分解代谢增强，长期发热患者体重明显下降。

**1. 糖与脂肪代谢**　发热过程中机体产热增加，能量消耗增大，糖与脂肪的分解增强，血糖升高，血游离脂肪酸浓度升高，糖原贮备减少。寒战出现时，肌肉组织供氧不足，无氧酵解加强，大量乳酸生成，可发生乳酸酸中毒。

**2. 蛋白质代谢**　发热时蛋白质分解代谢明显增强，尿氮增多。若没补充足够量蛋白质，常常产生负氮平衡。

3. **水盐代谢**　发热的体温上升期,尿量减少,水和钠排出量减少;高热期和体温下降期,呼吸加深加快和汗液蒸发,容易导致水分和电解质丢失增多,可导致脱水。

4. **维生素代谢**　长期发热病人,因为糖、脂肪和蛋白质分解代谢增强,各种维生素的消耗明显增大。如果没及时补充足量维生素,可导致维生素缺乏。

**（二）重要器官系统功能改变**

1. **心血管系统**　发热时交感-肾上腺髓质系统兴奋和体温升高刺激窦房结,使心率增快。体温每升高 1℃,心率平均增加 18 次/分钟。心率增加可使心排出量增加,但同时心脏的负荷加重,耗氧增多,可成为心力衰竭发生的诱因。体温上升期,因外周血管收缩,血流阻力增加,血压可升高;体温下降期,外周血管扩张,血压可降低,同时也可因大量出汗发生循环衰竭。

2. **呼吸系统**　发热时,体温升高和酸性代谢产物增多,可兴奋呼吸中枢,使呼吸加快。利于从呼吸道散发热量。

3. **消化系统**　发热时消化液分泌减少、胃肠蠕动减慢,导致消化吸收能力下降,患者常食欲减退、腹胀、便秘等。由于唾液分泌减少,则出现口干、口腔异味等。

4. **中枢神经系统**　发热患者神经系统兴奋,多表现烦躁,严重时谵妄、幻觉。有头痛、头晕等症状。幼儿高热时易出现肌肉抽搐,称为热惊厥。长时间的高热(40~41℃)可损害神经细胞,导致智力下降,甚至留下后遗症。

5. **免疫系统**　体温升高时免疫系统功能增强,表现在:①一定程度的体温升高可增强吞噬细胞的吞噬活力;②血液急性期蛋白产生增多;③T、B 淋巴细胞功能增强。但长时期发热,因机体消耗明显增多,负氮平衡、代谢异常等因素导致免疫功能降低。

# 第二节　缺　氧

缺氧(hypoxia)是因组织供应氧不足或利用氧障碍,导致组织细胞代谢、功能及形态结构异常变化的病理过程。

## 一、缺氧的原因、分类和血氧变化特点

根据缺氧发生的原因和血氧变化特点,缺氧分为低张性缺氧、血液性缺氧、循环性缺氧和组织性缺氧四种类型。

### （一）低张性缺氧

低张性缺氧(hypotonic hypoxia)指以动脉血氧分压($PO_2$)降低、血氧含量减少,向组织供氧不足为特征的缺氧。

1. **原因**

（1）吸入气氧分压过低:多发生在海拔 3000m 以上高原或通风不良的坑道、矿井或长时间待在密闭的空间等。

（2）外呼吸功能障碍:见于各种呼吸系统疾病患者。

（3）静脉血分流入动脉血:常见于有右向左分流的先天性心脏病患者。

2. **缺氧发生机制及血氧变化特点**　低张性缺氧时,因动脉血氧分压降低,导致动脉血氧含量和氧饱和度降低,向组织供应氧减少。急性低张性缺氧时,因毛细血管平均氧分压下降,血液向组织弥散氧速度减慢,动-静脉氧含量差减小;慢性缺氧时,由于细胞代偿性对氧的摄取利用能力增强,动-静脉氧含量差无明显变化。急性低张性缺氧,血氧容量正常;慢性缺氧,因促红细胞生成素增多,血红蛋白代偿性增多而使血氧容量增加。

低张性缺氧时,毛细血管血液中氧合血红蛋白减少,脱氧血红蛋白浓度增加。当毛细血管血液中脱氧血红蛋白平均浓度超过 5g/dl 时,患者皮肤与黏膜可呈青紫色,这种现象称为发绀。

**（二）血液性缺氧**

血液性缺氧（hemic hypoxia）指因血红蛋白含量减少或性质改变，所致血液携氧能力下降或结合的氧不易释放，所导致的向组织供氧不足。

**1. 原因**

（1）贫血：各种原因导致的贫血，因血红蛋白含量减少，血液携氧量减少。

（2）一氧化碳中毒：一氧化碳（CO）与血液中血红蛋白结合形成碳氧血红蛋白，使血红蛋白失去携氧能力。CO 与 Hb 的亲和力高，当吸入气中仅含有 0.1% 的 CO 时，血液中 50% 的 Hb 因与 CO 结合而不能携氧。同时，当 CO 与 Hb 分子中一个血红素结合后，将增加其余血色素与氧的亲和力，致使结合的氧不易释放。CO 还可抑制红细胞内糖酵解代谢，减少 2,3-DPG 生成，使氧解离曲线左移，加重组织缺氧。CO 中毒患者皮肤、黏膜呈樱桃红色。

（3）高铁血红蛋白血症（methemoglobinemia）：指血液中的血红蛋白二价铁离子，在一些氧化剂作用下，大量被氧化成三价铁离子，失去携带氧的能力，使血液携氧量减少。同时，还使二价铁血红蛋白携带的氧不易解离。高铁血红蛋白血症患者血液呈咖啡色，使皮肤与黏膜呈棕褐色，称为肠源性紫绀（enterogenous cyanosis）。

（4）血红蛋白与氧亲和力过强：当输入大量碱性液体或库存血，导致氧解离曲线左移，Hb 结合的氧气不易被释放，向组织供氧不足。

**2. 缺氧的机制及血氧变化特点**　血液性缺氧时，外呼吸功能正常，故动脉血氧分压及动脉血氧饱和度均正常。贫血、CO 中毒和高铁血红蛋白血症，可结合氧的血红蛋白数量减少，血氧容量降低，动脉血氧含量也下降；单位容量血液向组织弥散的氧量减少，动-静脉血氧含量降低。Hb 与氧亲和力异常增强时，血氧容量和动脉血氧含量正常，因对氧的释放减少，动-静脉血氧含量差低于正常。

**（三）循环性缺氧**

循环性缺氧（circulator hypoxia）指由于组织血液供应量减少，致使向组织细胞供氧量不足而导致的缺氧。

**1. 原因**

（1）全身性血液循环障碍：见于心力衰竭和休克患者。

（2）局部性血液循环障碍：见于血栓形成、血管受压、血管痉挛等

**2. 缺氧的机制及血氧变化特点**　由于血流速度减慢，单位时间向组织细胞供血量减少，导致供氧量减少。因机体氧气的摄入和血液携带氧的能力均正常，动脉血氧分压、动脉血氧含量、血氧容量和氧饱和度均正常。血流速度减缓，组织从单位容量血液中摄取的氧量增多，动-静脉血氧含量差增大。循环性缺氧的患者常有发绀。

**（四）组织性缺氧**

组织性缺氧（histogenous hypoxia）指在向组织供氧正常的情况下，因组织细胞利用氧障碍而引起的缺氧。

**1. 原因**

（1）组织中毒：氰化物、硫化物等物质对细胞线粒体氧化磷酸化过程中重要酶类破坏，使细胞生物氧化障碍。

（2）线粒体损伤：细菌毒素、活性氧及放射线等损害细胞线粒体结构及功能，导致生物氧化障碍。

（3）维生素缺乏：维生素 $B_1$、维生素 PP 等严重缺乏，细胞氧化磷酸化异常。

**2. 缺氧的机制及血氧变化特点**　组织性缺氧时由于患者摄取氧和血液携带氧正常，动脉血氧分压、血氧容量、动脉血氧含量和血氧饱和度均正常。组织细胞向毛细血管血液摄取利用氧减少，以致静脉血氧含量升高，动-静脉血氧含量差减小。由于毛细血管和静脉血液中氧合血红蛋白浓度增高，患者皮肤黏膜颜色红润。

各型缺氧的血氧变化特点见表 19-1。

表 19-1　四种类型缺氧时血氧变化特点

| 缺氧类型 | 动脉血氧分压 | 动脉血氧饱和度 | 动脉血氧容量 | 动脉血氧含量 | 动静脉血氧含量差 |
| --- | --- | --- | --- | --- | --- |
| 低张性缺氧 | ↓ | ↓ | N 或↑ | ↓ | ↓ 或 N |
| 血液性缺氧 | N | N | ↓ 或 N | ↓ 或 N | ↓ |
| 循环性缺氧 | N | N | N | N | ↑ |
| 组织性缺氧 | N | N | N | N | ↓ |

## 二、缺氧时机体功能和代谢变化

缺氧过程中,机体细胞和各器官系统既有代偿适应性反应,也有损害性变化。下面分析低张性缺氧时机体主要器官系统的变化。

### （一）呼吸系统

1. **代偿适应性反应**　$PO_2$ 低于 60mmHg 时可刺激机体的外周化学感受器,反射性地引起呼吸加深加快,肺泡通气量增加。代偿意义:①提高肺泡气氧分压和动脉血氧分压,使血氧含量增加;②胸廓扩张幅度增大,使胸内负压增大,增加回心血量和心排出量,增加向组织供血供氧。

2. **损伤性作用**

（1）高原肺水肿:患者从平原快速到达海拔 2500 米以上高原地区,因低压缺氧发生的急性肺水肿。

（2）中枢性呼吸衰竭:当 $PO_2$ 低于 30mmHg 时,神经细胞因严重缺氧而损伤,直接导致呼吸中枢功能异常,患者呼吸变浅变慢,呼吸节律异常。

### （二）循环系统

1. **代偿适应性反应**

（1）心输出增加:①低张性缺氧时,呼吸运动增强,刺激肺牵张感受器,反射性兴奋交感神经,心率加快和心肌收缩性增强;②呼吸运动增强所致胸腔负压增加,使回心血量增加,均使心输出量增加。

（2）血流重新分布:交感-肾上腺髓质系统兴奋,儿茶酚胺释放增加:①皮肤和腹腔内脏器官血管收缩,血流减少;②脑部血管受其影响小,冠脉在代谢产物乳酸、腺苷作用下扩张,血流增加。这样有利于保证生命重要器官血液供应。

（3）肺血流变化:通气量减少的肺泡气 $PO_2$ 降低时,刺激该部位肺血管收缩,促使血液更多流向代偿性通气增加的肺泡外血管。利于维持肺泡通气与血流比例匹配,进行有效的气体交换

（4）毛细血管增生:慢性缺氧时,血管内皮生长因子表达增多,出现适应性毛细血管增生,增加组织供血供氧。

2. **损伤性作用**

（1）心肌舒缩功能降低:缺氧可使心肌细胞能量产生不足,使心肌收缩力降低,甚至结构破坏。缺氧所致的酸中毒、高钾血症进一步加重心肌细胞结构功能损害。

（2）肺动脉高压:缺氧引起的肺血管收缩,肺循环阻力增加,增加右心室后负荷,促进右心衰竭发生。

### （三）血液系统

1. **代偿适应性反应**

（1）红细胞增多:慢性缺氧时,肾脏合成促红细胞生成素增多,促进红细胞增殖和成熟,并加速血红蛋白的合成。血液运输氧能力增强,增加组织供氧。

（2）红细胞释放氧能力增强:缺氧时,红细胞糖酵解增强,2,3-DPG 产生增多,血红蛋白易于解离结合的氧供组织利用。

**2. 损伤性作用**　红细胞数量明显增多时,又增高血液黏滞度和循环阻力,增大心脏负荷。当严重缺氧时,可因氧与血红蛋白亲和力降低,使血液流经肺泡外结合的氧量明显减少,动脉血氧含量和饱和度进一步下降,最终向组织供氧减少。

#### （四）中枢神经系统

脑的重量只是体重 2%~3%,而脑血流量占心输出量的 15%,耗氧量是机体总耗氧量的 23%,因此脑细胞极易受到缺氧的损伤。完全缺氧数分钟,脑组织即发生不可逆性损伤。

缺氧时中枢神经系统功能异常机制是:缺氧导致脑细胞受损、脑细胞水肿和脑间质水肿发生。

#### （五）组织细胞

**1. 代偿适应性反应**

（1）细胞利用氧能力增强:慢性缺氧,细胞内线粒体的数目代偿性增多;呼吸链中细胞色素氧化酶含量增多、活性增强,利于细胞对氧摄取利用。

（2）糖酵解增强:缺氧时,细胞糖酵解酶活性增强。

（3）载氧蛋白表达增加:慢性缺氧可诱导骨骼肌细胞中肌红蛋白含量表达增多。肌红蛋白 P50低,与氧亲和力大。肌红蛋白增多有利于机体储存更多氧供组织利用。

（4）低代谢状态:缺氧时细胞代谢率降低,细胞耗能减少,有利于维持氧的供需平衡,减轻细胞损伤。

**2. 损伤性作用**

（1）细胞膜损伤:缺氧时,因能量不足、氧自由基氧化应激作用,导致细胞膜离子泵功能障碍、通透性增强、受体功能障碍等。发生细胞内钠水潴留。

（2）线粒体的损伤:急性缺氧,线粒体生物氧化功能降低,ATP 产生减少。严重缺氧时,出现线粒体肿胀、嵴断裂、外膜破裂和基质外溢等。

（3）溶酶体的损伤:活性氧对膜脂质过氧化和钙超载激活磷脂酶,引起溶酶体膜损伤,甚至破裂,蛋白水解酶逸出,造成细胞自溶不可逆性损伤。

### 三、影响机体缺氧耐受性的因素

不同人体对缺氧耐受性有差异。影响机体对缺氧耐受性主要因素是:

**1. 机体的代谢率**　机体的基础代谢率越高,对氧的需求增加,对缺氧的耐受性就差。见于激动烦躁、发热等情况。临床上常采用低温方式提高器官组织对缺氧的耐受性。

**2. 重要器官系统代偿能力**　急性缺氧时,呼吸系统、心血管系统通过提高肺泡通气量及心排血量,增加机体氧的摄入和细胞氧的供应量。呼吸系统、心血管系统代偿能力越强大,对缺氧耐受性就越大。

## 第三节　水、电解质代谢紊乱

### 一、水、钠代谢紊乱

水是人体重要的构成成分,体内的水和溶解在其中的物质构成了体液(body fluid)。人体新陈代谢在体液中进行,体液的含量、分布、渗透压及电解质浓度维持相对稳定,是生命活动正常进行的基本条件。临床疾病患者,常合并各种水电解质代谢紊乱,水、钠代谢紊乱是临床上常见的病理过程。

水、钠代谢紊乱根据体液容量和钠离子浓度不同变化特点分类:①体液容量减少(脱水):高渗性脱水、低渗性脱水、等渗性脱水;②体液容量过多(水过多):水中毒、水肿。

#### （一）体液容量减少

体液容量明显减少称为脱水(dehydration)。同时根据血钠浓度和血渗透压变化不同,将脱水分为:高渗性脱水、低渗性脱水、等渗性脱水。

1. **高渗性脱水**　高渗性脱水(hypertonic dehydration)是体液容量减少,失水多于失钠,血清 $Na^+$ 浓度>150mmol/L,血浆渗透压>310mmol/L 的病理过程。

(1) 原因和机制

1) 长时间没水摄入:①水源断绝;②不能饮水:昏迷、饮水困难;③渴感障碍患者:脑部病变可导致渴觉中枢损害时。

2) 水大量丢失:①胃肠道消化液大量丢失:呕吐、腹泻及消化道引流等;②肾大量失水:各种原因致 ADH 分泌不足,或肾小管、集合管对 ADH 反应性降低,发生尿崩症,或各种渗透性利尿时而排水过多;③皮肤大量失水:大量出汗时皮肤丢失大量低渗液体;④呼吸道大量失水:任何原因引起的过度通气。

(2) 对机体的影响:①口渴:由于细胞外液高渗,刺激口渴中枢产生渴感。②细胞内液转移到细胞外:由于细胞外液高渗,细胞内液向细胞外转移。加之口渴饮水、尿量减少均有助于补充细胞外液,轻度高渗性脱水患者很少发生循环衰竭,但同时引起细胞脱水,导致细胞代谢功能异常。③中枢神经系统功能紊乱:重症患者,脑细胞严重脱水,可导致中枢神经系统功能损伤。脑细胞脱水使脑体积缩小,颅骨与脑皮质之间的血管张力增大,可脑出血和蛛网膜下腔出血。④脱水热:从皮肤蒸发水分减少,机体散热减少,导致体温升高称为脱水热。⑤尿少及尿钠变化:细胞外液渗透压升高,刺激渗透压感受器致 ADH 分泌增加,促进肾小管对水的重吸收,因而尿量减少,尿比重增加(除尿崩症和渗透性利尿外)。早期因血容量变化不明显,醛固酮分泌可不增多,尿钠含量无明显减少。晚期或重症患者,可因血容量明显减少刺激醛固酮分泌增加,尿钠含量减少。

2. **低渗性脱水**　低渗性脱水(hypotonic dehydration)是体液容量减少,失 $Na^+$ 多于失水,血清 $Na^+$ 浓度<130mmol/L,血浆渗透压<280mmol/L 的病理过程。

(1) 原因和机制

1) 大量体液丢失后只补充水分:呕吐、腹泻,大量出汗,大面积烧伤等丢失大量体液患者,若只补充水分不补充盐可造成细胞外液低渗。

2) 肾脏尿液中大量丢钠:①长期连续使用排钠利尿剂,如噻嗪类、呋塞米、依他尼酸等;②肾上腺分泌醛固酮减少,肾小管对钠重吸收减少;③肾实质性疾病,可使肾髓质间质结构破坏,不能维持正常的肾髓质浓度梯度和髓袢升支功能等,使 $Na^+$ 随尿液排出增加。

(2) 对机体的影响:①细胞外液明显减少,患者早期发生循环衰竭:低渗性脱水时,由于细胞外液不仅丢失,而且因为低渗,进一步促使细胞外液向细胞内转移,细胞外液进一步减少。②明显脱水征:血浆蛋白浓度明显高于组织间液蛋白浓度,血浆对水的吸引力大于组织间液,在细胞外液量减少时主要是组织间液显著减少,导致患者皮肤弹性明显降低,眼窝和婴幼儿囟门凹陷,一个明显脱水外貌体征。③尿量和尿钠变化:因血浆渗透压降低,ADH 分泌减少,患者早期尿量一般无减少。严重脱水时,血容量明显减少,刺激 ADH 释放增多,促进肾小管对水的重吸收,出现少尿。当低渗性脱水是因肾外原因引起,因细胞外液减少刺激醛固酮分泌增多,故尿钠减少;如低渗性脱水是由肾失钠所致,则患者尿钠含量增多。

3. **等渗性脱水**　等渗性脱水(isotonic dehydration)是水和钠等比例丢失,体液容量减少,血清 $Na^+$ 浓度维持在 130~145mmol/L,血浆渗透压在 280~310mmol/L 的病理过程。

(1) 原因:当体液按血钠相同浓度大量丢失,短期内均属等渗性脱水,可见于大面积烧伤、呕吐、腹泻、大量抽放胸、腹水等。

(2) 对机体的影响:等渗性脱水主要是细胞外液量减少,但无渗透压变化,对细胞内液量影响不大。但细胞外液量明显减少时,可刺激 ADH 和醛固酮分泌增多,促进肾脏对水和钠重吸收,补充细胞外液。

等渗性脱水的患者不处理,因机体不感蒸发继续丢失水分,患者就可向高渗性脱水转变;如果只补水而不补钠,又可向低渗性脱水转变。

### （二）体液容量增多

体液容量增多常见于水中毒和水肿,以下介绍水肿。

水肿是指过多液体在组织间隙或体腔内异常积聚的病理过程。水肿是临床很多种疾病的重要体征。

**水肿的发生机制**

（1）血管内外液体交换失衡:生理情况下组织液生成和回流保持动态平衡,发生以下情况导致血管内外液体交换平衡失调,组织液生成量超过回流量,组织液过多。

1）毛细血管血压增高:如右心衰竭患者体循环回流受阻,导致外周静脉和毛细血管血压增高,发生全身性水肿;静脉血栓、静脉瓣膜受损等也可阻碍局部静脉回流,增高毛细血管压引起局部水肿。

2）血浆胶体渗透压降低:见于各种原因引起的低蛋白血症患者。

3）微血管壁通透性增强:炎症、烧伤、过敏反应等,微血管壁因病因直接损伤或受炎症介质作用通透性增高,血浆蛋白从毛细血管壁滤出进入组织间隙,使血浆胶体渗透压下降,而组织液胶体渗透压升高,导致组织液回流受阻,发生水肿。

4）淋巴液回流受阻:恶性肿瘤细胞转移到淋巴管、手术切除淋巴结、丝虫感染等原因引起淋巴管阻塞,导致淋巴液回流到血液障碍而引起水肿。同时,淋巴管阻塞,组织液中蛋白质运输清除障碍,组织液胶体渗透压增高,促进水肿发生。

（2）体内外液体交换失衡:病理情况下,当肾小球滤过减少或肾小管重吸收过多时,导致机体钠水潴留,细胞外液增多而发生水肿。

1）肾小球滤过率下降:各种广泛性肾小球病变时,导致肾小球滤过面积减少;各种病理过程导致有效循环血量下降,肾血流量减少和肾血管收缩,均导致 GFR 下降。

2）近端小管重吸收钠水增多:①心房钠尿肽减少,当病理过程中,心房感受器受到的牵拉刺激减弱,心房肌细胞合成、分泌 ANP 减少,近曲小管对钠水的重吸收增加。②肾小球滤过分数（filtration fraction,FF）增加,充血性心力衰竭或肾病综合征时,有效循环血量减少,肾血流量下降;同时儿茶酚胺分泌增多,肾出球小动脉的收缩比入球小动脉明显,肾小球滤过分数增加,使肾小管周围毛细血管血液的胶体渗透压增高而流体静压下降,促使近端小管重吸收钠水增加。

3）远端小管和集合管重吸收钠水增多:有效循环血容量减少等病理过程中,醛固酮和抗利尿激素分泌增多,促进远端小管和集合管对钠水的重吸收。

## 二、钾代谢紊乱

钾是人体最重要的阳离子之一,钾离子浓度和分布异常,导致细胞功能代谢变化,引起重要器官功能损伤,甚至导致死亡。钾代谢紊乱有:低钾血症和高钾血症。

### （一）低钾血症

血清钾浓度低于 3.5mmol/L 称为低钾血症（hypokalemia）。

**1. 原因和机制**

（1）钾摄入不足:长期无法进食者,如消化道疾患、手术后较长时间禁食。

（2）钾丢失过多:这是低钾血症发生的主要原因。

1）消化道失钾过多:消化液中含钾量高,当严重呕吐腹泻、胃肠吸引时,大量消化液丢失,直接丢失大量钾。

2）肾失钾过多:①长期使用髓袢或噻嗪类利尿剂;②原发性和继发性醛固酮增多,使肾排钾作用加强;③各种肾疾患,由于钠水重吸收障碍使远端肾小管液流速增加,使肾排钾增多;④Ⅰ型肾小管性酸中毒:由于远曲小管泌 $H^+$ 障碍,导致 $K^+$-$Na^+$ 交换增加,尿钾排出增多;⑤镁缺失,使肾小管上皮细胞 $Na^+$-$K^+$-ATP 酶活性降低,钾重吸收异常,尿钾丢失增多。

3）皮肤失钾过多:汗液中含有一定钾离子,当大量出汗时丢失较多的钾。

（3）细胞外钾大量转入细胞内：当钾向细胞内转移，引起低钾血症，这时机体总钾量不减少。主要见于：①胰岛素治疗糖尿病时，血清钾随葡萄糖大量进入细胞内以合成糖原；②碱中毒时，细胞内外 $H^+$-$K^+$ 交换，细胞外 $K^+$ 进入细胞内；③钡中毒、粗制棉籽油中毒（主要毒素为棉酚），由于钾通道被阻滞，使细胞内 $K^+$ 外流减少；④低钾血症型周期性麻痹患者，发病时血清钾低于正常水平。

**2. 对机体的影响**

（1）低钾血症对神经-肌肉的影响：导致神经肌肉兴奋性降低，腱反射减弱甚至消失；肌肉松弛无力麻痹，早期以下肢肌肉为主，严重时累及上肢甚至呼吸肌，导致呼吸麻痹发生窒息死亡。累及平滑肌致肠蠕动减弱或消失，患者出现恶心、呕吐、肠麻痹腹胀等。

（2）低钾血症对心脏的影响：①心肌电生理异常：兴奋性增高，自律性增高，传导性降低，轻度低钾血症时心肌收缩性增强；重度低钾血症时心肌收缩性减弱；②心电图的变化：P-R 间期延长；QRS 综合波增宽；S-T 段压低，T 波压低，出现明显的 U 波；③心肌功能的损害：表现为心律失常和心肌对洋地黄类强心药物的敏感性增加。

（3）慢性低钾血症对肾脏损害：慢性低钾血症患者，肾脏髓质集合管上皮细胞肿胀，导致尿浓缩功能障碍常发生多尿。

（4）低钾血症对酸碱平衡的影响：①细胞外液 $K^+$ 浓度减少，细胞内外 $H^+$-$K^+$ 交换，引起细胞外液碱中毒；②肾小管上皮细胞内 $K^+$ 浓度降低，$H^+$ 浓度增高，造成肾小管 $K^+$-$Na^+$ 交换减弱而 $H^+$-$Na^+$ 交换增强，肾排 $K^+$ 减少，排 $H^+$ 增多，尿液呈酸性，而此时细胞外液呈碱性，故称为反常性酸性尿（paradoxical acidic urine）。

### （二）高钾血症

血清钾浓度高于 5.5mmol/L 称为高钾血症（hyperkalemia）。

**1. 原因和机制**

（1）钾摄入过多：见于治疗措施不当，静脉输入过多钾盐或输入大量库血。

（2）肾排钾减少：见于急/慢性肾衰竭患者少尿或无尿；盐皮质激素缺乏者；长期应用保钾利尿剂。

（3）细胞内钾大量转移到细胞外：①酸中毒时，细胞外液 $H^+$ 浓度升高，细胞内外 $H^+$-$K^+$ 交换，导致细胞内钾向细胞外转移；②溶血、挤压综合征时，细胞内钾大量释出细胞外；③糖尿病患者，胰岛素缺乏，钾不能随葡萄糖进入细胞合成糖原，血清钾浓度升高；④缺氧时，ATP 生成不足，细胞膜上 $Na^+$-$K^+$ 泵运转障碍；⑤高钾性周期性麻痹，发作时细胞内钾外移而引起血钾升高。

**2. 对机体的影响**

（1）高钾血症对神经-肌肉的影响

1）急性高钾血症：①急性轻度高钾血症（血清钾 5.5~7.0mmol/L）时，患者有感觉异常、刺痛等症状。发生机制：细胞外液钾浓度增高，$[K^+]_i$/$[K^+]_e$ 比值变小，静息期细胞内钾外流减少，使 $E_m$ 负值减少，与 $E_t$ 间距离缩短。②急性重度高钾血症（血清钾 7.0~9.0mmol/L）时，患者肌肉软弱无力甚至弛缓性麻痹。发生机制：细胞外液钾浓度明显升高，$[K^+]_i$/$[K^+]_e$ 比值过小，使 $E_m$ 值几乎接近 $E_t$ 水平，肌肉细胞膜上的钠通道失活，细胞处于去极化阻滞状态。

2）慢性高钾血症：血清钾缓慢增高，细胞内外钾浓度梯度无明显变化，神经-肌肉方面的症状很轻。

（2）高钾血症对心脏的影响：高钾血症对心肌毒性作用很强，常导致心室纤颤和心搏骤停。

1）心肌电生理改变：①兴奋性变化：急性轻度高钾血症，心肌兴奋性增高；急性重度高钾血症，心肌兴奋性降低；②自律性降低；③传导性降低，严重高钾血症时，因严重传导阻滞和心肌兴奋性消失发生心搏骤停；④收缩性减弱：高钾血症时，心肌细胞内 $Ca^{2+}$ 浓度降低，收缩性减弱。

2）心电图变化：P 波压低、增宽或消失、P-R 间期延长、QRS 综合波增宽；T 波狭窄高耸；Q-T 间期缩短。

（3）高钾血症对酸碱平衡影响：①细胞外液酸中毒：高钾血症时，因细胞外液 $K^+$ 浓度升高，细胞内外 $H^+$-$K^+$ 交换，细胞内液 $H^+$ 移出增多；②尿排 $K^+$ 增加，排 $H^+$ 减少，导致代谢性酸中毒发生，而尿液呈碱性，故称反常性碱性尿。肾小管上皮细胞内 $K^+$ 浓度增高，$H^+$ 浓度减低，造成肾小管 $H^+$-$Na^+$ 交换减弱，$K^+$-$Na^+$ 交换增强所致。

# 第四节 休 克

休克（shock）是指机体在强烈致病因素作用下，导致有效循环血量急剧减少，组织血液灌注量严重不足，引起细胞代谢紊乱和器官功能受损的全身性病理过程。

## 一、休克的病因

1. **严重失血和失液** ①失血：常见外伤致大血管破裂、胃溃疡大出血、食管下段静脉曲张破裂出血或产后大出血等。休克是否发生取决于失血量和失血速度。②失液：剧烈呕吐腹泻、大汗淋漓等导致体液大量丢失，引起有效循环血量明显减少。

2. **大面积烧伤** 大面积烧伤时常伴有大量血浆丢失，烧伤患者早期剧烈疼痛，晚期可继发感染，发生感染性休克（infective shock）。

3. **严重创伤** 严重创伤因剧烈疼痛和大量失血导致休克。

4. **严重感染** 各种病原微生物的严重感染，尤其是败血症、内毒素血症，可导致休克发生。

5. **过敏反应** 发生 I 型超敏反应，因组胺和缓激肽大量释放，造成血管舒张、血管床容积增大和毛细血管通透性增加有关。引起过敏性休克（anaphylactic shock）。

6. **急性心力衰竭** 大面积急性心肌梗死、急性心肌炎、严重心律失常等，造成心输出量急剧减少，有效循环血量和组织灌流量显著降低，导致心源性休克（cardiogenic shock）。

7. **强烈的神经刺激** 强烈的神经刺激如剧烈疼痛、高位脊髓麻醉、中枢镇静药过量应用等均可抑制心血管运动中枢，发生血管扩张、外周阻力降低，回心血量减少，血压下降，称为神经源性休克（neurogenic shock）。

临床上常根据病因对休克分类：失血性休克、失液性休克、烧伤性休克、创伤性休克、感染性休克、过敏性休克、心源性休克和神经源性休克。

## 二、休克发生发展过程和发生机制

各种类型休克的基本发病环节是微循环血液灌流不足，以失血性休克为例，根据微循环血液灌流变化特点，休克病程分为微循环缺血期、微循环淤血期和微循环衰竭期三个阶段。

### （一）微循环缺血期

1. **微循环变化特点** 此期全身小血管，包括小动脉、微动脉、后微动脉、毛细血管前括约肌和微静脉、小静脉都持续痉挛收缩，毛细血管前阻力血管收缩更为明显，前阻力明显增加，大量真毛细血管网关闭。开放的毛细血管数减少，血流主要通过直捷通路或动-静脉短路回流。此期微循环灌流特点是：少灌少流，灌少于流，组织呈缺血缺氧状态。

2. **微循环变化机制**

（1）交感-肾上腺髓质系统兴奋：各种休克病因通过不同环节均引起交感-肾上腺髓质系统兴奋，儿茶酚胺（catecholamine，CA）大量释放入血。发挥如下作用：①作用于 α 受体，皮肤、腹腔脏器的小血管收缩，组织器官血液灌流不足，微循环缺血缺氧；②作用于 β 受体，动-静脉短路开放，血液通过动静脉短路回流，使组织灌流量减少，组织缺血缺氧。

（2）其他缩血管因子释放增加：①血管紧张素 II：交感-肾上腺髓质系统兴奋和血容量减少，可激活肾素-血管紧张素系统，Ang II 产生增多，Ang II 具有很强的缩血管作用；②血管升压素：血容量减少和疼痛刺激时产生增加,收缩内脏小血管;③血栓素 $A_2$（$TXA_2$）:有强烈缩血管作用;④内皮素（ET）:血管内皮细胞产生,强烈而持久地收缩小血管。

**3. 微循环变化的代偿意义**

（1）有助于动脉血压的维持

1）回心血量增加:①体内静脉血管里容纳了机体总血量的 60%～70%。微静脉、小静脉收缩,减少血管床容量,增加回心血量,起到"自身输血"的作用。②微动脉对儿茶酚胺更敏感,其收缩比微静脉收缩更为明显,导致毛细血管中流体静压下降,促进组织液回流入血管,起到"自身输液"的作用。

2）心排血量增加:交感神经兴奋,心率加快,心肌收缩力加强,心输出量增加。

3）外周阻力增高:全身小动脉痉挛收缩,导致外周阻力增高。

（2）保障心脑血液供应:皮肤、骨骼肌以及内脏血管 α 受体密度高,对儿茶酚胺的敏感性较高,收缩明显。脑血管交感缩血管纤维分布少;冠状动脉受局部代谢产物的扩血管影响,故心、脑血管口径无明显改变。因此,在微循环缺血性缺氧期,当血压基本正常情况下,心、脑血液灌流量能维持正常。

**（二）微循环淤血期**

**1. 微循环变化特点**　此期微循环血流通过开放的毛细血管前括约肌大量进入真毛细血管网,微循环灌流特点是:灌而少流,灌大于流。微循环血流速度缓慢,血液淤滞,最终血液灌流量进一步减少,缺氧更为严重。

**2. 微循环变化机制**　因为此期微动脉、后微动脉和毛细血管前括约肌收缩性减弱甚至扩张,大量血液涌入真毛细血管网。微静脉虽也表现为扩张,但因血流缓慢,细胞嵌塞,使微循环流出道阻力增加,毛细血管后阻力大于前阻力而导致血液淤滞于微循环中。

（1）微血管扩张机制:①持续缺血缺氧酸中毒,使血管平滑肌对儿茶酚胺的反应性降低;②长期缺血,扩血管代谢产物腺苷等在局部堆积;③肠源性内毒素入血,诱导型一氧化氮合酶（iNOS）表达明显增加,产生大量一氧化氮和其他细胞因子（如 TNF 等）。

（2）血液淤滞机制:①在缺氧、酸中毒等因素刺激下,炎症细胞活化,炎症因子和细胞表面黏附分子表达增加,致使白细胞黏附于内皮细胞,微循环流出通路阻力增加;②缺氧、炎性因子等导致毛细血管通透性增高,血浆外渗,血液黏稠浓缩,进一步增大微循环流出道阻力。

**3. 微循环变化的失代偿作用**

（1）回心血量明显减少:真毛细血管网大量开放,血液淤滞,并向血管外移动,使回心血量急剧减少,心输出量减少,有效循环血量进一步下降。

（2）"自身输液"作用消失:由于血液淤滞,毛细血管内流体静压升高,"自身输液"停止,甚至血浆外渗到组织间隙。也加重血液浓缩,形成恶性循环。

（3）心脑血液灌流量减少:因有效循环血量进一步减少,动脉血压进行性下降。当平均动脉血压低于 50mmHg 时,脑血管和冠状动脉血液灌流量严重减少。

**（三）微循环衰竭期**

**1. 微循环变化特点**　此期微血管发生麻痹性扩张,微循环中微血栓形成,出现不灌不流状态。

**2. 微循环变化机制**

（1）微血管麻痹性扩张:长时间缺血缺氧、酸中毒,肠源性内毒素血症,同时与一氧化氮和氧自由基等炎症介质生成增多也有关。

（2）微血栓形成:血液浓缩、血管内皮细胞损伤等因素导致血液凝固性增高,有大量微血栓形成,使血流停止。

（3）无复流现象:微血管中白细胞黏附、血细胞聚集和微血栓形成等,造成患者在输血补液治疗后,毛细血管仍无血流重新灌流的现象,称为无复流现象（no-reflow phenomenon）。缺血性损伤延续发生。

**3. 微循环变化的损害后果**　微循环中的不灌不流,导致细胞长时间缺血缺氧而坏死,重要组织器官功能衰竭,最终因多器官功能障碍而死亡。

### 三、休克时机体代谢和功能变化

#### (一)休克时机体代谢异常和细胞损伤

1. **代谢异常**　休克时,物质代谢变化表现为糖原、脂肪和蛋白分解代谢加强,合成代谢减弱。缺血缺氧情况下,ATP产生不足,细胞膜上的钠泵转运失灵,细胞内水钠潴留,细胞水肿。缺氧时糖酵解增强,乳酸产生增多,造成酸中毒和高钾血症。

2. **细胞损伤**　休克时,细胞损伤是各器官功能障碍的基础。细胞既可因微循环障碍引起继发性损伤,也可由休克动因如内毒素作用造成原发性损伤,从而使细胞结构损伤、代谢障碍。

#### (二)休克时机体重要器官功能变化

休克时由于微循环血液灌注障碍和(或)原发病因的直接作用,导致细胞受损,引起机体重要器官功能障碍甚至衰竭。休克晚期患者,常因多器官功能障碍而死亡。

1. **肾功能变化**　各种类型的休克都可发生急性肾衰竭,称为休克肾(shock kidney)。早期发生的肾衰竭多属于功能性,休克持续时间较长,可发生缺血性肾小管坏死,为器质性肾衰竭。主要表现为少尿或无尿、氮质血症、高钾血症和代谢性酸中毒。

2. **肺功能变化**　休克早期,因创伤、出血和疼痛等因素刺激,使呼吸加深加快,通气量增加,发生低碳酸血症。休克晚期,常发生进行性低氧血症和呼吸困难为特征的急性呼吸衰竭,称为休克肺(shock lung)。主要病理形态学特征为:间质性肺水肿、局部肺不张、肺出血、微血栓及肺内透明膜形成,属于急性呼吸窘迫综合征(acute respiratory distress syndrome,ARDS)。

3. **心功能变化**　心源性休克是原发性心泵衰竭,其他原因所致的休克早期,通过机体代偿反应,冠脉血流量维持,心功能无明显异常。休克失代偿期,血压进行性降低,冠脉血流减少,心肌供血不足,导致心功能障碍。

4. **脑功能变化**　休克代偿期,血压正常情况下,因血流重新分布,基本保证脑的血液供应,无明显脑功能损害,患者意识清醒,可表现为受病因刺激引起的烦躁不安。休克失代偿期,血压进行性降低,脑血液供应进行性减少,脑组织出现缺血缺氧。

5. **多器官功能障碍综合征**　多器官功能障碍综合征(multiple organ dysfunction syndrome,MODS)是指在机体在严重感染、失血、创伤或休克过程中,短时间内同时或相继出现两个或两个以上的重要器官功能损害的临床综合征。休克晚期常并发MODS,MODS是休克致死的重要原因,而且衰竭的器官数量越多,患者死亡率就越高。

### 四、全身炎症反应综合征

全身炎症反应综合征(systemic inflammatory response syndrome,SIRS)是严重感染或非感染因素作用于机体,刺激炎症细胞活化,导致各种炎症介质大量产生,引起难于控制的全身性炎症反应的临床综合征。休克晚期患者,常因SIRS发生,严重的炎症反应,加重细胞损伤,导致MODS发生。

## 第五节　糖、脂代谢紊乱

### 一、糖代谢紊乱

糖是人体能量主要来源,也是结构物质重要组成部分。正常情况下,糖代谢处于动态平衡状态,血糖浓度维持在一定的生理范围内(3.89~6.11mmol/L)。当机体发生糖代谢紊乱时,出现高血糖症或低血糖症。

#### (一)高血糖症

高血糖症(hyperglycemia)指患者血液中葡萄糖含量持续超过正常水平,以空腹时血糖水平高于

6.9mmol/L 及餐后血糖高于 11.1mmol/L 为临床诊断标准。

**1. 病因与发病机制**

（1）胰岛素分泌减少：任何损害胰岛 β 细胞结构和功能的因素，均导致胰岛素分泌减少，发生高血糖症。主要与环境因素、遗传因素和机体免疫功能异常相关。

1）免疫功能异常：其机制主要是由免疫功能紊乱介导的自身免疫反应性损伤所致。大量的胰岛 β 细胞发生自身免疫性损伤。

2）遗传因素：遗传易感性因素，一些相关基因突变促发胰岛 β 细胞结构功能异常发生。

3）环境因素：一些病毒感染或一些药物的毒性作用可直接破坏胰岛 β 细胞或诱发自身免疫反应损伤胰岛 β 细胞。

（2）胰岛素抵抗：胰岛素抵抗（insulin resistance）是指胰岛素作用的靶组织和靶器官对胰岛素生物作用的敏感性降低，对胰岛素介导的糖代谢作用不敏感的病理过程。而血液中胰岛素含量正常或高于正常。其机制主要是遗传缺陷。

（3）胰高血糖素分泌失调：胰高血糖素升高所致肝葡萄糖生成过多是高血糖发病机制重要环节。可能机制：①胰岛素缺乏，对其胰高血糖素分泌抑制作用减弱；②长时间高血糖，胰岛 α 细胞对血糖敏感性降低，使葡萄糖反馈性抑制胰高血糖素分泌的作用降低；③胰岛 α 细胞胰岛素抵抗  糖尿病患者高胰岛素血症与高胰高血糖素血症可同时存在，高胰岛素水平没能抑制胰高血糖素分泌，提示胰岛 α 细胞对胰岛素抵抗；④胰高血糖素对 β 细胞的作用异常。

（4）其他因素：可见于应激性高血糖，妊娠性高血糖等。

**2. 高血糖对机体的影响**

（1）代谢紊乱：①细胞脱水和尿糖：高血糖时细胞外液渗透压增高，细胞内液向细胞外转移，引起细胞脱水。血糖浓度高于肾糖阈时，肾小管液中葡萄糖浓度升高，小管液渗透压明显增高，出现渗透性利尿，表现为口渴、尿糖、多尿。②酮症酸中毒：胰岛素缺乏，组织细胞不能利用葡萄糖获取能量，引起脂肪分解加速，血中游离脂肪酸和酮体生成增加。

（2）器官系统损害：高血糖时，糖和血红蛋白结合生成糖化血红蛋白，长期持续的高血糖，组织蛋白也发生糖化，导致这些蛋白质结构功能异常，最终相应细胞损伤和器官系统功能障碍。

1）血管损伤：①导致微血管病理性变化，发生微血管壁损伤和微循环障碍，在糖尿病肾病和视网膜病发病中发挥重要作用；②对大血管壁损伤，导致动脉粥样硬化，主要侵犯主动脉、冠状动脉、脑动脉、肾动脉和肢体外周动脉等，引起缺血性或出血性心脑血管病。

2）神经系统损害：高血糖所引起神经病变包括外周神经病变和自主神经病变，其机制与高血糖所致细胞代谢异常或渗透压变化有关。高血糖损伤脑血管，导致脑缺血、血脑屏障功能异常。高血糖时，糖化血红蛋白与氧的亲和力升高，向组织释放氧减少，加重脑组织缺氧。

3）免疫功能异常：高血糖，有利于细菌生长，同时血浆渗透压增高，吞噬细胞功能降低，致使机体抗感染能力降低。

4）血液系统影响：高血糖时血液凝固性增高，容易血栓形成。发生机制：①高血糖在增加纤维蛋白溶解酶原激活物抑制剂活性的同时，还降低纤维蛋白溶解酶原激活物的活性，纤溶活性降低。②高血糖状态下，血液高渗，血黏度升高，使血流速度更加缓慢，易导致微循环功能障碍，血栓形成。

**（二）低血糖症**

低血糖症（hypoglycemia）指由多种病因引起，以血糖浓度过低、交感神经兴奋和中枢神经系统功能障碍为主要表现的临床综合征。临床上以空腹时血糖水平低于 2.8mmoL/L 为诊断标准。

**1. 病因及发病机制**

（1）血糖来源过少

1）葡萄糖摄入过少：慢性消化系统疾病、年老体弱者、精神性厌食等长期碳水化合物摄入过少，肝糖原储备少。

2）肝功能衰竭：肝脏是调节血糖最重要器官，当各种严重肝脏疾患时：①肝糖原合成储备不足；②肝细胞对胰岛素分解灭活减少，血液胰岛素水平增高；③肝细胞对雌激素灭活减弱，血液中含量增高，拮抗生长激素及胰高血糖素的作用。

3）肾衰竭：肾衰竭时肾脏糖异生减少和肾脏清除胰岛素能力减低而易发生低血糖。肾性糖尿者尿液失糖也增多。

4）升高血糖激素缺乏：①糖皮质激素缺乏：导致肌蛋白分解减少，肝脏糖异生原料减少，对血糖补充调节能力降低；同时使肝外组织摄取和利用葡萄糖加快；通过抑制脂肪组织动员，血中游离脂酸减少，促进组织摄取葡萄糖，加快低血糖症发生。②胰高血糖素缺乏：对低血糖的反应性降低，负反馈调节机制作用降低，导致低血糖症。

（2）血糖去路明显增加

1）胰岛素作用增强：①胰岛 β 细胞瘤，肿瘤细胞分泌胰岛素增多，患者反复发作低血糖反应；②免疫功能紊乱患者，抗胰岛素受体自身抗体形成，与胰岛素受体结合产生类胰岛素作用可引起低血糖；③自主神经功能紊乱：情绪不稳定的中年女性，精神紧张、焦虑时自主神经功能紊乱，迷走神经紧张性增高使胃排空加速和胰岛素分泌过多。

2）糖消耗过多：可见于高热、重度腹泻和重症甲状腺功能亢进患者。

**2. 低血糖症对机体的影响**

（1）对交感神经内分泌系统影响：低血糖时，交感神经兴奋，出现交感神经兴奋症候综合征。患者往往焦虑、心悸、面色苍白、大汗淋漓、头昏、发冷、饥饿等交感神经兴奋的症状，冠心病患者可因低血糖诱发心肌梗死。

（2）对中枢神经系统的影响：中枢神经系统是对低血糖最为敏感的器官系统。中枢神经系统几乎没有糖存储，需不断由血液提高，低血糖症时脑细胞能量供应不足，患者很快出现神经系统功能异常表现，甚至意识丧失。

## 二、脂代谢紊乱

脂代谢紊乱是指各种遗传性或获得性因素引起血液及其他组织器官中脂类及其代谢产物异常的病理过程。脂代谢的核心是血脂代谢。脂质本身不溶于水，必须与血液中载脂蛋白（apolipoprotein, apo）结合成脂蛋白形式，才能在血液中运输。脂蛋白（lipoprotein）是脂质成分在血液中存在、转运及代谢的形式。血浆脂蛋白代谢紊乱是指各种因素造成血浆中一种或多种脂质成分增高或降低、脂蛋白量和质发生改变，主要表现为高脂蛋白血症和低脂蛋白血症。

### （一）高脂蛋白血症

高脂蛋白血症（hyperlipoproteninemia）是指脂类代谢或运转异常，使血浆中一种或几种脂质高于正常水平的病理过程。

**1. 病因及影响因素**

（1）遗传性因素：遗传是导致脂代谢紊乱最重要的内在因素。有单基因突变和多基因作用的遗传易感性个体发生血脂异常。一些脂蛋白受体、脂蛋白代谢酶和载脂蛋白的遗传性缺陷导致脂蛋白代谢紊乱，出现高脂蛋白血症。

（2）营养性因素：营养是影响血脂水平高低重要的因素。长期大量摄入高胆固醇和高饱和脂肪酸食物均可导致血浆胆固醇水平升高。高血糖刺激胰岛素分泌，促进肝脏合成甘油三酰和 VLDL，导致高甘油三酰血症。

（3）疾病性因素：1 型糖尿病的胰岛素缺乏，2 型糖尿病的胰岛素抵抗，引起甘油三酰水平升高。甲状腺功能减退时，脂质代谢紊乱导致高胆固醇血症、高甘油三酰血症等。

（4）其他因素：酗酒，酒精可增加体内脂质合成，降低 LPL 活性，使甘油三酰分解代谢减慢，导致高甘油三酰血症。缺乏运动者、高龄者易出现高脂蛋白血症。

**2. 对机体的影响**

（1）动脉粥样硬化（atherosclerosis，As）：脂代谢紊乱导致的高脂蛋白血症是 As 发生最基本的危险因素。动脉粥样硬化斑块，病变中的脂质主要是胆固醇和胆固醇酯。

（2）非酒精性脂肪性肝病（non-alcoholic fatty liver disease，NAFLD）：肝细胞内大量沉积甘油三酰，致肝细胞炎性变性、坏死，肝组织纤维化。

（3）肥胖：高脂蛋白血症时，脂质摄取或合成持续增加，使得脂肪组织中脂质贮存量也相应增加，同时脂质的动员分解降低，使脂质在脂肪组织中大量沉积，肥胖发生。

（4）神经系统损害：流行病学调查发现，高脂蛋白血症是神经退行性疾病的重要危险因素，降低血脂可以使神经退行性疾病发生的危险性降低。

（5）肾脏损害：高脂蛋白血症可导致肾动脉粥样硬化，粥样斑块造成肾动脉狭窄，肾脏发生缺血、萎缩、纤维增生，最终肾脏硬化。

**（二）低脂蛋白血症**

低脂蛋白血症在临床上较为少见，对其定义现无统一标准。原发性低脂蛋白血症主要由基因突变遗传因素所致。继发性低脂蛋白血症常因降脂药物使用、恶性肿瘤、甲亢、慢性感染、慢性肝胆和肠道疾病等因素所致。

## 本 章 小 结

发热、缺氧、水电解质代谢紊乱和休克是常见的病理过程，可发生在临床很多疾病的发展过程中，加重病情，甚至导致病人死亡。糖、脂代谢紊乱是很多慢性进行性疾病的重要病理变化基础，引发多器官系统损害，认识其发生原因和发生机制对防治慢性进行性疾病有重要意义。

### 思考题

1. 什么是发热？导致发热的原因主要有哪些？

2. 什么是高钾血症？对机体的主要影响是什么？

3. 休克早期，微循环灌流特点是什么？对机体有什么代偿意义？

（沈　宜）

### 参考文献

1. 阮永华，赵卫星. 病理学. 北京：人民卫生出版社，2013

2. 王建枝，钱睿哲. 病理生理学. 北京：人民卫生出版社，2015

3. 雷寒. 循环系统疾病. 北京：人民卫生出版社，2017

# 第二十章　常见的器官功能不全

心、肺、肾是人体重要的生命器官,很多因素可损害其功能,最终导致器官功能衰竭,威胁其患者生命。

## 第一节　心功能不全

### 一、概述

心脏是推动血液循环的动力泵,通过节律性地收缩与舒张产生有效心输出量,满足机体代谢需要。生理情况下,心脏的泵血功能可随机体代谢需要而适应其变化,称为心力储备。在各种致病原因作用下,心脏的泵血功能[收缩性和(或)舒张性]发生障碍,使心排血量绝对或相对减少,以致不能满足组织代谢需要的病理过程称为心力衰竭(heart failure)。

心功能不全(cardiac insufficiency)包括心脏泵血功能受损后的完全代偿阶段直至失代偿的全过程;心力衰竭仅指心功能不全的失代偿阶段,患者有心排出量减少和肺循环或体循环淤血的症状和体征,两者在本质上是相同的,只是在程度上有所区别。

### 二、心力衰竭的病因、诱因

#### (一)病因

心力衰竭是以心肌损害和心脏负荷过重为基本病因,见表20-1。

表 20-1　心力衰竭常见病因

| 病因 | 常见疾病 |
| --- | --- |
| 心肌原发性损伤 | |
| 　心肌细胞损害 | 心肌梗死、心肌病、心肌炎、心肌中毒 |
| 　心肌代谢障碍 | 维生素缺乏、缺血、缺氧 |
| 心脏负荷长期增加 | |
| 　容量负荷增加 | 瓣膜关闭不全、严重贫血、动-静脉瘘、甲状腺功能亢进 |
| 　压力负荷增加 | 瓣膜缩窄、高血压病、肺源性心脏病、肺动脉高压 |

#### (二)诱因

慢性心功能不全代偿期的病人因诱因的作用,加重心肌损害、增加心肌负担,促进心力衰竭发生。常见的诱因有:

1. **感染**　呼吸道感染是最常见诱因。机制是:①感染时,体温升高,机体基础代谢率提高,心肌耗氧量增加;②发热,心率加快,使心脏舒张期明显缩短,心肌供血供氧减少;③致病微生物及其毒素进入血液直接损伤心肌细胞;④呼吸道感染时,呼吸功能异常进一步加重机体缺氧。

2. **水、电解质代谢和酸碱平衡紊乱**　过快、过多输液使血容量迅速增加，心脏负荷急剧增大，诱发急性心力衰竭。酸中毒时，氢离子通过干扰心肌细胞钙离子转运以及钙离子与肌钙蛋白结合，抑制心肌的收缩。高钾血症和低钾血症，导致心肌心奋性、传导性、自律性等异常，发生严重心律失常，诱发心衰。

3. **心律失常**　快速型心律失常，一方面使心肌耗氧量增加，另一方面舒张期过短又可引起冠脉供血减少。此外，舒张期过短还可引起心室充盈不足，心排出量明显下降。缓慢型心律失常，心率过缓（<40次/分）造成心输出量明显降低。当心脏房、室舒缩活动协调性异常时，不能产生有效的心排血量。

4. **妊娠与分娩**　妊娠期，体内血容量明显增加，心脏前负荷明显增大；分娩时宫缩疼痛、精神紧张，使交感-肾上腺髓质系统兴奋，外周小血管收缩，心脏后负荷明显升高；心率增快，增加心肌耗氧量，同时又减少冠脉对心肌的供血，导致心肌严重缺氧。

过度劳累、情绪激动、药物中毒等均可加重心脏负荷和损害，也是心力衰竭常见诱因。

## 三、心功能不全发展过程中机体的代偿反应

在心肌发生损害或负荷增加时，可激活机体一系列代偿机制，以尽力维持血流动力学平衡。

### （一）心脏代偿反应

包括快速的功能性调整和逐渐发展的以结构变化为基础的综合性代偿反应。

1. **心率加快**　当心排出量减少或心室舒张末期容积及压力上升，通过神经反射引起心交感紧张增强，心率增快。适度的心率加快可提高每分钟心排出量，对维持动脉血压，保证心脑血液灌流有积极意义。

2. **心脏扩张**　当心脏泵血功能降低时，导致心室舒张末期容积增加，心肌纤维初长度一定程度增大，可代偿性增加心肌收缩力，这种伴有心肌收缩力增强的心腔舒张末期容积增大称为心脏紧张源性扩张。

3. **心肌收缩性增强**　交感-肾上腺髓质系统兴奋，儿茶酚胺增加，通过激活 β-肾上腺素受体，进而激活蛋白激酶 A，使钙通道蛋白磷酸化，引起心肌兴奋后胞浆 $Ca^{2+}$ 浓度升度的幅度和速度明显增加，使心肌收缩性增强。

4. **心室重塑**　心室重塑（ventricular remodeling）是在负荷增加和（或）活化的神经-体液等因素持续作用下，所发生的心肌组织结构、代谢和功能一种慢性适应性变化。可表现为：

（1）心肌肥大：是指心肌细胞体积增大所致的心室质（重）量增加。心肌肥大可有两种方式：①向心性肥大（concentric hypertrophy）：在长期压力负荷增高时，心肌细胞受到收缩期心室壁张力持续增高的刺激下，发生以心肌纤维变粗，以室壁厚度变化为主的心室质（重）量增加；②离心性肥大（eccentric hypertrophy）：在长期容量负荷增加时，心肌细胞受到舒张期心室壁张力持续增加刺激下，发生以心肌细胞增长，以心室腔容积增大变化为主的心室质（重）量增大。

适度心肌肥大的代偿作用表现在：因心脏的总质（重）量增加，使心脏总的收缩力提高，有利于维持高负荷状态下的正常心排血量和射血速度；另一方面，室壁增厚在提高心肌承受负荷能力的同时，可使心室壁应力不随之明显增加，因而减少心肌耗氧量增加程度。

（2）心肌细胞表型改变：慢性心功能不全，心肌细胞中参与心肌舒缩作用的功能基因表达变化，低活性的同工型蛋白酶表达增多，取代高活性同工酶，引起蛋白质功能降低，心肌收缩能下降。

（3）非心肌细胞及细胞外基质的变化：心肌肥厚时，非心肌细胞增生性生长，合成细胞外基质增多。心肌肥大早期，心肌细胞肥大与非心肌细胞增生性生长维持相对平衡，利于心脏较长时间处于适应性肥厚状态，心脏功能维持相对稳定。

**（二）心脏以外的代偿**

1. **血容量增加** 当心输出量减少时,肾小球滤过率降低和肾小管对水钠重吸收增加,增加血容量。可增加回心血量和心排血量。

2. **血流重新分布** 由于交感-肾上腺髓质系统兴奋,引起全身血流重新分布,有利于保障心、脑重要生命器官的血液供应。

3. **红细胞增多** 机体慢性缺氧可刺激肾间质细胞分泌促红细胞生成素,红细胞和血红蛋白增多,能提高血液携氧能力,增加机体供氧。

4. **组织利用氧的能力增加** 慢性心功能不全发展过程,组织血液灌流不足,导致组织慢性缺氧,组织细胞可发生适应性功能与结构改变,以提高其摄取和利用氧的能力。

### 四、心力衰竭患者机体功能代谢变化

心力衰竭时,一方面引起心输出量降低,另一方面导致心室内压升高,静脉回流受阻,导致重要器官功能异常。

**（一）心输出量不足**

在临床上表现为低排出量综合征,又称前向衰竭。

1. **心输出量减少** 低心输出量心力衰竭患者的每分钟心输出量低于 3.5L/min。

2. **射血分数降低** 射血分数是指心脏每搏输出量占心室舒张末期容积的百分比。其正常值是0.56~0.78。心力衰竭时,射血分数明显降低。

3. **心率增快** 因交感-肾上腺髓质系统兴奋,心率增快。因此患者早期就可出现心悸症状。

4. **皮肤苍白或发绀** 由于交感神经兴奋皮肤血管收缩,同时心输出量不足,因而皮肤的血液灌流减少,患者皮肤苍白,皮温降低,出冷汗等。

5. **疲乏无力、失眠、嗜睡** 心力衰竭时身体各部肌肉的供血减少,不能为肌肉的运动提供充足的能量;重度心力衰竭时,脑血流下降,病人出现眩晕,严重者发生嗜睡,甚至昏迷。

6. **尿量减少** 心力衰竭时肾小球滤过率下降,肾小管重吸收功能增强,尿量减少。

7. **心源性休克** 急性心力衰竭（如急性心肌梗死）时,由于心排出量急剧减少,导致动脉血压快速下降,器官血液灌注急剧减少。

**（二）静脉淤血**

因心室舒张末期残留血量增多导致压力显著升高,出现静脉淤血综合征,亦称后向衰竭。

1. **体循环淤血** 见于右心衰竭及全心衰竭。

（1）静脉淤血和静脉压升高:右心衰竭时中心静脉压增高,使上下腔静脉血液回流受阻,静脉淤血和静脉压升高。右心衰竭明显时出现颈静脉怒张,肝颈静脉反流征阳性。

（2）心性水肿:其发生机制与毛细血管内压增高和机体水钠潴留密切相关,低蛋白血症也是其重要因素。

（3）肝肿大及肝功能损害:由于肝组织淤血、水肿,导致肝脏肿大,有触痛。还可导致心源性肝硬变。

（4）胃肠功能改变:由于胃肠道慢性淤血和动脉血液灌流不足,病人表现为食欲下降、恶心呕吐、腹泻等。

2. **肺循环淤血** 见于左心衰竭时,严重肺淤血可发展成肺水肿。

（1）呼吸困难:根据肺淤血和水肿的严重程度不同,呼吸困难可出现不同的表现形式:①劳力性呼吸困难;②夜间阵发性呼吸困难;③端坐呼吸。

（2）肺水肿:重症急性左心衰竭时,肺毛细血管内压力急剧升高,血浆大量渗出到肺间质与肺泡而引起急性肺水肿。不及时抢救,可危及生命。

# 第二节 呼吸功能不全

## 一、概述

肺的外呼吸功能包括肺通气和肺换气两个环节,为机体提供氧气、呼出二氧化碳,维持血气平衡和内环境稳定。各种原因导致外呼吸功能严重障碍,在海平面平静呼吸状态下,动脉血氧分压($PaO_2$)低于正常范围,伴有或不伴有动脉二氧化碳分压($PaCO_2$)升高的病理过程称为呼吸功能不全(respiratory insufficiency)或呼吸衰竭(respiratory failure)。

呼吸衰竭根据血气变化特点分为 Ⅰ 型呼吸衰竭($PO_2$ 降低,不伴有 $PCO_2$ 增高)和 Ⅱ 型呼吸衰竭($PO_2$ 降低,伴有 $PCO_2$ 增高)。

## 二、病因和发病机制

### (一)肺通气功能障碍

到达肺泡的通气才能与血液进行气体交换,肺泡通气量称为有效通气量。导致肺泡通气量不足的机制分别是:限制性通气不足和阻塞性通气不足。

**1. 限制性通气不足**

(1)概念:限制性通气不足(restrictive hypoventilation)指吸气时肺泡扩张受限所引起的肺泡通气不足。

(2)原因和机制:①呼吸肌活动障碍:见于呼吸中枢抑制,呼吸肌无力等,胸廓扩张受限,肺泡扩张受限;②胸廓顺应性降低:严重的胸廓畸形、多发性肋骨骨折、胸膜粘连增厚所致胸廓扩张受限;③肺顺应性降低:严重的肺纤维化、肺水肿、肺实变等;④胸腔积液和气胸:肺严重受压,扩张受限。

**2. 阻塞性通气不足**

(1)概念:阻塞性通气不足(obstructive hypoventilation)指气道狭窄或阻塞所致的肺泡通气不足。

(2)原因和机制

1)中央气道阻塞:指气管分叉处以上的气道阻塞。阻塞若位于中央气道的胸外部分,吸气时,气体流经病灶部位引起压力降,造成阻塞部位的气道内压明显低于大气压,使气道腔更为狭窄;而呼气时气道内压力则高于气道外压力,气道扩张,阻塞减轻。此时,患者表现为吸气性呼吸困难(inspiratory dyspnea)。如阻塞位于中央气道的胸内部分,吸气时由于胸内压降低使气道内压大于胸内压,气道呈扩张性变化,阻塞减轻;呼气时则相反,气道外压力(胸内压)上升对阻塞部位产生压迫使阻塞加重,此时,患者表现为呼气性呼吸困难(expiratory dyspnea)。

2)外周气道阻塞:内径小于 2mm 的细支气管,无软骨支撑,管壁与周围肺泡结构紧密相连,气道管径随胸廓扩张及回缩而发生相应的变化。患者表现为呼气性呼吸困难。

**3. 肺通气功能障碍时血气变化** 当总肺泡通气量减少时,首先导致肺泡气氧分压($PO_2$)降低,肺泡气二氧化碳分压($PCO_2$)升高,两者成比例变化,流经肺泡外的血液进行血气交换后,必然导致 $PO_2$ 降低和 $PCO_2$ 升高,两者也成比例变化,发生 Ⅱ 型呼吸衰竭。

### (二)肺换气功能障碍

**1. 弥散障碍** 是指由于肺泡膜面积减少、厚度增加或弥散时间明显缩短所引起的气体交换异常。

(1)弥散障碍原因:见于:①弥散膜面积减少,常见于肺叶切除,肺实变、肺不张、肺水肿等;②弥散膜厚度增加,肺水肿、肺间质纤维化、肺透明膜形成将导致弥散距离增加;③弥散时间缩短,见于血流速度加快情况。

(2)弥散障碍时血气变化:因肺泡膜换气面积储备量很大,血液流经肺泡外的时间充裕。当体力负荷增加等使心输出量增加和肺血流加快时,血液与肺泡接触时间过短,同时又弥散面积减少或厚度增加,才影响氧的弥散速度,而 $CO_2$ 弥散速度快,排出不易受影响。因此,单纯弥散障碍导致Ⅰ型呼吸衰竭。

**2. 肺泡通气与血流比例失调**　肺部疾病时,病变往往呈区域性分布,没有病变的区域可代偿性通气增加或血流增加,肺的总通气量和总血流量正常,但因肺通气或(和)血流分布不均,造成肺泡通气血流比例失调(ventilation-perfusion imbalance),不能进行有效的气体交换。

(1)部分肺泡通气不足:慢性支气管炎、慢性阻塞性肺气肿、支气管哮喘等病变部位的肺泡通气量明显减少,血流却未相应减少,造成 $V_A/Q$ 显著降低,以致流经这部分肺泡的静脉血未经充分动脉化便掺入动脉血内。这种情况类似动-静脉短路,故称功能性分流(functional shunt),又称静脉血掺杂(venous admixture)。

部分肺泡通气不足时血气变化:病变部位 $V_A/Q$ 降低,使流经这部分肺泡的静脉血不能充分动脉化, $PaO_2$ 和氧含量降低, $PCO_2$ 和 $CO_2$ 含量升高,由此兴奋呼吸中枢,引起呼吸运动加深加快,正常肺泡代偿性通气量增加,以致代偿部分肺泡 $V_A/Q$ 增大。流经这部分肺泡的氧分压升高,但氧含量增加很少,而 $PCO_2$ 和 $CO_2$ 含量均明显降低。最终病变部位和正常部位的血液混合后,动脉血的 $PaO_2$ 和氧含量均降低,而 $PCO_2$ 和 $CO_2$ 含量则可正常。甚至因代偿性通气过度,可使 $PCO_2$ 降低。当病变范围大时,总肺泡通气量降低,则 $PCO_2$ 也可高于正常,见表20-2。

表 20-2　功能性分流增加时血气变化特点

| | 病变肺区 | 健康肺区 | | 全肺 | |
|---|---|---|---|---|---|
| $V_A/Q$ | <0.8 | >0.8 | =0.8 | >0.8 | <0.8 |
| $PO_2$ | ↓↓ | ↑↑ | ↓ | ↓ | ↓ |
| $CaO_2$ | ↓↓ | ↑ | ↓ | ↓ | ↓ |
| $PCO_2$ | ↑↑ | ↓↓ | N | ↓ | ↑ |
| $CaCO_2$ | ↑↑ | ↓↓ | N | ↓ | ↑ |

注:N 为正常; $PO_2$ 为动脉血氧分压; $PCO_2$ 为动脉血二氧化碳分压; $CaO_2$ 为动脉血氧含量; $CaCO_2$ 为动脉血二氧化碳含量

(2)部分肺泡血流不足:病变部分肺泡血流减少,通气正常, $V_A/Q$ 升高,肺泡通气不能充分被利用,称为死腔样通气(dead space like ventilation)。肺动脉分支栓塞、炎症、肺动脉收缩使肺毛细血管床大量破坏,使流经该部分肺泡的血液明显减少。

部分肺泡血流不足时血气变化:病变部位 $V_A/Q$ 明显增大,流经此处的血液中 $PO_2$ 显著升高,但血氧含量增加有限。非病变部位肺泡外血流量代偿性增加,使 $V_A/Q$ 减小,流经此处的血液却不能充分氧合,造成 $PO_2$ 和氧含量明显降低, $PCO_2$ 和 $CO_2$ 含量明显增高。这两部分血液混合而成的动脉血的 $PO_2$ 和氧含量均降低,而 $PCO_2$ 和 $CO_2$ 含量则决定于代偿性呼吸增强的程度,可正常或降低,病变范围较大及代偿性通气不足时, $PCO_2$ 也可高于正常,见表20-3。

表 20-3　死腔样通气时血气变化特点

| | 病变肺区 | 健康肺区 | | 全肺 | |
|---|---|---|---|---|---|
| $V_A/Q$ | >0.8 | <0.8 | =0.8 | >0.8 | <0.8 |
| $PO_2$ | ↑↑ | ↓↓ | ↓ | ↓ | ↓ |
| $CaO_2$ | ↑ | ↓↓ | ↓ | ↓ | ↓ |
| $PCO_2$ | ↓↓ | ↑↑ | N | ↓ | ↑ |
| $CaCO_2$ | ↓↓ | ↑↑ | N | ↓ | ↑ |

注:N 为正常; $PO_2$ 为动脉血氧分压; $PCO_2$ 为动脉血二氧化碳分压; $CaO_2$ 为动脉血氧含量; $CaCO_2$ 为动脉血二氧化碳含量

(3)解剖分流增加:部分静脉血经支气管静脉和极少的肺内动-静脉交通支直接流入肺静脉,称为解剖分流(anatomic shunt)或称真正分流(true shunt)。支气管扩张症患者有支气管血管扩张和肺内动-静脉短路开放,解剖分流明显增多,发生呼吸衰竭。

### 三、机体代谢功能变化

呼吸功能不全所导致的低氧血症和高碳酸血症是全身各器官系统功能代谢变化的基础。早期常以代偿适应性反应为主,晚期则出现严重的功能代谢紊乱。

#### (一)酸碱平衡与电解质紊乱

1. **呼吸性酸中毒**　Ⅱ型呼吸衰竭患者,总肺泡通气量不足,$CO_2$在体内潴留产生高碳酸血症引起呼吸性酸中毒。可发生高钾血症。

2. **代谢性酸中毒**　因缺氧无氧代谢作用,乳酸等酸性代谢产物增多,如合并肾功能不全,排酸保碱能力下降,导致代谢性酸中毒。

3. **呼吸性碱中毒**　多见于Ⅰ型呼吸衰竭患者,缺氧引起肺通气过度,$CO_2$排出过多所致。呼吸性碱中毒时血清钾浓度可降低。

#### (二)呼吸系统变化

1. **对呼吸中枢功能影响**

(1)$PO_2$低于60mmHg时,通过刺激颈动脉体主动脉体化学感受器,兴奋呼吸中枢;当$PO_2$低于30mmHg时,可直接抑制呼吸中枢;

(2)$PCO_2$增高,通过刺激中枢化学感受器兴奋呼吸中枢,但当$PCO_2$大于80mmHg时直接抑制呼吸中枢。

2. **不同原因所致呼吸衰竭对呼吸运动影响**

(1)中枢性呼吸衰竭:呼吸浅而慢;节律紊乱。

(2)外周性呼吸衰竭:肺顺应性降低、限制性通气障碍的疾病刺激肺牵张感受器、肺毛细血管旁感受器,引起浅而快的呼吸;阻塞性通气障碍的疾患引起呼吸运动增强,呈吸气式或呼气式呼吸困难。

#### (三)循环系统变化

当$PO_2$降低和$PCO_2$升高时,心血管运动中枢兴奋,心率加快、心肌收缩力增强、外周血管收缩,同时呼吸运动增强使静脉回心血流增多,使心排出量增加。当缺氧和二氧化碳潴留进一步加重,可直接抑制心血管中枢和心脏活动,血管扩张,血压下降、心肌收缩力降低、心律失常等严重后果。呼吸功能异常可累及心脏,导致肺源性心脏病(pulmonary heart disease)发生。

#### (四)中枢神经系统变化

脑细胞对缺氧十分敏感。$PO_2$降至60mmHg时,出现智力和视力减退;$PO_2$低于50mmHg,出现一系列神经精神症状,如头痛、定向与记忆障碍、精神错乱、嗜睡以至昏迷。慢性呼吸衰竭$CO_2$潴留和缺氧都可引起中枢神经的损伤,特别是当$PCO_2$大于80mmHg时,可引起头痛、头晕、烦躁不安、言语不清、扑翼样震颤、精神错乱、嗜睡、抽搐、呼吸抑制等。由呼吸衰竭引起的脑功能障碍称为肺性脑病(pulmonary encephalopathy)。

## 第三节　肾功能不全

肾脏对维持人体内环境稳定发挥重要作用。肾脏的三大主要生理功能:①排泄功能:通过泌尿作用排泄体内代谢终产物;②调节功能:在泌尿过程中调节并维持体内水、电解质和酸碱平衡;③内分泌功能:肾脏内不同细胞分泌肾素、促红细胞生成素、1-α羟化酶和前列腺素等多种生物活性物质,灭活促胃泌素和甲状旁腺激素,参与机体血压调节、红细胞生成和钙磷代谢等。

当某些病因引起肾脏功能严重障碍时,导致体内多种代谢产物和毒物蓄积,水和电解质代谢及酸碱平衡紊乱,以及肾脏内分泌功能障碍,出现相应临床表现的综合征称为肾功能不全(renal insufficiency)或肾衰竭(renal failure)。肾功能不全是指肾脏功能发生障碍由轻到重的整个过程,肾衰竭则是前者的晚期失代偿阶段。

根据病因和病程发展速度不同,可将肾功能不全分为急性和慢性两种,二者发展到最严重阶段表现出明显全身中毒症状,即尿毒症。

## 一、急性肾衰竭

急性肾衰竭(acute renal failure,ARF)是指各种原因在短期内引起双侧肾脏泌尿功能急剧减退,导致机体内环境出现严重紊乱并伴有相应临床表现的综合征,其主要表现为氮质血症、水中毒、高钾血症和代谢性酸中毒。

### (一)分类和病因

1. **分类**　根据有无肾脏实质结构损害可分为:①功能性;②器质性。根据尿量的变化分为:①少尿型;②非少尿型。根据发病环节可将其分为:①肾前性;②肾性;③肾后性。

2. **病因**　①肾前性因素,是指引起肾脏血液灌流量急剧下降的各种因素,常见于休克的早期;②肾性因素,是指引起肾脏器质性结构损伤的各种因素。持续性肾缺血,肾毒物作用,肾脏本身疾患;③肾后性因素,是指肾脏以下尿路(从肾盏到尿道口)急性梗阻引起的急性肾衰竭。

### (二)发病过程及功能代谢变化

少尿型急性肾衰竭的发病过程分为少尿期、多尿期和恢复期三个阶段。

1. **少尿期**　该阶段一般数天至数周,时间越久,往往预后越差。少尿期也是病情最危重阶段,机体内环境严重紊乱。

(1)尿变化:①少尿或无尿:患者出现明显少尿(尿量<400ml/24h)或无尿(尿量<100ml/24h);②低比重尿:尿液比重固定在1.010~1.015,由于肾脏的尿浓缩稀释功能障碍所致;③尿钠高:肾小管功能异常后对钠的重吸收障碍所致;④血尿、蛋白尿和管型尿:由于肾小球滤过功能障碍和肾小管上皮坏死脱落可致尿中出现红细胞、白细胞和蛋白质等;尿沉渣检查可见透明、颗粒和细胞管型。

功能性急性肾衰竭患者,因其肾小球、肾小管结构功能正常,少尿是由于GFR显著降低,以及远曲小管集合管对钠水重吸收增加所致,而器质性肾衰竭发生了肾小球和肾小管结构功能损伤。两者少尿发生机制不同,尿液的成分常有很大差异(表20-4)。

表20-4　功能性与器质性ARF少尿期尿液变化的比较

| | 功能性急性肾衰竭 | 器质性急性肾衰竭 |
| --- | --- | --- |
| 尿比重 | >1.020 | <1.015 |
| 尿渗透压(mmol/L) | >500 | <350 |
| 尿钠含量(mmol/L) | <20 | >40 |
| 尿蛋白 | 阴性 | +~++++ |
| 尿沉渣镜检 | 基本正常 | 各种管型,红白细胞和坏死上皮细胞 |
| 甘露醇利尿效果 | 佳 | 差 |

(2)水中毒:因少尿和机体分解代谢增强内生水产生增多等原因,导致体内水潴留,从而发生稀释性低钠血症和细胞水肿。

(3)高钾血症:是病人致死主要原因。发生机制是:①尿量显著减少致使体内钾的排出减少;②细胞损伤和分解代谢增强,促使细胞内钾向细胞外释放;③酸中毒发生后引起细胞内钾离子向细胞外转移。

(4)代谢性酸中毒:其发生机制:①GFR降低引起酸性代谢产物在体内蓄积;②肾小管泌$H^+$和泌$NH_4^+$能力降低,使碳酸氢钠的重吸收减少;③分解代谢增强,体内固定酸产生增加。

(5)氮质血症(azotemia):血中尿素、肌酐等非蛋白氮含量可显著升高,称为氮质血症。是由于肾脏排泄功能障碍及体内蛋白质分解代谢增强所致。

2. **多尿期** 当 AFR 患者尿量增加至 400ml/d 以上时,即表示已经度过危险的少尿期进入多尿期,说明肾小管上皮细胞开始修复再生。有时尿量可多至 3000ml/d 或更多。

多尿期患者肾脏对水电解质、酸碱平衡的调节功能尚未完全恢复正常,往往由于水和电解质的大量排出,易发生脱水、低钾血症和低钠血症。

3. **恢复期** 肾小管功能的完全恢复需要数月乃至更长时间。此期患者尿量逐渐恢复正常,血中非蛋白氮含量下降,水、电解质和酸碱平衡紊乱得到纠正。少数患者由于肾小管上皮细胞的严重破坏,引起肾组织纤维化而转变为慢性肾衰竭。

## 二、慢性肾衰竭

各种慢性肾脏疾病引起肾单位进行性破坏,当残存有功能的肾单位不能充分排出代谢废物和维持内环境稳定时,发生代谢产物及毒性物质在体内蓄积,水、电解质代谢和酸碱平衡紊乱,以及肾脏内分泌功能障碍,并伴有一系列临床症状的病理过程,称为慢性肾衰竭(chronic renal failure,CRF)。CRF 呈渐进性发展,病程迁延,最终以尿毒症而致患者死亡。

### (一)病因

凡能导致肾实质渐进性破坏的疾病均可引起 CRF。

1. **原发性肾脏疾患** 慢性肾小球肾炎、慢性肾盂肾炎、多囊肾、肾结核、肾尿路慢性梗阻如肿瘤、前列腺肥大、尿路结石等。

2. **全身性疾患** 糖尿病肾病、系统性红斑狼疮、高血压性肾损害、过敏性紫癜肾炎、狼疮性肾炎、痛风等。

### (二)慢性肾衰竭的发展过程

肾脏有强大的代偿储备能力,肾脏结构破坏和功能减退是渐进发展的过程,根据肾功能变化,这个过程分为四期。

1. **肾储备功能降低期** 在轻中度肾脏受损时,未受损的肾单位尚能维持内环境稳定,内生肌酐清除率在正常值的 30% 以上,血液生化指标无明显改变,也无临床症状。但肾脏贮备功能降低,在水、钠、钾负荷突然增加时,引起内环境紊乱。

2. **肾功能不全期** 肾脏进一步受损,肾脏功能储备已基本耗竭,肾脏已不能维持机体内环境稳定,机体出现多尿、夜尿,常有轻度氮质血症和贫血,内生性肌酐清除率下降至正常值的 25% ~ 30%。

3. **肾衰竭期** 肾脏内生肌酐清除率已降至正常值的 20% ~ 25%,患者出现较重的氮质血症、酸中毒、高磷血症、低钙血症、严重贫血、多尿、夜尿等表现,并伴有部分尿毒症中毒症状。

4. **尿毒症期** 内生肌酐清除率下降至正常的 20% 以下,有明显的水、电解质代谢和酸碱平衡紊乱及多系统功能障碍,并出现一系列尿毒症中毒症状。

### (三)慢性肾衰竭机体功能及代谢变化

1. **尿的变化**

(1)尿量变化:CRF 的早期常出现夜尿(夜间排尿增多)、多尿(>2000ml/24h),到晚期出现少尿。

(2)尿渗透压变化:①低渗尿:CRF 早期患者,因肾浓缩功能减退,尿液比重最高不超过 1.020(正常尿比重为 1.001 ~ 1.035),称为低渗尿(hyposthenuria);②等渗尿:CRF 晚期患者,因肾浓缩与稀释功能均异常,尿渗透压接近血浆晶体渗透压(260 ~ 300mmol/L),尿比重固定在 1.008 ~ 1.012 之间,称为等渗尿(isosthenuria)。

(3)尿成分变化:随着肾脏结构损伤,患者尿中出现蛋白质、红细胞、白细胞和管型等。

2. **氮质血症** CRF 患者由于肾小球滤过功能降低,使机体含氮代谢产物储留体内,血中非蛋白氮(NPN)浓度升高,发生氮质血症。

**3. 水、电解质及酸碱平衡紊乱**

（1）水钠代谢障碍：CRF时，由于肾单位大量结构被破坏，肾脏对水钠代谢的调节能力明显减退。当水摄入过多，可发生水潴留；当严格限制水摄入时，尿量不能相应的减少，可发生脱水；过于限制钠的摄入时，易引起低钠血症；钠摄入过多，易造成水钠潴留。

（2）钾代谢障碍：CRF早期患者，尿量多，血钾浓度一般在正常范围。但对钾代谢的调节能力降低，在以下情况下易发生低钾血症：①因食欲减退进食减少导致钾摄入不足；②呕吐、腹泻所致的钾丢失过多；③使用排钾类利尿剂引起尿钾排出增多。CRF患者晚期则常发生高钾血症，其机制为：①尿量过少以致钾排出减少；②使用保钾利尿剂；③代谢性酸中毒；④机体分解代谢增强；⑤溶血；⑥含钾饮食或药物摄入过多。

（3）钙、磷代谢障碍

1）高血磷：随着病情进一步发展，健存肾单位数量过少时，尿磷排出随尿量明显减少而减少，血磷就升高。同时继发性PTH分泌增多具有促进溶骨作用，使血磷水平进一步上升。

2）低钙血症：其机制：①血液中钙、磷浓度之间有一定关系，当血磷浓度升高时，血钙浓度就会降低；②肾实质破坏后，25-（OH）-$D_3$羟化为1,25-（OH）$_2$-$D_3$的功能发生障碍，肠道对钙的吸收减少；③血磷升高时引起肠道分泌磷酸根增多，后者在肠内与食物中的钙结合形成难溶解的磷酸钙，妨碍肠道对钙的吸收；④尿毒症毒素使胃肠道黏膜受损，影响肠道对钙磷的吸收。血钙浓度降低可使骨质钙化障碍。

（4）代谢性酸中毒：CRF患者因受损肾单位逐渐过多，排酸保碱能力降低。

**4. 肾性骨营养不良**　CRF时，由于钙磷代谢障碍引起继发性甲状旁腺功能亢进、维生素$D_3$活化障碍和酸中毒等引起的骨病称为肾性骨营养不良（renal osteodystrophy）或肾性骨病。其发病机制如下（图20-1）：

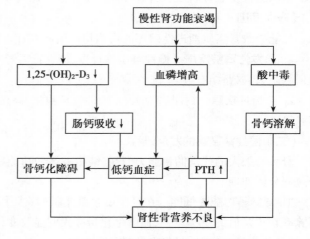

图 20-1　肾性骨营养不良发病机制

（1）高血磷、低血钙和继发性甲状旁腺功能亢进：CRF晚期，高血磷所致的PTH分泌增多，PTH的溶骨作用导致骨质脱钙增加。血钙浓度降低可使骨质钙化障碍。

（2）维生素$D_3$活化障碍：CRF时，有活性的1,25-（OH）$_2$-$D_3$生成减少，导致肠钙吸收减少和骨质钙化障碍。

（3）酸中毒：CRF时，慢性代谢性酸中毒，发生骨盐溶解缓冲血液中$H^+$。

**5. 肾性高血压**　因肾实质病变导致的高血压称为肾性高血压（renal hypertension），其发生机制如下：①水钠潴留 CRF时，由于肾脏排钠、排水功能降低，发生水钠潴留而引起血容量增高和心排出量增多；②肾素分泌增多，当慢性肾小球肾炎、肾小动脉硬化症、肾硬化症等疾病引起慢性肾衰时，常伴有RAAS的活性增高，血液中血管紧张素Ⅱ形成增多可直接引起小动脉收缩，使外周阻力增加，又能促使醛固酮分泌增多，导致水钠潴留；③肾脏生成的降压物质减少，患者由于肾单位大量被破坏，肾脏产生释放激肽、$PGA_2$和$PGE_2$等降压物质减少。

**6. 出血倾向**　慢性肾衰竭患者常有皮下淤斑和黏膜出血，鼻出血和胃肠道出血等，其主要机制是血液中潴留的毒性物质抑制血小板功能所致。

**7. 肾性贫血**　CRF患者常伴发贫血，称为肾性贫血（renal anemia）。其发生机制为：①肾脏受损，促红细胞生成素（EPO）生成减少，导致骨髓红细胞生成减少；②体内潴留的毒性物质抑制骨髓的造血

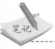

功能;③因血小板凝血功能异常导致的出血;④蓄积的毒性物质加速红细胞破坏。

## 三、尿毒症

尿毒症(uremia)是指急性和慢性肾衰竭的最严重阶段,由于肾单位大量被破坏,导致机体严重的内环境紊乱和肾脏内分泌功能失调,同时因代谢产物和内源性毒性物质大量体内蓄积引起一系列自体中毒症状的综合征。

### (一)尿毒症毒素

尿毒症患者机体功能代谢异常,除与内环境紊乱和内分泌功能异常有关外,其中内源性毒性物质在发病中具有重要作用。

尿毒症毒素的来源:①正常代谢产物在体内蓄积,如多胺、尿素和胍等;②外源性毒物在体内潴留,如铝等;③毒性物质经代谢产生的新毒性物质;④生理活性物质浓度持续升高,如PTH等。

### (二)尿毒症患者功能代谢变化

尿毒症患者除有CRF都具有的内环境紊乱、贫血、出血倾向、高血压外,还出现多个器官系统功能异常和代谢紊乱所导致的临床表现。

## 本 章 小 结

心脏、肺、肾脏各自发挥着维持生命的重要功能。各种损害心肌细胞结构和代谢,增加心脏负荷的因素可导致心脏功能损害,心输出量减少和静脉血液回流障碍。肺的通气和换气功能异常,使血液中氧气减少可同时合并二氧化碳增高。肾脏功能损害,导致内环境严重紊乱。

## 思考题

1. 心功能不全发展过程中,机体可出现哪些代偿适应反应。
2. 少尿型急性肾衰竭少尿期机体主要功能代谢变化是什么?
3. 慢性肾衰竭的主要病因有哪些?

（沈　宜）

## 参考文献

1. 商战平主编. 病理生理学. 北京:北京大学医学出版社,2015
2. 胡丽娜,苟欣主编. 泌尿生殖系统疾病. 北京:人民卫生出版社,2017
3. 王建枝,钱睿哲主编. 病理生理学. 北京:人民卫生出版社,2015

# 第二十一章 药理学基础

药物(drug)指用于预防、诊断、治疗及计划生育等方面的物质。药理学(pharmacology)是研究药物与机体(含病原体)相互作用的学科,其研究内容包括药物效应动力学(pharmacodynamics,简称药效学)和药物代谢动力学(pharmacokinetics,简称药动学)。药效学研究药物对机体的作用及其机制;药动学研究机体对药物的作用即药物在体内的吸收、分布、代谢和排泄过程及规律。

## 第一节 药物效应动力学

### 一、药物的基本作用

#### (一)药物作用与药理效应

药物作用(drug action)是指药物对机体的初始作用。药理效应(pharmacological effect)是药物作用的结果,表现为机体器官原有功能水平的改变,功能提高称为兴奋,功能降低称为抑制。二者意义相近,通常不严格区别。

药物作用具有特异性,取决于其化学反应的专一性,其物质基础是药物的化学结构。药物作用还具选择性,有些药物可影响机体的多种功能,选择性低;有些药物只影响机体的少数或一种功能,选择性高;选择性主要与药物在体内的分布不均匀、机体组织细胞的结构和功能存在差异等有关。药物作用特异性强并不一定引起选择性高的药理效应,如阿托品特异性阻断 M 胆碱受体,但其药理效应选择性并不高,对心血管、平滑肌、腺体及 CNS 都有影响。作用特异性强和(或)效应选择性高的药物针对性较好。反之,效应广泛的药物副反应较多。

#### (二)治疗作用与不良反应

1. 治疗作用 是指药物作用的结果有利于改变患者的生理、生化功能或病理过程,使患病的机体恢复正常,包括对因治疗、对症治疗和补充治疗。对因治疗目的是消除原发致病因子,彻底治愈疾病,如用抗生素杀灭体内致病菌。对症治疗用药目的为缓解症状,如感冒发热时应用阿司匹林解热、镇痛。补充治疗又称为替代治疗,补充营养性物质或内源性活性物质缺乏,如铁剂治疗缺铁性贫血。

2. 不良反应 凡与用药目的无关,并为患者带来不适或痛苦的反应统称为药物不良反应(adverse reaction)。主要有以下几类:

(1)副作用(side reaction):又称副反应,指治疗剂量下出现的与治疗目的无关的作用。副作用是由于药物选择性低,药理效应涉及多个器官,当某一效应用作治疗目的时,其他效应就成为副反应。如用阿托品解除胃肠痉挛时,可引起口干、心悸、便秘等副反应。副反应是药物本身固有的作用,多数较轻微并可预料,但不一定能避免。

(2)毒性反应(toxic reaction):指药物剂量过大或体内蓄积过多时发生的危害性反应,多较严重,可以预知。短时间内大剂量用药所致急性毒性多损害循环、呼吸及神经系统功能;长期药物蓄积所致慢性毒性多损害肝、肾、骨髓、内分泌等功能,致癌、致畸胎和致突变反应也属于慢性毒性。

（3）后遗效应（residual effect）：指停药后血药浓度降至阈浓度以下时残存的药理效应,如服用催眠药后,次晨出现乏力、困倦等"宿醉"现象。

（4）停药反应（withdrawal reaction）：指病人长期用药后突然停药,原有疾病复发或症状加重。如长期服用可乐定降血压,停药次日血压显著回升。

（5）变态反应（allergic reaction）：也称过敏反应（hypersensitive reaction）,是药物作为抗原或半抗原引起的病理性免疫反应,常见于过敏体质患者。反应性质与药物原有效应无关,药理性拮抗药解救无效。反应严重程度差异大,从轻微的皮疹、发热至造血系统抑制、肝肾损害、休克等。致敏物质可以是药物或其代谢物或是制剂中杂质。用前需做皮肤过敏试验,但仍有少数假阳性或假阴性反应。

（6）特异质反应（idiosyncratic reaction）：指少数特异体质病人因先天遗传异常对某些药物产生的遗传性异常反应。病人对药物的敏感性增高,反应性质与常人不同,但与药物固有的药理作用基本一致,反应严重程度与剂量成正比,药理性拮抗药解救有效。如骨骼肌松弛药琥珀胆碱发生的特异质反应是先天性血浆胆碱酯酶缺乏所致。这种反应不是免疫反应,故不需预先敏化过程。

（7）药物依赖性（drug dependence）：是由药物与机体相互作用引起的一种身体和精神的依赖状态,表现出强迫性或定期觅药行为和其他反应。有生理依赖性和精神依赖性两种情况。生理依赖即身体依赖性,指反复使用有依赖性的药物所造成的身体适应状态,一旦停药,患者会出现一系列生理功能紊乱,称为戒断综合征（withdrawal syndrome）。精神依赖是指用药后机体产生愉悦、满足与欣快感,在精神上无法自制反复用药的强烈欲望造成药物滥用。

## 二、药物剂量与效应关系

剂量-效应关系（dose-effect relationship）简称量-效关系,是指药理效应与剂量在一定范围内成比例。用效应强度为纵坐标,药物剂量或药物浓度为横坐标作图则得剂量效应曲线（dose-effect curve）,有如下几个主要名词概念：

最小有效量（minimal effective dose）或最低有效浓度（minimal effective concentration）即刚能引起效应的阈剂量或阈浓度。

效能（efficacy）指药物所能产生的最大效应,是药物的重要特征,反映药物内在活性的大小。半最大效应浓度（concentration for 50% of maximal effect,$EC_{50}$）是指能引起50%最大效应的浓度。

效价强度（potency）简称效价,指能引起同等效应所需要的药物相对浓度或剂量,其值越小则效价越大,反映药物与受体亲和力的大小。

有效量（effective dose）指产生明显效应的药物剂量,反映药物治疗效应的重要数据。半数有效量（median effective dose,$ED_{50}$）是使50%的个体出现阳性反应的药物剂量,95%有效量（$ED_{95}$）是使95%的个体出现阳性反应的药物剂量。

半数致死量（median lethal dose,$LD_{50}$）是引起50%个体死亡的药物剂量,反映药物毒性大小指标。

量-效关系可用来分析药物安全性。常用安全性指标有两种：治疗指数（therapeutic index,TI）是药物的$LD_{50}/ED_{50}$的比值,治疗指数大的药物相对较治疗指数小的药物安全;安全范围是95%有效量（$ED_{95}$）与5%致死量（$LD_5$）或99%有效量（$ED_{99}$）与1%致死量（$LD_1$）之间的距离,范围愈大,药物愈安全。

## 三、药物作用机制

药物的作用机制主要有以下几种方式：

### （一）理化反应

通过简单的物理作用或化学反应产生药理效应。如抗酸药通过中和胃酸治疗消化性溃疡。

### （二）参与或干扰细胞代谢,补充内源性物质

治疗相应物质缺乏所致疾病,如铁制剂治疗缺铁性贫血等。

### （三）影响生理性物质的合成、转运与释放

影响无机离子、代谢物、神经递质、激素等在体内的转运过程而发挥作用。如呋塞米抑制髓袢升支粗段 $Na^+$-$K^+$-$2Cl^-$ 同向主动转运而发挥强大利尿作用。

### （四）影响酶的活性

药物可以通过影响参与细胞生命活动的各种酶类来发挥作用。如新斯的明竞争性抑制乙酰胆碱酯酶而产生拟胆碱作用。

### （五）影响核酸代谢

药物可通过干扰核酸代谢过程，影响蛋白质合成与细胞分裂而发挥疗效。如喹诺酮类抗菌药。

### （六）非特异性作用

有的药物无特异性作用靶点与作用机制，如消毒防腐药引起蛋白质变性，用作体外杀菌或防腐。

## 四、药物与受体

### （一）受体与配体

受体（receptor）是存在于细胞膜或细胞内，能与相应的配体特异性结合并传递信息，引起特定效应的生物大分子物质。配体（ligand）是能与受体结合的物质，包括内源性神经递质、激素、自身活性物质及外源性药物等。

### （二）作用于受体的药物分类

根据药物与受体结合后所产生效应的不同，将与受体作用的药物分为激动药和拮抗药 2 类：

1. **激动药**　受体激动药（agonist）兼具亲和力和内在活性，与受体结合（亲和力）并激动受体（内在活性）而产生效应。

2. **拮抗药**　受体拮抗药（antagonist）对受体有较强亲和力但无内在活性，其本身不激动受体，却因占据受体、阻碍激动药与受体结合而呈现拮抗作用。

# 第二节　药物代谢动力学

药物代谢动力学简称药动学，研究药物的体内过程（包括吸收、分布、代谢和排泄），并运用数学原理和方法阐释体内药物浓度随时间变化的规律。

## 一、药物分子的跨膜转运

### （一）滤过

滤过（filtration）是指水溶性药物借助膜两侧流体静压或渗透压差通过细胞膜的水性通道被水带到低压侧的过程，又称水溶性扩散，属被动转运方式。

### （二）简单扩散

绝大多数药物按此种方式通过生物膜。简单扩散（simple diffusion）指脂溶性药物溶解于细胞膜的脂质层，顺浓度差通过细胞膜的过程，属被动转运方式。其扩散速度与药物脂溶性和膜两侧药物浓度差成正比。

### （三）载体转运

载体转运（carrier-mediated transport）是指细胞膜上的跨膜蛋白在细胞膜的一侧与药物或生理性物质结合后，构型发生改变，在细胞膜另一侧将结合的药物或内源性物质释出的过程。有主动转运和易化扩散两种方式。主动转运指药物以跨膜蛋白为载体逆电化学差转运的过程，需要耗能。易化扩散指药物以跨膜蛋白为载体顺电化学差转运的过程，不需要能量，属被动转运。如维生素 $B_{12}$ 在胃肠道吸收是以易化扩散方式进行。

### （四）膜动转运

膜动转运（membrane moving transport）指大分子物质通过膜的运动而转运，包括胞饮和胞吐。胞饮（pinocytosis）即吞饮或入胞，指某些液态蛋白质或大分子物质以细胞膜的内陷形成吞饮小泡方式进入细胞内。如脑垂体后叶粉经鼻黏膜给药以胞饮方式吸收。胞吐（exocytosis）即胞裂外排或出胞，指胞质内的大分子物质通过外泌囊泡的方式排入细胞外的过程。如腺体分泌及递质的释放。

## 二、药物的体内过程

### （一）吸收

吸收指药物自给药部位进入血液循环的过程。药物经过吸收进入血液循环后才能发挥全身作用。影响药物吸收的因素有药物的理化性质、制剂及给药途径等。一般而言，药物分子小、脂溶性高、极性低，则易吸收。口服给药，不同剂型药物吸收快慢顺序为：水溶液、粉剂、胶囊、片剂。注射给药，水溶液制剂吸收较快，油剂及混悬剂因易于滞留在注射部位而吸收较慢。

1. **口服**　是最常用的给药途径，给药方便，多数药物能充分吸收。因药物进入全身血液循环之前要经过口腔、食道、胃、肠及肝脏等器官，故吸收速度较慢，影响因素较多。小肠内 pH 近中性，黏膜吸收面积大，且小肠的蠕动缓慢使药物与黏膜的接触机会增加，为药物吸收的主要部位。

药物自胃肠道吸收经门静脉进入肝脏而后进入体循环，部分药物在进入体循环之前，被胃肠黏膜和（或）肝脏的代谢酶代谢，使进入体循环的药量明显减少，药效下降，称为首过消除（first pass elimination），也称首关代谢或首关效应。

2. **注射给药**　静脉滴注和静脉注射可使药物迅速进入体循环，无吸收过程。肌内注射及皮下注射药物主要经毛细血管以简单扩散和滤过方式吸收，避免了肠液中酸、碱及消化酶对药物影响和首过消除，一般较口服吸收快。吸收速率取决于注射部位血液循环，肌肉组织的血流量比皮下组织丰富，因而肌内注射通常比皮下注射吸收快。

3. **吸入给药**　气体、挥发性药物及易于气化的药物，可通过口鼻吸入经肺吸收。肺泡表面积大，肺血流量丰富，药物吸收迅速，仅次于静脉给药，如平喘药沙丁胺醇气雾吸入可迅速解除支气管痉挛，用于控制支气管哮喘急性发作。

4. **舌下和直肠给药**　舌下给药可从舌下静脉迅速吸收，直接进入全身循环，用于少数用量小且脂溶性高的药物。如舌下含化硝酸甘油片可避免首关消除，迅速缓解心绞痛。大部分直肠给药是为了产生吸收作用，吸收面积小，吸收速度慢且不规则，可避免部分首过消除，用于少数刺激性强或者不能口服的药物。

5. **局部用药**　皮肤、眼、鼻、咽喉等部位局部用药产生局部作用。

6. **经皮给药**　有些药物可以透过皮肤吸收，如在胸前区贴上硝酸甘油贴剂可预防心绞痛发作，若在制剂中加入透皮剂，则可增快吸收速度。

### （二）分布

药物吸收后随血液循环到达全身各组织器官的过程称为分布（distribution）。药物在体内的分布受很多因素影响，包括药物自身的理化性质、毛细血管通透性、器官和组织的血流量、与血浆蛋白和组织蛋白结合能力、局部的 pH、药物载体转运蛋白的数量和功能状态、特殊组织膜的屏障作用等。

1. **血浆蛋白的结合率**　多数药物在血浆中以一定比例与血浆蛋白结合而形成结合型药物，与游离型药物同时存在于血液中。结合型药物不能跨膜转运，是药物在血液中的一种暂时贮存形式，一般不产生药效。因而药物与血浆蛋白的结合影响药物在体内的分布、转运速度以及作用强度和消除速率。药物与血浆蛋白的结合为可逆性，特异性低，有竞争性和饱和性。药物之间可竞争同一种蛋白结合位点而相互置换，如磺酰脲类降血糖药血浆蛋白结合率高，当与血浆蛋白结合率约 99% 的抗凝血药双香豆素合用时，可从血浆蛋白结合部位被置换出来，游离药物浓度上升引起血糖过低，严重时甚至出现低血糖休克。

2. **组织器官血流量及与药物亲和力**　药物从血液流向器官组织的分布速度主要取决于组织器官的血流量,分布的量则与组织器官对药物的亲和力相关。如肝、肾、脑、肺等血流丰富的器官药物分布较快。静脉注射麻醉药硫喷妥钠,首先迅速分布到血流量大的脑组织发挥作用,随后因其脂溶性高又向血流量少、亲和力高的脂肪组织转移,使患者迅速苏醒,这种现象称为药物的再分布。药物与某些组织亲和力强是药物分布和作用部位具有选择性的重要原因。

3. **体液的 pH 和药物的解离度**　生理情况下细胞内液 pH 为 7.0,细胞外液为 7.4。弱酸性药物在细胞外液中解离较细胞内多,不易从细胞外扩散到细胞内,升高血液 pH 可使弱酸性药物由细胞内向细胞外转运,降低血液 pH 则使弱酸性药物向细胞内转移。弱碱性药物则相反。巴比妥类弱酸性药物中毒时,口服碳酸氢钠碱化血液和尿液,促进巴比妥类由脑细胞向血浆转移并减少在肾小管的重吸收,促进药物从尿中排出,从而减轻其中枢抑制作用,是重要的抢救措施之一。

4. **体内屏障**

(1)血脑屏障:脑组织内的毛细血管内皮细胞紧密相连,内皮细胞之间无间隙,且毛细血管外表面几乎均为星形胶质细胞包围,这种特殊结构形成了血浆与脑脊液之间的屏障即血脑屏障。一般而言,分子量小、解离度低、蛋白结合率低、脂溶性高的药物能通过血脑屏障。

(2)胎盘屏障:胎盘绒毛与子宫血窦之间的屏障称为胎盘屏障(placental barrier)。胎盘对药物的通透性与一般毛细血管无明显差异,几乎所有的药物都能穿透胎盘进入胎儿体内,对药物的转运并无屏障作用,所以孕妇应禁用可引起畸胎或对胎儿有毒性的药物,对其他药物也应十分审慎。

(3)血眼屏障:血眼屏障(blood-eye barrier)包括血-房水屏障和血视网膜屏障。全身给药在房水、晶状体和玻璃体中难以达到有效药物浓度,主要是由血眼屏障所致。故眼科药物多采用局部给药。

**(三)代谢**

药物在体内经酶或其他作用转化为代谢物的过程,称为代谢(metabolism)或生物转化(biotransformation)。代谢是药物在体内消除的重要途径。大多数药物经过生物转化药理活性降低或消失;有些药物经转化后活性增高,产生毒性作用;少数药物原来无活性,经生物转化后才具有药理活性。

肝脏是最主要的药物代谢器官,存在于肝细胞滑面内质网上的细胞色素 P450 酶系即肝药酶,是促进药物转化的主要酶系,该酶活性易受药物及某些化学物质的影响。此外,胃肠道、肾、肺、皮肤等也参与药物代谢。

典型的生物转化分两步进行,第一步为氧化、还原或水解,该阶段反应使多数药物活性减弱,少数药物反而活化而作用增强,故不能将生物转化称为解毒过程。第二步为结合反应,经第一步反应形成的产物与体内某些物质结合后药理活性降低或消失并使极性增加,水溶性增强,易于排出体外。

**(四)排泄**

药物以原形或代谢产物的形式通过不同途径排出体外的过程称为排泄,为药物体内消除的重要部分。肾脏是药物排泄的主要器官,胆、肠、肝、肺、乳腺、汗腺及唾液腺等也可排泄某些药物。

1. **肾脏排泄**　大多数药物可以原形或代谢产物经过肾小球滤过而排泄,少数药物经近曲小管细胞上皮细胞载体主动分泌到肾小管腔随尿液排出。经肾小管细胞同一机制分泌排泄的药物可竞争转运体而发生竞争性抑制,如噻嗪类利尿药、水杨酸盐等与尿酸竞争肾小管分泌机制而引起高尿酸血症,诱发痛风。

2. **消化道排泄**　药物及其代谢产物可由胃肠道以简单扩散或直接分泌方式从血液排入胃肠道。有些药物经肝脏转化形成水溶性代谢产物,分泌到胆汁内经由胆道及胆总管进入肠腔随粪便排出;经胆汁排入肠腔的药物部分可再经小肠上皮细胞吸收经肝脏进入血液循环,形成肝肠循环。强心苷中毒时,口服考来烯胺可在肠内和强心苷形成络合物,中断强心苷的肝肠循环,加速其粪便排泄。

3. **其他途径的排泄**　汗液、唾液、泪液及乳汁也可排泄某些药物。乳汁 pH 较血浆低且富含脂质,故脂溶性高或弱碱性药物(吗啡、阿托品、乙醇等)在乳汁内的浓度较高,可经乳汁分泌而影响乳儿,哺乳期用药要慎重。

### 三、药物代谢动力学的计算和分析

#### (一)时量关系与时量曲线

时量关系指血浆药物浓度随时间变化而动态变化的规律。以时间为横坐标、血浆药物浓度为纵坐标作图即为时量曲线,也称药-时曲线。

1. **单次给药药-时曲线**　单个剂量一次静脉或口服给药后药-时曲线如图 21-1 所示。静脉注射药-时曲线由急速下降的分布相和缓慢下降的消除相两部分组成。口服给药药-时曲线则由迅速上升的吸收相和缓慢下降的消除相两部分组成,曲线最高点称峰浓度(peak concentration,$C_{max}$),达到峰浓度的时间称达峰时间(peak time,$T_{max}$)。药-时曲线下所覆盖的面积称曲线下面积(area under curve,$AUC$),其大小反映药物进入血液循环的相对量。

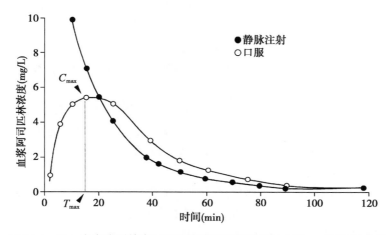

图 21-1　同一患者分别单次口服和静脉注射阿司匹林 650mg 的药-时曲线

2. **多次间歇给药药-时曲线**　大多数药物采用口服多次给药。按照一级动力学规律消除的药物,体内药物总量随着不断给药而逐步增多,直至从体内消除的药物量和进入体内的药物量相等时,体内药物总量不再增加而达到稳定状态,此时的血浆药物浓度称为稳态浓度(steady-state concentration,$C_{ss}$)(图 21-2)。

多次给药后药物达到稳态浓度的时间仅取决于药物的消除半衰期。在剂量和给药间隔时间不变

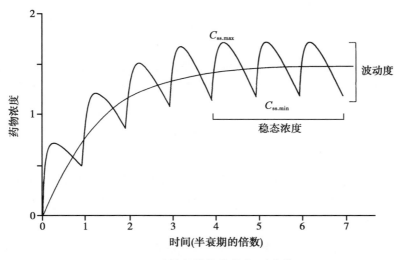

图 21-2　多次间歇给药的药-时曲线

时,药物一般经 4~5 个半衰期可达到稳态浓度,提高给药频率或增加给药剂量均不能使稳态浓度提前达到,而只能改变体内药物总量即提高稳态浓度水平。一般来说,如果给药间隔时间长于两个半衰期,长期慢性给药较为安全,多不会出现有重要临床意义的毒性反应。

### (二)房室模型

房室模型(compartment model)是分析药物体内过程动态规律的数学模型。房室模型是将复杂的生物系统简化,把机体看成一个系统,内部按动力学特点分为若干房室,药物转运速率相同的组织器官归为同一房室,其划分与解剖学部位或生理学功能无关。

1. **一室模型**　给药后,体内药物迅速分布到血液和组织器官,即血液浓度和全身各组织器官部位浓度瞬间达到平衡,可将机体当作单一房室。

2. **二室模型**　由于多数药物吸收后先迅速分布到血流丰富的组织器官再分布到血流较少的组织器官,因而设想机体由两个相通的中央室和周边室组成。中央室药物浓度可以和血液中的浓度迅速达到平衡,包括血浆、心、肝、脑、肺、肾等器官,周边室包括肌肉、皮肤、脂肪等组织。

### (三)药物消除动力学

1. **一级消除动力学**　即恒比消除,指药物消除速率($dc/dt$)与血浆药物浓度成正比,血药浓度高,单位时间内药物的消除量多,血药浓度降低,药物消除速率成比例下降,称线性消除。多数药物在体内按一级动力学消除。

2. **零级消除动力学**　即恒量消除,指药物在体内以恒定的速率消除,即不论血浆药物浓度高低,单位时间内消除的药物量不变。通常是体内药量过大,超过机体最大消除能力所致。少数药物在小剂量时为恒比消除,大剂量时则呈恒量消除,如水杨酸钠、苯妥英钠等。

### (四)药物代谢动力学重要参数

1. **半衰期**　半衰期($t_{1/2}$)指血浆药物浓度下降一半所需要的时间,可反映体内药物消除速度。按一级动力学消除的药物,$t_{1/2}$ 为常数,单次给药约经 5 个 $t_{1/2}$,药物可从体内基本消除。根据半衰期可确定给药间隔时间,通常为一个半衰期,按固定剂量、固定间隔时间给药或恒速静脉滴注,经 4~5 个 $t_{1/2}$ 基本达到稳态血药浓度。因此,根据 $t_{1/2}$ 可以估计连续给药后达到稳态血浆药物浓度的时间和停药后药物从体内消除所需要的时间。

2. **表观分布容积**　表观分布容积(apparent volume of distribution,$V_d$)是指当血浆和组织内药物分布达到平衡时,假定药物在体内按血浆药物浓度均匀分布理论上所需要的体液总容积。根据 $V_d$ 的大小可以推测药物在体内的分布情况及排泄速度。$V_d$ 越小,药物排泄越快、体内滞留时间短;$V_d$ 越大,则药物排泄越慢、体内存留时间越长。

3. **清除率**　清除率(clearance,$CL$)是单位时间内有多少体积血浆中所含药物被机体清除,是体内肝脏、肾脏和其他所有消除器官清除药物的总和。清除率以单位时间的容积(mL/min 或 L/h)表示。

4. **生物利用度**　生物利用度(bioavailability,$F$)是指药物经血管外途径给药后吸收进入全身血液循环的相对量。主要受药物制剂质量和给药途径影响,用于评价药物制剂的生物等效性、药物的首过消除与作用强度,指导临床合理用药。

$$F = (A/D) \times 100\%$$

$A$ 为体内药物总量,$D$ 为用药剂量。

生物利用度是可分为绝对生物利用度和相对生物利用度。药物在体内的量可以药-时曲线下面积($AUC$)表示。因药物静脉注射的生物利用度为 100%,如以血管外给药的 $AUC$ 和静脉注射的 $AUC$ 进行比较,则可得该药的绝对生物利用度:

$$F = (AUC_{血管外给药}/AUC_{静脉给药}) \times 100\%$$

如对同一血管外给药途径的某一种药物制剂(如不同剂型、不同药厂生产的相同剂型,同一药厂

生产的同一药品的不同批号等）的 $AUC$ 与相同的标准制剂进行比较,则可得相对生物利用度,

$$F = (AUC_{受试试剂}/AUC_{标准试剂}) \times 100\%$$

# 第三节　常用药物简介

## 一、中枢神经系统常用药物

### （一）镇静催眠药

镇静催眠药指能抑制中枢神经系统而缓解过度兴奋和引起近似生理性睡眠的药物。剂量由小到大依次可出现抗焦虑、镇静、催眠、抗惊厥和癫痫、外科麻醉、呼吸循环过度抑制致死。

常用镇静催眠药为苯二氮䓬类,主要通过增强中枢抑制性神经递质 γ-氨基丁酸（GABA）功能发挥作用,小剂量抗焦虑,治疗量有镇静催眠、抗惊厥、抗癫痫及中枢性肌松作用,治疗焦虑症、神经官能症、神经衰弱等,亦用于破伤风、小儿高热、药物中毒所致惊厥辅助治疗等。常用药有地西泮（安定）、艾司唑仑（舒乐安定）、三唑仑等,地西泮为代表药。此类药口服吸收好,毒性较小,安全范围大。常见不良反应为嗜睡、头晕、乏力和记忆力减退,过量或静注过快可致呼吸和循环功能抑制,可用特异性拮抗剂氟马西尼进行抢救。久服可发生依赖性和成瘾。可通过胎盘,有致畸作用。妊娠前 3 个月女性禁用。

### （二）中枢性镇痛药

中枢性镇痛药指主要通过激动中枢不同部位阿片受体,选择性缓解或消除疼痛及伴有的不愉快情绪,但不影响意识及其他感觉的药物。又称阿片类镇痛药或成瘾性镇痛药,多数被归入麻醉药品管制之列。此类药物镇痛作用强、对各种疼痛均有效、对痛觉有高度的选择性、镇痛同时可产生镇静和欣快效应,但易产生药物依赖或成瘾并抑制呼吸,主要用于剧痛。主要药物有吗啡、哌替啶、美沙酮、芬太尼、二氢埃托啡、喷他佐辛（镇痛新）等。

哌替啶又称度冷丁,为人工合成的强效镇痛药,效价强度约为吗啡的 1/10,由于成瘾性较吗啡轻且产生慢,戒断症状轻,取代吗啡用于临床,主要用于创伤、手术后及晚期癌症等各种原因引起的剧痛。美沙酮镇痛作用强度与吗啡相当,耐受性与成瘾性发生较慢戒断症状略轻,广泛用于治疗吗啡和海洛因成瘾。芬太尼是速效短效强效镇痛药,镇痛效力为吗啡的 100 倍,静脉注射 1 分钟起效,主要用于麻醉辅助用药和静脉复合麻醉、或神经阻滞镇痛,适用于外科小手术。镇痛新镇痛作用为吗啡的 1/3,成瘾性小,已列入非麻醉品,适用于各种慢性疼痛。

阿片类药物急性中毒,可引起昏迷、呼吸抑制、体温与血压下降等,可用阿片受体拮抗剂纳洛酮解救。

### （三）解热镇痛抗炎药

解热镇痛抗炎药是一类具有解热、镇痛,抗炎、抗风湿作用的药物。代表药是阿司匹林,也称为阿司匹林类药物。具有相似的药理作用、机制和不良反应。

#### 1. 解热镇痛抗炎药共性

（1）作用机制:共同机制为抑制体内环氧化酶（COX）活性而减少前列腺素（PG）的生物合成。药理作用主要与其对 COX-2 的抑制作用有关。

（2）药理作用:①解热作用:抑制下丘脑 COX,阻碍 PGE 合成,使体温调节中枢的体温调定点恢复正常而发挥解热作用,不影响正常体温;②镇痛作用:抑制外周病变部位 COX,减少 PG 合成而缓解 PG 所致炎性疼痛及痛觉增敏作用,无成瘾性及呼吸抑制,主要用于慢性钝痛;③抗炎抗风湿作用:抑制炎症部位 COX-2,干扰 PGs 合成,妨碍 PGs 的致炎作用及其与 BK 等致炎因子的协同效应。

（3）不良反应:①不同程度 COX-1 抑制引起的相似不良反应,以胃肠道反应最为常见,恶心、呕吐、上腹不适等,大剂量可引起无痛性出血、诱发和加重溃疡,其次是凝血障碍和过敏反应如荨麻疹、

血管神经性水肿等,少数出现阿司匹林哮喘;②不同程度肝损害;③心血管系统不良反应,选择性 COX-2 抑制剂胃肠反应减小但有潜在的心血管影响,长期应用可引起心律不齐、血压升高、心悸等;④药物自身特异性不良反应。

**2. 常用解热镇痛抗炎药**

(1)阿司匹林:具有解热、镇痛、抗炎、抗风湿、抗血栓形成作用。治疗量(每次口服 0.3~0.6g,3 次/d)用于感冒发热、头痛、偏头痛、牙痛、肌肉痛、痛经等;大剂量(3~5g/d,分 4 次口服)有显著的抗炎抗风湿作用,用于风湿性和类风湿性关节炎治疗;小剂量(每天口服 50~100mg)可抑制血小板内 COX-1 减少 $TXA_2$ 水平,用于防治冠心病、脑血栓等血栓栓塞性疾病及手术后血栓形成。过量可引起头痛、头晕、耳鸣、听、视力下降,称为水杨酸中毒反应,严重者可出现高热、惊厥、意识模糊及昏迷。静脉滴注碳酸氢钠碱化尿液可促进药物排出。

(2)对乙酰氨基酚:解热镇痛作用与阿司匹林相近,但抗炎作用极弱,主要用于退热和镇痛,因无明显胃肠刺激,对不宜用阿司匹林的头痛发热患者适用。

(3)布洛芬:抗炎、解热、镇痛作用明显。临床主要用于风湿性及类风湿性关节炎,胃肠反应小,易耐受。

(4)选择性 COX-2 抑制剂:如塞来昔布、罗非昔布等,用于风湿性关节炎、骨关节炎及其他炎性疼痛。疗效确实、不良反应较轻且少,但有心血管病风险。

## 二、心血管系统常用药物

### (一)肾素-血管紧张素-醛固酮系统抑制药

**1. 血管紧张素转化酶(ACE)抑制药** 卡托普利、依那普利、雷米普利等。

(1)基本药理作用:①阻止 Ang Ⅱ 生成,拮抗 Ang Ⅱ 收缩血管、刺激醛固酮释放、增加血容量、升高血压与促心血管肥大增生等作用;②减少缓激肽降解,促进 NO 和 $PGI_2$ 生成,产生血管舒张、血压降低、抗血小板聚集、抗心血管细胞肥大增生和重构作用;③保护血管内皮细胞与抗动脉粥样硬化作用;④抗心肌缺血与心肌保护;⑤降低血浆胰岛素水平,增强对胰岛素的敏感性。

(2)临床应用:①高血压:高血压治疗一线药物,适用于各型高血压,单用或与其他药物合用。对伴有心衰或糖尿病、肾病的高血压患者,为首选药;②治疗充血性心力衰竭(CHF)与心肌梗死:降低心衰患者死亡率,改善预后,延长寿命,优于其他血管舒张药和强心药,也降低心肌梗死并发心衰的病死率;③治疗糖尿病性肾病和其他肾病;④防治心肌肥大与血管病理性重构。

(3)不良反应:主要有首剂低血压、因缓激肽潴留所致的干咳及血管神经性水肿,高血钾、低血糖等。刺激性干咳是被迫停药的主要原因。可引起胎儿畸形、发育不良甚至死胎,多可经乳汁分泌,妊娠和哺乳期女性忌用。

**2. 血管紧张素Ⅱ受体(AT$_1$受体)拮抗药** 氯沙坦、缬沙坦、厄贝沙坦等常用。$AT_1$ 受体拮抗药在受体水平阻断 RAS,作用较专一、无缓激肽所致刺激性干咳和血管神经性水肿等反应。用于高血压、心力衰竭治疗与心血管重构防治。

**3. 抗醛固酮药** 螺内酯与醛固酮竞争受体而对抗醛固酮作用。CHF 在常规治疗的基础上加用螺内酯,可明显降低病死率,防止心肌间质纤维化,改善血流动力学和临床症状,与 ACE 抑制药合用同时降低 Ang Ⅱ 及醛固酮,效果更佳。

### (二)β 肾上腺素受体阻断药

阻断 β 受体,减慢心率,抑制心肌收缩,心输出量减少,心肌耗氧量下降并抑制心房和房室结的传导。常用药物有普萘洛尔、美托洛尔、阿替洛尔等。

**1. 药理作用与应用**

(1)心律失常:主要治疗室上性心律失常,尤其治疗交感神经兴奋性过高(运动或紧张、激动)、甲状腺功能亢进等引起的窦性心动过速效果良好,也用于控制心房扑动、心房颤动及阵发性室上性心动过速的心室率过快。主要与其降低窦房结、心房和浦肯野纤维自律性,减慢心率,抑制房室结传导,延长房室交界细胞的有效不应期有关。

(2)心绞痛和心肌梗死:用于稳定型心绞痛,早期应用可降低心肌梗死患者的复发和猝死率。抗心绞痛机制:①降低心肌耗氧量:抑制心肌收缩、减慢心率及降低血压;②改善心肌缺血区供血:减慢心率使心舒张期相对延长,有利于血液从心外膜血管流向易缺血的心内膜区,也增加缺血区侧支循环和血液灌注并促进血液从非缺血区流向缺血区;③改善心肌代谢:抑制脂肪水解酶,减少心肌游离脂肪酸的含量;改善心肌缺血区对葡萄糖的摄取和利用而改善糖代谢和减少耗氧;促进氧合血红蛋白结合氧的解离而增加组织供氧。

(3)高血压:高血压治疗一线药物。降压机制:①阻断心脏 $\beta_1$ 受体,抑制心肌收缩及降低心排出量;②阻断肾小球旁器 $\beta_1$ 受体,减少肾素释放,降低 RAAS 活性;③阻断突触前膜 $\beta_2$ 受体,抑制其正反馈,去甲肾上腺素的释放减少;④阻断中枢 $\beta$ 受体,降低外周交感神经活性;⑤增加前列环素($PGI_2$)的合成。

(4)充血性心力衰竭(CHF):对扩张型心肌病的心衰作用明显,与以下因素有关:①改善心脏舒张功能;②缓解由儿茶酚胺引起的心脏损害;③抑制前列腺素或肾素的缩血管作用;④上调 $\beta$ 受体,恢复心肌对内源性儿茶酚胺的敏感性。

**2. 不良反应与禁忌证**  一般不良反应有恶心、呕吐、轻度腹泻等消化道症状。应用不当可致严重不良反应:①心脏功能抑制:阻断心脏 $\beta_1$ 受体,加重心功能不全、窦性心动过缓、房室传导阻滞;②诱发或加重支气管哮喘:因阻断支气管平滑肌 $\beta_2$ 受体所致;③停药反跳:长期应用突然停药,引起原来病情加重,如血压上升、严重心律失常或心绞痛加剧,甚至产生急性心肌梗死或猝死,与受体上调有关;④其他:少数人出现低血糖及加强降血糖药的作用,掩盖低血糖症状。禁用于严重左室心功能不全、窦性心动过缓、重度房室传导阻滞和支气管哮喘的患者。心肌梗死及肝功能不良患者慎用。长期用药不可突然停药。

**(三)钙通道阻滞药**

又称钙拮抗药,是一类选择性阻滞钙通道,抑制细胞外 $Ca^{2+}$ 内流,降低细胞内 $Ca^{2+}$ 浓度的药物。常用药物有硝苯地平、尼莫地平、维拉帕米和地尔硫䓬等。

**1. 药理作用**

(1)对心肌的作用:①负性肌力作用:心肌细胞内 $Ca^{2+}$ 量减少,抑制心肌收缩,降低心肌耗氧量;②负性频率和负性传导作用:阻滞 $Ca^{2+}$ 内流,抑制窦房结和房室结等慢反应细胞的 0 相除极和 4 相缓慢除极,减慢房室结的传导速度,降低窦房结自律性,减慢心率。

(2)对血管平滑肌的作用:使血管平滑肌细胞内 $Ca^{2+}$ 量减少,舒张血管,主要舒张动脉,尤以冠状血管较敏感,能舒张大的输送血管和小的阻力血管,增加冠脉流量及侧支循环量。尼莫地平舒张脑血管作用较强,能增加脑血流量。

(3)抗动脉粥样硬化作用:①减轻 $Ca^{2+}$ 超载所造成的动脉壁损害;②抑制平滑肌增殖和动脉基质蛋白质合成,增加血管壁顺应性;③抑制脂质过氧化,保护内皮细胞;④提高溶酶体酶及胆固醇酯的水解活性,促进动脉壁脂蛋白的代谢,降低细胞内胆固醇水平。

(4)对红细胞和血小板的影响:抑制 $Ca^{2+}$ 内流,减轻 $Ca^{2+}$ 超负荷对红细胞的损伤。抑制血栓素($TXA_2$)的产生和由 ADP 等所引起的血小板聚集。

(5)对肾脏功能的影响:舒张血管、明显增加肾血流,对肾脏有保护作用。

**2. 临床应用**

(1)高血压:高血压一线治疗药物。其中硝苯地平、尼卡地平、尼莫地平等扩张外周血管作用较强,用于控制严重的高血压。维拉帕米和地尔硫䓬可用于轻度及中度高血压。对兼有冠心病的患者,选用硝苯地平为宜;伴脑血管病者宜用尼莫地平;伴快速型心律失常者选用维拉帕米。可单用,也可以与其他药物合用,如与 $\beta$ 受体阻断药普萘洛尔合用,以消除硝苯地平因扩血管作用所产生的反射性心动过速;与利尿药合用以消除扩血管作用引起的水钠潴留,并加强其降压效果。

（2）心绞痛:对各型心绞痛都有效。①变异型心绞痛:常在休息时如夜间或早晨发作,由冠状动脉痉挛引起。硝苯地平疗效最佳。②稳定型(劳累型)心绞痛:常见于冠状动脉粥样硬化患者,休息时无症状,劳累时心做功增加,血液供不应求,导致心绞痛发作。钙通道阻滞药通过舒张冠脉,减慢心率,降低血压及心收缩性而发挥作用。③不稳定型心绞痛:较严重,昼夜都可发作,维拉帕米和地尔硫草疗效较好,硝苯地平宜与β受体阻断药合用。

（3）心律失常:治疗室上性心动过速有良好效果,常用维拉帕米和地尔硫草。

（4）脑血管疾病:尼莫地平等可预防脑血管痉挛及脑栓塞。

（5）其他:用于外周血管痉挛性疾病,预防动脉粥样硬化的发生等。

3. **不良反应** 相对较安全。与其钙通道阻滞、血管扩张以及心肌抑制等作用有关。维拉帕米及地尔硫草严重不良反应有低血压及心功能抑制等。

**（四）利尿药**

作用于肾脏,增加 $Na^+$ 和水的排出,产生利尿作用。其主要心血管应用有:

1. **治疗高血压** 高血压一线治疗药物。各类利尿药单用即有降压作用,用于轻中度高血压治疗;也是高血压治疗的基础药物,与其他药物合用,可增强其他降压药的作用,安全、有效、价廉。以噻嗪类利尿药为主,氢氯噻嗪最为常用,可有效控制血压并降低心脑血管并发症的发生率和死亡率。降压机制初期与其减少细胞外液容量及心输出量有关,长期降压机制则因长期排 $Na^+$ 引起血管平滑肌细胞内 $Na^+$ 浓度下降,$Na^+$-$Ca^{2+}$ 交换减少,使胞内 $Ca^{2+}$ 浓度降低,血管阻力下降。

2. **治疗 CHF** 抑制钠和水的重吸收,消除水肿,减少循环血容量,减轻肺淤血,通过排 $Na^+$ 使血管平滑肌细胞内 $Ca^{2+}$ 浓度降低,血管阻力下降,因而降低心脏前后负荷,改善心功能,缓解 CHF 症状。长期使用引起低血钾、低血镁、糖代谢紊乱、RAAS 激活等不良反应。应从小剂量开始,宜与 ACEI 联合应用。

**（五）硝酸酯类**

硝酸甘油为代表药。其基本作用是促进血管平滑肌释放 NO,松弛平滑肌,以血管平滑肌最显著,尤其是对静脉和冠脉作用明显。主要用于:

1. **抗心绞痛** 明显扩张静脉血管,减少回心血量,降低心脏的前负荷,心肌耗氧量减少;扩张冠状动脉,增加缺血区血液灌注,尤其是促进血液从非缺血区流向缺血区;降低左室充盈压,增加心内膜供血,改善左室顺应性;释放的 NO 对缺血心肌细胞的保护作用。舌下含服硝酸甘油能迅速缓解各种类型心绞痛。

2. **急性心肌梗死** 降低心肌耗氧量、增加缺血区供血,并抑制血小板聚集和黏附,从而缩小梗死范围。

3. **CHF** 扩张静脉,使回心血量减少、减轻肺淤血及呼吸困难,同时选择性扩张心外膜的冠状血管,增加冠脉血流,改善心功能,解除心衰症状。

**（六）抗动脉粥样硬化药物**

1. **调血脂药**

（1）主要降低总胆固醇(TC)和低密度脂蛋白(LDL)的药物:①他汀类:辛伐他汀、普伐他汀等。主要抑制胆固醇合成。②胆汁酸结合树脂:消胆胺、降胆宁,主要是减少食物中胆固醇的吸收,促进胆固醇转化为胆汁酸。

（2）主要降低总三酰甘油(TG)及极低密度脂蛋白(VLDL)的药物:①贝特类:苯扎贝特和非诺贝特等;②烟酸。

2. **抗氧化剂** 普罗布考(丙丁酚)、维生素 E 等。

3. **多烯脂肪酸** EPA、DHA、亚油酸等。

### 三、作用于血液及造血系统药物

#### （一）抗血栓药

**1. 抗凝血药**

（1）肝素：主要通过灭活凝血酶及因子Ⅻa、Ⅺa、Ⅸa、Ⅹa，在体内、体外发挥强大抗凝作用。用于：①防治血栓形成和栓塞如深静脉血栓、肺栓塞、脑栓塞、周围动脉血栓栓塞；②各种原因所致弥散性血管内凝血（DIC）；③防治心肌梗死、脑梗死、心血管手术及外周静脉术后血栓形成；④体外抗凝如心导管检查、体外循环及血液透析等。不良反应为自发性出血，其特效对抗剂为硫酸鱼精蛋白。

（2）香豆素类：为口服体内抗凝药，作用时间较长，显效慢，持久。常用药有双香豆素、华法林、新抗凝等。对抗维生素K，抑制凝血因子Ⅱ、Ⅶ、Ⅸ、Ⅹ合成。用于防治血栓栓塞性疾病。过量所致出血静脉注射维生素K解救。

**2. 纤维蛋白溶解药**　可使纤溶酶原转变为纤溶酶，降解纤维蛋白和纤维蛋白原而限制血栓增大和溶解血栓，又称血栓溶解药。常用药物有链激酶、尿激酶、葡激酶、组织型纤溶酶原激活剂（t-PA）等。

**3. 抗血小板药**　具抑制血小板黏附、聚集及释放，抗血栓形成等功能的药物。如阿司匹林、前列环素衍生物、噻氯匹定、阿昔单抗、水蛭素等。

#### （二）促凝血药

**1. 维生素K**　参与肝脏合成凝血因子Ⅱ、Ⅶ、Ⅸ、Ⅹ、抗凝血蛋白C和抗凝血蛋白S，参与正常的血液凝固。用于维生素K缺乏引起的出血（如梗阻性黄疸、新生儿出血）及香豆素类、阿司匹林过量引起的出血。

**2. 纤维蛋白溶解抑制药**　抑制纤溶酶原激活因子，阻止纤溶酶原转变为纤溶酶，从而抑制纤维蛋白的溶解，产生止血作用。用于纤维蛋白溶解症所致的出血，如手术及产后出血、上消化道出血等。常用药有氨甲苯酸及氨甲环酸。

#### （三）抗贫血药

**1. 铁制剂**　铁是红细胞合成血红素必需的物质，常用铁剂有硫酸亚铁、枸橼酸铁铵和右旋糖酐铁，主要治疗失血过多或需铁增加所致的缺铁性贫血。

**2. 叶酸**　用于叶酸缺乏引起的各种巨幼红细胞性贫血，如婴儿期、妊娠期对叶酸的需要量增加所致的营养性巨幼红细胞性贫血。

**3. 维生素B$_{12}$**　主要用于维生素B$_{12}$缺乏所致恶性贫血治疗，与叶酸合用治疗各种巨幼红细胞性贫血，也作为神经系统疾病如神经炎等的辅助治疗。

### 四、呼吸系统常用药物

#### （一）平喘药

主要用于支气管哮喘、喘息型支气管炎及伴有支气管痉挛的呼吸道疾病，其目的是缓解支气管平滑肌痉挛、抑制气道炎症、降低气道高反应性、减轻气道阻塞等症状。包括糖皮质激素、β$_2$受体激动药、茶碱类、M胆碱受体阻断药及抗过敏平喘药。

**1. 糖皮质激素**　一线平喘药，通过抑制气道炎症反应、抑制气道高反应性、增强支气管平滑肌对儿茶酚胺的敏感性发挥平喘作用，用于其他药不能有效控制的慢性哮喘、预防或控制哮喘发作等。常用丙酸倍氯米松、布地缩松等以气雾吸入方式在呼吸道局部应用，全身用药可用于哮喘持续状态或严重慢性哮喘。

**2. β$_2$受体激动药**　包括肾上腺素、异丙肾上腺素、沙丁胺醇、特布他林、克伦特罗、福莫特罗等。通过激动β$_2$受体，扩张支气管平滑肌，解除支气管痉挛。最常用吸入剂型给药以减少全身的不良反应；哮喘急性发作则首选静脉给药。

3. **茶碱类**　通过多种机制扩张支气管平滑肌,有平喘、强心、利尿、扩张血管和中枢兴奋等作用,常用药有氨茶碱和胆茶碱。

4. **M胆碱受体阻断药**　异丙托溴铵气雾吸入,阻断M受体,对气道平滑肌有较高的选择性,对腺体分泌和心血管影响较小,主要用于伴有迷走神经功能亢进的哮喘和喘息型慢性支气管炎。

5. **抗过敏平喘药**　起效较慢,主要用于预防哮喘的发作。包括炎症细胞膜稳定剂如色甘酸钠以及 $H_1$ 受体阻断剂如酮替芬。

### （二）镇咳药

1. **中枢性镇咳药**　直接抑制延髓咳嗽中枢而发挥镇咳作用。

（1）可待因:为成瘾性中枢镇咳药,有明显的镇咳作用,成瘾性弱于吗啡,用于剧烈干咳及中等程度镇痛。多痰、黏痰及支气管哮喘患者禁用。

（2）右美沙芬:为非成瘾性中枢镇咳药,镇咳作用与可待因相似或较强,起效快,无成瘾性。用于各种原因引起的干咳。

（3）咳必清:人工合成非成瘾性药物,镇咳作用约为可待因的1/3,直接抑制咳嗽中枢并轻度抑制支气管内感受器及传入神经末梢,有轻度阿托品样作用和局部麻醉作用,用于各种原因引起的干咳,痰多者宜与祛痰药并用。

（4）苯丙哌林:中枢性和末梢性双重作用的镇咳药;用于各种原因引起的刺激性无痰干咳。

2. **外周性镇咳药**　通过抑制咳嗽反射弧中的感受器、传入神经、传出神经或效应器中任何一环节而发挥镇咳作用。常用药有苯佐那酯、那可汀、苯丙哌林。

### （三）祛痰药

祛痰药通过增加呼吸道分泌或降低痰液黏稠度,使之易于咯出。常用药物有:

1. **氯化铵**　口服后刺激胃黏膜通过迷走神经反射促进支气管腺体分泌增加,使痰液稀释,易于咳出。与其他药配伍制成祛痰合剂用于干咳及痰液不易咳出者,溃疡病和肝肾功能不全者慎用。

2. **乙酰半胱氨酸**　为黏痰溶解药,可裂解黏蛋白,降解痰液中的 DNA 而溶解脓痰,对黏稠的脓性以及非脓性痰液均有良好疗效。可雾化或口服给药。适用于痰液黏稠引起的呼吸困难、咳痰困难。

3. **溴己新**　能裂解黏痰中的黏多糖,稀化痰液,并促进呼吸道黏膜纤毛运动,痰液易于排出。可口服、雾化、静脉给药。

## 五、消化系统常用药物

消化系统药包含治疗消化性溃疡药、助消化药、止吐药、泻药和利胆药等。

### （一）治疗消化性溃疡药

1. **胃酸中和药**　常用药有三硅酸镁、氢氧化铝。为弱碱性物质,中和胃酸、降低胃蛋白酶活性。部分抗酸药能形成胶状保护膜,保护溃疡面和胃黏膜。

2. **抑制胃酸分泌药**　胃酸分泌主要是兴奋胃壁细胞M受体、胃泌素受体、组胺-$H_2$ 受体,最终激活胃酸分泌的最后通道 $H^+$-$K^+$-ATP 酶($H^+$泵)向胃黏膜腔排出 $H^+$。$H_2$ 受体和 $H^+$ 泵抑制剂为抑制胃酸分泌药物的主要作用靶点药。

（1）$H_2$ 受体阻断药:常用药物有西咪替丁、雷尼替丁、法莫替丁。

竞争性地阻断壁细胞基底膜的 $H_2$ 受体,抑制组胺、胃泌素、M 受体激动剂等所致的胃酸分泌,显著抑制基础胃酸分泌并抑制夜间胃酸分泌,是治疗胃及十二指肠溃疡疾病的重要一线药物。

（2）$H^+$ 泵抑制剂:常用药物为奥美拉唑、兰索拉唑、泮托拉唑与雷贝拉唑。能抑制各种因素引起的胃酸分泌、作用强大、持久;同时使胃蛋白酶的分泌减少,具有胃黏膜保护作用;对幽门螺杆菌(Hp)有抑制作用。此类药物疗效显著,已超越 $H_2$ 受体阻断药成为目前应用最广的抑制胃酸分泌的药物。

（3）M胆碱受体阻断药:抑制胃酸分泌的作用较弱,不良反应也较多,目前已较少用于溃疡的治疗。哌仑西平相对常用。

（4）胃泌素受体阻断药：常用药为丙谷胺。与胃泌素竞争胃泌素受体，有抑制胃酸分泌作用；同时也促进胃黏膜黏液合成，增强胃黏膜的黏液-$HCO_3^-$盐保护屏障，从而发挥抗溃疡病作用。

3. 胃黏膜保护药

（1）前列腺素衍生物：常用药物有米索前列醇、恩前列醇、利奥前列素等。本类药对基础胃酸分泌，组胺、胃泌素等刺激引起的胃酸分泌均有抑制作用；抑制胃蛋白酶分泌；增加浅表细胞的黏液和$HCO_3^-$分泌，增强黏膜细胞对损伤因子的抵抗力；增加胃黏膜血流，促进胃黏膜受损上皮细胞的重建和增殖等发挥抗溃疡病作用。用于治疗消化性溃疡并预防复发，对长期应用解热镇痛抗炎药引起的消化性溃疡、胃出血有特效。

（2）硫糖铝：聚合成保护胶冻，牢固黏附在胃、十二指肠黏膜表面和溃疡基底部；促 $PGE_2$ 合成；增加胃黏液和碳酸氢盐分泌；增强表皮生长因子、碱性成纤维细胞生长因子的作用并聚集于溃疡区，促进溃疡愈合；抑制 Hp。临床用于治疗消化性溃疡、反流性食管炎、慢性糜烂性胃炎。

（3）枸橼酸铋钾：在酸性条件下形成氧化铋胶体覆盖于溃疡表面形成保护膜，防止胃酸和消化酶的损伤；抑制胃蛋白酶活性；促进黏膜合成前列腺素；增加黏液和碳酸氢盐分泌，增强胃黏膜保护屏障功能；抗 Hp 作用。

4. 抗 Hp 药　Hp 与慢性胃炎、消化性溃疡病、胃癌及胃黏膜相关性恶性淋巴瘤密切相关。根除Hp，可有效防止溃疡复发和根治溃疡，预防胃癌。抗 Hp 药物主要有阿莫西林、四环素、克拉霉素、甲硝唑、庆大霉素、枸橼酸铋钾、奥美拉唑等。Hp 在体内易产生耐药，难以根除，常需联合应用抗菌药物与抗胃酸分泌药才能获得理想的疗效，通常采用两种抗菌药再加以 $H^+$ 泵抑制剂或铋制剂治疗。

（二）助消化药

多为消化液中成分或促进消化液分泌的药物。胃蛋白酶、胰酶及稀盐酸可用于辅助治疗胃酸及消化酶分泌不足引起的消化不良和其他胃肠疾病。乳酶生为干燥活的乳酸杆菌制剂，能分解糖类产生乳酸，提高肠腔酸性，抑制肠内腐败菌繁殖，减少发酵和产气，用于消化不良、腹泻等。

（三）止吐药

1. $H_1$ 受体阻断药　常用药物有苯海拉明、茶苯海明（晕海宁）等。有中枢镇静作用和止吐作用，可用于预防和治疗晕动病，内耳性眩晕病等。

2. M 胆碱能受体阻断药　此类药物通过阻断呕吐中枢和外周 M 受体，降低迷路感受器的敏感性和抑制前庭小脑通路的传导，产生抗晕动病和预防恶心、呕吐的作用。东莨菪碱常用。

3. 多巴胺（$D_2$）受体阻断药

（1）胃复安：具有中枢及外周双重作用。阻断中枢化学感受区（CTZ）$D_2$ 受体，较大剂量时也作用于 $5-HT_3$ 受体，产生止吐作用；阻断胃肠 $D_2$ 受体，增加胃肠运动，增加贲门括约肌张力，松弛幽门，加速胃的正向排空。用于治疗慢性功能性消化不良引起的胃肠运动障碍，如恶心、呕吐等症状。

（2）吗丁啉：不易通过血脑屏障，主要作用于外周，阻断胃肠 $D_2$ 受体，加强胃肠蠕动，加速胃的排空，防止食物反流，用于治疗慢性食后消化不良、恶心、呕吐和胃潴留的患者；对偏头痛、放射治疗及肿瘤化疗药引起的恶心、呕吐有效。

（3）氯丙嗪：阻断中枢化学感受区（CTZ）的多巴胺（$D_2$）受体作用而发挥镇吐作用。减轻化疗、放疗引起的恶心、呕吐。

4. $5-HT_3$ 受体阻断药　包括阿洛司琼、昂丹司琼和格拉司琼。此类药选择性抑制外周神经系统突触前 $5-HT_3$ 受体，阻断抗肿瘤化疗药物或放疗诱发小肠嗜铬细胞释放 $5-HT$ 所致呕吐反射，起到较好的止吐作用。

（四）泻药

是刺激肠蠕动、软化粪便、润滑肠道促进排便的药物。

1. 容积性泻药　口服后肠道吸收很少，增加肠容积而促进肠道推进性蠕动，产生泻下作用。如硫酸镁、乳果糖、食物纤维素等。

2. **刺激性泻药**　又称为接触性泻药,主要刺激结肠推进性蠕动产生泻下作用。如酚酞(果导)、大黄、番泻叶等。

3. **润滑性泻药**　通过局部润滑并软化粪便发挥作用,如液体石蜡、甘油。

### (五)止泻药

1. **收敛剂**　如鞣酸蛋白、次碳酸铋。使肠黏膜表面的蛋白质形成沉淀,附着在肠黏膜上,减轻刺激,降低炎性渗出,起收敛止泻作用。

2. **吸附剂**　药用炭等,能吸附肠腔内气体,起止泻和阻止毒物吸收作用。

3. **阿片类制剂**　阿片酊、复方樟脑酊等。主要机制与激动阿片受体有关。因有成瘾性,仅用于较严重的非细菌感染性腹泻。

## 六、内分泌系统药物

### (一)糖皮质激素类药

可的松、氢化可的松、泼尼松、泼尼松龙常用。

1. **药理作用**

(1)对代谢的影响:升高血糖;加速蛋白质分解,抑制蛋白质合成;激活四肢皮下的脂酶,使皮下脂肪分解并重新分布于面部、胸、背及臀部,形成向心性肥胖,呈现面圆、背厚、躯干部发胖而四肢消瘦的特殊体形。

(2)抗炎作用:抗炎作用强大,能抑制物理、化学、免疫等多种原因引起的炎症反应;能抑制早期和后期炎症反应,减轻早期渗出和水肿,缓解红、肿、热、痛,抑制晚期毛细血管、成纤维细胞及肉芽组织增生,防止粘连及瘢痕形成。

(3)免疫抑制与抗过敏作用:小剂量主要抑制细胞免疫,大剂量减少抗体生成、干扰细胞免疫。减少组胺、5-羟色胺和过敏性慢反应物质等过敏介质的产生。

(4)抗休克:①抑制某些炎症因子的产生,改善微循环;②稳定溶酶体膜,减少心肌抑制因子的形成;③扩张痉挛收缩的血管和兴奋心脏、加强心脏收缩力;④提高机体对细菌内毒素的耐受力。

(5)其他作用:增强儿茶酚胺的血管收缩作用和胰高血糖素的血糖升高作用、退热作用、刺激骨髓造血功能、提高中枢的兴奋性、抑制骨质形成等。

2. **临床应用**

(1)严重感染或炎症:主要用于中毒性感染或同时伴有休克者,如中毒性菌痢、暴发型流行性脑膜炎及败血症等。

(2)免疫相关疾病:①自身免疫性疾病,如严重风湿热、全身性红斑狼疮、自身免疫性贫血和肾病综合征等;②过敏性疾病:如荨麻疹、支气管哮喘和过敏性休克等;③异体器官移植术后的免疫性排斥反应。

(3)抗休克治疗:对感染中毒性休克,在有效的抗菌药物治疗下,可及早、短时间突击使用大剂量糖皮质激素;对过敏性休克,可与首选药肾上腺素合用。

(4)血液病:多用于治疗儿童急性淋巴细胞性白血病。

(5)局部应用:对湿疹、接触性皮炎、牛皮癣等都有疗效,多采用氢化可的松、氢化泼尼松或肤氢松等软膏、霜剂或洗剂局部用药。

3. **不良反应与禁忌证**

(1)长期大剂量应用引起的不良反应:①医源性肾上腺皮质功能亢进;②诱发或加重感染;③诱发或加剧消化性溃疡、胰腺炎或脂肪肝;④高血压和动脉粥样硬化等心血管系统并发症;⑤糖尿病、骨质疏松、肌肉萎缩、伤口愈合迟缓等。

(2)停药反应:可出现医源性肾上腺皮质功能不全和停药反跳。

禁忌证有:严重精神病和癫痫,活动性溃疡,新近胃肠吻合术,骨折,创伤修复期,严重高血压,糖尿病,孕妇,抗菌药物不能控制的感染等。

**（二）胰岛素及其他降血糖药**

1. **胰岛素**　为蛋白质,口服易为消化酶所破坏,须注射给药。常规制剂有注射用速效胰岛素、中效胰岛素、长效胰岛素、单组分胰岛素。主要通过促进糖原的合成和贮存,加速葡萄糖的氧化和酵解,并抑制糖原分解和异生而降低血糖。

是治疗 1 型糖尿病的最重要药物,主要用于下列情况:①1 型糖尿病;②2 型糖尿病初始治疗时需迅速降低血糖至正常水平者;③饮食或用口服降血糖药未能控制的 2 型糖尿病;④发生各种急性或严重并发症的糖尿病,如酮症酸中毒及非酮症性高渗性昏迷;⑤合并重度感染、消耗性疾病、高热、妊娠、创伤以及手术的各型糖尿病;⑥细胞内缺钾者,胰岛素与葡萄糖同用可促使钾内流。不良反应有低血糖症、过敏反应、胰岛素抵抗及脂肪萎缩等。

2. **口服降血糖药**

（1）磺酰脲类:甲苯磺丁脲（D860）、氯磺丙脲、格列本脲、格列吡嗪、格列美脲及格列齐特等。其降血糖机制是:①刺激胰岛 β 细胞释放胰岛素;②降低血清糖原水平;③增加胰岛素与靶组织的结合能力。用于胰岛功能尚存的 2 型糖尿病且单用饮食控制无效者。

（2）双胍类:常用二甲双胍、苯乙双胍。其降血糖机制可能是促进脂肪组织摄取葡萄糖,降低葡萄糖吸收及糖原异生,抑制胰高血糖素释放等。主要用于轻症糖尿病患者,尤适用于肥胖及单用饮食控制无效者。

（3）胰岛素增敏药:噻唑烷酮类化合物包括吡格列酮、罗格列酮、曲格列酮等,是新型的胰岛素增敏剂,可显著改善胰岛素抵抗、降低高血糖,改善胰岛 β 细胞功能及脂质代谢紊乱,对 2 型糖尿病及其心血管并发症均有明显疗效。

## 七、抗菌药

指对细菌有抑制或杀灭作用的药物,包括抗生素和人工合成抗菌药物。抗生素是由各种微生物产生的,能杀灭或抑制其他微生物的物质。抗菌药物的主要作用机制有:①抑制细菌细胞壁合成;②改变胞质膜的通透性;③抑制细菌蛋白质的合成;④影响核酸和叶酸代谢。细菌与药物多次接触后,可通过产生灭活酶、改变药物作用靶位、改变细菌外膜通透性及影响主动外排系统等途径,对药物敏感性逐渐下降,使药物疗效下降或消失即产生耐药性。为减少和避免耐药性产生,应严格控制和合理使用抗菌药物,严格把握适应证,避免预防用药、局部用药、联合用药及使用广谱抑菌药,避免滥用;足够疗程和剂量;防止细菌医院内交叉感染;加强抗菌药物处方管理。

1. **β-内酰胺类抗生素**　化学结构含有 β-内酰胺环。包括青霉素类、头孢菌素类、非典型 β-内酰胺类和 β-内酰胺酶抑制剂等。该类抗生素抗菌活性强、抗菌范围广、毒性低、疗效高、适应证广。主要抑制细菌细胞壁合成,菌体失去渗透屏障而膨胀、裂解,并借助细菌的自溶酶,溶解菌体而产生抗菌作用。

（1）青霉素类

1）天然青霉素:即青霉素 G（pencillin G）。抗菌谱:①大多数 G⁺球菌,如溶血性链球菌、肺炎球菌等;②G⁺杆菌,如白喉杆菌、破伤风杆菌等;③G⁻球菌,如脑膜炎球菌、淋球菌等;④少数 G⁻杆菌,如流感杆菌、百日咳杆菌等;⑤螺旋体、放线杆菌,如梅毒螺旋体。对真菌、原虫、立克次体、病毒等无作用。青霉素 G 为治疗敏感的 G⁺球菌和杆菌、G⁻球菌及螺旋体感染的首选药。最常见不良反应为过敏反应。严重时可致过敏性休克,防治措施:①青霉素过敏者禁用;②避免滥用、局部用药及饥饿时用药;③初次使用、用药间隔 3 天以上或换批号者须做皮肤过敏试验,阳性者禁用;④注射液用时现配;⑤发生过敏性休克,注射肾上腺素解救,辅以糖皮质激素和抗组胺药治疗。

2）半合成青霉素:针对青霉素 G 抗菌谱较窄,不耐酸不能口服,易被 β-内酰胺酶破坏,先后获得系列具有耐酸、耐酶、广谱等特点的半合成青霉素。①口服不耐酶青霉素:青霉素 V、非奈西林等;

②耐青霉素酶青霉素：甲氧西林、苯唑西林等；③广谱青霉素：氨苄西林、阿莫西林等；④抗铜绿假单胞菌青霉素：羧苄西林、替卡西林等；⑤抗革兰氏阴性杆菌青霉素：美西林、替莫西林等。

（2）头孢菌素类：与青霉素作用机制相同，理化特性、生物活性和临床应用相似，具有抗菌谱广、杀菌力强、对β-内酰胺酶稳定高以及过敏反应少、毒性小等特点。与青霉素类有交叉过敏和交叉耐药。主要用于治疗敏感菌所致呼吸道、尿路、皮肤及软组织等严重感染，特别是危及生命的败血症、脑膜炎、肺炎、骨髓炎及严重的铜绿假单胞菌感染。第一代头孢菌素有头孢噻吩、头孢氨苄、头孢拉定等。第二代有头孢呋辛、头孢孟多、头孢克洛等；第三代有头孢噻肟、头孢哌酮、头孢克肟等；第四代有头孢匹罗、头孢利定等。

### 2. 大环内酯类、林可霉素类及万古霉素类

（1）大环内酯类：是一类含有 14～16 元大环内酯环的具有抗菌作用的抗生素，主要机制为抑制细菌蛋白质合成，低浓度抑菌，高浓度杀菌。其疗效肯定，无严重不良反应，常用作需氧 $G^+$ 菌、$G^-$ 球菌和厌氧球菌等感染的首选药，以及对 β-内酰胺类抗生素过敏或耐药患者的替代品。对某些螺旋体、肺炎支原体、立克次体和螺杆菌也有抗菌作用。第一代药物为红霉素，第二代代表药是阿奇霉素、罗红霉素和克拉霉素。第三代代表药有泰利霉素和喹红霉素。

（2）林可霉素类抗生素：包括林可霉素和克林霉素，抗菌机制与大环内酯类相同，对各类厌氧菌有强大抗菌作用，主要用于厌氧菌引起的口腔、腹腔和妇科感染。对金黄色葡萄球菌所致急慢性骨髓炎及关节炎为首选药。

（3）万古霉素类：包括万古霉素、去甲万古霉素等，对 $G^+$ 菌产生强大杀菌作用，尤其是 MRSA 和 MRSE。抗菌机制是阻断细胞壁合成而杀菌，毒性大，易引起耳毒性、肾毒性，用于严重 $G^+$ 菌感染，特别是 MRSA、MRSE 所致感染。

### 3. 氨基糖苷类抗生素

由氨基糖分子与苷元连接而成。包括链霉素、庆大霉素、阿米卡星等。对各种需氧革兰氏阴性杆菌包括大肠埃希菌、铜绿假单胞菌、志贺菌属等有快速强大杀菌作用，并具抗生素后效应即细菌与抗生素短暂接触，抗生素浓度下降至低于最低抑菌浓度或消失后，细菌生长仍受到持续抑制的效应。抗菌机制主要是抑制细菌蛋白质合成。主要用于敏感需氧革兰氏阴性杆菌所致的全身感染，如脑膜炎、呼吸道感染、泌尿道感染、烧伤或创伤感染及骨关节感染等。

本类药不良反应有耳毒性、肾毒性、神经肌肉接头阻滞及过敏反应，以耳毒性和肾毒性最常见，在儿童和老人中尤易引起，应避免合用其他有耳毒性及肾毒性药物，如强效利尿药、第一代头孢菌素类、万古霉素等。

### 4. 人工合成抗菌药

（1）喹诺酮类抗菌药：抗菌机制为抑制 DNA 回旋酶或拓扑异构酶 IV，阻碍 DNA 合成达到杀菌作用，对多数 $G^-$ 菌和 $G^+$ 球菌均有良好的抗菌作用，具抗菌谱广、高效、低毒、药动学性质优良，无交叉耐药性等，广泛用作泌尿生殖系统感染、呼吸道感染、肠道感染与伤寒感染等一线治疗药物。常用药物有诺氟沙星、氧氟沙星、环丙沙星、司帕沙星、莫西沙星、吉米沙星等。不良反应较轻且发生率低，可有胃肠道反应、中枢神经系统毒性、心脏毒性、软骨损害等。儿童、有精神病或癫痫病史者慎用；喹诺酮过敏者、孕妇和哺乳妇女禁用。

（2）甲硝唑：对滴虫、阿米巴滋养体以及破伤风杆菌有很强的杀灭作用。治疗厌氧菌引起的口腔、腹腔、女性生殖系统、下呼吸道、骨和关节等部位的感染。

## 本章小结

药理学是研究药物与机体相互作用的学科，包括药效学和药动学。药效学研究药物对机体的作用及其机制；药动学研究机体对药物的作用即药物在体内的吸收、分布、代谢和排泄过程及规律。药物的不良反应有副作用、毒性反应、后遗效应、停药反应、变态反应、特异质反应及药物依赖性。

阿司匹林是解热镇痛药的代表药，主要用于慢性钝痛。RAAS 抑制药、β 受体阻断药、钙通道阻滞

笔记

药、利尿剂为心血管疾病常用药物。平喘药有糖皮质激素类、β₂受体激动药、茶碱类、M胆碱受体阻断药及抗过敏平喘药。抗消化性溃疡药物主要有胃酸中和药、抑制胃酸分泌药、胃黏膜保护药及抗Hp药。抗菌药主要有β-内酰胺类、大环内酯类、氨基糖苷类抗生素及人工合成抗菌药。

**思考题**

1. 试述阿司匹林的主要药理作用、临床应用及不良反应。
2. 试述血管紧张素转化酶（ACE）抑制药的药理作用、临床应用与不良反应。
3. 抗消化性溃疡药物有哪几类？各列举1~2个常用药物说明。

（郑　敏）

**参考文献**

1. 杨宝峰. 药理学. 8版. 北京：人民卫生出版社，2013
2. 吴基良，罗建东. 药理学. 2版. 北京：科学出版社，2012
3. 张根葆. 基础医学概论. 安徽：中国科学技术大学出版社，2012

笔记

# 中英文名词对照索引

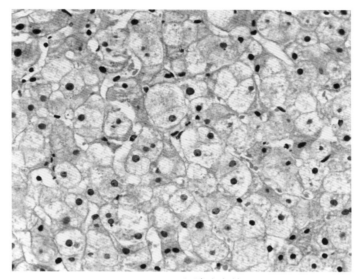

图 18-5　肝细胞水变性

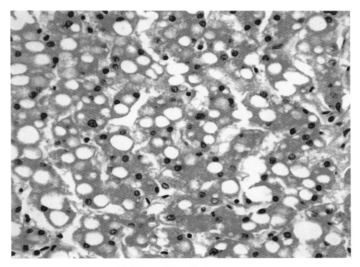

图 18-6　肝细胞脂肪变性

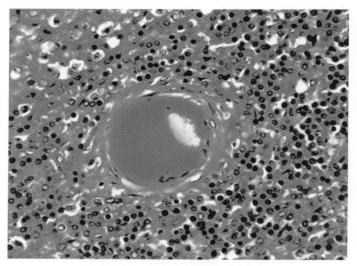

图 18-7　脾中央动脉玻璃样变

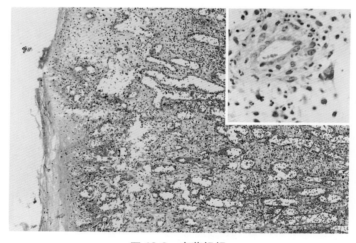

图 18-9　肉芽组织

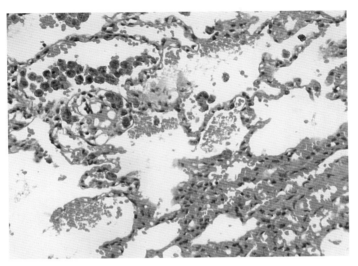

图 18-10　慢性肺淤血

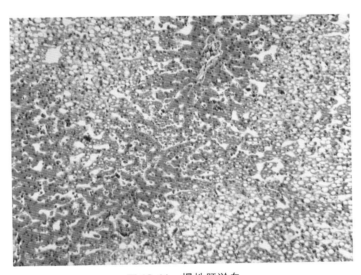

图 18-11　慢性肝淤血